国家出版基金项目

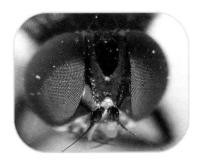
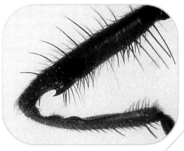
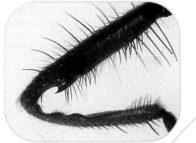
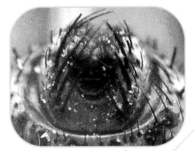
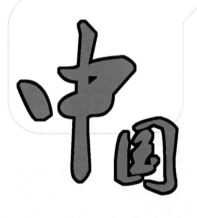

陈禄仕◎主编

ZHONGGUO
SHISHIXING YINGLEI

中国 尸食性蝇类

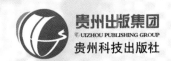

贵州出版集团
UIZHOU PUBLISHING GROUP
贵州科技出版社

图书在版编目(CIP)数据

中国尸食性蝇类 / 陈禄仕主编 . —贵阳:贵州科
技出版社,2013.9

ISBN 978-7-5532-0139-9

I. ①中… II. ①陈… III. ①蝇-医学昆虫学-研究
-中国 IV. ①R384.2

中国版本图书馆 CIP 数据核字(2013)第 209050 号

出版发行	贵州出版集团 贵州科技出版社
地　　址	贵阳市中华北路 289 号(邮政编码:550004)
网　　址	http://www.gzstph.com　　　http://www.gzkj.com.cn
经　　销	全国各地新华书店
印　　刷	福建彩色印刷有限公司
版　　次	2013 年 9 月第 1 版
印　　次	2013 年 9 月第 1 次
字　　数	558 千字
印　　张	21.5
开　　本	889 mm×1 194 mm　1/16
印　　数	3 000 册
书　　号	ISBN 978-7-5532-0139-9
定　　价	98.00 元

内容简介

　　全书共 4 篇 15 章及附录,图文并茂,有黑白形态图 180 幅,彩色图 59 幅,表格 65 个。第一篇记述蝇类在双翅目昆虫中的分类地位,蝇类体位及名称,蝇类成虫基本特征,蝇类三龄幼虫基本特征,蝇类生活史及习性,蝇类与法医学的关系等;编制有尸食性蝇类成虫分科检索表,尸食性蝇类三龄幼虫分科检索表,蝇蛹分科、分种检索表等。第二篇记述目前我国与尸体有关的尸食性蝇类 9 科 17 亚科 49 属 105 种成虫和部分蝇卵、幼虫和蛹的基本形态特征,以及分布和生态学特征及其相应的属、种检索表。第三篇记述尸食性蝇类在犯罪调查中的作用,如推测死亡时间、推测死亡原因、推测尸源区域、推测尸体现场及致伤部位等;记述尸食性蝇类研究的内容及方法;记述尸食性蝇类在现场信息的提取等。第四篇附有部分彩图、尸食性蝇类索引和参考文献。最后附有动物区系名称及尸食性蝇类在中国分布表等。

　　本书反映了中国尸食性蝇类的研究状况,具有重要的学术意义和应用价值。适用于公安机关、司法部门的法医工作者和各级院校法医专业学生和法医教师,以及想研究尸食性蝇类的技术人员。

编委会名单

主　　编：陈禄仕　贵州警官职业学院法医学教授
副 主 编：王　杰　贵阳医学院法医学副教授
　　　　　朱光辉　汕头大学医学院副研究员
　　　　　王江峰　广东警官学院法医学教授
编　　委：莫耀南　河南科技大学法医学院法医学教授
　　　　　陈　庆　北京市公安局法医鉴定中心主检法医师

序 一

尸食性蝇类一直是犯罪调查中最受关注的生物学证据之一。我国早在后晋高祖时(947～950)的《疑狱集》中记载的"严遵疑哭"案例，就是利用苍蝇嗜血的特性，确定了死者的死因。宋慈(1186～1249)著的《洗冤集录》中也有类似案例的记载。这是国际上公认的最早文献。但这项技术发展非常缓慢，在《洗冤集录》问世731年后，直到1978年1月中国科学院上海昆虫研究所编写的《与法医学有关的蝇类资料》(手刻蜡纸油印)才问世。而16年后的1994年杨玉璞等才真正开始对嗜尸性蝇类进行初步的研究与应用。随后在犯罪调查中对嗜尸性蝇类的生物证据有所关注，相继发表相关论文，但这些资料均散落在不同的文献中，法医专业技术人员在实际检案中应用极不方便。陈禄仕教授等经过多年的潜心研究，发表了相关学术论著，如《贵州地区嗜尸蝇类调查》、《贵州省尸食性蝇类的种类和分布》、《嗜尸昆虫侵袭不同环境中尸体与死后经过时间的实验研究》、《利用嗜尸性蝇类生活史推测死亡时间》、《利用积温和昆虫发育历期推测死亡时间的研究与应用》、《贵阳市郊嗜尸蝇类群落组成、季节变动和生长长度观察及应用》、《四季尸食性蝇类参与尸体软组织分解过程初探》、《尸食性蝇类的调查与研究内容》等，并收集了大量文献资料，加上作者自己的研究成果和实际应用案例而编著了《中国尸食性蝇类》一书。该书是目前唯一专门系统记述尸食性蝇类形态学特征(包括卵、幼虫、蛹和成虫形态特征)、生态学特征和实际应用的专业工具书。尸食性蝇类在尸体上的活动是有规律性的，利用它们嗜血腥的习性、蝇卵孵化历期、蛆虫发育规律、蛆虫代替软组织进行药物分析、蝇发育历期及所需积温等信息，能帮助查找杀人现场、抛尸现场和杀人凶器，推断死亡时间和死亡原因，并为解决有关案(事)件提供依据。

陈禄仕教授是我国从法医学专业的角度将法医学与昆虫学中的尸食性蝇类结合在一起并应用到实际案例的著名专家。《中国尸食性蝇类》一书的问世，将大大方便法医专业技术人员系统学习和应用与尸食性蝇类有关的检案技术，本书将成为刑侦破案的有力"助手"，对我国尸食性蝇类的研究和发展有极大的推动作用。该书编写内容翔实丰富，理论与实践并重，是一本丰富的法医昆虫学资源，对法医工作者和相关法医学科技人员具有重要的参考价值，将会在法医昆虫学研究和现场检案应用方面发挥重要作用。

故，愿为此作序。

丛 斌

2013 年 4 月

序 二

　　法医昆虫学是一门研究和判断尸食性昆虫发育周期与尸体腐败阶段的时空相关性,借以破解疑案的学科。在法医上可资利用的涉尸昆虫包括腐食性昆虫如丽蝇、麻蝇和皮蠹等,杂食性昆虫如蚂蚁、胡蜂等,寄生性和肉食性昆虫如阎虫和埋葬虫以及一些相关的节肢动物如蜘蛛和蜱、螨等,其中,尤以尸食性蝇类独占鳌头。因为它们能最早发现尸体,对快速破案有独到之功。遗憾的是这一领域的研究在我国虽有进展却又相对滞后,系统资料缺乏,相关文献分散。

　　鉴于此,陈禄仕教授矢志不移,在前人工作的基础上潜心研究数十年,结合自己的研究成果和应用案例,编写出我国第一部相关专著《中国尸食性蝇类》,系统记述尸食性蝇类 105 种不同虫态形态结构、分类鉴定、生态习性、地理分布及其在犯罪调查中的实际应用。书中附有不同分类阶元的检索表和大量精美彩照,并涉及分子生物学研究进展。

　　《中国尸食性蝇类》是我国历时半个多世纪相关研究的现阶段总结。它以种属虫谱丰富,生态资料翔实,实际应用见长,中国特色突出而独树一帜。它的出版,无疑为我国法医昆虫学提供重要的理论依据,对法医学相关人员具有极高的参考和应用价值。

陈汉彬

2013 年 5 月

前　言

　　尸食性蝇类是因它的幼虫以尸体为食而得名。只要有尸体出现，尸食性蝇类的成虫就会在第一时间来到尸体上并在尸体上产卵（或产幼虫），幼虫取食尸体组织发育成熟后化蛹，蛹羽化出成虫，这样的生活史是非常规律的。所以在有尸体的犯罪调查中采用尸食性蝇类的生活规律帮助调查在国内外都有着悠久的历史，但发展非常缓慢。近年来，虽然人们在犯罪调查中对尸食性蝇类遗留在现场的信息（证据）有所关注，但关注仍仅浮在很初级的阶段，因为系统研究的资料太少，并且相关资料又是散落在不同的文献中，让学习者学起来不系统，让应用者用起来也不方便。为了让关注的人们能系统地了解尸食性蝇类在犯罪调查中的研究内容及应用方法，在收集大量的历史文献资料的基础上，经过多年的潜心研究，加上自己的研究成果和实际应用案例而编著本书。本书是目前唯一系统记述尸食性蝇类形态特征（包括卵、幼虫、蛹和成虫形态特征）、生态特征以及在实际案件中如何应用的专著。

　　书中所引用的资料均有注明；书中附有大量成虫和幼虫的简图及照片，以帮助读者识别和掌握种类特征；书中所用名词均按国际动物命名法规定的双名制，即每种的学名均由两个拉丁词或拉丁化形式的词构成，第一个词为属名，第二个词为种名。

　　在《中国尸食性蝇类》研究和编写的过程中，贵州警官职业学院提供了良好的研究平台，同时也得到了贵州大学农学院昆虫研究所李子忠教授、金道超教授、杨茂发教授、汪廉敏教授和廖启荣副教授，贵州省安顺市疾病预防控制中心魏濂艨主任医师，沈阳师范大学薛万琦教授，公安部物证鉴定中心主任法医师闵建雄，贵州省公安厅刑侦总队主任法医师屈建平和主任法医师沙征凯的支持，在本书初稿完成后，得到了知名的昆虫学家陈汉彬教授及中国工程院院士丛斌教授的审阅并作序,在此一并表示诚挚的感谢。本书能出版,还要感谢贵州科技出版社有限公司,他们帮助申请到出版基金。该书的出版,将对我国尸食性蝇类的研究和应用起到一定的推动作用。

由于水平有限,书中难免存在疏漏和错误,敬请批评指正,不吝赐教!

编　者

2013 年 5 月

目　录

第一篇　蝇类基础知识

第一章　概　述 …………………………………………………………………… （003）

第一节　蝇类在双翅目昆虫中的分类地位 ………………………………… （003）

第二节　蝇类体位及名称 …………………………………………………… （004）

第三节　蝇类成虫基本特征 ………………………………………………… （004）

第四节　蝇卵基本特征 ……………………………………………………… （014）

第五节　蝇类三龄幼虫基本特征 …………………………………………… （015）

第六节　蝇类生活史及习性 ………………………………………………… （021）

第七节　尸食性蝇类在法医学中的应用和发展史 ………………………… （023）

第二章　尸食性蝇类分类检索表 ………………………………………………… （025）

第一节　成虫分科检索表 …………………………………………………… （027）

第二节　三龄幼虫分科检索表 ……………………………………………… （029）

第三节　蛹分科、分种检索表 ……………………………………………… （029）

第二篇　尸食性蝇类记述

第一章　丽蝇科 Calliphoridae …………………………………………………… （035）

第一节　丽蝇科 Calliphoridae 检索表 …………………………………… （035）

第二节　阿丽蝇属 *Aldrichina* Townsend ………………………………… （039）

第三节　丽蝇属 *Calliphora* Robineau-Desvoidy ………………………… （045）

第四节　叉丽蝇属 *Triceratopyga* Rohdendorf …………………………… （057）

第五节　蓝蝇属 *Cynomya* Robineau-Desvoidy …………………………… （059）

第六节　拟蓝蝇属 *Cynomyiomima* Rohdendorf …………………………… （060）

第七节　裸变丽蝇属 *Gymnadichosia* Villeneuve ………………………… （061）

第八节　带绿蝇属 *Hemipyrellia* Townsend ……………………………… （062）

第九节　巨尾蝇属 *Hypopygiopsis* Townsend ································ (065)

第十节　绿蝇属 *Lucilia* Robineau-Desvoidy ································ (066)

第十一节　绛蝇属 *Caiusa* Surcouf ································ (086)

第十二节　裸金蝇属 *Achoetandrus* Bezzi ································ (087)

第十三节　锡蝇属 *Ceylonomyia* Fan ································ (092)

第十四节　金蝇属 *Chrysomya* Robineau-Desvoidy ································ (094)

第十五节　伏蝇属 *Phormia* Robineau-Desvoidy ································ (107)

第十六节　山伏蝇属 *Phormiata* Grunin ································ (110)

第十七节　原伏蝇属 *Protophormia* Townsend ································ (111)

第二章　麻蝇科 Sarcophagidae ································ (114)

第一节　麻蝇科 Sarcophagidae 检索表 ································ (114)

第二节　别麻蝇属 *Boettcherisca* Rohdendorf ································ (118)

第三节　亚麻蝇属 *Parasarcophaga* Johnston *et* Tiegs ································ (123)

第四节　粪麻蝇属 *Bercaea* Robineau-Desvoidy ································ (144)

第五节　缅麻蝇属 *Lioproctia* Enderlein ································ (147)

第六节　黑麻蝇属 *Helicophagella* Enderlein ································ (148)

第七节　克麻蝇属 *Kramerea* Rohdendorf ································ (152)

第八节　白麻蝇属 *Leucomyia* Brauer *et* Bergenstamm ································ (152)

第九节　麻蝇属 *Sarcophaga* Meigen ································ (154)

第十节　辛麻蝇属 *Seniorwhitea* Rohdendorf ································ (155)

第十一节　海麻蝇属 *Alisarcophaga* Fan *et* Chen ································ (156)

第十二节　细麻蝇属 *Pierretia* (Robineau-Desvoidy) ································ (157)

第十三节　钩麻蝇属 *Harpagophalla* Rohdendorf ································ (158)

第十四节　拉麻蝇属 *Ravinia* Robineau-Desvoidy ································ (159)

第十五节　污蝇属 *Wohlfahrtia* Brauer *et* Bergenstamm ································ (162)

第十六节　拟污蝇属 *Wohlfahrtiodes* Villeneuve ································ (164)

第十七节　沼野蝇属 *Goniophyto* Townsend ································ (165)

第三章　蝇科 Muscidae ································ (167)

第一节　蝇科 Muscidae 检索表 ································ (167)

第二节　齿股蝇属 *Hydrotaea* Robineau-Desvoidy ································ (170)

第三节　家蝇属 *Musca* Linnaeus ································ (180)

第四节　直脉蝇属 *Polietes* Rondani ································ (190)

第五节　翠蝇属 *Neomyia* Walket ································ (191)

第六节　腐蝇属 *Muscina* Robineau-Desvoidy ································ (193)

第七节　综蝇属 *Synthesiomyia* Brauer *et* Bergenstamm ································ (196)

第八节　溜蝇属 *Lispe* Latreille ································ (197)

第四章　厕蝇科 Fanniidae ……………………………………………………………（200）

　　第一节　厕蝇科 Fanniidae 成虫分属检索表 ……………………………………（200）

　　第二节　厕蝇属 *Fannia* Robineau-Desvoidy ……………………………………（200）

第五章　蚤蝇科 Phoridae ……………………………………………………………（209）

　　第一节　蚤蝇科 Phoridae 成虫分属检索表 ……………………………………（209）

　　第二节　真蚤蝇属 *Puliciphora* Dahl …………………………………………（210）

　　第三节　异蚤蝇属 *Megaselia* Rondani …………………………………………（211）

第六章　果蝇科 Drosophilidae ………………………………………………………（213）

　　第一节　果蝇科 Drosophilidae 检索表 …………………………………………（213）

　　第二节　果蝇属 *Drosophila* Fallén ……………………………………………（213）

第七章　酪蝇科 Piophilidae …………………………………………………………（216）

　　第一节　概　述 …………………………………………………………………（216）

　　第二节　酪蝇属 *Piophila* …………………………………………………………（216）

第八章　花蝇科 Anthomyiidae ………………………………………………………（219）

　　第一节　花蝇科 Anthomyiidae 检索表 …………………………………………（219）

　　第二节　花蝇属 *Anthomyia* Meigen ……………………………………………（221）

　　第三节　粪种蝇属 *Adia* Robineau-Desvoidy …………………………………（224）

　　第四节　次种蝇属 *Subhylemyia* Ringdahl ………………………………………（226）

　　第五节　海花蝇属 *Fucellia* Robineau-Desvoidy ………………………………（226）

第九章　实蝇科 Tephritidae …………………………………………………………（230）

　　第一节　概　述 …………………………………………………………………（230）

　　第二节　寡鬃实蝇属 *Dacus* Fabricius (*sens. lat.*) ……………………………（231）

第三篇　尸食性蝇类研究与应用

第一章　尸食性蝇类在犯罪调查中的作用 ……………………………………………（235）

　　第一节　推测死亡时间 …………………………………………………………（235）

　　第二节　推测死亡原因 …………………………………………………………（255）

　　第三节　推测尸源区域 …………………………………………………………（255）

　　第四节　推测尸体现场及致伤部位 ……………………………………………（255）

　　第五节　其　他 …………………………………………………………………（256）

第二章　尸食性蝇类研究 ……………………………………………………………（257）

　　第一节　尸食性蝇类的区域性调查 ……………………………………………（257）

　　第二节　尸食性蝇类生活史观察 ………………………………………………（260）

　　第三节　对尸食性蝇类各虫态的发育及形态学研究 …………………………（262）

　　第四节　对尸食性蝇类进行药物或毒物分析的研究 …………………………（264）

　　第五节　对尸食性蝇类 DNA 分析技术的研究 …………………………………（265）

第三章　尸食性蝇类在现场信息的提取 ……………………………………………………… (266)

　第一节　尸食性蝇类在尸体上的信息提取 …………………………………………… (266)

　第二节　尸食性蝇类在尸体以外的信息提取 ………………………………………… (267)

　第三节　棺内尸食性蝇类信息的提取 ………………………………………………… (268)

　第四节　洞穴内尸食性蝇类信息的提取 ……………………………………………… (268)

第四章　特种技术在尸食性蝇类研究中的应用 …………………………………………… (269)

　第一节　显微摄像和数码相机的应用 ………………………………………………… (269)

　第二节　数学形态学的应用 …………………………………………………………… (269)

　第三节　互联网的应用 ………………………………………………………………… (269)

　第四节　DNA 分析技术的应用 ………………………………………………………… (269)

　第五节　蝇蛆活体测量技术 …………………………………………………………… (270)

第四篇　彩图、索引及参考文献

第一章　尸食性蝇类彩图 …………………………………………………………………… (273)

第二章　尸食性蝇类索引 …………………………………………………………………… (306)

　第一节　中文名索引一 ………………………………………………………………… (306)

　第二节　中文名索引二 ………………………………………………………………… (309)

　第三节　拉丁文学名索引 ……………………………………………………………… (312)

第三章　参考文献 …………………………………………………………………………… (316)

附　录

附录 1　动物地理区名称 …………………………………………………………………… (321)

附录 2　尸食性蝇类丽蝇科在中国分布表 ………………………………………………… (322)

附录 3　尸食性蝇类麻蝇科在中国分布表 ………………………………………………… (324)

附录 4　其他尸食性蝇类在中国分布表 …………………………………………………… (326)

第一篇　蝇类基础知识

第一章

概　述

第一节　蝇类在双翅目昆虫中的分类地位

双翅目(Diptera)是节肢动物门(Arthropoda)昆虫纲(Insecta)中较大的目之一,其主要特征是仅有1对膜质前翅,后翅特化为平衡棒,极少数无翅,跗节5节;口器为刺吸式或舐吸式;完全变态昆虫。多数学者将双翅目分为长角亚目、短角亚目和环裂亚目,现将3个亚目形态特征检索如下。

1. 触角6节以上,下颚须4～5节;幼虫多为全头型;裸蛹(部分瘿蚊科除外),羽化时裸蛹纵行裂开,称直裂 ······································· 长角亚目 Nematocera

—触角5节以下,下颚须1～2节 ··· 2

2. 触角第3节呈现环节痕迹(绝无节间膜)或具端刺;幼虫半头型;裸蛹,羽化时直裂 ··········
··· 短角亚目 Brachycer

—触角第3节背面常具芒(基部有关节);幼虫无头型,蛆状;围蛹,羽化时环裂 ··········
··· 环裂亚目 Cyclorrhapha

环裂亚目总称为蝇类(Flies),蝇类下分无缝组(Aschiza)和有缝组(Scllizophora),有缝组又分蛹蝇派(Pupipara)和真蝇派(Myiodaria),真蝇派又分无瓣蝇类(Acalyptratae)和有瓣蝇类(Calyptratae)。

有瓣蝇类与无瓣蝇类一样,从腹面观,各对足的基节都是相互靠近的;头部可以自由转动,并不嵌生在胸部的前方;成虫一般能自由生活,在绝大多数种类中幼虫的发育过程是离母体而生活的,极少是胎生的。根据这些特征可以与蛹蝇派(Pupipara)区别开来。有瓣蝇类与无瓣蝇类成虫在外部形态上的区别见表1。

表1　有瓣蝇类与无瓣蝇类成虫外形上的区别

无 瓣 蝇 类	有 瓣 蝇 类
1.触角第2节背方偏外侧无纵缝,或者虽有而不全,即裂缝不达于第2节的基部(图4)	1.触角第2节背方偏外侧有1条纵贯全长的裂缝(图4)
2.侧额与头顶的侧顶片常分开,有明显分界;或者侧额无侧顶片,着生在侧额下部的鬃较上方的更接近眼前缘	2.侧额与头顶的侧顶片无明显界限;着生在侧额下部的鬃离眼前缘远
3.肩后鬃与翅内鬃常缺(或两者必缺其一)	3.肩后鬃与翅内鬃常存在
4.翅后胛常不发达	4.翅后胛常明显
5.中胸盾沟不完整	5.中胸盾沟明显而完整,只有极少数是中断的
6.下腋瓣不发达或极退化,只极少数是发达的	6.下腋瓣较大,静止时不短于上腋瓣,个别科例外

（续表）

无 瓣 蝇 类	有 瓣 蝇 类
7. 常有 sc 脉末端退化或与 r_1 脉并合等情况	7. sc 脉总是完整地伸达于 c 脉
8. m_{1+2} 脉末段常是直的	8. m_{1+2} 脉末段直或向翅前缘呈角形或弧形弯曲
9. 第1、第2两背板间常有分清的界限或分节；背板与腹板间的腹面膜常很宽地外露，各腹节气门几乎总是位于腹面膜上，如位于背板近侧缘，则 sc 脉不完整或具无瓣类的其他特征	9. 通常第1、第2两背板愈合为第1、第2合背板；背板与腹板间的腹面膜常被骨板所掩盖，如膜很宽地外露则口器退化，同时后小盾片发达；第2～5腹节气门常开口于背板侧缘，极少开口于腹面膜上
10. ♂、♀额通常都很宽	10. ♂额常较♀额为窄，只有极少数都很宽

第二节　蝇类体位及名称

为了正确表明蝇类体表各部分以及内脏器官等结构之间的位置关系，蝇类解剖学规定了标准的蝇类解剖学体位及各种解剖学术语，以及作为标定蝇类的各轴线。

一、标准体位
标准体位为爬行体位，双翅展开（图1）。

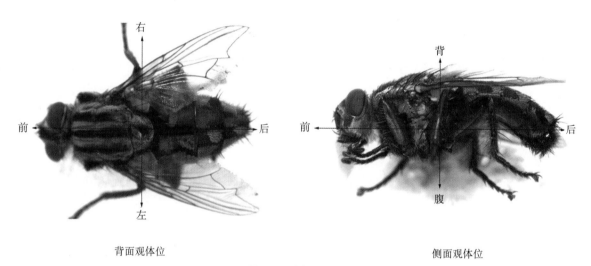

背面观体位　　　　　　　　　　　　　　侧面观体位

图1　蝇类标准体位

二、标准术语
以标准体位为准，近头者为前，近尾者为后，近腹者为下（又称腹面），近背者为上（又称背面）。以身体长轴正中面为准，近正中者为内侧，远离正中者为外侧。

第三节　蝇类成虫基本特征

一、成虫体表装备和纹饰
毛（hair）：在本书中，一般指较鬃为弱的、细小而能弯曲的毛。所指范围颇广。

鬃（bristle）：为竖直而强大的毛。根部有明显的毛窝，一般基部较端部为粗。着生的位置、数目、长度和倾向通常明确而固定，但也有变异的。

刚毛（sets）：指较硬直的毛，大的可和鬃差不多大小，小的像翅脉上的毛等；较小的叫小刚毛。

巨毛(macrochaeta)：较巨大的毛，含义差不多相当于鬃和长大刚毛的合称。

微毛(microchaeta)：极微小的毛，常常必须在解剖镜下高倍放大时才能看见。

缨毛(fringe)：指细长而端部常蜷曲的毛，一般总是成列密生的，如麻蝇类足部的毛。有时"fringe"一词用来指着生在某一构造边缘上的缨毛，则应译为"缘缨"。

柔毛(soft hairs)：指密集的软毛，如皮蝇属(*Hypoderma*)的体毛。

绒毛(villi)：密而短细的软毛。

纤毛(cilia)：指特别细小的毛，但一般在低倍解剖镜下可以辨认。

毳毛(pubescence)：指一般低倍扩大时似有似无的细软而密的毛。

绵毛(tomentum)："tomentum"一词有两个含义。其一是指一个个独立的蜷曲如羊毛状的一种软毛；其二是指变形的鳞被状的短、扁略倒伏的毛，往往细小，相互栉比，但在一般扩大时，一个个的毛仍是看得出的。第二种情况又称"鳞毛"。

粉被(pollen, pollinosity, pruinosity)：指极细微而致密的小鳞被，形成了体表成片的淡的粉状的色斑，这些色斑往往在不同方向的光线下可闪烁变色，如麻蝇的腹部的粉被斑。

毛被(pile, pilosity)：指体表着生成片的毛。

生毛点(piliferous spots, setigerous spots)：当毛着生在具有粉被的体壁上时，在毛窝周围出现缺乏粉被的点斑，称为生毛点。

刺(spine)：为特别强大粗硬而直的构造；小型的叫小刺或棘。

栉(ctenidium)：由成行的短直而略密的刺状鬃形成，如某些麻蝇雄性的中足股节常具栉。

齿(teeth)：指骨质的体壁呈齿状突出的构造，如齿股蝇属(*Hydrotaea*)雄性前足股节腹面近端部具齿。

斑(patch)：指成片的、规则的或不规则的斑纹(marking)。斑纹的形成，一方面由于体壁本身的各种底色，另一方面由于缺乏或具有或疏或密、或厚或薄的各类体表被覆物，像毛被、鳞被(或鳞毛)或粉被。对斑纹色泽的描述，特别对胸部或腹部的背面的可变色的粉被斑、条或带的描述，必须是按蝇的尾端正对光源，使两侧受光匀称，而观察者从上面看去的情况。麻蝇类中的黑白相间犹如国际象棋盘状的所谓"棋盘状斑"就是一种粉被斑。由密集的绒毛形成的斑称为"绒斑"，由密集的纤毛形成的斑称为"毛斑"，由密集的刚毛形成的斑称为"鬃斑"，由密集的短刺形成的斑称为"刺斑"。

条(stripe, vitta)：指与体纵轴并行的长条状斑纹。

带(band, fascia)：指与体纵轴成直角的横带状斑纹。

二、成虫体表各部名称

蝇类成虫分头(head)、胸(thorax)、腹(abdomen)3部分，全身有毛(hair)。

1. 头部(head)

(1)头部模式图(图2)

头部(head)近似半球形，具有1对复眼(compound eyes)，多数雄性两眼距较窄，雌性两眼距较宽。头顶(vertex)有3个单眼(monocula)和1对单眼后鬃(postocellar bristles)。

头顶常有前顶鬃(prevertical bristles)、内顶鬃(inner vertical bristles)、外顶鬃(outer vertical bristles)、后顶鬃(post vertical bristles)和侧后顶鬃(paravertical bristles 或 lateral postvertical)。

两复眼内缘间为额(frons)，额中间部位称间额(interfrontalia, vitta frontalis)；间额上方常有1对向内交叉鬃(cruciate bristles)，称为间额鬃(interfrontal bristles)。间额两侧称侧额(parafrontalia)，侧额又称为眼眶(orbit)，侧额内缘常有1根纵行额鬃(frontal bristles)，又称为下眶鬃(inferior orbitals)。雌性和少数雄性侧额中部或上部有前倾或外倾的侧额鬃(parafrontal bristles)，又称为上眶鬃(superior orbitals)。额囊缝(ptilinal suture)是双翅目有缝组昆虫的特征之一，其下方为颜部(facies, face)，外方为侧颜

(parafacialia，facial orbit)。

颜部由新月片(lunule)、中颜板(mid-facial plate)、口上片(epistoma)和成对的颜堤(facialia，单数 facialium)组成，颜堤下端常具大型的髭(vibrissae，单数 vibrissa)。

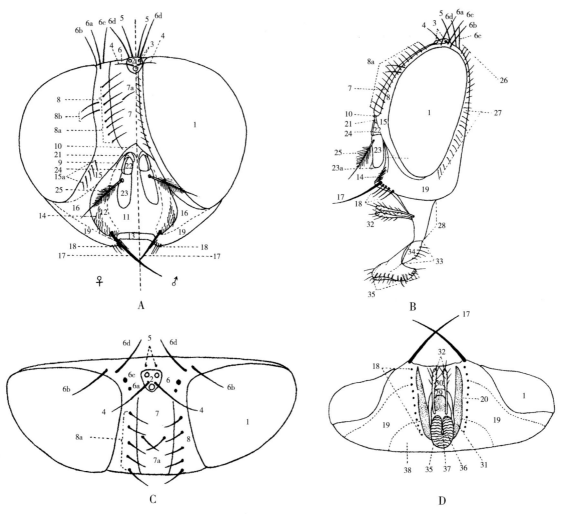

图 2　有瓣蝇类头部模式图(参考薛万琦、赵建铭，1996)

图中字母和序号分别为：A.头部正面观(图中矢状虚线左侧为雌性，右侧为雄性)；B.头部侧面观；C.头部背面观；D.头部腹面观。1.复眼；2.单眼三角；3.单眼(3个)；4.单眼鬃；5.单眼后鬃；6.头顶(6a.前顶鬃，6b.外顶鬃，6c.内顶鬃，6d.后顶鬃，6e.侧后顶鬃)；7.间额(7a.间额鬃)；8.侧额[8a.额鬃(内倾下眶鬃)，8b.侧额鬃(前倾上眶鬃)]；9.额囊缝；10.新月片；11.中颜板；12.颜堤；13.口器上片；14.颜鬃；15.侧颜(15a.侧颜鬃)；16.下侧颜；17.髭；18.口缘鬃；19.颊；20.口缘部；21.触角第1节；22.触角第2节；23.触角第3节(23a.锥状突)；24.触角第2节上的裂缝；25.触角芒；26.眼后鬃；27.后眶部；28.基喙；29.上唇基；30.梯形板；31.口器窝；32.下颚须；33.中喙；34.前颏；35.口盘；36.唇瓣；37.唇瓣口；38.下后头。

在复眼、侧颜和下侧颜(mediane，intermedian triangle)的下方为颊部(bucca，gena)。

（2）口器类型模式图(图3)

口器(mouth parts)位于头部下方，口器又称喙(proboscis)，由基喙(rostrum)、中喙(haustellum)和口盘(oral disc)组成，多数为舐吸式，可以伸缩折叠；在基喙部前有1对下颚须(palpi，单数 palpus)；中喙由上唇(labrum)、中舌(hypopharynx)和下唇(labium)组成，部分下唇特化为前颏(prementum)；口盘(oral disc)由1对半圆形唇瓣(labellum)组成，上有喙齿(dents of proboscis)。

（3）触角类型模式图(图4)

触角(antenna)位于头前面，触角由3节组成。第1节和第2节较短，第3节较长。有瓣蝇类的触角

第2节上具裂缝(seam 或 cleft),第3节上具触角芒(arista)。

触角芒由3节组成。第1节和第2节较短,第3节较长。触角芒类型呈多样性,其常见类型有羽状、栉状、纤毛状、毳毛状和裸状等。

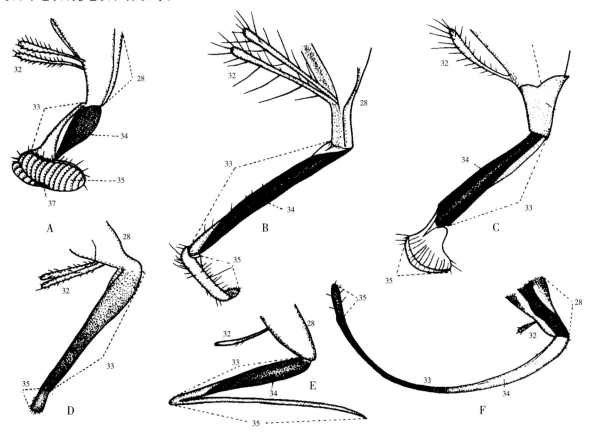

图3　口器类型(参考薛万琦、赵建铭,1996)

图中字母分别为:A.厩腐蝇 *Muscina stabulans*;B.方侧颜胡蝇 *Drymeeia quadrula*;C.鬃脉池蝇 *Limnophora setinerva*;D.厩螯蝇 *Stomoxys calcitrans*;E.北方长喙寄蝇 *Sighona boreata*;F.金龟长喙寄蝇 *Prosena siberita*。图中序号代表名称见图2。

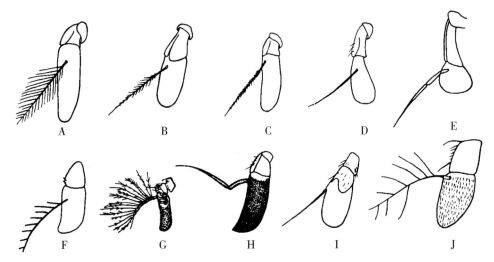

图4　触角类型(参考薛万琦、赵建铭,1996)

图中字母分别为:A.丽蝇 *Calliphora*;B.粪蝇 *Scathophaga*;C.厕蝇 *Fannia*;D.寄蝇 *Epalpus*;E.恕寄蝇 *Tachinanupta*,示触角第2节延长;F.东方角蝇 *Haematobia exiguade*,示触角芒栉状;G.一种舌蝇 *Glossina tachinoides*;H.北方长喙寄蝇 *Sighona boreata*,示触角芒膝状及触角第3节锥状突;I.食蚜蝇科 Syrphidae;J.齿纹果蝇 *Drosophila liearidentata*(I,J示无瓣类触角第2节无纵状缝)。

羽状(plumose):在芒的上、下侧长有较长的纤毛。

栉状(pectinate):仅在芒的一侧纤毛。

纤毛状(short ciliated):在芒上具有较短的纤毛。

毳毛状(pubescent):在芒上具有比纤毛更短细而柔的毛。

裸状(bare):芒上不具毛。

2. 胸部(thorax)

胸部分为前胸(prothorax)、中胸(mesothorax)和后胸(metathorax)3部分。在胸部两侧着生有1对翅(wing),在胸腹面着生有3对足(图5,图6)。

(1)前胸(prothorax)

前胸缩小,前胸背板(prodorsum)前部特化为领片(collar),后部为肩胛(humeral callus)。前胸侧板(propleura)中央凹陷位于前气门(prostigma)的下前方,前气门鬃(prostigmal bristles)位于前气门下方,而上前气门鬃偏于前气门的后下方。前胸基腹片(basisternum of prothorax)位于前足基节之间。

(2)中胸(mesothorax)

中胸发达,分为中胸背板(mesonotum)、中胸侧板(mesopleuron mesopleura 复)、中胸腹板(mesosternum)3部分。

中胸背板(mesonotum),又分为盾片(scutum)、小盾片(scutellum)、后小盾片(postscutellum)、中胸后背片(postnotum of mesothorax,mesophragma)4部分。①盾片被盾沟(scutal sulcus)分为前盾片(prescutum)和后盾片(postscutum),盾片上有中鬃(acrostichal bristles)、背中鬃(dorsocentral bristles)、翅内鬃(intraalar bristles)、肩后鬃(posthumeral bristles)、沟前鬃(presulcal bristle)、翅上鬃(supraalar bristles)、翅前鬃(prealar bristle),在背侧片(notopleura)上有背侧片鬃(notopleural bristles)、翅后胛(postalar callus)有翅后鬃(postalar bristles)、翅后坡(postalar declivity)有时具毛,腋瓣上肋(suprasquamal ridge)上有前瓣旁簇(anterior parasquamal tuft)和后瓣旁簇(posterior parasquamal tuft)。②小盾片以小盾沟(scutellar suture)与盾片相隔,上有小盾心鬃(discal scutellar bristles)、小盾端鬃(apical scutellar bristles)、小盾基鬃(basal scutellar bristles)、小盾前基鬃(prebasal scutellar bristles)、小盾侧鬃(lateral scutellar bristles)和小盾亚端鬃(subapical scutellar bristles)。③后小盾片(postscutellum)在小盾片下方,其下面为中胸后背片(postnotum of mesothorax)。其两侧有上侧背片(superior pleurotergite),又称为腋侧片(squamopleura)。下侧背片(inferior pleurotergite)位于后气门(post-stigma)上方,又称为后气门上隆起(supraspiracular convexity)。④中胸后背片(postnotum of mesothorax,mesophragma)。

中胸侧板(mesopleuron,mesopleura 复),包括中胸上前侧片(anepisterna of mesothorax),又称中侧片(mesopleura);中胸下前侧片(katepisterna of mesothorax),又称腹侧片(sternopleura);中胸上后侧片(anepimera of mesothorax),又称翅侧片(pteropleura);中胸下后侧片(katepimera of mesothorax),又称下侧片;腋瓣下肋(infrasquamal,ridge,embossed upper part of pteropleura)。

中胸腹板(mesosternum),外观不可见。

(3)后胸(metathorax)

后胸分后胸侧片(metapleura)和后胸腹板(metasternum)。后胸腹板分前区和后区。

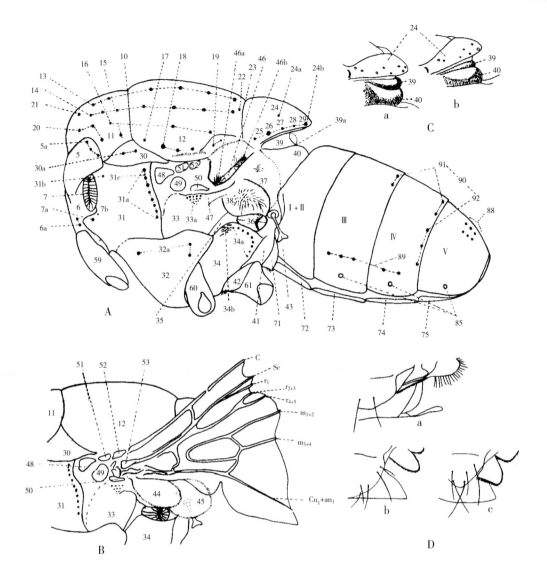

图 5　有瓣蝇类胸腹部模式图(参考薛万琦、赵建铭,1996)

图中字母和序号分别为：A. 胸腹部侧面观；B. 侧面观示各骨片及翅脉；C. a. 寄蝇科后小盾片(示垫状的后小盾片)，b. 丽蝇科、麻蝇科的后小盾片；D. 示有瓣蝇类中的下腋瓣 3 种形式：a. 带状下腋瓣，b. 不具小叶的下腋瓣，c. 具小叶的下腋瓣。5. 肩胛(5a. 肩鬃)；6. 前胸侧板(前胸前侧片)(6a. 前侧片鬃)；7. 前气门(中胸气门)(7a. 前气门鬃，7b. 上前气门鬃)；8. 前胸前腹片(颈孔下部 1 条纵行的条形结构,去头后方能见到)；9. 前胸基腹片；10. 盾片沟(无瓣类中断)；11. 中胸前盾片(盾片沟前部)；12. 中胸后盾片(盾片沟后部)；13. 中鬃；14. 背中鬃；15. 沟前鬃；16. 沟内鬃；17. 翅内鬃；18. 翅前鬃；19. 翅后鬃；20. 肩后鬃；21. 盾前鬃；22. 内后背中鬃；23. 小盾沟；24. 小盾片(24a. 小盾心鬃，24b. 小盾缘鬃)；25. 小盾前基鬃；26. 小盾基鬃；27. 小盾侧鬃；28. 小盾亚端鬃；29. 小盾端鬃；30. 背侧片(30a. 背侧片鬃)；31. 中侧片(31a. 后中侧片鬃，31b. 前中侧片鬃，31c. 间隙鬃)；32. 腹侧片(32a. 腹侧片鬃)；33. 翅侧片(33a. 翅侧片鬃)；34. 下侧片(中胸下后侧片)(34a. 下侧片鬃，34b. 下侧片纤毛)；35. 后气门前肋；36. 后气门；37. 上侧背片(腋瓣片)；38. 下侧背片；39. 后小盾片(39a. 后小盾片沟)；40. 中胸后背片；41. 后胸侧片；42. 后胸腹板；43. 平衡棒；44. 上腋瓣；45. 下腋瓣；46. 腋瓣上肋[46a. 前瓣旁簇(腋瓣前刚毛簇)，46b. 后瓣旁簇(腋瓣后刚毛簇)]；47. 腋瓣下肋；48. 翅前副片；49. 翅下大结节；50. 翅下小结节；51. 翅肩鳞；52. 前缘基鳞；53. 亚前缘骨片；59. 前足基节；60. 中足基节；61. 后足基节；71. 第 1 腹板；72. 第 2 腹板；73. 第 3 腹板；74. 第 4 腹板；75. 第 5 腹板；85. 前腹节各节气门；88. 心鬃；89. 侧鬃；90. 缘鬃；91. 中缘鬃；92. 侧缘鬃。Ⅰ. 第 1 腹节；Ⅱ. 第 2 腹节；Ⅲ. 第 3 腹节；Ⅳ. 第 4 腹节；Ⅴ. 第 5 腹节。

(4)翅(wing)

翅脉(vein,nervure)包括纵脉(longitudinal veins)和横脉(cross veins)。

纵脉有前缘脉(costa,简作 c),其基部有翅肩鳞(epaulet 或 tegula)和前缘基鳞(basicostal scale 或 basicosta），其上有缺口（fracture）和前缘刺（costal spine）；亚前缘脉（subcosta，简作 sc）；基部腹面有亚前缘骨片（subcostal sclerite）；干径脉（radial stem vein，简作 r），较粗，又分为第一径脉（1st radial vein，简作 r_1）和分径脉（radius sector，简作 r_s）。在分径脉末端有径脉结节（radial node），又分为第 2、3 合径脉（2nd and 3rd radial vein，简作 r_{2+3}）和第 4、5 合径脉（4th and 5th radial vein，简作 r_{4+5}）；中脉分为第 1、2 合中脉（1st and 2nd medial vein，简作 m_{1+2}）和第 3、4 合中脉（3rd and 4th medial vein，简作 m_{3+4}）；第 1 肘脉（1st cubital vein，简作 cu_1）在翅基呈直角弯曲后与第 1 臀脉（1st anal vein，简作 an_1）合并，形成肘臀合脉（1st cubital and 1st anal vein，简作 cu_1+an_1）。

横脉有肩横脉（humeral crossvein，简作 h）、径中横脉（radiomedial crossvein，简作 r-m）、中中横脉（intermedial crossvein，简作 m-m）、中肘横脉（medialcubital crossvein，简作 m-cu）等。

由翅脉划分的翅面（wing membrane）形成翅室（cells）。主要有基前缘室（basal costal cell，简作 1c）、端前缘室（distal costal cell，简作 2c）、亚前缘室（subcostal cell，简作 Sc）、第 1 径室（1st radial cell，简作 R_1）、第 3 径室（3rd radial cell，简作 R_3）、基第 5 径室（basal 5th radial cell，简作 $1R_5$）、端第 5 径室（distal 5th radial cell，简作 $2R_5$）、基第 2 中室（basal 2nd medial cell，简作 $1M_2$）、端第 2 中室（distal 2nd medial cell，简作 $2M_2$）、基第 4 中室（basal 4th medial cell，简作 $1M_4$）、端第 4 中室（basal 4th medial cell，简作 $2M_4$）、肘室（cubital cell，简作 Cu）、第 1 臀室（1st anal cell，简作 An_1）、第 2 臀室（2st anal cell，简作 An_2）等。

翅瓣（alula）与主翼之间有裂缝分隔，腋瓣（squamae 或 calypteron）着生于胸部，颜色不同于主翼，上腋瓣（upper aquama 或 alar calyptera）和下腋瓣（lower squama 或 thoracic calyptera）在前方相连。

平衡棒（halter）是后翅退化而形成。

（5）足（leg）

足 3 对，末端有爪和爪垫，着生细毛，能在光滑的玻璃上爬行。足分为前足（front legs）、中足（middle legs）和后足（hind legs）。各足均分为基节（coxa）、转节（trochanter）、股节（femora，单数 femur）、胫节（tibiae，单数 tibia）和跗节（tarsi，单数 tarsus）。跗节由 5 个分跗节（tarsomeres）组成，第 1 分跗节（1st tarsomere，或称基跗节 basitarsus，metatarsus）最长；前跗节（pretarsus）包括 1 对爪（claws）、1 对爪垫（pulvilli）和 1 个爪间突（empodium）。足鬃的鬃位分为基位、亚基位、近中位、中位、亚中位、近端位和端位（图 6）。

足鬃的鬃位按鬃着生在各节位置分为基位（basal）、亚基位（subbasal）、近中位（supermedial）、中位（medial）、亚中位（submedial）、近端位（preapical，subapical）和端位（apical）。鬃的命名按鬃着生的面分为背鬃（dorsal bristles）、腹鬃（ventral bristles）、前鬃（anterior bristles）、后鬃（posterior bristles）、前背鬃（anterodorsal bristles）、后背鬃（posteroporsal bristles）、前腹鬃（anteroventral bristles）和后腹鬃（posteroventral bristles）。

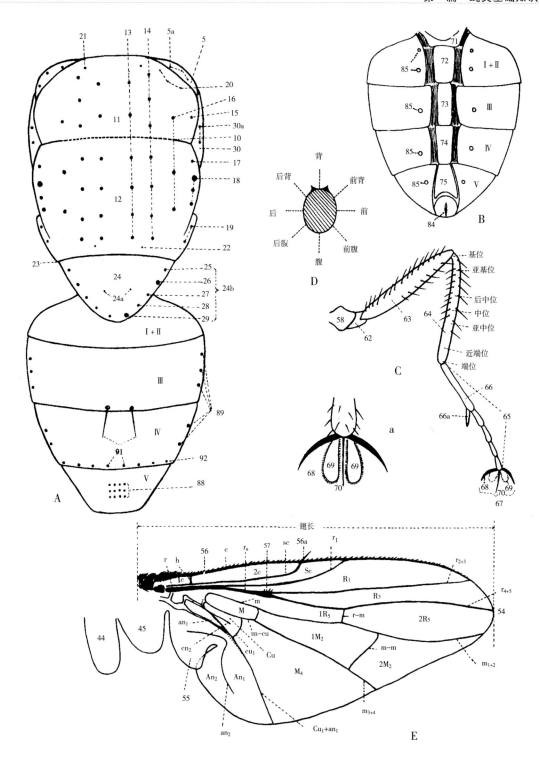

图6 有瓣蝇类胸腹部及翅足模式图(参考薛万琦、赵建铭,1996)

图中字母和序号分别为:A.胸腹部背面观(示鬃序);B.腹部腹面观;C.胸足(示各节及鬃位);a.前足跗节放大;D.足胫节横切面;E.有瓣蝇类翅模式图。54.翅尖;55.翅瓣;56.前缘脉切口(56a.前缘刺);57.径脉结节;58.足基节;62.转节;63.股节;64.胫节;65.跗节;66.第1分跗节[66a.腹突(距)];67.前跗节;68.爪;69.爪垫;70.爪间突;84.肛门。c.前缘脉,sc.亚前缘脉,r.干径脉,r_1.第1径脉,r_s.分径脉,r_{2+3}.第2、3合径脉,r_{4+5}.第4、5合径脉,m.中脉,m_{1+2}.第1、2合中脉,m_{3+4}.第3、第4合中脉,cu_1.第1肘脉,cu_1+an_1.肘、臀合脉,cu_2.第2肘脉,an_1.第1臀脉,an_2.第2臀脉,h.肩横脉,r-m.径中横脉,m-m.中中横脉,m-cu.中肘横脉,1c.基前缘室,2c.端前缘室,Sc.亚前缘室,R_1.第1径室,R_3.第3径室,$1R_5$.基第5径室,$2R_5$.端第5径室,$1M_2$.基第2中室,$2M_2$.端第2中室,$1M_4$.基第4中室,$2M_4$.端第4中室,Cu.肘室,An_1.第1臀室,An_2.第2臀室(其余图注同图5)。

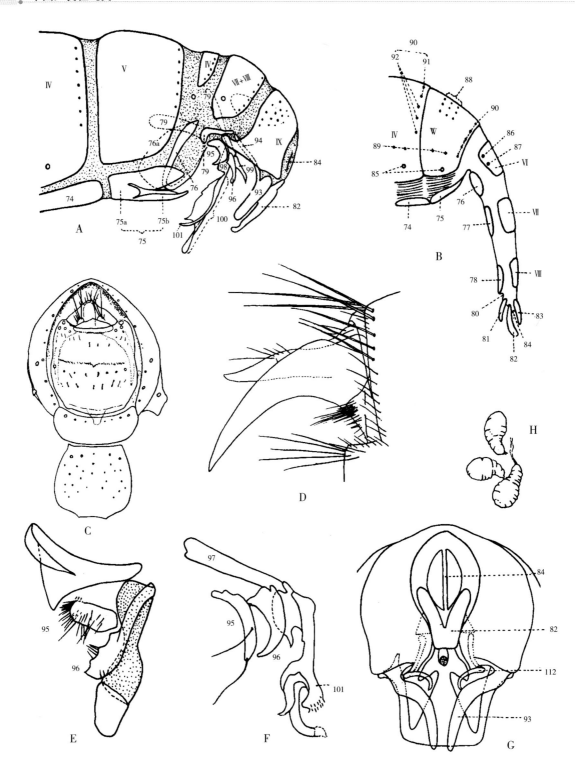

图7　有瓣蝇类生殖节模式图(参考薛万琦、赵建铭,1996)

图中字母和序号分别为:A. 雄性生殖节侧面观[75.第 5 腹板(75a.第 5 腹板基部,75b.第 5 腹板侧);76.第 6 腹板(76a.生殖兜)];B. 雌性生殖节侧面观(77.第 7 腹板;78.第 8 腹板;79.第 9 腹板;80.阴门;81.肛下板;82.肛尾叶;83.肛上板;Ⅵ.第 6 腹节;Ⅶ.第 7 腹节;Ⅷ.第 8 腹节;93.侧尾叶;94.系杆;95.前阳基侧突;96.后阳基侧突;97.阳基内骨;98.基阳体;99.阳基后突;100.阳茎;101.侧阳体;112.杆状突);C. 线纹折麻蝇 Blaesoxipha campestris 雌性后腹部腹面;D. 靴折麻蝇 Seroaisia cothurnata 雌性腹末侧面;E. 胃蝇科 Gastrophilidae;F. 厕蝇科 Fannidae;G. 粪蝇科 Scathophagidae;H. 线纹折麻蝇受精囊。

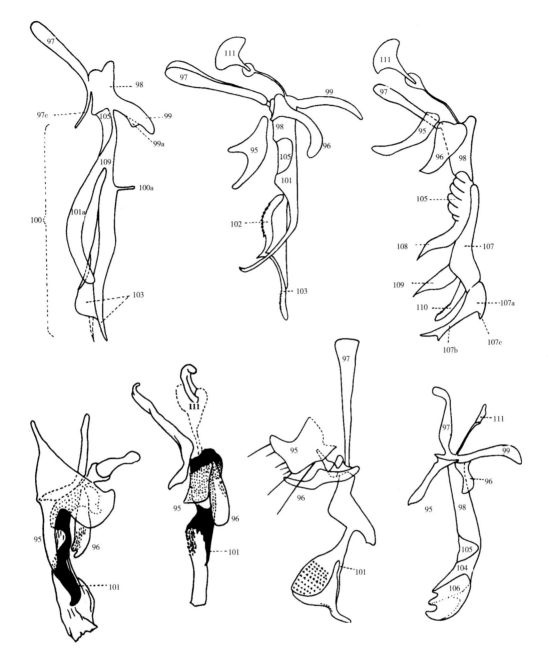

图 8　代表科的雄性阳体构造模式图(参考薛万琦、赵建铭,1996)

图中字母和序号分别为:A. 花蝇科 Anthomyiidae;B. 丽蝇科 Calliphoridae;C. 麻蝇科 Scarcophagidae;D. 皮蝇
科 Hypodermatidae;E. 狂蝇科 Oestridae;F. 寄蝇科 Tachinidae;G. 蝇科 Muscidae。95. 前阳基侧突;96. 后阳基侧
突;97. 阳基内骨;98. 基阳体;99. 阳基后突(99a. 阳茎后突侧翼);100. 阳茎(100a. 阳茎后突);101. 侧翼(101a. 侧
阳体侧翼);102. 下阳体;103. 端阳体;104. 骨化部;105. 膜状部;106. 膜质部;107. 侧阳体基部(107a. 侧阳体端部,
107b. 侧阳体端部侧突,107c. 侧阳体端部中央突);108. 膜质部;109. 腹突;110. 内侧插器;111. 射精囊小骨。

3. 腹部(abdomen)

有瓣蝇类腹部在理论上由 11 节构成。前方两节背板常愈合为第 1、第 2 合背板(1st and 2nd syn-
tergite)。背板上有心鬃(discal bristles)、侧鬃(lateral bristles)和缘鬃(marginal bristles)。

第 5 腹板(5th sternite)形态各异,雄性第 5 腹板可分为基部(base)和侧叶(lateral lobe,arm),有的
还有膜质的窗(fenestella)或中叶(median piece)。

　　第6腹节(6th abdominal segment)之后主要形成尾器(terminalia)。尾器又称生殖节,图7为有瓣蝇类生殖节模式图。

　　雄性外生殖器(male genitalia)由阳基侧突(gonapohyses)和阳体(phallosome)组成。阳基侧突左右各1对,又分为前阳基侧突(anterior gonapophyses,pregonites)和后阳基侧突(posterior gonapophyses,postgonites);阳体由阳基内骨(phallapodema)、基阳体(basiphallus,theca)和阳基(aedeagus,distiphallus)等3个主要部分组成,很多种类在基阳体的后上端有阳基后突(epiphallus),又称为勃起突(titillatory spine),而阳茎基本由侧阳体(paraphallus)、下阳体(hypophallus)和端阳体(acrophallus,praeputium)3部分构成。图8为各科阳体结构模式图。

　　雌性尾器(female terminalia)也称产卵器(oviscapt,female),由第6、第7、第8各腹节和负肛节组成,呈长管状,收缩时呈套筒状(图7);部分类群不呈管状,常从第7腹节之后退化变形,依缩在腹部末端的后面;有的类群第7和第8腹板特化为产卵瓣(valvulae),多数是寄生性种类。雌性受精囊(spermatheca)3个,形状各异。

第四节　蝇卵基本特征

　　蝇卵的形态因蝇种的不同而出现各种形态,卵长也各有长短,多呈椭圆形、纺锤形或香蕉状,体色一般为乳白色,有的为灰色,也有的为褐色或黑褐色。

一、常见尸食性蝇卵的基本形态
常见尸食性蝇卵的基本形态如图9。

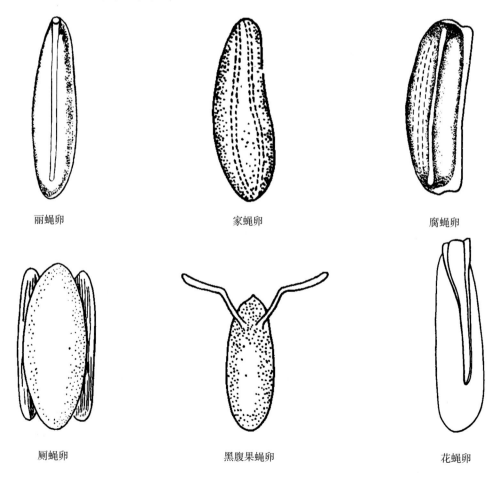

丽蝇卵　　　　　　家蝇卵　　　　　　腐蝇卵

厕蝇卵　　　　　黑腹果蝇卵　　　　　花蝇卵

图9　常见尸食性蝇卵的基本形态

二、尸食性蝇卵的解剖名称

尸食性蝇卵的解剖名称(图10):以常见的丽蝇卵为例进行描述,卵的一端较圆钝(为卵的尾端),一端稍尖(为卵的前端),稍尖一端有卵孔(micropyle),靠近卵孔端表面具菱形网状纹饰,卵孔圆形,卵孔周边突起形成卵孔领片(micropylar collar);卵背面有两条突起伸展远离卵孔端形成"V"或"U"字形,位于"V"或"U"字形内的区域称中区(median area),中区两边的突起称孵出线(hatching pleat),孵出线在卵孔领片前方平缓分开,半包围卵孔领片,其水平面要高出卵孔领片水平面;中区内有气盾(plastron),呈筛状,筛孔较密,呈椭圆形。

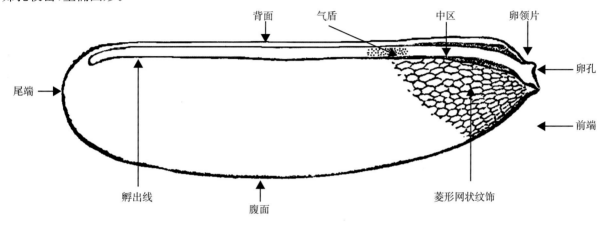

图10　丽蝇卵(侧面观)体表各部位解剖名称

第五节　蝇类三龄幼虫基本特征

尸食性蝇类幼虫无足(图11)。蝇类三龄幼虫虫体除少数为背、腹扁平外,一般为细长圆锥状。其前端尖细,向后渐变粗。全体共14节。头部不明显,只见一尖细的头节,其后3节为胸节,再后10节为腹节,但通常只见8节,第9、第10两节位于第8腹节的腹面,不甚明显,第10节为肛板,肛孔即位于中间。三龄幼虫的呼吸系统为两端气门型。在第1与第2胸节之间有1对前气门(anterior spiracle),在第8腹节后表面有1对后气门(posterior spiracle),前后气门之间在体内由气管相连。

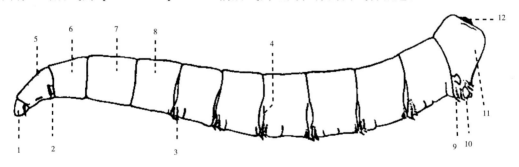

图11　三龄幼虫模式图(参考薛万琦、赵建铭,1996)

图为家蝇三龄幼虫全形侧面观。图中序号分别为:1. 头部;2. 前气门;3. 腹垫;4. 侧板;5. 第1胸节;6. 第2胸节;7. 第3胸节;8. 第1腹节;9. 第9腹节;10. 第10腹节;11. 第8腹节;12. 后气门。

一、头部

三龄幼虫的头大部分缩入胸部内,因此亦称伪头。头的前端有呈小疣状的退化的触角和下颚须各1对,腹面为纵裂的口孔,口孔间有外露的口钩(mouth hook),口孔两旁为多数横走的口沟(mouth ditch),

在口沟的前方有若干小齿,称为口前齿(图12)。

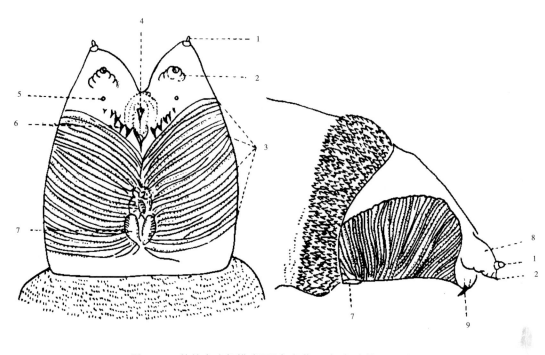

图12　三龄幼虫头部模式图(参考薛万琦、赵建铭,1996)

本图为家蝇幼虫头部模式图。图左为腹面观;图右为侧面观。图中序号分别为:1.触角;

2.下颚须;3.口沟;4.口孔;5.感觉器;6.口前齿;7.下唇须;8.侧突;9.口钩。

口咽器(cephalopharyngeal sclerites)又叫头咽骨,在分类上占有很重要的地位。口咽器是由成对的口钩(mouth hook)、"H"形的下口骨(hypostomal sclerite)和分叉片的咽骨(pharyngeal sclerite)三大部分和若干小骨所组成。小骨包括附口骨(accessory sclerite),在口钩的钩状部的下方;齿骨(dental sclerite)略呈三角形,在口钩基部的下方;侧口骨(parastomal sclerite)是一杆状的小骨,位于下口骨的外方。咽骨很大,前方腹面为腹堤(ventral dam),背面为背堤(dorsal dam)。背堤有时骨化很强,有时上有许多透明小孔(此种背堤称为栅状背堤)。咽骨后半部有两对大型的角状突起,在腹面的1对叫腹角(ventral cornea),背面的1对叫背角(dorsal cornea),两角之间的凹窝叫缺刻(incision),在两个角的内部常有无色素的完全透明区叫窗(window)。咽骨背面前端有1个向前的突起叫前背突(anterodorsal process)和1个向后方的突起叫后背突(posterodorsal process)。咽骨两个腹角之间透明的膜叫咽膜(图13)。

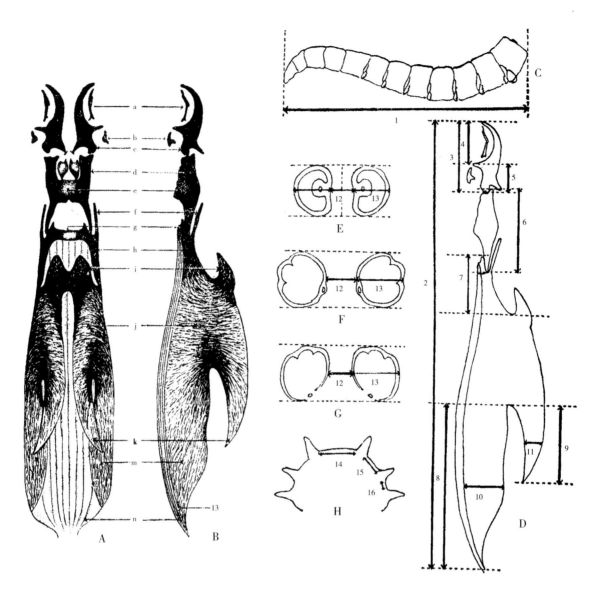

图 13　蝇类三龄幼虫口咽器模式图及幼虫的计测(参考薛万琦、赵建铭,1996)

图中字母和序号分别为:A.背面观;B.侧面观;C.幼虫体长计测;D.口咽器各部计测;E～G后气门计测;H.后突起间距计测。1.幼虫体长;2.口咽器长;3.口钩长;4.口钩钩部长;5.口钩基部长;6.下口骨长;7.咽骨前角长;8.咽骨腹角长;9.咽骨背角长;10.咽骨腹角宽;11.咽骨背角宽;12.后气门间距;13.后气门横径;14.背突间距;15.背突与亚背突间距;16.亚背突与上侧突间距。a.附口骨;b.齿骨;c.口钩;d.下口骨;e.下口骨堤;f.侧口骨;g.咽骨腹堤;h.咽骨前角;i.咽骨背堤;j.咽骨体;k.咽骨背角;m.咽骨腹角;n.咽膜。

二、胸部

胸部分为前胸、中胸和后胸。前胸与中胸之间的两侧表皮基底向前方伸出 1 对前气门。前气门由小室(atrium)和呈小球状、指状或分支状的孔突组成(图 14)。前气门的大小、形状及孔突的数目、排列方式等是分类的重要依据。第 2 胸节(称中胸)体表棘的排列及雕刻构造等是分类特征。第 3 胸节(称后胸)体表棘的排列及雕刻构造,有时在分类上也有用。胸部无侧板的区分,腹面构造简单。

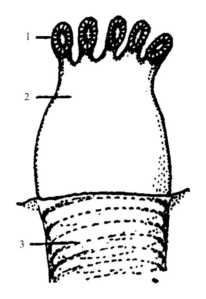

图 14　蝇类三龄幼虫前气门指状突模式图(参考范滋德,1992)

本图为家蝇三龄幼虫前气门指状突模式图。图中序号分别为:1.孔突;2.小室;3.气管干。

三、腹部

腹部第 1~7 节两侧后方有侧板(pleurite),第 2~7 节的腹面前方的棘群和前一节后方的棘群常着生在腹垫(ventral pad)的横的隆起上。这些棘群的形态和排列方式是分类的重要依据。

第 8 腹节位于腹部末端。由后或背面观有一略平的面,称后表面(posterior surface),在后表面上着生 1 对后气门。蝇科幼虫后表面较平;丽蝇科幼虫后表面略有凹陷;麻蝇科幼虫后表面上有 1 个深的杯状凹陷,后气门即着生于凹陷的底部;后表面周围可见若干对锥状肉突,最多可见 7 对。后表面周围的锥状肉突,总称为后突起群,依着生位置而分为如下几对(图 15)。

背突(dorsal tubercle):位于背面最内方,又称为内背突(inner dorsal tubercle)。

亚背突(subdorsal tubercle):位于背突的外下方,又称为中背突(median dorsal tubercle)。

上侧突(superior lateral tubercle):位于亚背突的外下方,又称为外背突(outer dorsal tubercle)。

下侧突(inferior lateral tubercle):位于上侧突的外下方,又称为外腹突(outer ventral tubercle)。

亚腹突(subventral tubercle):位于下侧突的外下方,又称为中腹突(median ventral tubercle)。

腹突(ventral tubercle):位于最下方的内侧,又称为内腹突(inner ventral tubercle)。

副腹突(paraventral tubercle):常为 1 对极小型的乳突,位于腹突和亚腹突的上方,常因种而异。

第 9 腹节和第 10 腹节缩小或退化,位于第 7 腹节和第 8 腹节之间的腹面。

第 10 腹节为肛板,肛孔开口于中央。在肛板上和肛孔周围有若干成对或不成对的疣状突起,总称为肛疣群,依着生位置而分为如下各种(图 15)。

肛疣(anal papillae):1 对,位于肛孔两侧。

亚肛疣(subanal papillae):1 对,位于肛疣外侧。

副肛疣(paraanal papillae):1 对,位于亚肛疣外侧。

外肛疣(extraanal papillae):1 对,位于肛板外方。

前肛疣(preanal papillae):1 对,位于肛孔前方两侧。

后肛疣(postanal papillae):1 个,位于肛孔后方中央。

肛板的有无、大小、外形和肛疣群的数目和分布均是分类的重要特征。

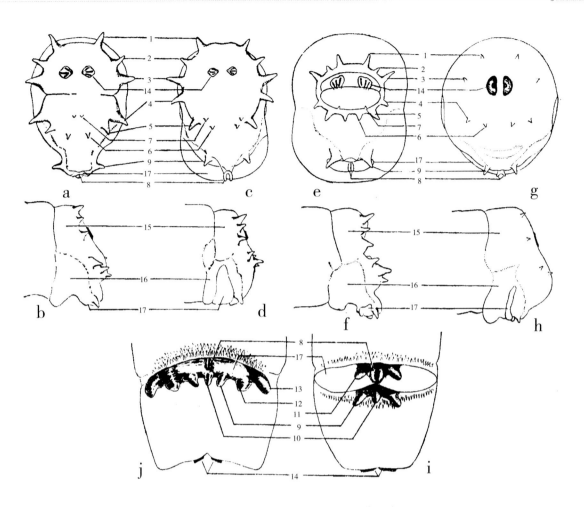

图 15　蝇类三龄幼虫腹部后端模式图(参考范滋德,1992)

图中字母和序号分别为:a.b.丽蝇科;c.d.粪蝇科;e.f.麻蝇科;g,h,i,j.蝇科。a,c,e,g.均为腹部后端后面观;b,d,f,h.均为腹部后端侧面观;i,j.均为腹部后端腹面观。1.背突;2.亚背突;3.上侧突;4.下侧突;5.亚腹突;6.腹突;7.副腹突;8.肛疣;9.亚肛疣;10.后肛疣;11.前肛疣;12.副肛疣;13.外肛疣;14.后气门;15.第8腹节;16.第9腹节;17.肛板(第10腹节)。

幼虫的后气门是由气门环(peritreme)围绕气门板而形成的。几丁质化很强,有时气门环并不完整,有 3 个气门裂(spiracularslits)开口于气门板上。每个气门裂的近旁可见到 1 个圆形或半圆形的泡状结构,即气门腺的开口。气门板的内侧或中央有一个圆形的气门钮(button),有时此钮不发达或无。在狂蝇科和皮蝇科中,后气门无明显的气门裂,而在气门板上有许多圆形或椭圆形的小孔。在麻蝇科中,为了便于比较,将气门环划分为 4 个缘(图16),即背缘(dorsal border)、腹缘(ventral border)、内缘(inner border)、外缘(outer border)。

后气门的大小、形状,两气门的间距,气门环完整与否,气门裂的形状(图16)、大小、排列方式及气门钮的有无等,都是分类上的重要依据。

幼虫体表有很多构造,大型肉质呈圆锥形的叫突或疣,另外一些小的构造叫棘、小棘、毛、小疣,还有一些需高倍镜才能见到的微小的构造叫微棘、微毛、微疣。此外,体表还有其他的雕刻或构造也常作为种类鉴别用。幼虫幼龄的鉴别要点见表2。

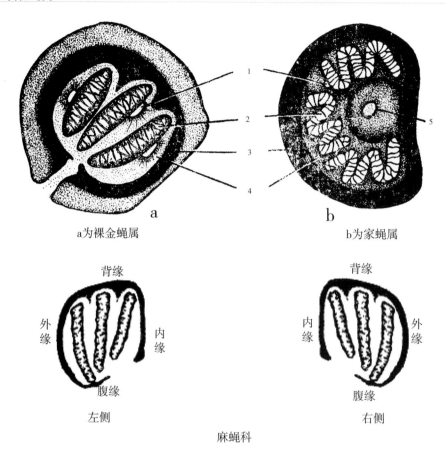

a为裸金蝇属   b为家蝇属

麻蝇科

图 16　蝇类三龄幼虫后气门模式图

图中序号分别为：1.气门腺开口；2.气门裂；3.气门环；4.气门板；5.气门钮。

表 2　蝇类幼虫的龄期区别表

幼　　龄	前气门	后气门裂数
一龄幼虫	无	1 裂,有时外观似 2 裂,但无气门环
二龄幼虫	有	2 裂
三龄幼虫	有	3 裂

四、蝇类幼虫各部的测量方法

1. 幼虫体的测量方法

测量前用沸水将幼虫烫死,烫的程度及时间以幼虫体自然伸展开为宜,取出待测。

(1)幼虫体全长(图 13C)

幼虫体全长:指头节前端至第 8 腹节的最末端的最大间距,用测量器测量。

(2)幼虫体宽

幼虫体宽:指烫死后幼虫在自然伸展状态下,用测量器测出的最宽处的横径。

2. 口咽器的测量方法

测量前口咽器的准备。如是幼虫,用剪刀剪下幼虫头部,放入 10％氢氧化钠溶液中煮沸(沸而不冒大泡为宜),见软组织分解完即可,取出水洗后移到 70％酒精中整姿为解剖姿态,待测。如是蛹壳,将附有口咽器的部分取下,处理方法同上。测量的起始点见图 13D。

（1）口咽器长

口咽器长：指侧面观，口钩前端至咽膜末端之间的最大间距。

（2）口钩长

口钩长：指侧面观，口钩前端至口钩基部之间的最大间距。

（3）下口骨长

下口骨长：指侧面观，下口骨前端至下口骨后端之间的最大间距。

（4）咽骨前角长

咽骨前角长：指侧面观，咽骨前角前端至背、腹堤凹陷的切线之间的最大间距。

（5）咽骨背、腹角长

咽骨背、腹角长：指侧面观，自缺刻处画1条切线至背角端部之间的最大间距为咽骨背角长，自缺刻处画1条切线至腹角端部之间的最大间距为咽骨腹角长。

（6）咽骨背、腹角宽

咽骨背、腹角宽：指侧面观，咽骨背角及咽骨腹角中段的横径。

3. 后气门的测量方法

将烫死的幼虫置于可俯视后气门的位置，待测。测量方法见图13E～13G。

（1）后气门间距

后气门间距：指两个后气门内缘中段之间的宽度。

（2）后气门横径

后气门横径：指一侧后气门的内缘与外缘切线平行线之间的宽度。

4. 后突起间距的测量方法

将烫死的幼虫置于可俯视后突起群的位置，待测。测量方法见图13H。

（1）背突间距

背突间距：指两背突基部之间的宽度。

（2）背突与亚背突间距

背突与亚背突间距：指背突与亚背突基部之间的宽度。

（3）亚背突与上侧突间距

亚背突与上侧突间距：指亚背突与上侧突基部之间的宽度。

第六节 蝇类生活史及习性

一、蝇类生活史

蝇类发育过程属于全变态的类型，经历一个从卵→幼虫→蛹→成虫的过程，见彩图1，这一过程的长短与温度和蝇种有关。

1. 卵

母蝇常将胚胎发育成熟的卵产在孳生物表面及其附近，卵在20～30℃、相对湿度在60%～80%的条件下，经1～2天即可孵化出一龄幼虫。

2. 蛆

即幼虫，多生活在孳生物表面，以腐烂有机质为食。蛆经过3个龄期后化蛹。一龄幼虫即可取食，适宜在25～35℃条件下生长发育，经1～2天后蜕皮变为二龄幼虫，二龄幼虫又经2～4天后蜕皮变为三龄幼虫。三龄幼虫食量大，并有驱逐其他蝇幼虫的能力，在孳生物中占领一定范围，经2～3天后停止取食，钻入周围的土层中或爬到干燥的物体中，寻找温度稍低（15～20℃为宜）的角落变为蛹前期，经24～36小时即变成围蛹。

幼虫生长发育所需的时间与蝇种有关,有明显的积温效应,与温度、湿度和光照有密切关系。

3. 蛹

蛹体外方由成熟的三龄幼虫表皮形成的囊所包围。蛹期的长短主要与温度高低有关,气温越低,蛹期就越长,尤其是越冬的蛹往往都产生滞育现象。

4. 成虫

成虫是从围蛹中羽化而来的。羽化而来的蝇,一般经1～2天即可交尾。雌蝇有3个受精囊,交尾1次可充满3个受精囊,并可满足多数卵的受精,交尾后2～3天雌蝇即开始产卵。1只雌蝇一生一般可产卵2～5次,1次产卵100粒至几百粒。成虫寿命一般为1～2个月,雌性寿命稍长些。

二、生活习性

1. 孳生习性

成虫孳生习性与成虫产卵习性和幼虫的食性有关,不同蝇种有不同孳生习性,生活在住区的蝇类往往对孳生物质的适应性比较强。孳生物质的性质一般分为5类,即人粪、畜禽粪、腐败动物、腐败植物、垃圾。

2. 取食习性

蝇类取食习性非常复杂,根据不同的口器可分为吸血、舐吸、不食3类。吸血类口器为刺吸型,以取食动物血及人血为主;舐吸类口器为吸吮型,只能舐吸食物,大多数蝇属此类;不食类口器退化,成虫全靠幼虫期储存的营养,此类蝇在蛹羽化出壳后即可交配,将卵或幼虫产到寄生物体内寄生。

根据喜食种类又可将蝇类分为蜜食性、粪食性、尸食性、血食性和杂食性。

3. 季节分布

由于各蝇种对气温的适应性不同,因而季节性分布有明显差异。按繁殖高峰期将季节分为4个类型,即春季型、夏季型、秋季型和冬季型。春季型蝇类不适应高温,故在夏季消失,常见蝇种是丽蝇和厕蝇;夏季型蝇类适应高温,故夏季出现,随气温下降而逐渐消失,常见蝇种是市蝇和厩螫蝇等;秋季型蝇类不适应高温,故夏季结束时出现,常见蝇种是麻蝇、狭额腐蝇、广额金蝇、毛腹雪蝇等;冬季型蝇类是嗜寒蝇种,如宽丽蝇和巨尾阿丽蝇等。但季型的划分是相对的,有的在两季或者三个季节中均有出现。据陈禄仕在海拔1 115～1 120 m的实验观察结果得到蝇类的季节分布(表3)。尸食性蝇类的季节分布特性对推测死亡时间有重要意义。

表3　不同蝇蛆在尸体上发生活动的季节分布(贵阳,2003～2009)

蝇蛆种类	发生时间											
	1月	2月	3月	4月	5月	6月	7月	8月	9月	10月	11月	12月
宽丽蝇	——	——	——	——							——	——
巨尾阿丽蝇	——	——	——		——						——	——
紫绿蝇			——	——	——	——	——	——	——	——		
丝光绿蝇				——	——	——	——	——	——	——		
棕尾别麻蝇				——	——	——	——	——	——			
肥躯金蝇				——	——	——	——	——	——	——		
大头金蝇					——	——	——	——	——			
绯颜裸金蝇					——	——	——	——	——	——		

注:"——"表示有蝇蛆活动;空白格为未发现蝇蛆活动。

4. 区域习性

蝇类和其他昆虫一样,均有区域分布的特性。尸食性蝇类的区域分布特性,对推测死亡区域或抛尸区域有重要意义。

第七节　尸食性蝇类在法医学中的应用和发展史

蝇类一直是人类关注的生物之一。因为它们的生活习性,身上携带多种病菌,是多种疾病的传播者,人们要研究它们与疾病的关系;因为它们的某些器官有十分特殊的功能,人类受到启发,做出了很多重要的发明创造;因为它们有尸食性,能带你找到杀人现场、抛尸现场和杀人凶器,能帮你推测死亡时间和死亡原因,能为你解决某些纠纷案件提供依据,所以人们便不断深入研究蝇类。

利用尸食性蝇类信息来帮助犯罪调查的案例最先出于我国。在我国五代后晋高祖时期(947~950),和凝(898~955,五代时文学家、法医学家)与其子和蒙(951~995)合编了最早的一本带有法医学性质的《疑狱集》共 4 卷,其中记载"严遵疑哭"的案例,说的是扬州刺史严遵路遇某妇人因丈夫被火烧死而哭泣,但哭声不悲恸,令人查看,发现死者头部有苍蝇飞集,拨开头发,发现有铁钉子钉入头部,苍蝇停在头部出血部位,于是问罪该妇人。《疑狱集》共 4 卷,为宋慈著《洗冤集录》创造了条件。

1247 年宋慈(1186~1249)编著的《洗冤集录》(5 卷本)在第 2 卷《疑难杂说(下)》中记述:"有检验被杀尸在路旁,始疑盗者杀之。及点检,沿身衣物俱在,遍身镰刀斫伤十余处。检官曰:盗只欲人死取财,今物在伤多,非冤仇而何? 遂屏左右,呼其妻问曰:汝夫自来与甚人有冤仇最深? 应曰:夫自来与人无冤仇,只近日有某甲来做债不得,曾有克期之言,然非冤仇深者。检官默识其居,遂多差人分头告示侧近居民:各家所有镰刀尽底将来,只今呈验,如有隐藏,必是杀人贼,当行根勘! 俄而,居民赍到镰刀七八十张,令布列地上。时方盛暑,内镰刀一张,蝇子飞集。检官指此镰刀问为谁者,忽有一人承当,乃是做债克期之人。就擒讯问,犹不伏。检官指刀令自看:众人镰刀无蝇子,今汝杀人血腥气犹在,蝇子集聚,岂可隐耶? 左右环视者失声叹服,而杀人者叩首服罪。"这是国际上公认最早的法医学文献。《洗冤集录》被朝鲜、日本、法国、荷兰、德国、俄国、英国、美国等先后翻译出版,约有 20 种译本流传海外。

1855 年 M. Bergeret(法国人贝热雷·达尔布瓦)医生利用麻蝇及螨虫的生活规律估计了死亡时间。当他对巴黎郊区一所房子壁炉后一具婴儿尸体进行检查后认为,尸体上的昆虫区系表明死亡时间应在几年以前,从而论证凶手是该房屋的原主人,不是现在的居住者。

1935 年爱丁堡大学实验室的 A. G. 默恩斯利用在尸块上提取的红头丽蝇蛆虫发育规律推测出一个碎尸案死者的死亡时间,查到了杀人碎尸的凶手巴克·鲁克斯敦。

1950 年 9 月某日下午 6 时在匈牙利某渡船上发现某邮政局局长的尸体。该渡船驾驶员涉嫌谋杀而被判终生监禁,该渡船驾驶员发誓他是清白无罪的。8 年后,此案重新开庭,Mihalyi(米哈尼)博士利用蝇卵孵化历期方面的数据,并以此为基础,加上其他证据的证明,最终该渡船驾驶员被宣布无罪释放。

1977 年芬兰佩卡·诺尔泰瓦利用蝇类生活规律,解决一桩劳动纠纷案。说的是一位官员发现办公室门边的地毯下面有许多大蛆,他叫来清洁女工问多久清洗一次地毯,她说每日清洗,昨晚刚洗过,这位官员认为女工撒谎和失职而炒了她鱿鱼。调查发现,地毯下面的大蛆不是以地毯为食的蝇蛆,是从其他食物源转移到地毯下的准备化蛹的绿瓶藻丽蝇 *Phaenicia sericata* 幼虫。鉴于这一结果,政府办公室重新雇用了那名清洁女工。

Beycr 等(1980)发表一项案例研究,是使用替代标本的最早记录之一。本案中死者是一名 22 岁的女性,发现时尸体几乎变成骷髅,但尸体周围还有大量的蛆虫,经用蛆虫代替软组织进行药物分析,蛆虫体内的苯巴比妥含量极高从而确定该死者死于苯巴比妥中毒。

1985 年 11 月 8 日,在美国南卡罗来纳州 Denmark 郊区一所房子下面发现 1 具部分被肢解、已高度腐烂的青年黑人女尸,尸体上有蝇蛆,请昆虫学者到现场提供帮助并利用蝇发育历期所需积温推测出死者的死亡时间,查到了杀人碎尸的凶手。

尸食性蝇类在我国的研究较缓慢,《洗冤集录》问世 731 年后的 1978 年 1 月,中国科学院上海昆虫所编写的《与法医有关的蝇类资料》(手写刻蜡纸用油墨刷印的)问世。又在 16 年后,杨玉璞、汪兴鉴等(1994)才真正开始对北京地区尸食性蝇类进行初步的研究与应用。随后,随着犯罪调查中对尸食性蝇类信息(证据)的意识不断关注,国内外对尸食性蝇类的研究者也逐渐增多,研究的内容也逐渐深入和广泛。

第二章

尸食性蝇类分类检索表

我国目前已知尸食性蝇类有 9 科 17 个亚科 49 属 105 种。它们是丽蝇科 Calliphoridae、麻蝇科 sarcophagidae、蝇科 Muscidae、厕蝇科 Fanniidae、蚤蝇科 Phoridae、果蝇科 DrosophiIidae、酪蝇科 Piophilidae、花蝇科 Anthomyiidae 及实蝇科 Tephritidae。其中最常见的是丽蝇科 Calliphoridae、麻蝇科 sarcophagidae 和蝇科 Muscidae（表 4）。

表 4 尸食性蝇类科名、亚科名、属名和种名一览表

科 Family	亚科 Subfamily	属 Genus	种 Species
1. 丽蝇科 Calliphoridae	1. 丽蝇亚科 Calliphorinae	1. 阿丽蝇属 Aldrichina	1. 巨尾阿丽蝇 Aldrichina grahami
		2. 丽蝇属 Calliphora	2. 宽丽蝇 Calliphora nigribarbis
			3. 黑丽蝇 Calliphora pattoni
			4. 天山丽蝇 Calliphora tianshanica
			5. 乌拉尔丽蝇 Calliphora uralensis
			6. 红头丽蝇 Calliphora vicina
			7. 反吐丽蝇 Calliphora vomitoria
		3. 叉丽蝇属 Triceratopyga	8. 叉丽蝇 Triceratopyga calliphoroides
		4. 蓝蝇属 Cynomya	9. 尸蓝蝇 Cynomya mortuorum
		5. 拟蓝蝇属 Cynomyiomima	10. 蒙古拟蓝蝇 Cynomyiomima stackelbergi
		6. 裸变丽蝇属 Gymnadichosia	11. 黄足裸变丽蝇 Gymnadichosia pusilla
		7. 带绿蝇属 Hemipyrellia	12. 瘦叶带绿蝇 Hemipyrellia ligurriens
		8. 巨尾蝇属 Hypopygiopsis	13. 瘦突巨尾蝇 Hypopygiopsis infumata
		9. 绿蝇属 Lucilia	14. 丝光绿蝇 Lucilia sericata
			15. 紫绿蝇 Lucilia porphyrina
			16. 铜绿蝇 Lucilia cuprina
			17. 亮绿蝇 Lucilia illustris
			18. 叉叶绿蝇 Lucilia caesar
			19. 崂山壶绿蝇 Lucilia ampullacea laoshanensis
			20. 壶绿蝇 Lucilia ampullacea
			21. 海南绿蝇 Lucilia hainanensis
			22. 巴浦绿蝇 Lucilia papuensis
			23. 南岭绿蝇 Lucilia bazini
			24. 太原绿蝇 Lucilia taiyanensis
		10. 绛蝇属 Caiusa	25. 黄褐绛蝇 Caiusa testacea
	2. 金蝇亚科 Chrysomyinae	11. 裸金蝇属 Achoetandrus	26. 绯颜裸金蝇 Achoetandrus rfifacies
			27. 粗足裸金蝇 Achoetandrus villeneuvii
		12. 锡蝇属 Ceylonomyia	28. 乌足锡蝇 Ceylonomyia nigripes
		13. 金蝇属 Chrysomya	29. 大头金蝇 Chrysomya megacephala
			30. 广额金蝇 Chrysomya phaonis
			31. 肥躯金蝇 Chrysomya pinguis
			32. 泰金蝇 Chrysomya thanomthini
			33. 星岛金蝇 Chrysomya chain
	3. 伏蝇亚科 Chrysomya chain	14. 伏蝇属 Phormia	34. 伏蝇 Phormia regina
		15. 山伏蝇属 Phormiata	35. 山伏蝇 Phormiata Grunin phormiata
		16. 原伏蝇属 Protophormia	36. 新陆原伏蝇 Protophormia terraenovae

（续表）

科 Family	亚科 Subfamily	属 Genus	种 Species
2. 麻蝇科 Sarcophagidae	4. 麻蝇亚科 Sarcophaginae	17. 别麻蝇属 Boettcherisca	37. 棕尾别麻蝇 Boettcherisca peregrine
			38. 台湾别麻蝇 Boettcherisca formosensis
		18. 亚麻蝇属 Parasarcophaga	39. 白头亚麻蝇 Parasarcophaga albiceps
			40. 肥须亚麻蝇 Parasarcophaga crassipalpis
			41. 埃及亚麻蝇 Parasarcophaga aegyptica
			42. 银口亚麻蝇 Parasarcophaga argyrostoma
			43. 酱亚麻蝇 Parasarcophaga dux
			44. 巨亚麻蝇 Parasarcophaga gigas
			45. 黄须亚麻蝇 Parasarcophaga misera
			46. 卡西亚麻蝇 Parasarcophaga khasiensis
			47. 急钩亚麻蝇 Parasarcophaga portschinskyi
			48. 绯角亚麻蝇 Parasarcophaga ruficornis
			49. 褐须亚麻蝇 Parasarcophaga sericea
			50. 野亚麻蝇 Parasarcophaga similis
			51. 结节亚麻蝇 Parasarcophaga tuberosa
			52. 巨耳亚麻蝇 Parasarcophaga macroauriculata
			53. 蝗尸亚麻蝇 Parasarcophaga jacobsoni
		19. 粪麻蝇属 Bercaea	54. 红尾粪麻蝇 Bercaea cruentata
		20. 缅麻蝇属 Lioproctia	55. 盘突缅麻蝇 Lioproctia pattoni
		21. 黑麻蝇属 Helicophagella	56. 黑尾黑麻蝇 Helicophagella melanura
		22. 克麻蝇属 Kramerea	57. 舞毒蛾克麻蝇 Kramerea schuetzei
		23. 白麻蝇属 Leucomyia	58. 灰斑白麻蝇 Leucomyia cinerea
			59. 渡口白麻蝇 Leucomyia cinerea dukoica
		24. 麻蝇属 Sarcophaga	60. 常麻蝇 Sarcophaga carnaria
		25. 辛麻蝇属 Seniorwhitea	61. 拟东方辛麻蝇 Seniorwhitea reciproca
		26. 海麻蝇属 Alisarcophaga	62. 透明海麻蝇 Alisarcophaga gressitti
		27. 细麻蝇属 Pierretia	63. 上海细麻蝇 Pierretia ugamskii
		28. 钩麻蝇属 Harpagophalla	64. 曲突钩麻蝇 Harpagophalla kempi
		29. 拉麻蝇属 Ravinia	65. 红尾拉麻蝇 Ravinia striata
	5. 野蝇亚科 Paramacronychiinae	30. 污蝇属 Wohlfahrtia	66. 陈氏污蝇 Wohlfahrtia cheni
		31. 拟污蝇属 Wohlfahrtiodes	67. 蒙古拟污蝇 Wohlfahrtiodes mongolicus
		32. 沼野蝇属 Goniophyto	68. 本州沼野蝇 Goniophyto honshuensis
3. 蝇科 Muscidae	6. 点蝇亚科 Azeliinae	33. 齿股蝇属 Hydrotaea	69. 开普齿股蝇 Hydrotaea capensis
			70. 斑蹠齿股蝇 Hydrotaea chalcogastr
			71. 银眉齿股蝇 Hydrotaea ignava
			72. 常齿股蝇 Hydrotaea dentipes
			73. 拟常齿股蝇 Hydrotaea similis
			74. 隐齿股蝇 Hydrotaea floccose
			75. 厚环齿股蝇 Hydrotaea spinigera
	7. 家蝇亚科 Muscinae	34. 家蝇属 Musca	76. 家蝇 Musca domestica
			77. 秋家蝇 Musca autumnalis
			78. 鱼尸家蝇 Musca pattoni
			79. 亚洲家蝇 Musca asiatica
			80. 黄腹家蝇 Musca ventrosa
			81. 中亚家蝇 Musca vitripennis
			82. 市蝇 Musca sorbens
		35. 直脉蝇属 Polietes	83. 白线直脉蝇 Polietes domitor
		36. 翠蝇属 Neomyia	84. 蓝翠蝇 Neomyia timorensis
	8. 邻家蝇亚科 Reinwardtiinae	37. 腐蝇属 Muscina	85. 狭额腐蝇 Muscina angustifrons
			86. 肖腐蝇 Muscina levida
			87. 厩腐蝇 Muscina stabulans
		38. 综蝇属 Synthesiomyia	88. 裸芒综蝇 Synthesiomyia nudiseta
	9. 秽蝇亚科 Coenosiinae	39. 溜蝇属 Lispe	89. 东方溜蝇 Lispe orientalis

（续表）

科 Family	亚科 Subfamily	属 Genus	种 Species
4. 厕蝇科 Fanniidae	10. 厕蝇亚科 Fanniinae	40. 厕蝇属 Fannia	90. 夏厕蝇 Fannia canicularis
			91. 元厕蝇 Fannia prisca
			92. 宜宾厕蝇 Fannia ipinensis
			93. 毛踝厕蝇 Fannia manicata
			94. 瘤胫厕蝇 Fannia scalaris
			95. 白纹厕蝇 Fannia leucosticte
5. 蚤蝇科 Phortdae	11. 无资料	41. 真蚤蝇属 Puliciphora	96. 柯氏真蚤蝇 Puliciphora kerteszii
			97. 盔腹真蚤蝇 Puliciphora togata
		42. 异蚤蝇属 Megaselia	98. 蛆症异蚤蝇 Megaselia scalaris
6. 果蝇科 Drosophilidae	12. 果蝇亚科 Drosophilinae	43. 果蝇属 Drosophila	99. 黑腹果蝇 Drosophila melanogaster
7. 酪蝇科 Piophilidae	13. 无资料	44. 酪蝇属 Piophila	100. 酪蝇 Piophila casei
8. 花蝇科 Anthomyiidae	14. 花蝇亚科 Anthomyiinae	45. 花蝇属 Anthomyia	101. 横带花蝇 Anthomyia illocata
		46. 粪种蝇属 Adia	102. 粪种蝇 Adia cinerella
	15. 种蝇亚科 Hylemyiinae	47. 次种蝇属 Subhylemyia	103. 拢合次种蝇 Subhylemyia longula
	16. 海花蝇亚科 Fucelliinae	48. 海花蝇属 Fucellia	104. 中华海花蝇 Fucellia chinensis
9. 实蝇科 Tephritidae	17. 寡鬃实蝇亚科 Dacinae	49. 寡鬃实蝇属 Dacus	105. 南亚寡鬃实蝇 Dacus tau

第一节　成虫分科检索表

1. 胸部侧面观，最后 1 根肩后鬃位置比沟前鬃为低（图 17A）；前胸侧片中央凹陷具毛〔粉蝇亚科孟蝇族（Bengaliini）及鼻蝇亚科多数属例外〕；触角芒通常呈长羽状或长栉状；体色多呈青、绿等金属光泽，也有呈黄褐色的，较少数覆有粉被呈灰色 ························· 丽蝇科 Calliphoridae

—胸部侧面观，最后 1 根肩后鬃位置比沟前鬃为高，或在同一水平上（图 17B、C），前胸侧片中央凹陷无毛（麻蝇族 Sarcophagini 的某些属例外）；前胸基腹片无毛 ······················· 2

2. 下腋瓣宽阔，其内缘与小盾片侧缘相接（图 5Dc）；触角芒基半部具羽状纤毛，端半部裸或具小毛；后气门前、后唇均发达，呈扇状掩蔽整个气门；m_{1+2} 脉常呈角形弯曲，通常有赘脉，少数种 $2R_5$ 室具柄（图 18A）····················· 麻蝇科 Sarcophagjdae

—下腋瓣内缘与小盾片侧缘背离（图 5Db）；触角芒有细毛或短毛；后气门唇呈羽状，不掩蔽气门；$2R_5$ 室具柄，或 m_{1+2} 脉呈弧形弯曲，无赘脉，体黑色瘦长；幼虫寄生于甲壳类，有时寄生于软体动物和鞘翅目昆虫 ····················· 短角寄蝇科 Rhinophoridae

3. $cu_1 + an_1$ 脉短，an_2 脉强烈向前弯曲超过 $cu_2 + an_1$ 脉的末端（图 18B）；下侧片裸；雄性后腹部第 6、7 节气门存在 ····················· 厕蝇科 Fanniidae

—$cu_1 + an_1$ 脉长于 an_2 脉，an_2 脉不弯曲；翅侧片上部具毛丛 ····················· 蝇科 Muscidae

4. 翅端圆形，径脉粗壮，近翅的中部与前缘脉愈合，中脉细弱，斜伸过翅面，无横脉，无基室；触角芒位于触角第 3 节的背端部；腿节侧扁（图 18C）····················· 蚤蝇科 Phortdae

—翅端尖形，有横脉，基室小（图 18D）····················· 尖翅蝇科 Lonchopteridae

5. sc 脉在基部以后逐渐消失，c 脉无刺；中胸侧片很少有鬃，腹侧片有时具鬃，指向前方的侧额鬃比指向后方的离眼远 ····················· 果蝇科 Drosophilidae

—sc 脉末端微弱与 r_1 脉汇合，c 脉常有刺；中胸在前方高起，中胸侧片和腹侧片具鬃 ····················· 细果蝇科 Diastatidae

6. c 脉无刺，r_1 脉无毛，臀脉 an 缩短；腹侧片鬃 2 根，侧额鬃 1 根或无 ····················· 酪蝇科 Piophilidae

—c 脉有刺,r₁ 脉有毛;臀脉 an 达翅缘;腹侧片鬃 4 或 5 根;侧额鬃 2 根;单眼三角大(幼虫为雏鸟的外寄生) ································· 巢蝇科 Neottiophilidae(部分)

7.第 6 纵脉(cu₂＋an₁)伸达翅后缘,体小至中型,第 4 纵脉(m₁₊₂)常直,下侧片无鬃,至多具少数小毛(图18E) ································· 花蝇科 Anthomyiidae(部分)

—第 6 纵脉(cu₂＋an₁)不伸达翅后缘,体中或大型,第 4 纵脉(m₁₊₂)除少数是直的外,常呈弧形或角形弯曲 ································· 舌蝇科 Glossinidae

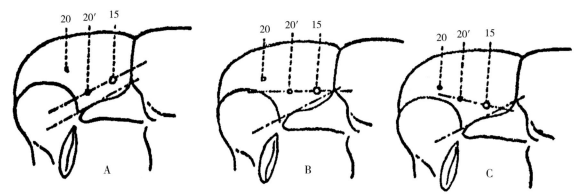

图 17　胸部侧面观前方上半部模式图(参考范滋德,1992)

本图示沟前鬃与外方的一个肩后鬃的关系。图中字母及序号分别代表:A 为丽蝇科,B、C 为麻蝇科。

15 为沟前鬃,20′为外方的一个肩后鬃,20 为肩后鬃。

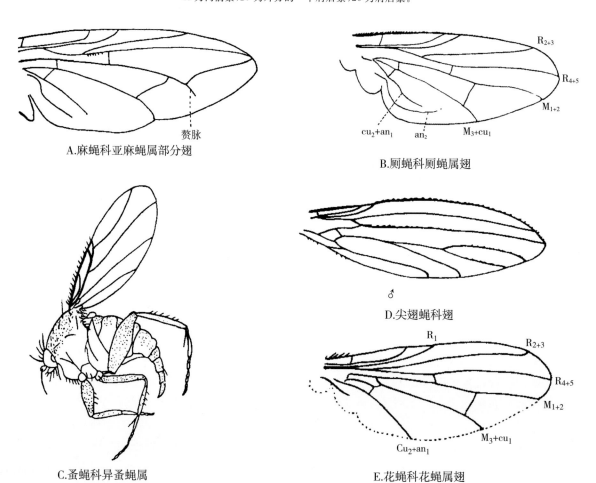

A.麻蝇科亚麻蝇属部分翅

B.厕蝇科厕蝇属翅

C.蚤蝇科异蚤蝇属

D.尖翅蝇科翅

E.花蝇科花蝇属翅

图 18　翅(参考薛万琦、赵建铭,1996)

第二节　三龄幼虫分科检索表

1. 肛板不发达,小或缺如,后气门裂细长而直,无后肛疣 ·· 丽蝇科 Calliphoridae

— 肛板发达且长大,常膨出于表面,侧面观明显可见,后气门裂卵圆形或长卵圆形 ·················

·· 粪蝇科 Scathophagidae

2. 第 8 腹节后表面有深的椭圆形的凹陷窝,后气门位于其底部,侧面观看不见后气门;后气门环不完全,

无气门钮;咽骨背角常比腹角长,背角常有长而宽的开放的窗 ·················· 麻蝇科 Sarcophagidae

— 第 8 腹节后表面无深的椭圆形的凹陷窝,有时有浅的凹陷,或略平;后气门稍高于后表面,侧面观至少

见到一侧后气门 ··· 1

3. 第 8 腹节后表面通常无肉质圆锥形突起,如有,只有 8 个以内的小型锥突;气门环完全,气门钮发达;侧

口骨缺如 ··· 蝇科 Muscidae

— 第 8 腹节后表面有肉质圆锥形突起 12 个以上,气门钮发达或不发达,侧口骨发达 ·················· 1

4. 体背腹扁平,背面及侧面有树枝状突起;后气门着生在杆状突起上;前气门具放射状排列的指状孔突,

幼虫体褐色或淡褐色 ·· 厕蝇科 Fanniinae

— 体圆柱形,或长圆锥形,幼虫体白色或黄棕色;幼虫体躯前、后粗细略等,较粗壮,不呈长圆锥形,专性寄

生于哺乳动物;无口钩,体节棘带沿前、后缘着生,棘的行数、形状和大小不同,前缘棘带的棘尖朝后,后

缘棘带的棘尖朝前;第 8 腹节末端圆,后气门长径超过 0.7 mm ·················· 皮蝇科 Hypodermatidae

5. 第 8 腹节后表面在着生后气门的突起上有细小的棘;其周围有较多的突起,通常为 12 个短突;前气门分

支并列 ··· 果蝇科 Drosophilidae

— 第 8 腹节后表面在着生后气门的突起的背、腹和两侧备有 1 对突起 ····································· 6

6. 第 8 腹节后表面无小棘,后气门的气门裂呈扇形排列;幼虫会跳 ···················· 酪蝇科 Piophilidae

— 第 8 腹节后表面满布小棘,后气门裂呈三分叉放射状排列,前气门孔突略呈羽状排列,幼虫不会跳 ···

·· 鼓翅蝇科 Sepsidae

7. 腹节表面不密生短细毛,后肛疣缺如或不发达 ·· 花蝇科 Anthomyiidae

— 腹节表面密生短细毛,具有发达的后肛疣 ·················· 粪蝇科 Scathophagidae（部分）

第三节　蛹分科、分种检索表

一、分科检索表

1. 大型蛹,蛹壳较厚,蛹末端具尾,蛹呼吸角呈直管状,整体似鼠形 ·················· 食蚜蝇科 Syrphidae

— 小型蛹;中、大型者末端多有浅凹陷 ··· 2

2. 蛹第 4、第 5 节无缩窄部,后气门着生于深凹陷内,无呼吸角 ·················· 麻蝇科 Sarcophagidae

— 蛹第 4、第 5 节多有缩窄部,后气门不着生于深凹陷,有的仅有浅凹陷 ····································· 3

3. 小型蛹,末端无凹陷,多有小突起 ·· 花蝇科 Anthomriidae

— 大、中型,末端多有浅凹陷 ·· 4

4. 体略扁平,两侧有树枝状突起 ··· 厕蝇科 Fanniidae

— 体呈柱形,两侧无树枝状突起 ·· 5

5. 末端尖,后突起发达,并有长锥突 ··· 果蝇科 Drosophilidae

— 末端钝,若有后突起,则无锥突 ··· 6

6. 蛹末端无凹陷,无后突起或突起不明显,后气门裂多弯曲 ·· 蝇科 Muscidae

—蛹末端多有浅凹,均有突起,后气门裂直型,咽骨发达 ·································· 丽蝇科 Calliphoridae

二、分种检索表

(一) 麻蝇科 Sarcophagidae

1. 前气门指状突 2 列或不规则地排列 ·· 2

—前气门指状突 1 列 ·· 4

2. 前气门指状突 24 个,不规则排列,体壁满被小刺,蛹壳厚而黑,后气门间距宽,咽骨背角宽大 ·········

·· 棕尾别麻蝇 *Boettcherisca peregrina*

—前气门指状突 28 个以上,体壁多光滑 ··· 3

3. 前气门指状突 28～34 个,蛹壳暗褐色,后气门间距等于其宽的 1/2,咽骨腹角有缺口 ·······················

·· 黄须亚麻蝇 *Parasarcophaga misera*

—前气门指状突 32～38 个,后气门间距大于其宽的 1/2,蛹壳黑色 ···

·· 白头亚麻蝇 *Parasarcophaga albiceps*

4. 体壁满被小刺 ·· 5

—体壁光滑,节间刺除外 ··· 7

5. 咽骨背角长为腹角的 2 倍,大型蛹,前气门指状突 9～14 个,后气门间距小于其直径的 1/2,壳厚而黑

·· 肥须亚麻蝇 *Parasarcophaga crassipalpis*

—咽骨背角略长于腹角,但不达 2 倍 ·· 6

6. 背突与上侧突等长,前气门指状突 12 个,后气门间距为其直径的 3/4 ···

·· 红尾粪麻蝇 *Bercaea cruentata*

—背突明显小于上侧突,中型蛹,前气门指状突为 16 个··········· 黑尾黑麻蝇 *Helicophagella melanura*

7. 前气门指状突 12～14 个,蛹小而色褐,上侧突小于下侧突,后气门很小 ·······································

·· 红尾拉麻蝇 *Ravinia striata*

—前气门指状突 10 个以上,上侧突较发达 ·· 8

8. 前气门指状突 10 个,上侧突大于背突,咽骨背角长而宽 ··

·· 急钩亚麻蝇 *Parasarcophaga portschinskyi*

—前气门指状突 12 个以上,亚腹突较发达 ·· 9

9. 下侧突与亚腹突略等长,后气门间距等于或大于 1 个后气门宽的 1/2 ···

·· 酱亚麻蝇 *Parasarcophaga dux*

—下侧突小于亚腹突,后气门间距为 1 个气门宽的 2/3;咽骨背角窗长而宽 ·······································

·· 结节亚麻蝇 *Parasarcophaga tuberosa*

(二) 厕蝇科 Fanniidae

1. 各体节腹面有短毛排列,中型蛹,色暗褐,前气门指突 9 个 ············· 瘤胫厕蝇 *Fannia scalaris*

—各体节腹面无短毛排列 ·· 2

2. 前气门指状突 6 个,第 8 腹节边缘突起在基部两侧的毛不分支,蛹呈灰褐色·································

·· 夏厕蝇 *Fannia canicularis*

—前气门指状突 9 个,小型蛹,第 8 腹节边缘突起在基部两侧生存分支毛 ········ 元厕蝇 *Fannia prisca*

(三) 花蝇科 Anthomriidae

1. 肛板狭小,侧面观不膨大,前气门指状突 7～8 个,蛹小,褐色 ··········· 粪种蝇 *Adia cinerella*

—肛板宽,侧面观可见;前气门指状突 11～12 个,后气门间距为 1 个后气门宽的 2 倍多,后突起较发达,咽

骨背、腹角略等长　……………………………………………………………………　横带花蝇 *Anthomyia illocata*

（四）蝇科 Muscidae

1. 后气门裂短，呈三角形，中型蛹，色暗褐，咽骨较宽大　……………………………………………………　2

—后气门裂弯曲，多褐色，咽骨多狭长　………………………………………………………………………　3

2. 前气门指状突 5～7 个，肛板末端不隆起，咽骨背、腹角等长　………………　厩腐蝇 *Muscina stabulans*

—前气门指状突 4～5 个，肛板末端隆起，肛疣存在，咽骨背角略长于腹角　……………………………………………………………………………………　狭额腐蝇 *Muscina angust Frons*

3. 体后端突起明显，前气门指状突 8 个，肛疣存在，第 8 腹节表面皱缩明显　………………………………………………………………………………………　常齿股蝇 *Hydrotaea dentipes*

—体后端无突起或不明显　…………………………………………………………………………………………　4

4. 后气门裂呈"S"型，钮孔位中心，间距大于 1 个后气门宽，前气门指状突 5～6 个，咽骨腹角长大　………………………………………………………………………………………………　厩腐蝇 *Muscina stabulans*

—后气门呈肾形或圆形，气门裂呈蛇形或直线形　………………………………………………………………　5

5. 后气门圆形，气门直裂，位于突起之台上　………………………………………………………………………　6

—后气门肾形，气门裂蛇形　………………………………………………………………………………………　8

6. 前气门指状突 4 个，咽骨背角细长，后气门裂短而直　…………………　斑跗齿股蝇 *Hydrotaea chalcogaste*

—前气门指状突多于 4 个　…………………………………………………………………………………………　7

7. 肛板小，肛疣不清，均被棘群，呼吸角呈牛角状弯曲，体缩窄部明显　……………………………………………………………………………………………　暗额齿股蝇 *Hydrotaea obscurifrons*

—肛板发达，有 3 对肛疣，外侧的亚肛疣发达，并有肛后疣，后气门裂长而直　…………………………………………………………………………………………　厚环齿股蝇 *Hydrotaea spinigera*

8. 小型蛹，褐色，肛板较大，肛疣与亚肛疣相距较远，后气门周围无突起，前气门指状突 8 个，后气门间距为其直径的 1/3～1/2　……………………………………………………　骚家蝇 *Musca tempestiva*

—中型蛹，肛板小，其他特征非上述　…………………………………………………………………………　9

9. 后气门周围无小突，各气门裂末端转向内，间距为其直径的 1/2，前气门指状突 7 个　………………………………………………………………………………………………　家蝇 *Musca domestica*

—后气门周围具 8 个小突，前气门指状突 7 个，后气门间距为其直径的 1/3，咽骨背腹角均短窄　………　市蝇 *Musca sorbens*

（五）丽蝇科 Calliphoridae

1. 中小型蛹，褐色，壳薄　………………………………………………………………………………………　2

—大中型蛹，暗褐或黑色，壳厚　…………………………………………………………………………………　4

2. 中型蛹，雌雄有别，前气门指状突 7 个，口钩细长，咽骨背、腹角均发达，后气门间距大于其直径　……………………………………………………………………………　叉丽蝇 *Triceratopyga calliphoroides*

—小型蛹，雌雄无别　………………………………………………………………………………………………　3

3. 前气门指状突 8 个，后气门间距为其直径的 1.8 倍，口钩发达，呼吸角短小微弯曲　…………………………………………………………………………………………………　丝光绿蝇 *Lucilia sericata*

—前气门指状突 7～9 个，后气门间距与其直径相等，咽骨腹角下方有方角状突，体发达　……………………………………………………………………………………………………　亮绿蝇 *Lucilia illustris*

4. 蛹体末端有浅凹　………………………………………………………………………………………………　5

—蛹体末端无浅凹　………………………………………………………………………………………………　6

5. 前气门指状突 13 个,后气门间距为其直径的 1/2 倍,口钩发达,下口骨梯形 ……………………
……………………………………………………… **大头金蝇** *Chrysomya megacephala*

—前气门指状突 9～13 个,后气门间距大于直径的 1/2 倍,下口骨较小不成梯形,后表面凹陷深 ………
……………………………………………………… **广额金蝇** *Chrysomya phaonis*

6. 体壁满被棘刺 ……………………………………………………………………………………… 7

—体壁除棘环处无刺 …………………………………………………………………………… 8

7. 口钩发达,咽骨背、腹角细长,前气门指状突 15 个,后气门位于隆起上………………………………
……………………………………………………… **青原丽蝇** *Protocalliphora azurea*

—口钩发达,咽骨背、腹角短宽,强大;体棘较长,前气门指状突 8 个,后气门不位于隆起上 …………
……………………………………………………… **蓝原丽蝇** *Protocalliphora chrysorrhoea*

8. 中型蛹,暗褐,呼吸角短曲,前气门指状突 8 个,后气门大,间距为直径的 1/4,后突起短而粗,咽骨宽
大,背堤发达 ……………………………………………… **伏蝇** *Phormia regina*

—大型蛹,黑色,后气门周围突起发达 ……………………………………………………………… 9

9. 前气门指状突 8 个,后气门间距大于其直径,咽骨背角为腹角的 1.5 倍,体壁棘刺较多 …………
……………………………………………………… **红头丽蝇** *Calliphora vicina*

—前气门指状突 8 个,后气门间距等于其直径,咽骨背角上缘向上凸,后突起粗大 …………………
……………………………………………………… **巨尾阿丽蝇** *Aldrichina grahami*

第二篇　尸食性蝇类记述

第一章

丽蝇科 Calliphoridae

丽蝇科属中大型种,体多呈青、绿或黄褐等色,并常具金属光泽,胸部通常无暗色纵条,或有也不甚明显;雄眼一般相互靠近,雌眼远离;口器发达,舐吸式;触角芒一般长羽状,少数长栉状;胸部侧面观,外方的一根肩后鬃的位置比沟前鬃为低,两者的连线略与背侧片的背缘平行;前胸基腹片及前胸侧板中央凹陷具毛(少数例外),下侧片在后气门的前下方有呈曲尺形或弧形排列的成行的鬃,翅侧片具鬃或毛;翅 m_{1+2} 脉总是向前作急剧的角形弯曲。

丽蝇科分布于全世界。成虫多喜室外访花;幼虫食性广泛,大多为尸食性或粪食性。

丽蝇科共 5 个亚科 47 属。目前与法医学有关的仅有 3 个亚科 16 属,即丽蝇亚科 Calliphorinae 丽蝇族 Calliphorini 的阿丽蝇属 *Aldrichina*、丽蝇属 *Calliphora*、蓝蝇属 *Cynomya*、叉丽蝇属 *Triceratopyga*、拟蓝蝇属 *Cynomyiomima*、裸变丽蝇属 *Gymnadichosia*,绿蝇族 Luciliini 的绿蝇属 *Lucilia*、带绿蝇属 *Hemipyrellia*、巨尾蝇属 *Hypopygiopsis*、阜蝇族 Phumosiini 的绛蝇属 *Caiusa*;金蝇亚科 Chrysomyinae 的金蝇属 *Chrysomya*、裸金蝇属 *Achoetandrus*、锡蝇属 *Ceylonomyia*;伏蝇亚科 Phormiinae 的伏蝇属 *Phormia*、山伏蝇属 *Phormiata*、原伏蝇属 *Protophormia*。

第一节 丽蝇科 Calliphoridae 检索表

一、丽蝇科 Calliphoridae 成虫分属检索表

1. 干径脉及翅下大结节均裸,后背中鬃 3～4 个鬃位 ·· 2

— 干径脉上面后侧具毛,后背中鬃 4～5 个鬃位 ·· 19

2. 后气门前屏有一明显的后倾长毛簇;后小盾片呈明显或略明显的垫状隆起,常多微皱,又在正中微凹,但隆起较寄蝇科(Tachinidae)为低,触角芒长羽状;体呈金属紫、绿等色;雌产卵器适于产幼虫(迷蝇亚科 Ameniinae) ··· 3

— 后气门前屏无上述毛簇,至多有少许不明显的毛;后小盾片不突出或仅见极微的膨隆(丽蝇亚科 Calliphorinae) ·· 4

3. 颜脊发达,前胸侧板中央凹陷及前胸基腹片均具毛;肩后鬃 2 根,外方 1 根位于沟前鬃一线的内侧;后胫有端位后腹鬃(迷蝇族 Ameniini);小盾在交叉的端鬃的紧背方有 1 对强大的刺状近端鬃;雄额宽,有外顶鬃、后倾及前倾的上眶鬃;前缘脉第 3 段腹面具毛;前胫通常有 2 根强大的后腹鬃;雄第 9 背板侧腹缘发达,向下延伸超过侧尾叶长之半,阳茎下阳体不骨化 ············ **闪迷蝇属 *Silbomyia***

— 颜脊不发达,前胸侧板中央凹陷,前胸基腹片具毛;雄额宽,外顶鬃发达,肩后鬃 3(扁头蝇族 Catapicephalini);小盾片一般有 3 对缘鬃、1～2 对心鬃;后背中鬃通常为 4 根;腹侧片鬃 2:1;雄第 9 背板侧腹缘不发达,不超过侧尾叶长之半;阳茎下阳体常骨化;雌产卵器宽短,第 8 背板仅为 1 对小骨片,

适于产幼虫 ……………………………………………………………………………… 扁头蝇属 *Catapicephala*

4. 前胸侧板中央凹陷具毛 ………………………………………………………………………………… 5

—前胸侧板中央凹陷裸;触角芒羽状 ……………………………………………………………… 孟蝇属 *Bengalia*

5. 腋瓣上肋前、后瓣旁簇均存在,下腋瓣上面裸;侧颜通常裸;体呈金属绿色或青、紫等色;腹侧片鬃 2∶1(绿蝇族 Luciliini) …………………………………………………………………………… 6

—腋瓣上肋至少无后瓣旁簇 ………………………………………………………………………………… 8

6. 下侧背片无黑色纤毛;体呈金属青绿或铜绿等色 ………………………………………… 绿蝇属 *Lucilia*

—下侧背片有黑色纤毛 ……………………………………………………………………………………… 7

7. 体大型;雄露尾节极发达,且明显地突出;足胫节常具长缨毛 …………… 巨尾蝇属 *Hypopygiopsis*

—体中型;雄露尾节较小,仅略突出;足胫节无长缨毛 …………………… 带绿蝇属 *Hemipyrellia*

8. 腋瓣上肋前瓣旁簇存在,通常下阳体有腹突;多数属的下腋瓣上面具毛(丽蝇族 Calliphorini) …… 9

—腋瓣上肋无前瓣旁簇;前胸侧板中央凹陷具毛,前胸基腹片裸,下侧背片有直立的长纤毛;下腋瓣上面裸;至少胸及腹基部有些部分黄褐色,或呈青、绿、褐、黑等色,有金属光泽(阜蝇族 Phumosiini) … 18

9. 下腋瓣上面具直立的纤毛 ……………………………………………………………………………… 10

—下腋瓣上面裸 ……………………………………………………………………………………………… 22

10. 下腋瓣上面的纤毛分布面广 ……………………………………………………………………………… 11

—下腋瓣上面的纤毛分布较疏或较少,有时仅在基部有2～3根,有时小毛很微小 ………………… 18

11. 后中鬃缺如;足前胫后腹鬃1根;肩后鬃仅有外方的1根,前翅内鬃缺如;头略长,颜面小,额角略突出;喙很细长(中喙长约为高的6倍);下颚须亦长,触角芒端段似裸,实有短微毛,雄额宽,具外顶鬃;体黑色,有薄粉被,翅基、腋瓣及亚前缘骨片黄色 ………………………………… 拟蚓蝇属 *Onesiomima*

—后中鬃存在 ………………………………………………………………………………………………… 12

12. 后中鬃仅小盾前1～2对,肩后鬃2根,前翅内鬃缺如;足前胫后腹鬃2根 ……………………… 13

—后中鬃3对,背中鬃3+3根;足前胫后腹鬃1根 ……………………………………………………… 14

13. 髭间距小于一侧颜的宽;雄肛尾叶与侧尾叶都很发达,阳体壮实;骨化强;雌第5背板基部无心鬃,后缘正中有一小切口 ………………………………………………………………… 拟蓝蝇属 *Cynomyiomima*

—髭间距大于一侧颜的宽;雄肛尾叶较稚废,比侧尾叶为短,阳体瘦长;雌第5背板基部常具心鬃,后缘完整,正中无切口 ……………………………………………………………………………… 蓝蝇属 *Cynomya*

14. 前翅内鬃缺如 ……………………………………………………………………………………………… 15

—前翅内鬃1根;雄侧阳体具细长而略向前弯曲的端突起 ……………………………………………… 16

15. 肩后鬃2根;雄第7、第8合腹节上有叉形突起,第9背板小;雌第5背板有1条正中缝……………… …………………………………………………………………………………………… 叉丽蝇属 *Triceratopyga*

—肩后鬃3根;雄第7、第8合腹节上无突起,第9背板特别发达,侧尾叶亦特别长,因而腹部尾节相当膨大,肛尾叶则极退化;雌第5背板很发达,正中缝无或不全 ……………………… 阿丽蝇属 *Aldrichina*

16. 下颚须侧扁;腹侧片鬃2∶1;腹部后缘带缺如或有也不明显;体显薄粉被 ……… 丽蝇属 *Calliphora*

—下颚须圆筒状;腹侧片鬃1∶1;腹部具后缘带;体具浓密的粉被 …………… 东丽蝇属 *Mufetiella*

17. 体(腹部及足)至少部分黄色,翅2R$_5$室开口极狭,r$_{4+5}$与m$_{1+2}$两脉几乎相接;雄第2腹板略长,但第3、第4腹板无刷状鬃斑,第5腹板亦无正中小疣;基阳体细长弯曲;雌产卵器长,但第7背板为1对长的相互分离的骨片 …………………………………………………………………… 裸变丽蝇属 *Gymnadichosia*

—体(腹部、小盾等)无部分黄色,腹部具棋盘状粉被斑;足至多部分地呈黄色;翅2R$_5$室开口不特别狭;雄第2腹板亦不较长,第3、第4腹板鬃斑及第5腹板正中小疣均无;侧阳体基部前突很长,几乎同侧阳体端部等长,后者有一前屈的近于直角的端钩 ………………………………… 粉腹丽蝇属 *Pollenomyia*

18. 腹侧片鬃 1：1；后背中鬃 4 根，腋瓣上肋后段裸 ·· 绛蝇属 *Caiusa*

— 腹侧片鬃 2：1；后背中鬃 3～4 根，腋瓣上肋后段有纤细柔毛（不是刚毛）·········· 阜蝇属 *Phumosia*

19. 翅下大结节及下腋瓣上面均有毛（金蝇亚科 Chrysomyinae）······································· 20

— 翅下大结节无毛，下腋瓣上面通常裸 ··· 22

20. 腹侧片鬃 0：1，前气门白色，雄无外顶鬃，无肩鬃，背侧片鬃 0：1；雌无侧额鬃，具肩鬃，背侧片
鬃 1：1 ·· 锡蝇属 *Ceylonomyia*

— 腹侧片鬃 1：1，体长超过 7 mm ··· 21

21. 雄具外顶鬃，第 5 腹板后缘弧形，无裂口；雌无侧额鬃，第 5 背板后方正中有 1 条纵裂缝 ············

·· 裸金蝇属 *Achoetandrus*

— 雄无外顶鬃（个别种例外），第 5 腹板后缘有裂口；雌至少具 1 根外倾侧额鬃，第 5 背板后方正中无
纵缝 ·· 金蝇属 *Chrysomya*

22. 后头背区有毛；体无黄色柔毛；口前缘不呈鼻状突出（伏蝇亚科 Phormiinae）·············· 23

— 后头背区裸，亦无粉被；体被黄色柔毛；口前缘常呈鼻状突出 ·················· 鼻蝇亚科 Rhiniinae

23. 胸部至少有沟后的中鬃、背中鬃及翅内鬃，体呈金属绿、青、蓝及紫等色 ·························· 24

— 胸部中鬃、背中鬃及翅内鬃均缺如，体色亮黑 ································ 山伏蝇属 *Phormiata*

24. 前中鬃不发达，与周围的毛不易区别；腋瓣暗色，在翅收合时，上腋瓣上面中央部的外方有黑色纤毛，
腹侧片鬃 2：1 ·· 原伏蝇属 *Protophormia*

— 前中鬃很发达；腋瓣很少是暗色的，在翅收合时，上腋瓣上面具白色纤毛或裸 ······················ 25

25. 前背中鬃 4～5 根；前气门呈淡橙色；在翅收合时，上腋瓣上面外方具白色纤毛；腹侧片鬃 1：1（有时为
2：1）；翅内鬃 1＋2 根 ··· 伏蝇属 *Phormia*

— 前背中鬃 3 根；前气门暗橙色以至黑色；在翅收合时，上腋瓣上面无纤毛；腹侧片鬃 2：1，前气门略淡，
翅内鬃 1＋3 根 ··· 原丽蝇属 *Protocalliphora*

二、丽蝇科 Calliphoridae 三龄幼虫分亚科检索表

1. 后气门极小，后气门间距约为后气门横径的 4 倍 ······························ 鼻蝇亚科 Rhiniinae

— 后气门大型或中等大，后气门间距不及 1 个后气门横径的 4 倍，一般甚至不及 2 倍 ·············· 2

2. 后气门环完整，钮区明显 ·· 丽蝇亚科 Calliphorinae

— 后气门环不完整，钮区骨化弱，钮缺如或隐约可见 ··· 3

3. 气门钮缺如，口咽器附口骨存在（蛆症金蝇气门钮隐约可见，口咽器无附口骨）；后气门区凹陷较深，以
至于明显地使第 8 腹节后表面分为上下两部分 ····························· 金蝇亚科 Chrysomtinae

— 气门钮骨化弱，不明显，口咽器附口骨缺如；后气门区凹陷较浅，第 8 腹节后表面无上下两部之分 ······
··· 伏蝇亚科 Phormiinae

（一）丽蝇亚科 Calliphorinae 三龄幼虫分种检索表

1. 大型种，体长在 20 mm 左右；口咽器的附口骨十分发达，呈长杆状；后突起群及亚肛疣等肉突起均不发
达，十分短小 ···················· 瘦突巨尾蝇 *Hypopygiopsis infumata* (Bigot, 1877)

— 中型种，附口骨短小或缺如，后突起群十分明显 ··· 2

2. 附口骨短小，其长约为宽的 2 倍，第 8 腹节背面背突周围具细小的微疣，第 5 腹节的后缘棘带并不伸延
到背部 ···················· 瘦叶带绿 *Hemipyrellia ligurriens* (Wiedemann, 1830)

— 附口骨缺如或不发达，其长不及宽的 2 倍；第 8 腹节背面光滑，或仅部分区域有微疣，或满布粗大的微
疣；第 5 腹节的后缘棘环完整或不完整 ········ 绿蝇属 *Lucilia* (Rohineau-Desvoidy, 1830)

3. 后突起群的背突间距等于背突、亚背突的间距，后气门环有内突，尤其在中外 2 个气门裂间的内突呈角

形内延伸；前气门仅 7～8 个孔突 ……………………………… 丝光绿蝇 *Lucilia sericata* (Meigen, 1826)

—后突起群的背突间距大于背突、亚背突的间距，后气门环的宽度均一，无内突，前气门仅 4～6 个孔
突 ……………………………………… 铜绿蝇 *Lucilia cuprina* (Wiedemann, 1830)

4. 第 8 腹节背面中线处与前后缘及背突基部均有或大或小的微疣，第 6 腹节腹垫的前棘为 3～5 排，咽骨
腹角后上方的突起显著呈小方角形突出，前气门孔突 8～10 个 ……………………………………
……………………………………………………… 亮绿蝇 *Lucilia illustris* (Meigen, 1826)

—第 8 腹节背面光滑，仅后缘及背突基部布有微疣，第 6 腹节腹垫的前棘为 4～6 排棘刺，咽骨腹角后上方
的突起呈三角形，前气门孔突 6～10 个 ……… 叉叶绿蝇 *Lucilia caesar* (Linnaeus, 1758)

5. 第 7 腹节后缘棘环背面为 6～10 排小棘列，排列稀疏，近前缘的较短；第 8 腹节背面正中的微疣多分布
于前后两缘；口咽器作黄黑色，附口骨呈圆形，前气门孔突 5～7 个 ……………………………………
……………………………………………… 紫绿蝇 *Lucilia porphyrina* (Walker, 1857)

—第 7 腹节后缘棘环背面为 8～10 排小棘列，排列较紧密，其近前缘的棘呈长尖形，色素淡；第 8 腹节
背面中央的微疣多分布于中线上；口咽器呈黑褐色，附口骨呈三角形；前气门孔突 6～9 个 …………
…………………… 崂山壶绿蝇 *Lucilia ampullacea laoshanensis* (Quo, 1952)

6. 第 8 腹节背面满布粗大的微疣，仅第 7 腹节的后缘棘环完整，附口骨不发达，前气门孔突 7 个 ………
………………………………………… 巴浦绿蝇 *Lucilia papuensis* (Macquart, 1842)

—第 8 腹节背面仅中线处或接近第 7 腹节的边缘或近背突处有微疣，第 5～7 腹节的后缘棘环均
完整 ……………………………………………………………………………………… 4

7. 第 2 胸节背面正中前缘为大形钝头棘，不排列成行，第 8 腹节后表面的各突内方周围有纤毛带；后气门
特大，横径约为 0.4 mm，其间距约等于其横径 ……………………………………………………… 8

—第 2 胸节背面正中前缘均为细小而尖的棘，排成短列状；第 8 腹节后表面的各突内方周围的纤毛带存在
或缺如；后气门横径在 0.3 mm 之内 ……………………………………………………………… 9

8. 第 6 腹节后缘具有完整的棘环；前气门孔突为 10～11 个 ……………………………………………
……………………………………… 宽丽蝇 *Calliphora nigribarbis* (Vollen Hoven, 1863)

—第 6 腹节后缘的棘环在背面中断；前气门孔突为 9～12 个 ……………………………………………
……………………………………… 反吐丽蝇 *Calliphora vomitoria* (Linnaeus, 1758)

9. 第 8 腹节背面无微疣，光滑；后表面的各突内方周围有明显的纤毛带；后气门略大，其横径约为 0.3 mm，
前气门孔突 7～10 个（多数为 8～9 个）……… 巨尾阿丽蝇 *Aldrichina grahami* (Aldr, 1930)

—第 8 腹节后表面有微疣，后气门较小 ……………………………………………………………… 10

10. 背突、亚背突间距大于亚背突、上侧突的间距；第 8 腹节后表面的各突内方周围无纤毛带，但有微疣；
腹突小，相互靠近，前气门孔突 5～7 个 ……… 叉丽蝇 *Triceratopyga calliphoroides* (Rohd, 1931)

—背突、亚背突间距等于亚背突、上侧突间距；第 8 腹节后表面的各突内方周围有不完整的纤毛带；腹突
不相互靠近；前气门孔突 8～10 个 ………… 红头丽蝇 *Calliphora vicina* (Rohineau-Desvoidy, 1830)

(二)金蝇亚科 Chrysomyinae 三龄幼虫分种检索表

1. 附口骨呈短杆状；第 7 腹节后缘背方的棘为圆钝的单尖型，前气门孔突 10～12 个 …………………
……………………………………………… 肥躯金蝇 *Chrysomya pinguis* (Walker, 1858)

—附口骨短小，呈椭圆形 ………………………………………………………………………… 2

2. 第 6 腹节前方腹垫的后缘无 1 列细小的棘形成的短列；第 8 腹节侧面棘群延伸到体侧中部；前气门孔突
10～14 个；后气门较大，其间距小于横径的 1/2，后气门下方有 1 对卵圆形凹陷区 ……………………
……………………………………… 大头金蝇 *Chrysomya megacephala* (Fabricius, 1794)

—第 6 腹节前方腹垫的后缘有 1 列细小的棘形成的短列；第 8 腹节侧面棘群不延伸到体侧中部；前气门孔

突 8～10 个;后气门较小,其间距稍大于其横径的 1/2,后气门下方无卵圆形凹陷区 ……………………………………………………………… 广额金蝇 *Chrysomya phaonis* (Seguy,1928)

3.各腹节具小而光裸的疣状突起,并具内背突;后气门圆形,其间距大于横径,前气门孔突 10～12 个 … ……………………………………………………………………… 星岛金蝇 *Chrysomya chain* (Kurahashi,1979)

—各腹节较光滑;后气门较大,其间距明显小于横径 …… 蛆症金蝇 *Chrysomya bezziana* (Villeneuve,1914)

4.体形较大,腹部各节肉突起微向后变曲,每一突起的尖端为数十根小刺组成的刺束 ……………… 5

—体形略小,腹部各节肉突起呈直的圆锥形,不弯曲,以背突起特别发达;各突起上均匀地分布有发达的尖棘刺,突起的末端仅一大锥形的尖刺 …………… 乌足锡蝇 *Ceylonomyia nigripes* (Aubertin,1932)

5.肉突起近尖端的 1/3 段内无任何微疣或棘刺分布;后气门环的外缘为淡褐色,钮区较大 ………………………………………………………………… 绯颜裸金蝇 *Achoetandrus rufifacies* (Macquart,1842)

—肉突起的尖端段内亦有明显的微疣与棘刺分布,尖端棘束的小刺较少 ……………………………………………………… 粗足裸金蝇 *Achoetandrus villeneuvii* (Patton,1922)

(三)伏蝇亚科 Phormiinae 三龄幼虫分种检索表

1.后气门裂长宽比不大于 3 倍;口钩极短小,明显小于下口骨;咽骨有两个弓形腹突,咽骨腹角稍长于背角 …………………………………………………… 青原丽蝇 *Protocalliphora azurea* (Fall. ,1816)

—后气门裂长宽比大于或略大于 3 倍,口钩强大,明显大于下口骨 …………………………… 2

2.亚腹突特别强大,明显大于下侧突,是后突起群中最大的;背突间距等于背突、亚背突的间距;前气门孔突 10～11 个;腹突至背突间距,明显大于腹突至亚肛疣的间距 …………………………………… 新陆原伏蝇 *Protophormia terraenovae* (Rohineau-Desvoidy,1830)

—亚腹突较小,小于下侧突;背突间距大于背突、亚背突间距;前气门孔突 8～10 个,腹突至背突间距略等于腹突至亚肛疣的间距 ……………………………………… 伏蝇 *Phormia regina* (Meigen,1826)

第二节　阿丽蝇属 *Aldrichina* Townsend

Revue Ent. ,4;111,1934.

模式种　Calliphora grahami Aldrich,1930.

成虫　中型种,体呈藏青或暗蓝色。与丽蝇属极近缘。雄额略宽,颊毛黑色;中鬃及背中鬃均为 3＋3 根,腹侧片鬃 2:1;雄露尾节特别巨大;雌第 6 背板骨化部分呈蝶形。

分布　东洋区及古北区部分地区。

生态　成虫喜室外性,常生活在垃圾堆、厕所、人畜粪便、腐败动物质上。幼虫为杂食性而偏嗜人粪,常孳生于人粪、垃圾和动物尸体上。

阿丽蝇属 *Aldrichina*,目前只有巨尾阿丽蝇 *Aldrichina grahami* 一种。

1.巨尾阿丽蝇 *Aldrichina grahami* (Aldrich)

Proc. U. S. natn. Mus. ,78(1):1(*calliphora*). 1930.

成虫　成虫侧面观(图 19),前翅内鬃缺如,肩鬃 3 根,中鬃 2＋3 根,背中鬃 3＋3 根,腹侧片鬃 2:1;中胸盾沟前的中央有 3 条暗黑色纵条,中间一条略宽(图 20—2A、2B);腹部具薄粉被,且有变色斑和细中条;后腹部特别膨大;第 7、第 8 合腹节的腹叶及第 9 背板很发达;雄肛尾叶极小,侧尾叶细长而弯曲,左右互相并拢(图 21Ll);雌性第 5 背板后缘中段有密的短鬃列(个别有不完全的正中纵缝痕),第 5 腹板呈倒梨形。

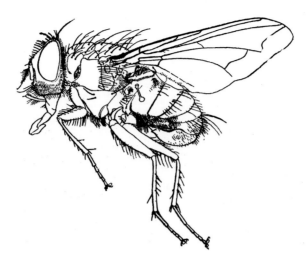

图 19 ♂ 巨尾阿丽蝇 *Aldrichina grahami*(参考范滋德等,1992)

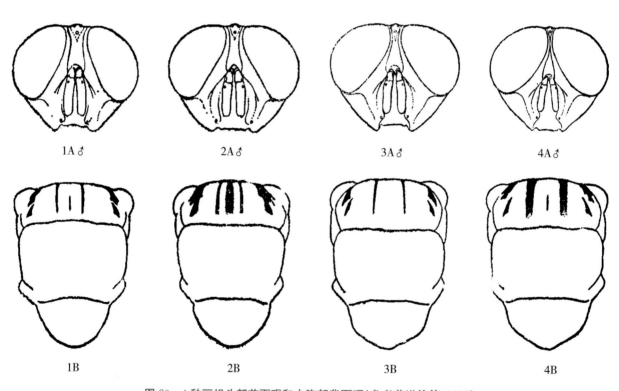

图 20 4 种丽蝇头部前面观和中胸部背面观(参考范滋德等,1957)

图中字母分别代表:1A、1B 为叉丽蝇 *Triceratopyga calliphoroides*;2A、2B 为巨尾阿丽蝇 *Aldrichina grahami*;

3A、3B 为红头丽蝇 *Calliphora vicina*;4A、4B 为反吐丽蝇 *Calliphora vomitoria*。

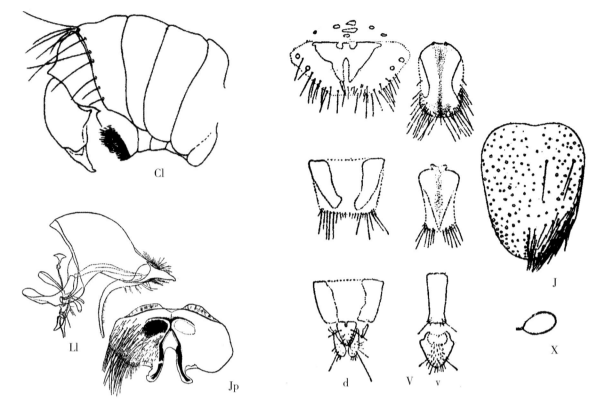

图 21　♂巨尾阿丽蝇 *Aldrichina grahami* 特征(参考范滋德等,1992)

图中字母分别代表:Cl 为♂腹部侧面观;Ll 为♂尾器侧面观;Jl 为♂第 5 腹板后面观;
V 为♀产卵器(d 为背面观,v 为腹面观);J 为♀第 5 腹板;X 为♀受精囊。

卵　近似于香蕉状,白色,长为(1.16±0.04)mm,宽为(0.36±0.03)mm。靠近卵孔端表面具菱形网状纹饰。卵孔圆形。中区远离卵孔端呈"V"字形,中区长度平均占卵长的 91.4%,宽约为卵宽的 16.7%。孵出线在卵孔领片前骤然分开,其水平线略低于卵孔领片水平面。气盾筛状,筛孔稀疏,垂柱分散,均匀分布,垂柱端部呈球形或椭球形,少数并接(图 22)。

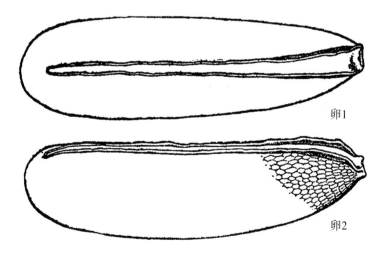

图 22　卵的形态(参考范滋德,1957)

卵 1 为背面观;卵 2 为侧面观。

幼虫

一龄幼虫：前缘棘环自第4腹节以前各节完整，第5腹节侧面中部断裂，第6腹节侧面和背部各有一断裂，第7、第8腹节仅限于腹面。后缘棘环第1～3腹节仅限于腹面，第4、第5腹节背面和体侧中部断裂。第7腹节背面棘在3列以上。后突起群同反吐丽蝇。头咽骨中口钩腹面前部有一向后上深凹的角曲，使中口钩前部形成不对称的小分叉(景涛，1985)。

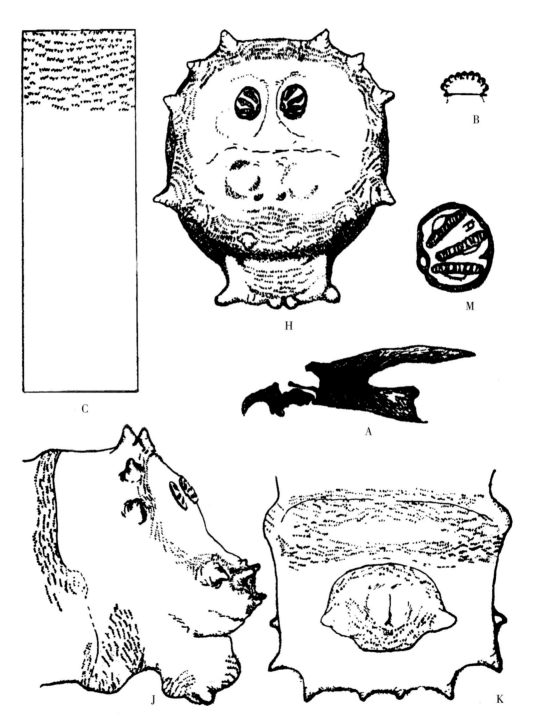

图23 巨尾阿丽蝇 *Aldrichina grahami* 三龄幼虫特征(参考范滋德等，1992)

图中字母分别代表：A为口咽器；B为前气门；C为第2胸节背面正中部分；H为第8腹节后面观；
J为第8腹节侧面观；K为第8腹节腹面观；M为后气门。

电镜所见：后气门腺体分支比较宽，呈带状，裂间丛不分支，其他各丛由中部计数为 4、5 支。第 1 胸节后方无细长小棘。

二龄幼虫：体棘较小，呈楔形，前缘棘环同一龄幼虫。各体节主要为单尖棘，杂有部分双尖棘，均不排成小列。后缘棘环第 1～3 腹节仅限于腹面，第 4 腹节背面和体侧中部断裂，第 5～7 腹节体侧中部明显断裂。前气门指状突 8～10 个，呈扇状排成规则的一列。后气门间距约为 1 个气门宽。后突起群同一龄幼虫（景涛，1985）。

口咽骨口钩钩部较细，口钩背基角略大于直角，口钩基部后背角末端不膨大。腹角宽短，长约为背角的 2/3。

电镜所见：后气门腺体分支密集成树枝状，内丛端部分支为 15～20 支，外下丛端部约为 30 支。第 8 腹节后表面有密集的微疣。

三龄幼虫：口钩基部呈长方形，端部长为基部长的 1.5 倍，咽骨背角上缘中部稍向上凸出，咽骨腹角并不明显地向下后方延长。第 8 腹节背面无微疣，光滑。后表面的各突内方有明显的白色纤毛带，背突间距明显大于背突与亚背突的间距，而亚背突与上侧突间距大致和背突与亚背突的间距相等。前气门指状突 7～10 个，多数为 8～9 个；后气门横径约为 0.3mm。气门环狭，棕色，钮部色淡（图 23）（范滋德，1957）。

蛹　长为（10±0.2）mm，宽为（4.3±0.07）mm，体黑褐色，壳厚，末端有浅凹，上侧突较大。前气门指状突 10 个。后气门圆形，间距等于 1 个气门直径。呼吸角粗短，略向前弯。口钩短粗，咽骨背角狭长（图 23A）（薛瑞德，1985）。

分布　我国除新疆外均有分布；目前已知分布在朝鲜，日本，印度，巴基斯坦，俄罗斯，印度，马来西亚，越南，老挝，柬埔寨，缅甸，泰国，菲律宾，美国的加利福尼亚州南部和俄勒冈州西北部，丹麦的格陵兰岛。模式产地：中国四川宜宾。

生态　属寒性蝇种，在春秋和冬季繁殖。

据上海（范滋德，1957）报道，成虫最早产卵在 2 月 24 日（气温 12℃）。

据河南（葛凤翔，1972）报道，越冬成虫首次产卵在 1 月 27 日。

据四川雅安（冯炎，1980）报道，蝇卵经 24～48 小时后（平均气温 10℃）孵化出一龄幼虫，卵至成虫历时 20 天（平均室温 15℃），在自然环境下还要提前，据 1980 年 1～3 月的现场观察，气温在 3.3～14.7℃，每月都有幼虫化蛹和羽化出蝇，以平均气温 6.1～13.1℃之间羽化率最高。

据报道（梁国栋，1989），本种发育起点温度为 4.09℃，可见该种的耐寒性。

据四川雅安（冯炎，1982～1984）对巨尾阿丽蝇幼虫孳生场所调查，发生频率最高是厕所人粪，其次是动物尸体。幼虫的季节分布见表 5。

表 5　巨尾阿丽蝇 *Aldrichina grahami* 幼虫季节分布表

孳生场所	月　份											
	1	2	3	4	5	6	7	8	9	10	11	12
厕所人粪	1.10	0.10	16.30	14.17	19.00	2.83	0.10	0.00	1.17	2.12	1.93	1.40
室外猪粪	0.75	1.35	11.57	23.33	13.67	0.00	0.00	0.00	0.00	0.00	0.10	0.29
动物尸体	0.00	0.00	0.00	18.43	4.05	2.11	1.32	0.00	0.10	0.10	0.00	0.00
兽　角	11.05	2.24	9.24	5.47	1.75	1.21	0.00	0.00	0.00	0.34	3.24	3.34
动物内脏	0.00	0.00	118.56	19.22	37.50	0.33	0.00	0.00	2.00	1.02	1.10	0.00
其　他	0.00	0.00	51.37	5.66	0.66	0.00	0.00	0.00	0.00	1.69	0.00	0.10
均　值	2.15	0.62	34.57	14.38	12.77	1.08	0.24	0.00	0.55	0.88	0.97	0.86

注：表内数据为密度（三龄幼虫头数/200 g 阳性基质）。

据杭州(马玉堃,1998)报道,本种各虫态在不同恒温下的历期见表6。

表6　巨尾阿丽蝇 *Aldrichina grahami* 在不同恒温下各虫态的历期(d)

虫　态	12℃	15℃	18℃	21℃	24℃	27℃	30℃
卵期	3.08(208)	1.88(136)	1.35(161)	1.17(152)	0.90(140)	0.78(165)	0.71(176)
一龄	4.75(124)	2.21(97)	1.67(120)	1.33(94)	0.88(117)	0.58(125)	0.54(131)
二龄	4.50(64)	2.75(56)	1.50(109)	1.25(60)	1.13(103)	1.00(94)	1.40(54)
三龄	15.50(50)	7.75(43)	6.21(88)	5.50(52)	5.00(89)	4.00(63)	4.40(33)
蛹期	停止发育	12.00(39)	10.75(41)	10.50(43)	7.50(80)	7.00(45)	停止发育
合计		26.59	21.48	19.75	15.41	13.36	

注:括号内数据为观察虫数,"d"为天。

据贵州(陈禄仕,1999~2010)研究,本种繁殖期在10月至次年的7月之间,幼虫孳生在动物尸体(即狗尸、鼠尸、荷兰猪尸、兔尸、兔肉、猪肺)及人的尸体上,也孳生在厕所中人的大便上。在自然环境中不同气温下各虫态变化时间、积温及季节分布见表7。

表7　巨尾阿丽蝇 *Aldrichina grahami* 各虫态变化时间、积温及季节分布表($\bar{x}\pm s$)

月　份	气温(℃)	卵期(d)	幼虫期(d)	蛹前期(d)	蛹期(d)	总历期(d)	积温(日度)
10	11.590±5.110	1.500±0.056	12.250±0.056	3.120±0.466	23.190±0.381	40.040±0.820	475.20±0.000
11	10.080±0.540	2.223±0.479	11.376±2.159	2.430±0.563	33.943±1.483	49.963±0.023	502.10±2.078
12	8.103±0.191	4.833±1.659	32.123±13.313	13.663±6.388	33.596±3.814	84.210±4.240	681.12±36.886
1	9.373±0.733	4.806±0.848	24.247±5.097	3.523±2.063	28.405±3.629	61.007±2.483	576.35±41.243
2	11.853±0.620	2.928±1.568	12.756±2.835	4.020±1.027	21.320±5.985	41.025±5.673	482.37±73.392
3	13.203±1.271	2.866±1.119	13.523±1.589	2.406±1.397	17.288±1.247	36.085±2.681	483.86±46.398
4	17.331±6.083	1.661±0.660	8.555±1.156	1.180±0.447	12.403±1.625	23.800±2.531	410.52±18.031
5	20.606±0.395	1.433±0.230	5.946±1.131	1.000±0.000	9.666±0.577	17.876±1.614	392.63±14.279
6	21.478±4.402	0.894±0.108	6.306±0.382	0.934±0.147	8.794±0.554	16.928±1.055	368.18±7.537
7	25.246±5.233	0.863±0.030	5.250±0.289	0.706±0.254	7.533±0.423	14.356±0.248	370.20±11.604

据贵州(陈禄仕,1999~2010)研究,本种在不同气温下成熟幼体长及每日生长长度见表8。

表8　巨尾阿丽蝇 *Aldrichina grahami* 成熟幼体长及每日生长长度($\bar{x}\pm s$)

月　份	气温(℃)	幼体长(mm)	每日长(mm)
10	11.278±5.991	17.809±0.586	1.453±0.024
11	13.129±1.634	18.211±0.517	1.639±0.308
12	6.605±5.295	19.200±1.008	0.646±0.258
1	7.612±0.116	18.251±0.542	0.819±0.020
2	14.640±0.350	17.896±0.422	1.720±0.350
3	11.106±1.485	17.800±1.753	1.353±0.291
4	15.638±5.75	18.090±0.503	2.161±0.387
5	21.226±1.622	18.293±0.302	3.140±0.509
6	19.954±4.016	18.222±0.586	2.899±0.223
7	24.413±4.296	18.093±0.913	3.457±0.304

第三节 丽蝇属 *Calliphora* Robineau-Desvoidy

Essai Musca. ;433.1830.

模式种 *Musca vomitoria* Linnaeus,1758.

成虫 体一般大型。胸部黑色,腹部青蓝,少数体带紫棕色,略具粉被,毛黑色。眼裸;中颜脊不发达;触角芒长羽状。中鬃2+3根,背中鬃3+3根,肩后鬃3根,翅内鬃1+(2~3)根,腹侧片鬃2:1;前胸侧板中央凹陷及前胸基腹板具毛;腋瓣上肋前瓣旁簇存在,后瓣旁簇缺如;翅 m_{1+3} 脉端段呈角形,r_{4+5} 脉基部结节有小鬃,下腋瓣上面具长而直立的纤毛,足棕色到黑色,粗壮。腹部短卵形,通常仅第4背板缘鬃和第5背板上的鬃较强大。雄肛尾叶与侧尾叶都很发达,几乎等长;侧阳体骨化强,端部细长。

卵 白色,近香蕉形,长约1.7 mm。

分布 目前已知分布在古北区(丹麦,瑞典,挪威,芬兰,冰岛,阿尔及利亚,埃及,利比亚,突尼斯,摩洛哥,乌克兰,哈萨克斯坦,俄罗斯,蒙古,日本和中国新疆、青海、西藏、甘肃、内蒙古、山西、陕西、河南、安徽、河北、山东、江苏、黑龙江、吉林、辽宁)和新北区,东洋区(印度,马来西亚,越南,老挝,柬埔寨,缅甸,泰国,菲律宾和中国云南、广西、广东、海南),非洲区和澳洲区的部分地区。

生态 成虫多室外性,幼虫尸食性,也孳生在人粪中。本属成虫在24℃下羽化后4~5天开始产卵,如一时没有合适子代的食物,卵粒可保留在雌体内,最后产下活的一龄幼虫。

丽蝇属共有14种,目前与法医学有关的仅有6种,即宽丽蝇 *Calliphora nigribarbis*、红头丽蝇 *Calliphora vicina*、反吐丽蝇 *Calliphora vomitoria*、黑丽蝇 *Calliphora pattoni*、天山丽蝇 *Calliphora tianshanica*、乌拉尔丽蝇 *Calliphora uralensis* 等。

分 种 检 索 表

1. 肩后鬃2根(最前方1根鬃缺);上、下腋瓣全为白色 ·· 2
— 肩后鬃3根;上、下腋瓣暗色或淡褐色,至多仅边缘白色 ··· 4
2. 雄、雌的腹部第3背板缘鬃发达而竖立 ················· 立毛丽蝇 *Calliphora* (*Abonesia*) *genarum*
— 雄腹部第3背板缘鬃细弱而不发达,第9背板巨大 ·· 3
3. 雄侧额、侧颜全为橙色,间额淡棕色,间额宽约为一侧额宽的1.5倍,触角第3节长为第2节的3倍;侧尾叶前缘基部1/3长度内具多数直立的长刺状毛,且几乎和肛尾叶等长 ······················
················· 青海丽蝇 *Calliphora* (*Acrophaga*) *chinghaiensis*
— 雄额全为黑褐色,间额等于一侧额宽,触角第3节长为第2节的4倍;侧尾叶末端明显短于肛尾叶,其内侧面裸 ······················· 可可西里丽蝇 *Calliphora* (*Acrophaga*) *hohxiliensis*
4. 触角全部红色;雄侧尾叶侧面观基部宽而端部瘦,但末端不尖 ······ 天山丽蝇 *Calliphora tianshanica*
— 触角全部黑色或至多部分略带红色 ··· 5
5. 最后1根前背中鬃的长度至少达到第2后背中鬃的着生点;前气门棕色;雄中胫无腹鬃,而雌具有;雄肛尾叶后面观在中段向两侧扩展 ·············· 棘叶丽蝇 *Calliphora* (*Acrophaga*) *alaskensis echinata*
— 最后1根前背中鬃的长度达不到第2后背中鬃的着生点 ··· 6
6. 前气门黑色;颊底色亦黑色;前缘基鳞黑色 ··· 7
— 前气门不全黑色,至少部分带黄、棕、橙等色 ·· 8

7. 下侧颜红色;雄额宽为触角第 3 节宽的 4 倍以上,雌额大于一眼宽;雄、雌翅略带棕色,翅基肩横脉外

　　方有暗色斑;雄尾器极似红头丽蝇 C. vicina,但下阳体腹突约为端阳体长的 3/4 ……………

　　………………………………………………………………… 柴达木丽蝇 Calliphora (s. str.) zaidamensis

—下侧颜黑色;雄额很狭,约为触角第 3 节宽的 1/2;雌额稍狭于头宽的 1/3;雄尾器很像红头丽蝇 C. vici-

　　na,但侧尾叶不像肛尾叶那样高度骨化,而且下阳体腹突略短于端阳体长的 1/2 ………………………

　　………………………………………………………………………… 黑丽蝇 Calliphora (s. str.) pattoni

8. 腹部紫棕色;雄肛尾叶分支部仅占全长的 1/4 …………… 中华丽蝇 Calliphora (s. str.) sinensis

—腹部呈青色;雄肛尾叶分支部几乎达全长的 1/2 ……………………………………………………… 9

9. 颊前半部红色或前方小部分呈红棕色,有时色较暗,则下后头极少黄毛,前气门也不呈橙色 ……… 10

—颊棕黑色,前缘基鳞黑色;触角不呈红色 ……………………………………………………………… 11

10. 触角长,第 3 节长约为第 2 节的 4 倍;颊前方大部分呈红色;前缘基鳞大部分带黄褐色;第 4 背板小毛

　　疏散,前后缘间有小毛 7～9 行;雌侧后顶鬃 1 对 …………… 红头丽蝇 Calliphora (s. str.) vicina

—触角较短,第 3 节长约为第 2 节的 3 倍;颊前方一半或小部分带红棕色;前缘基鳞大部分呈黑色;第 4 背

　　板小毛较密,前后缘间有小毛 10～14 行 ………… 乌拉尔丽蝇 Calliphora (s. str.) uralensis

11. 翅 r-m 横脉具暗晕;大多数个体下后头紧靠后头沟的部分具黄色毛 ……………………………………

　　……………………………………………………………… 反吐丽蝇 Calliphora (s. str.) vomitoria

—翅 r-m 横脉无暗晕;至少下后头紧靠颊后头沟的部分无黄毛而具黑色毛 ………………………… 12

12. 前气门橙色,较鲜明 ……………………………………… 宽丽蝇 Calliphora (s. str.) nigribarbis

—前气门暗棕色 ……………………………………………………………………………………………… 13

13. 颊后头沟毛全为黑色;雄额宽不及头宽的 0.07 倍;侧颜上部黑,有可变色的银白粉被斑;下阳体腹突

　　长约为端阳体长的 1/2,侧尾叶端部侧面观及后面观均直而末端收尖 ……………………………………

　　…………………………………………………………… 斑颧丽蝇 Calliphora (s. str.) loewi

—颊后头沟紧后方的毛黑色,往后去有黄毛;雄额宽为头宽的 0.064～0.092 倍;下阳体腹突长约为端

　　阳体长 1/3 弱;侧尾叶端部不收尖,侧面观前缘有略密长毛,末端钝圆,后面观端半略抱合;前缘基鳞

　　黑色 ………………………………………………………… 弱突丽蝇 Calliphora (s. str.) rohdendorfi

　　2. 宽丽蝇 Calliphora (s. str.) nigribarbis Vollenhoven

　　Versl. Meded. Kon. Akad. Wet. Afd. Natuurk. ,15:17. 1863.

　　成虫　体大型,体长 10.5～13 mm。颊后头沟紧后方毛黑色,但再往后去有黄毛,中胸盾沟前的中央

有 4 条暗黑色纵条;雄额不超过头宽的 0.07 倍,尾器下阳体腹突长约为端阳体的 2/3 弱,侧尾叶侧面观前

缘仅有疏短毛,缓缓地向末端变狭并缓和地向前略呈弧形弯曲,末端略尖,但不向前钩曲,后面观略直,端

部 1/4 略抱合(图 24M);雌通常侧后顶鬃为 2 根,少数为 2 个以上,产卵器各腹板均狭长,几乎等宽(图

24V)。

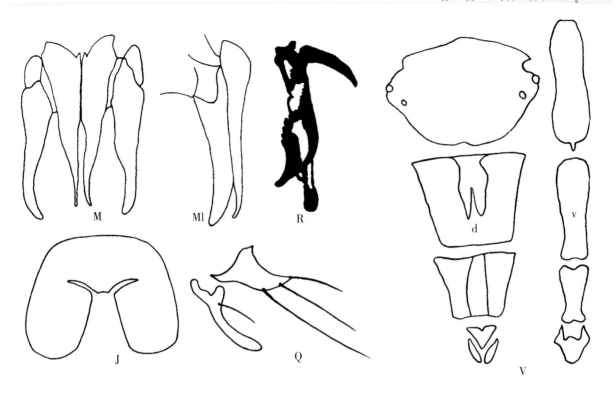

图 24　宽丽蝇 *Calliphora nigribarbis* 成虫特征(参考薛万琦、赵建铭,1996)

图中字母分别代表:M 为♂肛尾叶;Ml 为♂肛尾叶侧面观;R 为♂阳体;J 为♂第 5 腹板;

Q 为♂阳基侧突;V 为♀产卵器(d 为背面观,v 为腹面观)。

幼虫

三龄幼虫(Ishijima,1967,Japan. J. Sanit. Zool. ,18(2,3):66):第 6、第 7 腹节间背面中央有明显小棘列,口咽器有附口骨(图 25A)。第 2 胸节背面正中前缘有大形钝头棘,不排列成行,第 8 腹节后表面各突内方周围有纤毛带;后气门特大,横径约 0.4 mm,间距约等于横径。第 6 腹节后缘具有完整的棘环;前气门孔突为 10～11 个(图 25B)。

分布　我国目前已知分布在黑龙江,吉林,辽宁,内蒙古,河北,陕西,宁夏六盘山地区,台湾,广东,山东,西藏,四川,贵州,云南;国外目前已知分布在朝鲜,日本,俄罗斯的远东地区。模式产地:日本。

生态　幼虫在人粪和动物尸体中孳生。据四川雅安(冯炎等,1980～1992)报道,本种季节分布为全年,但 8～9 月极少,密度高峰在 5～7 月,成虫的季节分布及密度见表 9。

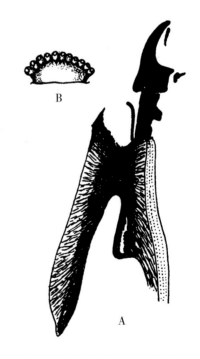

图 25　宽丽蝇 *Calliphora nigribarbis*

三龄幼虫特征(参考范滋德等,1992)

图中字母分别代表:A 为口咽器;B 为前气门。

表9 丽蝇属 *Calliphora*、绿蝇属 *Lucilia* 9种成虫的季节分布及密度表

| 蝇 种 | 月 份 | | | | | | | | | | | | 最早出现 | 最后消失 |
	1	2	3	4	5	6	7	8	9	10	11	12	(年·月·日)	(年·月·日)
宽丽蝇 *Calliphora nigribarbis*	0.01	0.07	0.01	0.03	0.07	0.07	0.15	0.00	0.00	0.07	0.01	0.04	1981.1.26	1984.12.4
红头丽蝇 *Calliphora vicina*	0.13	0.67	0.93	0.93	1.60	0.40	0.40	1.13	1.00	0.27	1.07	0.33	1983.1.6	1984.12.29
黑丽蝇 *Calliphora pattoni*	0.13	0.27	0.93	0.87	0.93	0.07	0.13	0.20	0.27	0.13	0.93	0.20	1986.1.22	1989.12.15
反吐丽蝇 *Calliphora vomitoria*	4.87	8.67	6.40	5.00	6.53	3.00	1.73	0.67	2.13	1.60	6.07	6.47	1983.1.2	1988.12.30
紫绿蝇 *Lucilia porphyrina*	0.13	0.05	1.00	8.13	4.86	4.47	1.67	2.27	4.27	0.40	3.07	0.40	1981.1.10	1982.12.22
丝光绿蝇 *Lucilia sericata*	0.00	0.01	0.02	0.67	7.67	28.67	20.33	22.50	6.67	0.67	0.67	0.01	1987.2.6	1982.12.18
巴浦绿蝇 *Lucilia papuensis*	0.00	0.00	0.01	1.80	4.27	3.53	6.13	14.33	11.40	9.33	1.47	0.00	1981.3.14	1991.11.28
铜绿蝇 *Lucilia cuprina*	0.00	0.00	0.00	0.05	0.05	0.61	0.67	0.67	2.17	1.40	0.33	0.01	1987.4.7	1987.12.8
南岭绿蝇 *Lucilia bazini*	0.00	0.00	0.00	0.02	0.00	0.00	0.53	0.13	0.60	0.13	0.00	0.00	1984.4.23	1988.10.25

注:表内数据为密度(网捕,成蝇只数/网捕15分钟)。

据贵州(陈禄仕,1999~2010)研究,本种繁殖期在11月至次年的4月之间,幼虫孳生在动物尸体(即鼠尸、兔尸、荷兰猪尸、猪肺)、人的尸体、厕所中人的大便上。在自然环境中不同气温下各虫态变化时间、积温及季节分布见表10。

表10 宽丽蝇 *Calliphora nigribarbis* 各虫态变化时间、积温及季节分布表($\bar{x}\pm s$)

月 份	气温(℃)	卵期(d)	幼虫期(d)	蛹前期(d)	蛹期(d)	总历期(d)	积温(日度)
11	6.492±0.673	1.282±0.975	6.780±4.222	6.532±2.654	69.740±7.517	84.335±2.487	550.017±58.726
12	7.212±1.513	4.482±1.660	33.933±19.793	18.976±9.124	33.751±11.808	91.143±19.517	713.945±115.185
1	8.345±2.849	6.815±3.090	25.500±4.949	9.040±4.186	37.980±2.856	79.335±15.082	632.425±87.575
2	13.080±0.403	2.145±0.633	11.180±2.636	7.832±4.745	26.690±4.599	47.852±4.755	630.75±48.436
3	14.373±0.522	3.158±1.928	10.864±0.993	2.842±0.767	20.434±4.399	37.298±6.658	544.382±107.897
4	18.350±0.014	1.490±0.367	7.165±0.827	4.460±0.113	16.545±0.827	29.660±0.480	559.65±13.364

注:"d"为天。

据贵州(陈禄仕,1999~2010)研究,本种在不同气温下成熟幼体长及每日生长长度见表11。

表11 宽丽蝇 *Calliphora nigribarbis* 成熟幼体长及每日生长长度($\bar{x}\pm s$)

月 份	气温(℃)	幼体长(mm)	每日长(mm)
11*	11.090±3.170	16.640±0.540	1.290
12	7.520±5.185	20.060±1.159	1.079±0.065
1*	7.940±5.970	18.220±0.490	0.828
2	14.523±0.406	16.953±0.675	1.688±0.481
3	13.280±8.360	19.080±0.900	1.799±0.163
4	19.355±5.840	19.935±0.148	2.741±0.259

注:"*"代表观察1组。

3. 黑丽蝇 *Calliphora* (*s. str.*) *pattoni* Aubertin

Ann. Mag. nat. Hist., (10)8;615.1931.

成虫　中大型种,体呈黑色;肩后鬃3根;翅前缘基鳞黑色;雄尾器侧面观,肛尾叶向端段去变细且长于侧尾叶,后面观两只全部离开(图26)。

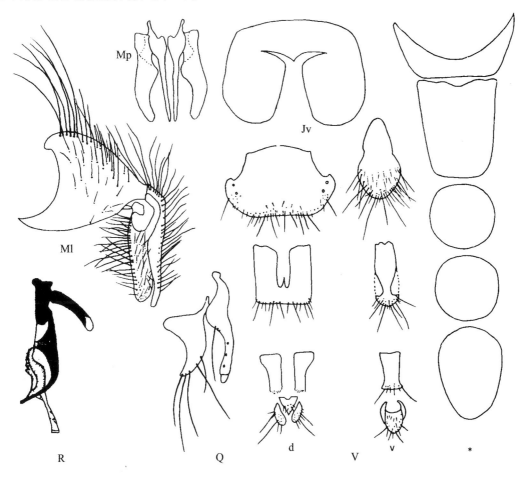

图 26　黑丽蝇 *Calliphora pattoni* 成虫特征(参考薛万琦、赵建铭,1996)

图中字母分别代表:Mp为♂尾叶后面观;Ml为♂尾叶侧面观;R为♂阳体;Jv为♂第5腹板腹面观;
Q为♂阳基侧突;V为♀产卵器(d为背面观,v为腹面观);*为前腹部各腹板。

分布　我国目前已知分布在台湾,云南,四川,西藏;国外目前已知分布在印度(模式产地:大吉岭),缅甸,尼泊尔。

生态　据四川雅安(冯炎等,1980～1992)报道,季节分布为1～12月,密度高峰为3～5月,成虫的季节分布及密度见表9。成虫嗜食腐败动物质和鲜人粪。本种同红头丽蝇和反吐丽蝇,同属趋凉性种,据采集记录,本种最适活动气温为15～20℃。幼虫尸食性,极嗜食腐鸡肉。

4. 天山丽蝇 *Calliphora* (*s. str*) *tianshanica* Rohdendorf

Ent. Obozr., 41(4):934.1962.

成虫　中型种,体长6～8 mm。雄性额宽为前单眼宽的2倍,间额黑色,与侧额等宽,侧额及侧颜大部底色黑,头前面覆有灰黄粉被;触角第2节暗棕色,第3节长为第2节的3.7倍,芒黑色长羽状;下颚须橙色;胸盾片金属青黑色,有带白色的薄粉被,前中鬃列间有黑色纵条,小盾与盾片同色而稍带棕色;前气门微带暗红棕色,后气门灰黑色;翅淡灰色透明,r-m横脉有暗晕,前缘基鳞黑色,亚前缘骨片灰土黄色,无小刚毛;腹金属青色,覆有疏薄白色粉被,但前腹各背板后缘及后腹无粉被;侧尾叶侧面观基部宽而端部瘦,但末端不尖(图27)。雌性额宽为头宽的1/3强,外顶及上眶鬃均发达,而后者较细;间额前方和触角浓橙红色。

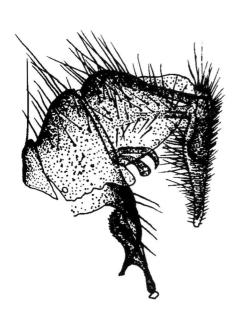

图27 天山丽蝇Calliphora tianshanica 成虫♂尾器侧面观(参考薛万琦、赵建铭,1996)

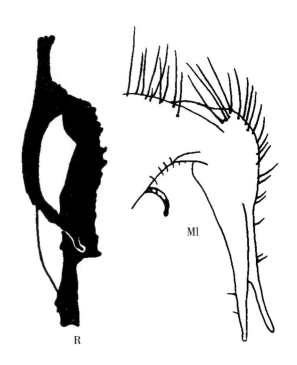

图28 乌拉尔丽蝇Calliphora uralensis 成虫特征
(参考薛万琦、赵建铭,1996)

图中字母分别代表:R为♂阳体侧面观;Ml为♂尾叶侧面观。

分布 我国目前已知分布在新疆,西藏;国外目前已知分布在吉尔吉斯斯坦(模式产地:天山山脉中部)。

生态 在新疆,成蝇采自2 400 m的山地森林中的动物尸体上。

5.乌拉尔丽蝇Calliphora (s. str) uralensis Villeneuve

Bull. Mus. natn. Hist. nat. ,Paris,28:515.1922.

成虫 中大型种,体长9～13 mm。颊部前方一半或小部分带红棕色;触角第3节长约为第2节的3倍;前缘基鳞大部分黑色;第4背板体毛生长较密,前后缘间正中约有小毛10～14行。雄性肛尾叶和侧尾叶端段部很尖细(图28)。

三龄幼虫:据胡萃和王江峰(2000)介绍,该幼虫与红头丽蝇幼近似,只有第8腹节后表面靠近各锥形后突起的该节上面、侧面和下面都光亮平滑无小棘,而在红头丽蝇三龄幼虫的该部位覆有微小的棘。

分布 我国目前已知分布在新疆,宁夏,西藏,甘肃,青海,河北,四川,内蒙古,黑龙江;国外目前已知分布在蒙古,俄罗斯,欧洲中部和北部,格陵兰。模式产地:瑞典。

生态 在新疆(向超群,1989)成蝇活动在860～4 500 m的河边沼泽地带、野生动物及人类大便表面;在宁夏分布在2 000 m以上的不同生态地理区,其群落组成为0.15%;在甘肃祁连山的草原地带,其群落组成为14.31%,在城镇为3.49%(武经纬,1985)。幼虫孳生场所广泛,如厕所、污水坑及腐肉等。

6.红头丽蝇Calliphora (s. str.) vicina Robineau-Desvoidy

Essai Myod. ;435.1830.

成虫　体大型,长 6.5～13 mm,雌性略长。多呈蓝色,不十分光亮。体表粉被较密,尤以胸部为甚。主要特征为颊前方大部橙色到红棕色,具黑毛,在口缘处几乎全部红棕色;触角第 3 节约为第 2 节长的 4 倍;前气门黄色或橙色;上、下腋瓣淡褐色;前缘基鳞黄褐或褐黑色(图 29,图 20－3A、3B 及彩图 3)。

　　雄性眼离生。额最狭处约与触角第 3 节等宽或稍宽,肛尾叶短于侧尾叶,侧尾叶长宽略直。尾器及第 5 腹板见图 29。

　　雌性侧后顶鬃 1 对。

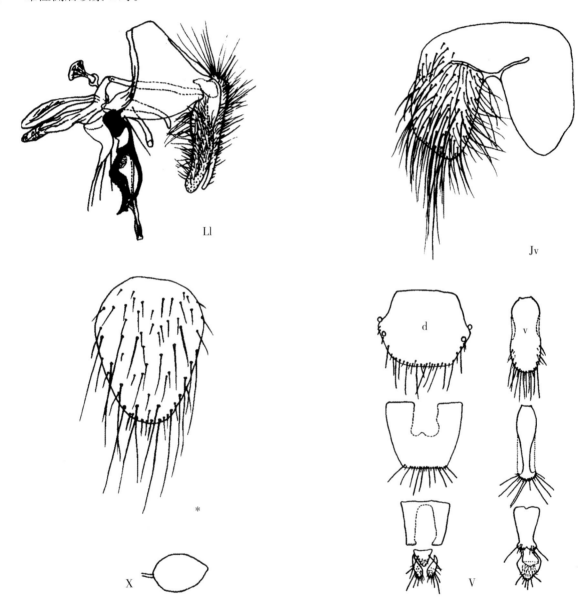

图 29　红头丽蝇 *Calliphora vicina* 成虫特征(参考薛万琦、赵建铭,1996)
图中字母分别代表:Ll 为♂尾器侧面观;Jv 为♂第 5 腹板腹面观;＊为♀第 5 腹板;X 为♀受精囊;
V 为♀产卵器(d 为背面观,v 为腹面观)。

幼虫

　　一龄幼虫:前缘棘环第 5 腹节以前各节完整,第 6 腹节背部和体侧中部断裂,第 7、第 8 腹节仅限于腹面。第 1 胸节棘环腹面后方有密集的淡色细长棘,向后延伸到第 1 胸节中部,后缘棘环第 1、第 2 腹节仅限于腹面,第 3～7 腹节完整;头咽骨的中口钩腹面有 1 个角曲;后突起群的背突间距明显大于背突与亚背突的间距,背突与亚背突的间距及亚背突与上侧突的间距相等;电镜下后气门腺体各丛形状及分支比较宽呈带状,裂间丛不分支,其他各丛中部计数为4~5支,第1胸节后方无细长小棘(景涛,1985)。

二龄幼虫:体棘大部分为单尖棘,杂有部分双尖棘。前缘棘环第4腹节以前各节完整,第5腹节体侧中部有小的断裂,第6~8腹节仅限于腹面,第1胸节棘环后方有密集的淡色细长小棘。后缘棘环第1、第2腹节仅限于腹面,第3腹节背部和体侧中部断裂,第4~7腹节完整。前气门指状突7~8个,有规则地排成一列。气门间距等于或略大于1个气门宽,余同反吐丽蝇。头咽骨口钩钩部钝粗,口钩背基角略大于直角,口钩基部后背角末端不膨大。

电镜所见:后气门腺体形状特殊,分支较宽,端部内卷并相互联结,使端部分支不清。裂间丛由近基部分为3支。第8腹节后表面有密布的微疣(景涛,1985)。

三龄幼虫:大型而粗,呈微带黄色的白色。体长15~19 mm;体表棘较小,明显地呈小列状排列,口咽器见图30A。前气门有8~10个小球突。后气门横径为0.25~0.27 mm。第2胸节前缘棘群在背面正中处占该节全长的1/4以上。第8腹节背面有微疣;腹突并不特别小,也不相互靠拢。西安产的标本(谢荣光采集)在后表面周围有不完整的绒毛带(图30)(范滋德,1957)。

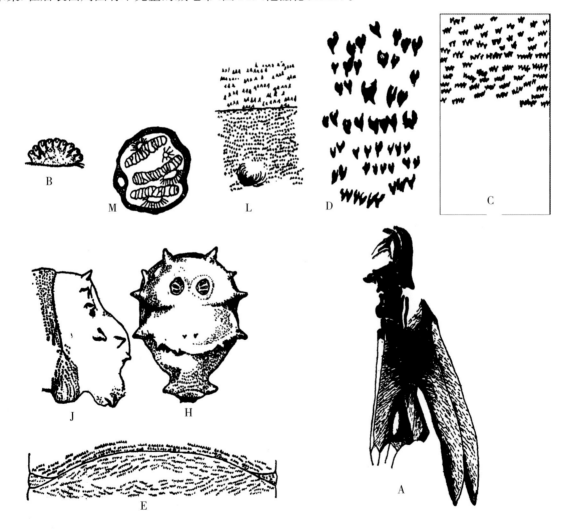

图30　红头丽蝇 _Calliphora vicina_ 三龄幼虫特征(参考范滋德等,1992)

图中字母分别代表:A为口咽器;B为前气门;C为第2胸节背面正中部;E为第5、第6腹节间腹面的腹垫;
H为第8腹节后面观;J为第8腹节侧面观;M为后气门。

分布　我国目前已知分布在黑龙江,吉林,辽宁,北京,天津,内蒙古,宁夏,甘肃,新疆,青海,河北,山西,陕西,山东,河南,江苏,上海,湖南,湖北,江西,四川,贵州,云南,西藏,广东,重庆,安徽。国外目前已知分布在朝鲜,日本,蒙古,俄罗斯,印度,巴基斯坦,尼泊尔,沙特阿拉伯,澳大利亚,新西兰及欧洲,非洲北部,北美洲。模式产地:美国费城。

生态 该种在亚热带,成虫在冬季发生;在温带,春秋季出现;在亚极区或高原,则在夏季出现。幼虫以尸食为主,孳生于畜骨堆、畜毛堆、动物尸体和腐败质中,冬季幼虫在垃圾堆或杂骨堆中越冬。

雌蝇在尸体或伤口中产卵,每次产卵可达300个。幼虫共有三龄的阶段。一龄幼虫约于产卵后24小时出生。在20小时后会成长为二龄幼虫,而在48小时后就会进入三龄幼虫阶段。在有利的条件下,幼虫会觅食3~4日。当幼虫完成发育阶段后,它们会分散到有足够空间的地方成蛹。成蛹时间约为11日。在27℃下,红头丽蝇的生命周期约为18日。气候因素,如温度等,都会影响产卵及幼虫的发育。在较为温暖的地区,红头丽蝇的生命周期较短;而在寒冷地区,生命周期则略长。

据四川雅安(冯炎等,1980~1992)报道,幼虫主要为尸食性,孳生在动物尸体上,较少在粪便中,极嗜腐鸡肉;成虫每次产卵200个以上,一生可产4~5次;在发育最高临界温度34~35℃的条件下,从卵发育至成虫需19天(幼虫期5天,蛹前期2天,蛹期12天);幼虫发育最高临界温度为39~40℃;以蛹越冬;成虫分布全年,密度高峰在5月,成虫的季节分布及密度见表9。

据Introna等(1991)报道整理,在美国马里兰州的红头丽蝇 Calliphora vicina 各发育历期及总历期见表12。

表12　红头丽蝇 Calliphora vicina 各发育历期平均最短时间(h)及总历期(d)

虫　态	10℃	12.5℃	19℃	25℃
卵	88	38	19	14
一龄幼虫		49	22	18
二龄幼虫	224	58	23	19
三龄幼虫		65	65	26
不取食的三龄幼虫	355	199	118	122
蛹	980	660	336	161
总历期	1 647(68.63)	1 069(44.54)	583(24.29)	360(15.00)

注:表中 h 为小时,括号内数据为天。

据北京(杨玉璞,2002)报道,该蝇是春季的优势种,在人死后1天内即可在尸体上产卵,经24小时左右孵化出一龄幼虫,一龄幼虫经24小时左右便进入二龄幼虫,二龄幼虫经24小时左右便进入三龄幼虫,经3天后即可化蛹,经10天左右即可羽化出蝇。在不同温度下各虫态变化所需时间见表13。

表13　红头丽蝇 Calliphora vicina 在不同温度下各虫态变化所需时间

气温(℃)	卵期(d)	幼虫期(d)				蛹期(d)	总历期(d)	相对湿度(%)
		一龄	二龄	三龄	合计			
23.50	0.95	0.99	1.00	2.79	4.78	10.00	15.73	70~80
19.50	5.00	2.00	2.50	4.00	8.50	越冬	未观察	70~80

注:"d"为天。

据陈禄仕(2011.5~2012.5)在北京市通州区马驹桥样本小区对红头丽蝇 Calliphora vicina 进行观察,从4月下旬至11月均有该蝇活动,并产卵在腐肉(猪肺)上,幼虫就生活在腐肉上,三龄幼虫体长为(16.519±0.521)mm。在(2012.10~2013.3)北京样本发现该蝇幼虫和蛹越冬。

在苏格兰发现幼虫孳生在腐败的人的碎尸块上。

1985年11月在美国南卡罗来纳州发现幼虫孳生在一女尸上。

红头丽蝇活动的起点温度较其他蝇类为低,为13~16℃,故在寒冷的季节出现率较高。

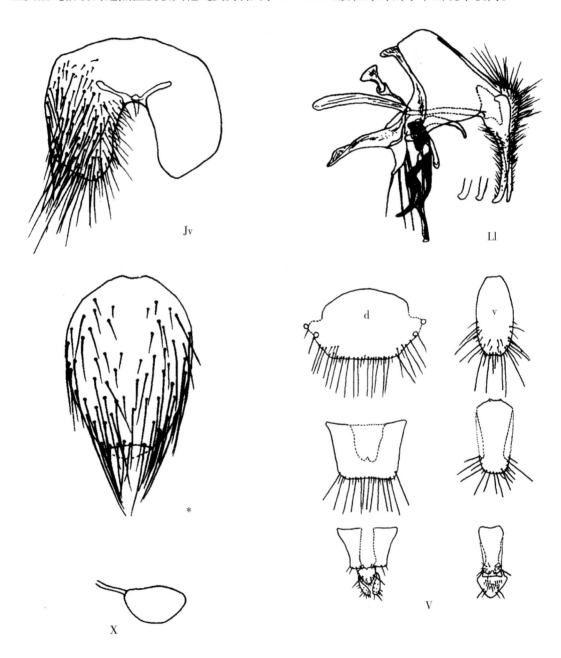

图 31   反吐丽蝇 Calliphora vomitoria 成虫特征(参考薛万琦、赵建铭,1996)

图中字母分别代表:Jv 为♂第5腹板腹面观;Ll 为♂尾器侧面观;* 为♀第5腹板;

X 为♀受精囊;V 为♀产卵器(d 为背面观,v 为腹面观)。

7. 反吐丽蝇 *Calliphora*（*s. str.*）*vomitoria*（Linnaeus）

Syst Nat Ed.10,1:595(Musca).1758.

成虫　体长 7.5～14 mm。前气门灰棕色或黄棕色,往上端较暗;雄侧尾叶侧面观自基部 1/3 处变细;雌通常侧后顶鬃 1 对,少数为 2 对;第 6 背板较宽,后侧角 140°左右;第 7 腹板较宽,后缘末端稍平(图31,图 20—4A、4B 及彩图 4)。

幼虫

一龄幼虫:前缘棘环第 3 腹节以前各节完整,第 4、第 5 腹节背部断裂,第 6～8 腹节仅限于腹面。第 1 胸节棘环后方有少量和棘环棘刺形状不同的细长淡色小棘。后缘棘环第 2～5 腹节仅限于腹面,第 6 腹节体侧中部断裂,仅第 7 腹节完整,其背面的棘很小而且分布稀疏,只有一列,远不如其他丽蝇明显。背突间距明显大于背突、亚背突间距,后者等于亚背突上侧突间距(景涛,1985)。

口咽骨中口钩(上唇)直形或近端部略凹,但无角曲。腹角明显比背角宽,其后有一狭长的色素区。

电镜所见:后气门板周缘的内、外、上方共有 4 丛分支的气门腺体,分别将其称为内丛、外上丛、外下丛和裂间丛。各丛分支比较稀少、细长,裂间丛由中部分为 3 支。

二龄幼虫:体棘粗大,端部钝圆,同其他丽蝇很易区别。前缘棘环和一龄幼虫相同,各体节均为单尖棘,除第 1 胸节棘环腹面外,均不排成小列。后缘棘环第 2～5 腹节仅限于腹面,第 6、7 腹节体侧中部断裂。前气门指状突 8～10 个,呈扇形排成规则的一列。后气门间距约为 1 个气门宽的 3/4。第 8 腹节后表面有微疣。后突起群同一龄幼虫(景涛,1985)。

头咽骨口钩钩部较细长,口钩背基角大于直角,口钩基部后背角末端膨大。腹角比背角略短,约为背角长的 4/5。

电镜所见:后气门腺体呈密集的树枝状分支,内丛端部分为 40 支以上,裂间丛由近基部分为 4 支。第 1 胸节棘环后方有少量与棘环棘刺形状不同的细长小棘。

三龄幼虫:大型,粗肥,黄白色。成熟幼虫体长 19 mm,体中段宽 4 mm(液浸标本),体节的棘环除腹面和边缘有小棘外,主要是由宽大(宽 0.04 mm)钝头的棘组成,排列较疏,不呈小列状。口钩的端部长,为基部的 2 倍,咽骨背角上缘中部平直,咽骨腹角的下缘显著地向后延长。前气门具 9～12 个球突。后气门大略带圆形,但下缘稍平,横径 0.37～0.43 mm,气门环窄、骨化强,在第 2、第 3 两气门裂间有明显的突出部,钮大,骨化亦强而内方更厚,气门裂宽而长。第 8 腹节背面有微疣。后表面周围各突大型,呈典型的圆锥形,腹突发达,沿各锥突内方的后表面周围有绒毛带,但并不围绕到亚腹突的外方。肛疣、亚肛疣间有棘群(图 32)(范滋德,1957)。

该幼虫与红头丽蝇幼虫的主要区别在于:本种一龄幼虫第 2、第 3 腹节无后缘棘带;二龄幼虫第 7 腹节后缘带虽完整,但极狭;三龄幼虫第 5、第 6 腹节背方无后缘棘带。

分布　我国目前已知除海南外,其余地区均有分布;国外目前已知分布在朝鲜,日本,菲律宾,印度,尼泊尔,蒙古,阿富汗,俄罗斯,欧洲全境,新北区(加拿大,美国,百慕大群岛,圣皮埃尔岛和密克隆岛,墨西哥北部高原以北陆地)。模式产地:瑞典。

生态　幼虫孳生在动物和人的粪便中,有时也在厕所和垃圾中孳生。据四川雅安(冯炎等,1980～1992)报道,幼虫极嗜腐羊肉,其密度为 33.3,兽蹄密度为 12.5,兽角密度为 7.9。成虫季节分布为 1～12 月,密度高峰在次年 2 月,成虫的季节分布及密度见表 9,本种有明显的垂直分布,如在二郎山,其垂直分布密度为 1 500 m(0.24),1 900 m(2.21),2 400 m(6.11),3 000 m(10.45)。

在日本(堤胜,1942),本种成虫一次产卵 381 个,常温下卵发育至成虫需 38 天(幼虫 25 天,蛹 13 天)。

据 Kamal(1958)报道,在 26.67℃ 和 50％ 相对湿度下,卵期 23～29 小时(平均 26 小时,1.08 天);一龄幼虫期 20～38 小时(平均 24 小时,1 天);二龄幼虫期 43～54 小时(平均 48 小时,2 天);三龄幼虫期

48～96 小时(平均 60 小时,2.5 天);预蛹期 240～504 小时(平均 360 小时,15 天);蛹期 11～18 天(平均 14 天);总历期平均为 35.58 天。

在美国印第安纳州南部发现幼虫孳生在一具男尸口腔内。

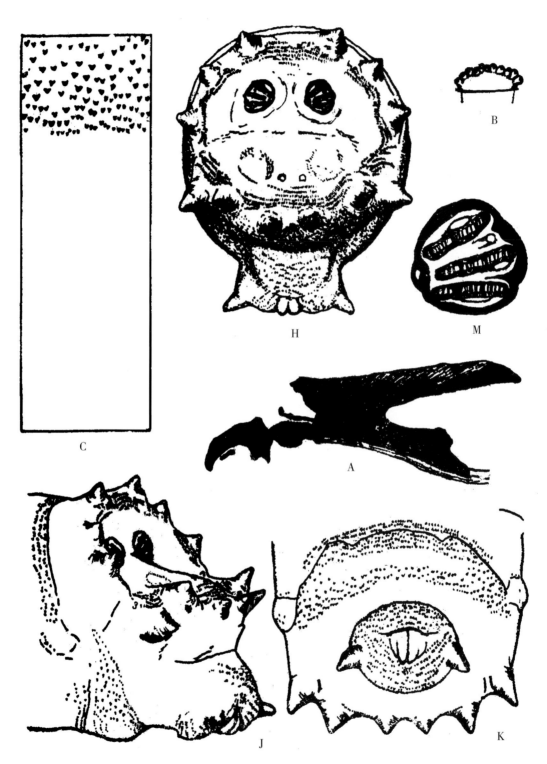

图 32　反吐丽蝇 *Calliphora vomitoria* 三龄幼虫特征(参考范滋德等,1992)

图中字母分别代表:A 为口咽器;B 为前气门;C 为第 2 胸节背面正中部;H 为第 8 腹节后面观;

J 为第 8 腹节侧面观;K 为第 8 腹节腹面观。

第四节　叉丽蝇属 *Triceratopyga* Rohdendorf

Zool. Anz.，95：175. 1931.

模式种　*Triceratopyga calliphoroides* Rohdendorf，1931.

成虫　中型种。体呈藏青色至蓝绿色；雄额略宽；触角芒长羽状，端部 2/5 裸，触角第 3 节长为第 2 节的 5～6 倍；中鬃 2+3 根，背中鬃 3+3 根，翅内鬃 0+2 根，腹侧片鬃 2：1，小盾片与胸部同色。下腋瓣上面有黑色长纤毛；m_{1+2} 脉端段呈角形弯曲；腹部短卵形，似丽蝇属；雄第 7、第 8 合背板正中有 1 个叉形突起，第 9 背板小，肛尾叶比侧尾叶短小，第 5 腹板形态与丽蝇属近似，但基部极短。雌腹部第 5、第 6 背板各有 1 条纵缝痕。

分布　亚洲东部温带地区。

生态　成虫室外性，耐寒性。幼虫尸食性兼粪食性。

叉丽蝇属 *Triceratopyga*，目前仅有叉丽蝇 *Triceratopyga calliphoroides* 一种。

8. 叉丽蝇 *Triceratopyga calliphoroides* Rohdendorf

Zool. Anz.，95：175. 1931.

Axata Séguy，1946（*Calliphora*）.

成虫　体暗黑色，胸部前盾有 2 条很狭的暗黑色纵条斑纹（图 20）；下腋瓣上面具分布较广的黑毛，雄第 7、第 8 合腹节背面正中线上有叉状尾节突起（图 33＊）和笔状突起（图 33＊＊）；雌胸部前盾有 3 条很狭的暗黑纵条斑纹，第 5 背板有 1 正中纵缝，第 6 腹板斧状（彩图 5）。

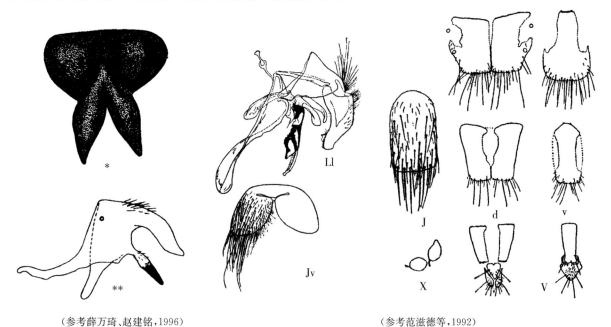

（参考薛万琦、赵建铭，1996）　　　　　　　　（参考范滋德等，1992）

图 33　叉丽蝇 *Triceratopyga calliphoroides* 成虫特征

图中字母分别代表：Ll 为♂尾器侧面观；Jv 为♂第 5 腹板腹面观；J 为♀第 5 腹板腹面观；

X 为♀受精囊；V 为♀产卵器（d 为背面观，v 为腹面观）；

＊为♂第 7、第 8 合腹节叉状突背面观；＊＊为♂笔状突侧面观。

幼虫

一龄幼虫：前缘棘环第 5 腹节以前各节完整，第 6 腹节背部和体侧中部断裂，第 7、第 8 腹节仅限于腹面,第3～7腹节完整。背突间距大于背突与亚背突间距,后者大于亚背突与上侧突间距(景涛,1985)。

口咽骨中口钩(上唇)腹面中部和前部各有1个角曲,前方的较浅。

电镜所见:后气门腺体分支很宽呈带状,裂间丛分为2支。第1胸节棘环后无细长棘。

二龄幼虫:前缘棘环第5腹节以前各节完整,第6～8腹节仅限于腹面,各体节均不排成小列。后缘棘环第1～3腹节仅限于腹面,第4腹节体中部断裂,第5～7腹节完整。前气门指状突6～8个,排成规则的一列。后气门间距小于或等于1个气门宽,余同一龄幼虫(景涛,1985)。

头咽骨口钩部钝粗,背基角呈直角,其余同红头丽蝇。

电镜所见:后气门腺体呈树枝状分支,裂间丛在基部分为2支,其中一支又分为2小支,内丛端部又分为20支,外下丛端部分支不超过20支。第8腹节后表面无微疣。

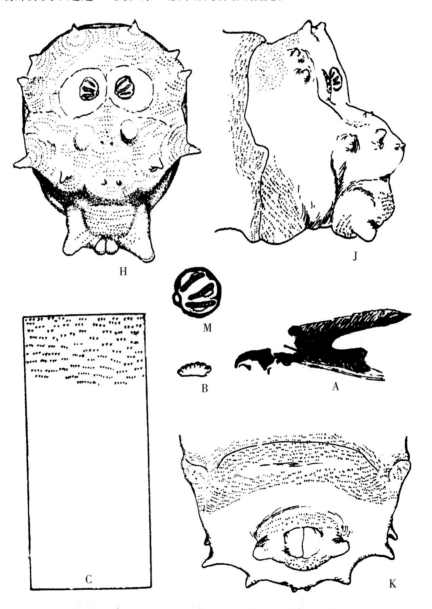

图34　叉丽蝇 *Triceratopyga calliphoroides* **三龄幼虫特征(参考范滋德等,1992)**

图中字母分别代表:A为口咽器;B为前气门;C为第2胸节背面正中部;H为第8腹节后面观;
J为第8腹节侧面观;K为第8腹节腹面观;M为后气门。

三龄幼虫:淡黄白色,固定了的成熟个体长15 mm,体表的棘小,大多由2～5个棘组成小列。口咽器口钩基部后端稍窄,咽骨背角上缘较平直,腹角后上角几乎为直角,后下角微长于后上角。前气门具5～7

个小球突。后气门横径 0.23 mm,气门环狭,除钮部外几丁化强,向第 2、第 3 气门裂间突出的部分不很发达,钮向外突出。亚背突与上侧突间距明显地小于背突与亚背突间距,腹突小,乳头大,相互靠拢,腹突间距明显地小于腹突亚背突间距。后表面有微疣,环绕各突起作同心圆排列,第 8 腹节的背面有微疣。第 7 腹节环棘在侧板下方不中断。第 9 腹节腹面前方的棘群即最后一个腹垫的中央棘群的沿正中线上的棘列数常为 4~5 排;肛疣和亚肛疣间无棘(图 34)(范滋德,1957)。

分布　我国目前已知分布在黑龙江,吉林,辽宁,内蒙古,北京,天津,河北,陕西,青海,宁夏,甘肃,新疆,山东,河南,江苏,安徽,浙江,福建,湖北,四川,重庆,贵州(威宁),云南;国外目前已知分布在日本,朝鲜,俄罗斯。模式产地:布拉戈维申斯克。

生态　在上海(范滋德、席德基,1959),幼虫为尸食性兼杂食性,主要孳生在兽骨、禽兽毛及垃圾堆中,也孳生在若干畜粪中。据堤氏(1942)在日本东京饲养结果,一次产卵 47 个,从卵到成虫历时 24 天。据范滋德(1957)调查,上海地区最早出现于 2 月 18 日,密度高峰在 3 月,5 月以后不见。据四川雅安(冯炎,石萍等,1980~1992)调查,最早出现于 2 月 8 日,密度高峰在 3~4 月,12 月 8 日消失,在海拔 1 000 m 以下很难找到,在 1 000~3 000 m 则容易捕到。据贵州(陈禄仕,2003)报道,在海拔 2 500 m(半住区)的 11 月份发现该种幼虫孳生在猪肺上,尸食性蝇种多样性指数为 30.88,其他月份未发现,11 月份平均气温为 5.8℃。从国内各地调查分析,本种出现时的平均气温为 3~23℃,采获数量最多时的平均气温为 8~15℃,属春秋型种。陈禄仕(2012.10~2013.3 在北京样本)发现幼虫和蛹越冬。

第五节　蓝蝇属 *Cynomya* Robineau-Desvoidy

Essai Myod. ;363.1830.

模式种　*Musca mortuorum* Linnaeus,1758.

成虫　体型较大。胸部带黑色;腹部无粉被,呈金属绿色或青蓝色;头、胸近等宽,后头稍突出;雄额宽为一眼宽之半;颊高为眼高 4/5;单眼后鬃和后头鬃强大,额鬃少;复眼裸,雄复眼在近内缘处的小眼面较大,下颚须线状;触角芒长羽状,端段 1/3 裸。中鬃 2+(1~2)根,前背中鬃时有变化,后背中鬃 3 根,前翅内鬃无;腹侧片鬃 2:1。腹部第 4、第 5 背板均有缘鬃。雌第 5 背板全为强大的鬃所掩盖,后缘正中无切口;雄尾器大而弯,位于腹部的腹方,肛尾叶稚废,侧尾叶长大。雄足股节腹面有长毛,但无鬃;雌则有鬃。

分布　古北区,新北区。

生态　幼虫腐食或肉食,常孳生在腐败动物质中。

蓝蝇属 *Cynomya*,目前仅有尸蓝蝇 *Cynomya mortuorum* 一种。

9. 尸蓝蝇 *Cynomya mortuorum*(Linnaeus)

Fauna Sveciae;452(*Musca*).1761.

成虫　额、颜、颊等大部分呈橙黄色,并有金色粉被;颊与黑色的后头之间有明显的界线;雄额为一眼宽的 1/3;口前缘稍前于额前缘,触角间无隆起;雌间额两侧缘平行;胸部黑色,有灰色粉被,形成的斑纹与阿丽蝇属近似,即盾片沟前中央有 3 条纵条(正中一条略宽);前胸基腹片及前胸侧板中央凹陷具毛;前气门暗棕色,后气门棕黑色;翅透明,翅前缘脉第 3 段长于第 5 段,2R$_5$ 室开口于翅尖的前缘,m-m 横脉呈“S”形;腋瓣白色,上腋瓣具褐色缘。腹部亮绿色,无纵条;第 4、第 5 背板的鬃在两性中都很强大,第 7、第 8 合腹节和第 9 背板及侧尾叶均呈亮黑色;雄尾器很发达,阳体小,但阳基后突较发达(图 35 及彩图 6)。

分布　我国目前已知分布在黑龙江,吉林,辽宁,甘肃,内蒙古,新疆,青海,山西,河北,四川,云南,西

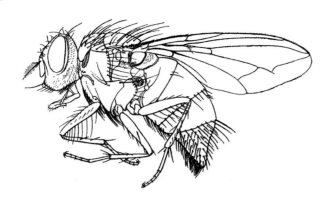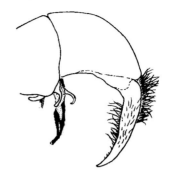

♀成虫侧面观（参考范滋德等，1992）　　　　♂尾器侧面观（参考薛万琦、赵建铭，1996）

图35　尸蓝蝇 *Cynomya mortuorum* 成虫特征

藏；国外目前已知分布在俄罗斯（欧洲部分、西伯利亚、高加索），蒙古，哈萨克斯坦，欧洲全境，北美洲北部。模式产地：瑞典。

生态　幼虫尸食性，孳生在腐败动物质中，特别是大的脊椎动物尸体中。

在北美格陵兰，出现于7～8月，在丹麦出现于5月10日～9月1日（范滋德，1992）。

在四川雅安（冯炎等，1980～1992）报道，成虫出现于7～12月。

1996年5月，在挪威东南部的一片森林里发现幼虫孳生在一具女尸上。尸蓝蝇 *Cynomya mortuorum* 是芬兰、挪威、瑞典、丹麦四国最常见的尸食性蝇类。根据已有研究，尸蓝蝇在挪威可于5月初至10月初在尸体上产卵。野外研究表明，在7、8月（平均温度为15℃）的平均历期为31.5天，其在亚北极区的发育历期为46.7～72.3天（Staerkeby，2001）

第六节　拟蓝蝇属 *Cynomyiomima* Rohdendorf

Emt. Mitt. , 13(6)：284. 1924.

模式种　*Cynomyiomima stackelbergi* Rohdendorf.

成虫　大型种。体呈青蓝至青黑金属色；口前缘很突出，侧颜宽，颊高约为眼高的1/3；触角芒长状，上侧毛比下侧毛长；胸部黑色，具灰色粉被，腹部青蓝金属色，很似蓝蝇属（*Cynomya*）；翅透明，腋瓣白色；后中鬃1对，后背中鬃3，前翅内鬃缺如；足前胫前背鬃1行，约9根，后腹鬃2根；中胫前背鬃2根，后背鬃3根，后腹鬃1根；后胫有4～5根前背鬃和后背鬃，前腹鬃2～4根。雄尾节发达，第9背板前方侧缘略突出。雌间额向前方变狭；第5背板具发达的心鬃。

分布　古北区。

生态　成虫嗜食腐动物质。

拟蓝蝇属 *Cynomyiomima*，目前仅有蒙古拟蓝蝇 *Cynomyiomima stackelbergi* 一种。

10. 蒙古拟蓝蝇 *Cynomyiomima stackelbergi* Rohdendorf.

Emt. Mitt. , 13(6)：284. 1924.

成虫　雄、雌头部具带黄铜色的灰黄色粉被，额向头顶去渐黑，颜狭小，颜及触角第2节基部和第3节（除基部带红色外）大部呈暗色，颊暗灰色；下颚须黄色，略细小；雄额宽为一眼宽之半，雌额鬃6～7根；触角第3节长为第2节的2倍弱，髭在口前缘之上；胸部盾沟前仅中鬃列间有一黑色条；翅透明，腋瓣白色，上腋瓣缘白色；足黑色，后股前腹鬃2行，后面有1行强大的鬃；腹部铁青色；雄尾器肛尾叶和侧尾叶都长，但侧尾叶稍短，末端钝；肛尾叶较长，末端尖而向前钩曲；阳体骨化强，壮实，阳基后突略宽大（图36）。

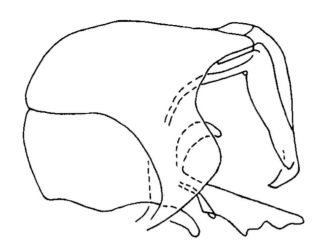

图 36　♂蒙古拟蓝蝇 *Cynomyiomima stackelbergi* 尾器侧面观(参考薛万琦、赵建铭,1996)

分布　我国目前已知分布在黑龙江,吉林,辽宁,甘肃,内蒙古,新疆,青海,山西,四川;国外目前已知分布在蒙古(模式产地),俄罗斯。

生态　在新疆东昆仑—阿尔金山地区,常活动于 3 800～4 500 m 的高原沼泽地、草地、动物(骆驼、羊、兔、鸟类等)尸体及人和这些动物的粪便表面(向超群,1989)。

第七节　裸变丽蝇属 *Gymnadichosia* Villeneuve

Revue Zool. Bot. afr. ,15:388. 1927.

模式种　*Gymnadichosia pusilla* Villeneuve,1927.

成虫　眼几乎裸,雄两眼很接近,侧颜上部有细毛;触角大部橙色,第 3 节长约第 2 节的 3 倍,基部2/3有羽状毛;中鬃 2＋3 根,背中鬃 3＋3 根,翅内鬃 1＋2 根,腹侧片鬃 2：1;腋瓣上肋前瓣旁簇存在,翅 2R$_5$室开口极狭,前缘基鳞黄色,下腋瓣上面裸;小盾末端黄色;足大部黄色;腹部分呈黄色;雄肛尾叶基部宽,侧尾叶末端圆钝;雌产卵器瘦长。

分布　东洋区及亚洲东部(包括中国大部,蒙古,朝鲜,韩国,日本)。

生态　成蝇常见于路旁及山区丛林中。

裸变丽蝇属 *Gymnadichosia* 共有 2 种,目前仅发现黄足裸变丽蝇 *Gymnadichosia pusilla* 一种与动物尸体有关。

分 种 检 索 表

1. 触角基部红色;足除股节背面暗外,余呈黄色,后胫近端背鬃长度正常,腹鬃较细;小盾片全黑色;雄眼密接,裸 ·· 三尖裸变丽蝇 *Gymnadichosia tribulis*

—触角第 2 节全黄色,第 3 节大部黄色;足除跗节暗棕至黑色外,全黄;后胫近端位背鬃长超过该节横径,腹鬃长约等于该节横径;小盾片端部黄色;雄第 2 腹板很长,前、后气门淡黄色;腹部第 1、第 2 背板两侧棕黄色,有黑色正中条;第 3 背板大部棕黄色,有黑色宽的正中条和狭的后缘带;第 4 背板大部黑色,沿前缘两侧有棕黄色缘带,第 5 背板全黑色(四川产标本沿后缘一线棕黄色) ·· 黄足裸变丽蝇 *Gymnadichosia pusilla*

11. 黄足裸变丽蝇 *Gymnadichosia pusilla* Villeneuve

Revue Zool. Bot. afr. , 15:388. 1927.

成虫 中型种。体呈棕黑色;雄眼合生,裸;触角间楔不显;胸部及腹部均具变色斑,前胸基腹片及前胸侧板中央凹陷具淡色毛;雄肩胛暗,雌肩胛黄;雄足除跗节外均呈棕黄色,个别雌足前股背面色略暗;小盾片下面具淡色毛;第 2 腹板长为宽的 1.5 倍;雌眼具疏短的纤毛,间额棕黑色,受精囊略呈球形(图 37)。

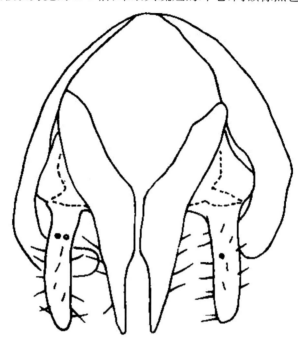

图 37　♂ 黄足裸变丽蝇 *Gymnadichosia pusilla* 尾叶后面观(参考薛万琦、赵建铭,1996)

分布 我国目前已知分布在辽宁,陕西,江苏,湖北,湖南,福建,台湾(模式产地:台南),四川,云南,西藏;国外目前已知分布在日本,俄罗斯(远东海参崴),缅甸。

生态 据四川雅安(冯炎等,1980～1992)报道,成虫季节分布在 3～11 月,密度高峰在 4～5 月,春季见于海拔 1 500 m 以下,夏季在海拔 1 500～3 000 m 的丛林区及山间路旁。在日本(Kano *et* Shinonage,1968)全境均有分布,是春季常见种,幼虫孳生在小动物尸体上。

第八节　带绿蝇属 *Hemipyrellia* Townsend

Insecutor Innscit. menstr. , 6:154. 1918.

模式种 *Hemipyrellia curriei* Townsend,1918.

成虫 中型种。体呈金属绿色或紫铜色,外形极似绿蝇属。雄眼密接或分开;间额红棕色至黑色;侧额、侧颜、颜、颊和后眶均覆银色或金色粉被,雌头顶发亮。胸部下侧背片具黑色纤毛;中鬃 2＋2 根,背中鬃 2＋3 根;腋瓣上肋前后瓣旁簇存在,腋瓣白色;小盾片和胸部同色;腹部第 3、第 4 背板具暗色缘带;雄尾节外露显著,第 9 背板腹叶发达,极长大。

分布 东洋区,澳洲区,非洲区,古北区。

生态 幼虫尸食性兼杂食性,常在腐败动物质、人畜粪便及垃圾堆等处活动。

带绿蝇属 *Hemipyrellia*,目前仅有瘦叶带绿蝇 *Hemipyrellia ligurriens* 一种。

12. *瘦叶带绿蝇 Hemipyrellia ligurriens*（Wiedemann）

Aussereurop. zweifl. lnsekt. ,2:655(Musca). 1830.

成虫　中小型种。外形极似丝光绿蝇 *Lucilia sericata* 和巴浦绿蝇 *L. papuensis*。体常呈金属绿色，个别为铜色；雄额略宽于触角第3节宽，间额黑色至棕黑色，并有纵褶皱条；触角芒长羽状；触角第3节长为第2节的4～5倍；口前缘突出于额前缘，或者与额前缘在一水平线上；下颚须棕红色；胸部具薄粉被，无条或斑；小盾片和胸部同色，下面具黑色纤毛；后气门黑色；后背中鬃第1对与第2对间距大于第2对与第3对间距，腹侧片鬃2：1；雄虫下腋瓣污白色，雌虫为白色；足黑色；腹部第1、第2合背板色暗，第3、第4背板有暗色缘带（彩图2），第3背板有极狭纵条；雄尾节外露显著，第7、第8合背板有纵缝，第9背板耸立，其腹板特别长大，几乎与尾叶等长；肛尾叶和侧尾叶略直，端部均尖细；前阳基侧突无鬃；雌额宽约为头宽的1/3，侧额鬃2（图38）。

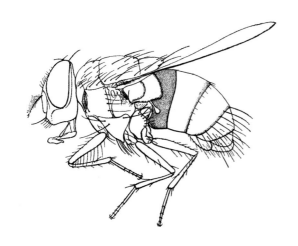

♂成虫侧面观(参考范滋德等,1992)　　　♂尾器侧面观(参考薛万琦、赵建铭,1996)

图38　瘦叶带绿蝇 *Hemipyrellia ligurriens* 成虫特征

卵　乳白色，长1.6 mm，宽0.4 mm；卵脊宽0.06 mm，其后端与卵端的距离为0.04 mm。卵壳上有六角形纹饰（甘运兴,1980）。

幼虫

一龄幼虫：中口钩(上唇)直形，其前段及中段均比较尖细，下口骨侧面观呈直形。咽骨腹角长于其他背角，其后下缘伸出颇长，呈加厚状，具1个感觉小孔；咽骨体高度为长的2.5倍（甘运兴,1980）。

二龄幼虫：口钩基角与端角均呈钝角，因此看来比较直伸。口钩之间具一细小的杆状构造，颇似三龄幼虫的指形小骨。咽骨腹角后下方明显向后延伸，下缘的感觉小孔仅见1个。前气门有5～9个指突，管状部长为宽的2倍。后气门环宽，气门间距约等于1个气门宽（甘运兴,1980）。

三龄幼虫：体粉红色或黄白色，体长约13 mm。各节的前缘棘环于第5腹节以前完整，后缘棘环仅第7腹节完整。中胸前棘环于背面的宽度约占全节长的1/3，具9排棘列，每小列由2～6个单尖小棘组成，愈近后缘则小棘愈细小。第5、第6腹节的腹垫棘列，前端的棘较后端的细长，几无色素。第8腹节的背部及背突起均布满细小微疣。后端具明显的肉突起7对，其背突间距大于亚背突间距，各突起的内缘均有数列毛状棘列呈环形围绕于后气门区及副突的外围（图39）（甘运兴,1980）。

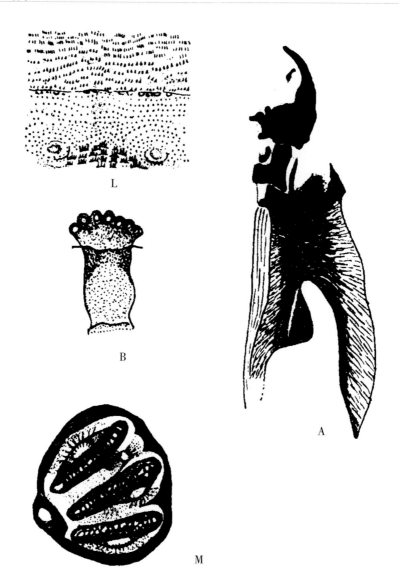

图 39 瘦叶带绿蝇 *Hemipyrellia ligurriens* **三龄幼虫特征(参考范滋德等,1992)**

图中字母分别代表:A 为口咽器;B 为前气门;L 为第 7、第 8 腹节背面正中部;M 为后气门。

分布 我国目前已知分布在陕西,甘肃,河南,江苏,浙江,上海,湖北,江西,湖南,福建,台湾,海南,广东,广西,四川,重庆,贵州,云南,西藏;国外目前已知分布在日本,朝鲜,菲律宾,印度尼西亚(模式产地:爪哇),马来西亚,新加坡,泰国,印度,斯里兰卡,澳洲区。

生态 据甘运兴(1980)报道,幼虫主要孳生于动物尸体上。卵期、一龄、二龄幼虫期各需 1 天,在 30℃左右下三龄幼虫为 5～6 天,蛹期 4～6 天。

据四川雅安(冯炎等,1980～1992)报道,幼虫为尸食性兼杂食性。在平均 30℃ 的气温下,从卵孵化为幼虫只需 1 天,幼虫期 5～6 天,蛹期 4～6 天;成虫分布在海拔 1 000 m 以下的各生态地理区,季节分布在 4～12 月,密度高峰在 5～8 月,最早出现在 4 月 16 日,最后消失在 12 月 5 日。

魏濂艨(1995.8)在贵州安顺旧州发现幼虫孳生在喜鹊尸体上。陈禄仕(2001.8)在贵州黎平县地坪乡发现幼虫孳生在猪肺上。

第九节　巨尾蝇属 *Hypopygiopsis* Townsend

Proc. U. S. natn. Mus. ,51(2152):300.1916.

模式种　*Hypopygiopsis splendens* Townsend,1916. =*Cynomya Fortis* Walker,1857.

成虫　中至大型种。体呈金属青绿、紫等色。雄眼亚合生;触角长,芒长羽状。中鬃(1~2)+(1~2)根,背中鬃3+3根,翅内鬃1+2根,肩后鬃3根;前胸基腹片具毛,前胸侧板中央凹陷具软毛,下侧片有直立的黑纤毛;翅亚前缘骨片常具短黑色刚毛,r_{4+5}脉基段基部1/2长度内上、下面均具小鬃;雄足有长缨,前股常粗状,腹略呈长圆锥形,腹板具长软毛,尾节外露膨大,第9背板腹缘前方有1个指状突起(相当腹叶),可与近缘属区别。

分布　东洋区及澳洲区;我国已知种仅见于海南和云南。

生态　卵生或胎生,幼虫孳生于腐败动物质中(H. Kurahashi,1977)。

巨尾蝇属 *Hypopygiopsis* 共2种,目前仅有瘦突巨尾蝇 *Hypopygiopsis infumata* 一种与腐败动物有关。

分 种 检 索 表

1. 触角橙黄色;颜面绒毛金黄色;雄跗节无长缨毛;腹部大部分橙黄色,腹板具黄色的长软毛;m_{1+2}脉端段呈直角形弯曲;足后胫几乎直,各足基节及转节棕黄色;腹部背板具疏微毛;雄尾器后面观,两侧尾叶在端部呈抱合状。雌第5背板后缘常形 ·················· 拟斑翅巨尾蝇 *Hypopygiopsis tumrasvini*

—触角灰棕色;颜面绒毛淡白色;雄跗节常有长缨毛;腹部亮绿色,有时带淡蓝色,腹板具黑色长软毛;翅 m_{1+2}脉端段呈钝角形弯曲;足后胫弯曲,各足基节及转节至少在外侧呈黑色;腹部背板具密软毛;雄尾器后面观,两侧尾叶紧贴肛尾叶而并拢(图40Mp及Ml),不呈抱合状。雌第5背板后缘正中有一"T"字形缺口 ·················· 瘦突巨尾蝇 *Hypopygiopsis infumata*

13. 瘦突巨尾蝇 *Hypopygiopsis infumata* (Bigot)

Ann. Soc. Ent. Fr. ,5(7):41.1877.

成虫　大型种。亮绿色。眼裸,间额棕黑色,侧额、颜、侧颜及颊具银白色粉被,颊部具黑色毛,下后头具黄毛;触角第3节长超过第2节的4倍,芒长羽状;下颚须橙色。胸部亮绿色,有时带蓝色,胸部有不清晰的纵条,腋瓣上肋后瓣旁簇及听膜簇位于前瓣旁簇的内方听膜小窝附近存在,前胸旁簇缺如;翅前缘基鳞黑色,下腋瓣上面裸。足股节亮黑色,胫节微黑色,有时淡黄色,跗节淡黑色;前胫有前背鬃4根。雌额宽率为0.25~0.27;足后胫直,股节、胫节及跗节均无缨毛,前胫有1根长大的后腹鬃(图40)。

卵　黄白色,长1.7 mm,最粗直径0.4 mm,卵脊不达卵的末端,卵脊后端与卵末端距约0.15 mm,卵脊很窄狭,宽度为0.04 mm,卵壳上的六角形纹饰呈细小的颗粒状构造(甘运兴,1980)。

幼虫

一龄幼虫:口咽器长0.32 mm,中口钩(上唇)直形,尖端长约占全长的1/4,下缘不呈角状折曲。下口骨宽大,呈弧状弯曲。咽骨体的高为长的3.5倍,背角与腹角等长,腹角的后下方无明显的加厚或色素区,但具有感觉小孔2个。后气门为一孔两裂,宽约0.03 mm,气门间距等于2个气门的宽度。

二龄幼虫:口咽器长0.8 mm,口钩的基角与端角均略大于直角,背角长度为咽骨体长的2倍,略为腹角2倍,腹角的后端平齐。前气门具8~10个指状突起,其管状部长略大于宽。后气门大,宽0.12 mm,气门间距小于1个气门的宽度。

三龄幼虫：经过浸制的标本体长在 20 mm 左右。棘刺为单尖型,色素不深;第 4 腹节以前的各节前缘棘环均完整,各节后缘棘环仅第 7 腹节完整,其余各腹节仅于腹面或侧面具有少数的棘刺;胸节上无后缘棘刺,中胸前缘棘环的背面具 6 排棘刺,每一小列由 2~6 个小棘组成,该棘环的宽度约占整个节长的1/4。第 5、6 腹节间腹垫的各棘区的排列数由前至后分别为 2~4、(3~5)＋(3~4)排,即第 5 节后缘棘环与第 6 节前缘棘环的前棘区加后棘区,并向两侧伸延,但不达侧板。第 7 节后缘棘环的背面有 5~7 排小棘列,其后排的棘形大小相似,第 8 腹节背面即背突的前方布满微疣。后气门周围的 7 对肉突起均不发达,仅在尖端的环节明显可辨。背突间距大于背突与亚背突间距;副突细小,其间距略小于 1 个气门的宽度;在后气门区外缘及各后突起的内缘之间具有若干小棘列与毛列;后下端的肛突与亚肛突不发达。

口咽器大型,全长约 1.7 mm,口钩间具一长杆状的指形小骨,咽骨背角端部及腹角上方均有一淡色的窗孔(图 40A)。前气门 9~11 个指突,管状部宽大于长并具色素。后气门大,略呈三角形(图 40H),1 个气门宽约 0.35 mm,气门间距约等于 1 个气门的宽度,气门环完整,各气缝之间均有加宽现象,尤其在中、外两气缝之间呈角形向外伸入更明显,气缝细长形,仅中气缝微向上弯曲。

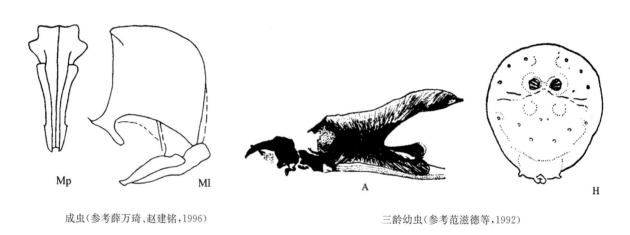

成虫(参考薛万琦、赵建铭,1996)　　　　　　三龄幼虫(参考范滋德等,1992)

图 40　瘦突巨尾蝇 *Hypopygiopsis infumata* 特征
图中字母分别代表:A 为口咽器;H 为第 8 腹节后面观;Mp 为♂尾叶后面观;Ml 为♂尾器侧面观。

分布　我国目前已知分布在海南,云南;国外目前已知分布在老挝,柬埔寨,泰国,缅甸(模式产地),印度。

生态　通过成虫饲养产卵于牛肉所获得,一龄幼虫期约 1 天,二龄 2 天,三龄 10 天以上。由饲养观察看来,该种幼虫孳生于腐败的动物尸体,属尸食性(甘运兴,1980)。

第十节　绿蝇属 *Lucilia* Robineau-Desvoidy

Essai Myod.,452.1830.

模式种　*Musca Caesar* Linnaeus,1758.

成虫　中型种,多呈青、铜、紫、黄等金属绿色。复眼无毛;侧额和侧颜覆有银白色或淡金黄色粉被;触角芒长羽状;颊高约为眼高的 1/3。中鬃(2~3)＋(2~3)根,背中鬃 3＋3 根,翅内鬃 1＋(2~3)根,肩鬃 3~4 根,肩后鬃 2~3 根,翅上鬃 3~4 根。翅多为透明。足棕色或黑色,中胫前鬃 1~2 根。

分布　世界各地。

生态　成虫极喜动物尸体,在垃圾粪便上也常见。

绿蝇属 *Lucilia* 共有 23 种。目前与法医学有关的仅有 11 种,即丝光绿蝇 *Lucilia sericata*、紫绿蝇

Lucilia porphyrina、铜绿蝇 *Lucilia cuprina*、亮绿蝇 *Lucilia illustris*、叉叶绿蝇 *Lucilia caesar*、崂山壶绿蝇 *Lucilia ampullacea laoshanensis*、海南绿蝇 *Lucilia hainanensis*、巴浦绿蝇 *Lucilia papuensis*、壶绿蝇 *Lucilia ampullacea*、南岭绿蝇 *Lucilia bazini*、太原绿蝇 *Lucilia taiyuanensis* 等。

分 种 检 索 表

1. 雄额比触角第 3 节的宽度为狭，间额消失段约占额全长的 1/3；上、下腋瓣棕色，上腋瓣边缘及其毛呈暗棕色；一般亚前缘骨片前缘无小刚毛；雄侧阳体端突超过下阳体的前缘 ……………………………………………………………………………… 海南绿蝇 *Lucilia (Luciliella) hainanensis*

— 雄额等于或略狭于触角第 3 节的宽度，间额消失段约占额全长的 1/4；上腋瓣白色，边缘呈淡色，至多外侧部分毛呈灰色；一般亚前缘骨片前缘具小刚毛；雄侧阳体端突不超过下阳体的前缘 …………… ……………………………………………………………………… 南岭绿蝇 *Lucilia (Luciliella) bazini*

2. 雄、雌上腋瓣外侧缘缨毛白色；雄侧阳体端突长而向前弯曲，并超过下阳体的前缘 ………………… ……………………………………………………………… 沈阳绿蝇 *Lucilia (Luciliella) shenyangensis*

— 雄、雌上腋瓣外侧缨毛灰色；雄侧阳体端突很短，几乎是直的，它的末端与下阳体腹突远离 ………… …………………………………………………………………… 巴浦绿蝇 *Lucilia (Luciliella) papuensis*

3. 体带青紫色；腋瓣淡棕色至棕色，至少上腋瓣外缘呈淡棕色；雄下阳体侧面观腹突狭，约与端阳体等宽。并具尖的端部 …………………………………………………… 紫绿蝇 *Lucilia (Caesariceps) porphyrina*

— 体色绿；腋瓣白色至淡棕色，至少上腋瓣外缘呈白色；雄下阳体侧面观腹突宽 …………………… 4

4. 雄阳体侧面观下阳体腹突宽约为端阳体宽的 2 倍，末端钝圆；前阳基侧突的基部的宽度约为端部中段宽的 2 倍 …………………………………… 壶绿蝇 *Lucilia (Caesaricaps) ampullacea*

— 雄阳体侧面观下阳体腹突宽约为端阳体宽的 1.5 倍，末端稍尖；前阳基侧突的基部的宽度约为端部中段宽的 1.5 倍 …………………… 崂山壶绿蝇 *Lucilia (Caesariceps) ampullacea laoshanensis*

5. 雄第 9 背板很大，亮绿色；侧尾叶末端分叉；雌腹部第 6 背板略向背方驼起，后缘仅在两角及正中有缘鬃；第 8 腹板后端匙形，长于第 8 背板 ……………………… 叉叶绿蝇 *Lucilia (s. str.) caesar*

— 雄第 9 背板较小，黑色；侧尾叶末端细，不分叉，向前方弯曲；雌腹部第 6 背板不驼起，整个后缘有缘鬃；第 8 腹板与第 8 背板几乎等长 ………………………………… 亮绿蝇 *Lucilia (s. str.) illustris*

6. 中足胫节前背鬃 1 根 ………………………… 太原绿蝇 *Lucilia (Phaenicia) taiyuanensis*

— 中足胫节前背鬃 2～4 根 ………………………… 山西绿蝇 *Lucilia (Phaenicia) shansiensis*

7. 后胸腹板（基腹片）有纤毛；肩胛上肩鬃后区小毛在 6 根以上；从后背面观，第 2 根前中鬃的长度达到第 1 根后中鬃处 ……………………………………… 丝光绿蝇 *Lucilia (Phaenicina) sericata*

— 后胸腹板（基腹片）无纤毛；肩胛上肩鬃后区小毛在 4 根以下；从后背面看，第 2 根前中鬃的长度达不到第 1 根后中鬃处 ……………………………………… 铜绿蝇 *Lucilia (Phaenicia) cuprina*

14. 丝光绿蝇 *Lucilia (Phaenicia) sericata* (Meigen)

Syst. Beschr. ,5:53(Musca). 1826.

成虫　体中大型，体长 5～10 mm。额较宽，约为一眼宽的 1/3，间额红棕色或暗棕色，侧额及侧颜略具银色粉被，侧额具细毛，侧颜裸，颜面暗棕色，颊黑色，颊上有黑毛；触角黑色，后梗节（第 3 节）为梗节（第 2 节）长的 3 倍，触角芒暗色，下颚须橘色，喙黑色；胸部呈金属绿色或蓝色带有彩虹色，盾片上灰色粉被明显；上下腋瓣黄白色，平衡棒黄色；翅透明；足黑色（图 41，彩图 7）。

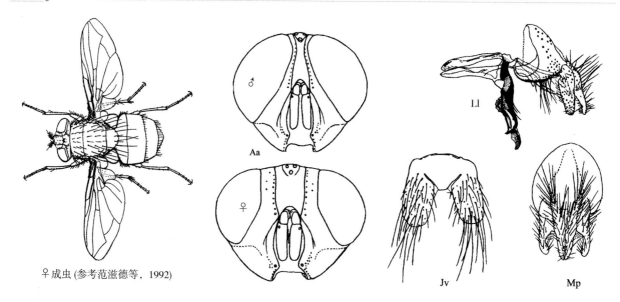

♀成虫 (参考范滋德等, 1992)

图 41　丝光绿蝇 *Lucilia sericata* **成虫特征(参考薛万琦、赵建铭,**1996)

图中字母分别代表:Aa 为头部前面观;Jv 为♂第 5 腹板腹面观;Ll 为♂尾器;Mp 为♂尾叶后面观。

卵　近似香蕉状,乳白色,长(1.19±0.03)mm,宽(0.38±0.02)mm,卵壳上具六角形纹饰。卵孔椭圆形,孔口周围有 1 圈突起的卵孔领片(micropylar collar)。中区(median area)位于卵背面,有时会被打断,其远离卵孔端呈窄"U"字形,中区长度平均为卵长的 84.5%,宽度为卵宽的 16%。中区两边为 2 条突出的孵出线,孵出线在卵孔领片前平缓分开,半包围卵孔领片,其水平面要高出卵孔领片水平面。气盾位于中区,呈筛状,筛孔较密,呈椭圆形。垂柱均匀分布,垂柱端部呈多边形的平截状,部分并接。

甘运兴(1980)对卵的描述是:乳白色,长 1.4 mm,宽 0.34 mm。卵脊宽 0.03 mm,较短,其末端距卵末端距离为 0.17 mm,卵壳上具六角形纹饰。

幼虫

一龄幼虫:口咽器长 0.25 mm,中口钩(上唇)直或微呈弯曲状,其下缘中部呈角状折曲。口前齿简单。后气门间距约等于 1 个气门宽的 2 倍。

二龄幼虫:各节棘刺较三龄幼虫稀少,尾端各后突起同三龄幼虫,但均不明显。口咽器口钩端部呈钩爪状,即端角常作锐角状折曲,口钩基角大于一直角。咽骨背角长为咽骨体长的 2.5 倍。前气门 7～10 个指突,管状部长为宽的 2 倍,后气门大,气门环狭窄。

三龄幼虫:体长 15 mm,口咽器无附口骨,咽骨背角长于腹角。三龄幼虫各节前缘棘环于第 5 腹节以前呈完整的环形,第 2～7 腹节的后缘棘环仅第 7 腹节完整,第 7 腹节的后缘棘环背面的棘刺大小形状均相同。第 8 腹节背面中央光滑,全无微疣。背突间距略等于背突与亚背突的间距,各突起内缘的毛状棘列均很发达。前气门有 7～10 个指状突,其后的管状部长与宽大致相等。后气门间距约等于 1 个气门的横径,气门环完整而细窄,中外两气门裂间的内突呈角形向内延伸,钮孔大(图 42)。

蛹　长(7.2±0.30)mm,宽(2.7±0.14)mm,红褐色。呼吸角细长,黑色。棘刺发达,后表面基本无凹陷。

分布　世界各地。模式产地:德国。

生态　据甘运兴(1980)报道,幼虫尸食性兼粪食性,各种腐败动物质均可孳生,但以动物尸体尤为所好。卵期、一龄、二龄幼虫期各需 1 天左右,三龄幼虫期到蛹前期需要 4～6 天,蛹期 4～5 天。

据四川雅安(冯炎等,1980～1992)报道,幼虫为尸食性兼杂食性,极嗜腐牛肉,密度为 66.7%;其次是腐鱼,密度为 60%;再次是腐鸡肉和蚕茧,密度为 50%;腌肉和兔血,密度为 33.3%。白天成虫活动节律:

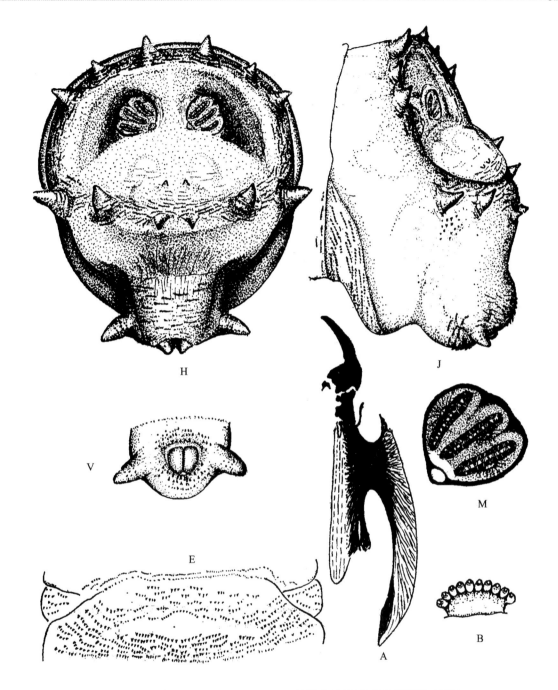

图 42　丝光绿蝇 *Lucilia sericata* 三龄幼虫特征(参考范滋德等,1992)

图中字母分别代表:A 为口咽器;B 为前气门;E 为第5、第6腹节间腹面腹垫;

H 为第8腹节后面观;J 为第8腹节侧面观;M 为后气门;V 为肛板。

暮春5月白天15.5个小时中,活动在8～19时,活动高峰在13～15时(气温20～22.8℃);仲夏7月白天16个小时中,活动在6～20时,活动高峰在8～10时(气温20～25℃);仲秋10月白天12.5个小时中,活动在10～16时,高峰在10～13时(气温10～15℃);初冬12月白天12个小时中,活动在10～16时,但数量极少。

　　据杭州(马玉堃,1995)报道,本种各虫态在不同恒温下的历期见表14。

表14　丝光绿蝇 *Lucilia sericata* 在不同恒温下各虫态的历期(d)

虫 态	18℃	21℃	24℃	27℃	30℃	33℃
卵期	1.33(104)	0.98(116)	0.83(137)	0.75(126)	0.67(120)	0.60(110)
一龄	1.75(96)	1.04(95)	0.96(111)	0.69(102)	0.58(104)	0.50(98)
二龄	2.04(82)	1.13(76)	1.00(98)	0.63(97)	0.58(93)	0.50(87)
三龄	14.50(48)	7.25(36)	4.75(49)	5.00(40)	13.08(63)	13.19(44)
蛹期	15.00(37)	9.92(28)	7.71(44)	6.67(29)	5.25(43)	4.75(39)
合计	34.62	20.32	15.25	13.74	20.16	19.54

注:括号内数据为观察虫数,"d"为天。

据北京(杨玉璞,1998及2002)报道,成虫从4月初到11月上旬均可产卵繁殖,人死后4~5分钟即可到达,半小时左右开始产卵,在不同温度下各虫态变化所需时间见表15。

表15　丝光绿蝇 *Lucilia sericata* 在不同温度下各虫态变化所需时间

气温(℃)	卵期(d)	幼虫期(d)				蛹期(d)	总历期(d)	湿度(%)
		一龄	二龄	三龄	合计			
17.7	0.92	1.20	1.10	5.28	7.58	8.00	16.50	40~60
23.5	0.90	1.10	1.00	4.50	6.60	4.00	11.50	40~60
26.0	0.89	0.94	1.00	2.00	3.94	9.50	14.33	60~80
28.5	0.80	0.90	1.00	5.80	7.70	5.00	13.50	60~80
23.925±4.624	0.877±0.053	1.035±0.139	1.025±0.05	4.395±1.683	6.455±1.747	6.625±2.561	13.957±2.069	60±11.547

注:"d"为天。

据贵州(陈禄仕,1999~2010)研究,本种繁殖在4~11月,幼虫孳生在动物尸体(即鼠尸、兔尸、兔肉、鸭尸、荷兰猪尸、狗肉、猪肉、猪肺)及人的尸体上。在自然环境中不同气温下各虫态变化时间、积温及季节分布见表16。

表16　丝光绿蝇 *Lucilia sericata* 各虫态变化时间、积温及季节分布表($\overline{x}\pm s$)

月 份	气温(℃)	卵期(d)	幼虫期(d)	蛹前期(d)	蛹期(d)	总历期(d)	积温(日度)
3	15.340±6.682	1.790±0.046	11.267±0.531	6.497±2.298	15.620±2.290	35.180±0.536	548.487±5.726
4	17.831±6.253	1.067±0.218	7.459±1.772	5.055±1.832	12.630±2.500	26.209±3.618	462.508±31.353
5	18.380±1.605	1.032±0.396	5.340±1.001	3.988±2.045	12.330±1.493	22.690±1.917	417.640±33.516
6	22.636±0.227	0.640±0.145	4.880±0.243	2.346±0.566	8.234±0.640	16.110±0.445	377.350±15.999
7	24.923±0.724	0.703±0.165	3.973±0.710	1.666±0.288	7.810±0.370	14.153±0.605	365.133±4.489
8	26.170±0.034	0.696±0.117	3.973±0.023	1.666±0.577	7.040±0.040	13.376±0.651	357.683±15.617
9	23.815±2.392	0.670±0.134	4.047±0.432	2.030±0.844	9.165±1.638	15.912±2.240	384.25±18.946
10*	13.73	1.64	8.00	7.37	32.63	49.64	681.65
11*	5.38	1.30	7.40	24.00	120.00	152.7	828.75

注:"*"为仅观察到1组,"d"为天。

据贵州(陈禄仕,1999~2010)研究,本种在不同气温下成熟幼体长及每日生长长度见表17。

表 17　丝光绿蝇 *Lucilia sericata* 成熟幼体长及每日生长长度 ($\bar{x}\pm s$)

月　份	气温(℃)	幼体长(mm)	每日长(mm)
3	14.657±6.545	14.89±0.672	1.323±0.078
4	14.966±5.197	14.266±0.478	1.617±0.222
5	20.750±3.746	14.680±0.856	2.867±0.736
6	21.460±3.456	14.546±0.520	2.986±0.093
7	24.353±3.160	14.466±0.586	3.744±0.914
8	25.370±5.320	13.357±1.188	3.374±0.320
9	24.237±6.710	13.575±0.597	3.399±0.489
10*	15.280±2.760	14.460±0.790	1.807
11*	10.940±4.190	16.210±0.640	2.190

注:"*"仅观察到1组。

陈禄仕(2012～2013 在北京样本)发现幼虫和蛹越冬。

15. 紫绿蝇 *Lucilia* (*Caesariceps*) *porphyrina* (Walker)

J. Proc. Linn. Soc. Lond. ,1:24(*Musca*). 1856.

成虫　中大型种。体带金属紫绿或青绿色;间额下方暗棕色呈三角形;触角长几达口前缘,暗棕色,第 2 节端部发红色,第 3 节基部一半发红且具灰粉被,芒暗棕色,长羽状;中鬃 2+(2～3)根,背中鬃 3+3 根,翅内鬃 1:2,肩鬃 3 根,肩后鬃 3 根,小盾端鬃及心鬃各 1 对,侧鬃 3 对,腹侧片鬃 2:1;前胸侧板中央

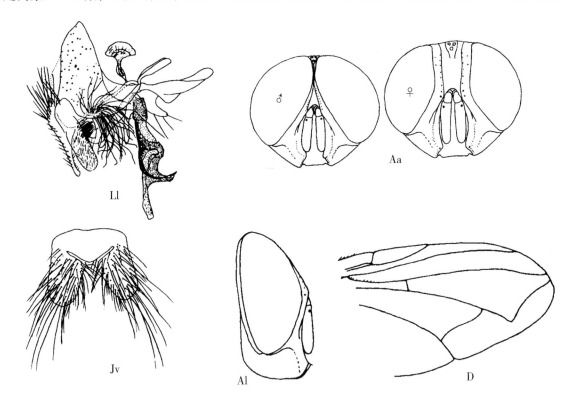

图 43　紫绿蝇 *Lucilia porphyrina* 成虫特征(参考薛万琦、赵建铭,1996)

图中字母分别代表:Aa 为头部前面观;Al 为♂头部侧面观;D 为翅;Jv 为♂第 5 腹板腹面观;

Ll 为♂尾器侧面观。

凹陷具淡色纤毛,前胸基腹片具毛;翅透明,脉棕色,沿前缘及基部色深,翅肩鳞及前缘基鳞暗棕,亚前缘骨片棕黄色,上生黑色小刚毛,翅前缘基鳞黑;雄尾器侧面观,下阳体腹突狭,约与端阳体等宽并具尖的端部,腋瓣淡棕色以至棕色,至少上腋瓣外缘呈淡棕色(图43)。

幼虫

一龄幼虫:口咽器的中口钩(上唇)直伸,侧面观其下缘中部呈弧突出,端部长约占全长的2/5;下口骨长且直;咽骨体高为长的4倍左右,背角较腹角略短,腹角的后下缘向后延伸,并于咽膜上呈加厚状。

二龄幼虫:口钩的端部与中段较一般为粗,钩的端角近于直角,基角为钝角;咽骨背角尖端的"窗孔"较明显,背角长为咽骨体长的2倍;前气门7~9个指状突,管部较长;后气门环宽,两气门裂间明显地呈角状加宽。

三龄幼虫:成长后长约15 mm;棘刺较发达,至第6腹节止各节前缘棘环均完整,后缘棘环自第5腹节开始完整;第2胸节前缘棘环在背面为6~8排棘列,每列2~8个棘刺,一般为单尖型小棘,偶有双尖者;第5、第6腹节的腹垫上有棘2~5、(3~6)+(3~5)排,并向背面伸展形成完整的棘环,在侧板上满布交错的棘列;第7腹节后缘棘环在背部有7~9排小棘列,每列2~8个小棘,位于近前端的棘较小;第8腹节的背中部,仅前后两缘及背突周围具有较粗的微疣;口咽器具有一椭圆形的指形小骨(附口骨),背角较长,端部具不明显的"窗孔",腹角后上方突出明显;前气门6~9个指状突,管状部长宽略相等;后气门较大,气门环宽,呈暗褐色,各气门裂之间明显加宽,气门裂细长,有时微弯曲,后气门间距略等于1个气门的宽度(图44)。

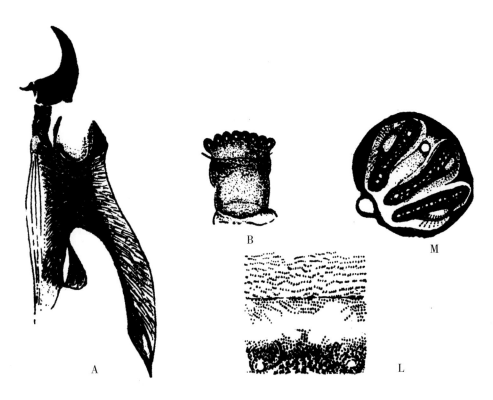

图44　紫绿蝇 *Lucilia porphyrina* 三龄幼虫特征(参考范滋德等,1992)
图中字母分别代表:A为口咽器;B为前气门;L为第7、第8腹节背面正中部;M为后气门。

分布　我国目前已知分布在陕西,宁夏,山东,河北,河南,江苏,浙江,湖北,江西,湖南,福建,台湾,广东,海南,广西,四川,重庆,贵州,云南,西藏;国外目前已知分布在日本,朝鲜,印度,马来西亚(模式产地),斯里兰卡,印度尼西亚,菲律宾,澳洲区。

生态 据甘运兴(1980)报道,幼虫主要孳生于动物尸体。在室内 32℃下,卵期、一龄、二龄幼虫期各半天,三龄幼虫期为 5 天左右。

据(Tumrasvin *et al*.,1977)报道,在泰国,幼虫取食腐败动物质。在(27±1)℃和相对湿度 80%～85%的条件下,卵期 1 天,幼虫期 5～7 天,蛹期 6～8 天,成虫寿命 22～35 天。

据四川雅安(冯炎等,1980～1992)报道,幼虫尸食性兼粪食性,极嗜腐鸡肉,密度为 50%;以下依次是小动物尸体密度为 11.1%,兽角密度为 7.9%,动物内脏密度为 6.5%。白天成虫活动节律:暮春 5 月白天 15 个小时中,活动在 11～15 时(气温 20～22.8℃);仲夏 7 月的白天,活动仅在 18 时,且数量极少;仲秋 10 月的白天,活动仅在 10～13 时;初冬 12 月的白天,活动仅在 10～15 时。可见本种喜凉怕热,活动最适温度在 15～20℃。成虫的季节分布及密度见表 9。

据贵州(陈禄仕,1999～2010)研究,本种繁殖在 3～10 月,幼虫孳生在动物尸体(即鼠尸、兔尸、兔肉、荷兰猪尸、狗肉、猪肺)及人的尸体上。在自然环境中不同气温下各虫态变化时间、积温及季节分布见表 18。

表 18 紫绿蝇 *Lucilia porphyrina* 各虫态变化时间、积温及季节分布表($\overline{x}\pm s$)

月 份	气温(℃)	卵期(d)	幼虫期(d)	蛹前期(d)	蛹期(d)	总历期(d)	积温(日度)
2	11.950±2.757	0.710±0.056	6.110±2.672	14.575±7.884	23.020±5.628	44.415±0.473	531.53±115.15
3	14.874±0.814	2.248±0.787	9.376±2.290	2.940±0.123	21.324±4.936	35.928±5.192	544.71±108.41
4	17.438±0.853	1.718±0.789	6.801±2.597	4.401±2.162	15.382±2.614	28.299±3.746	485.05±51.92
5	20.381±5.026	0.931±0.069	6.57±2.876	3.585±0.967	12.668±1.447	23.76±3.449	491.59±59.96
6	22.455±0.120	0.750±0.000	5.810±0.494	5.385±3.372	11.035±1.350	22.980±1.527	515.96±31.57
7	25.400±0.606	0.636±0.081	4.493±0.763	1.430±0.775	8.683±0.626	15.243±1.573	380.32±34.32
8	23.516±1.189	0.660±0.153	4.293±0.640	2.903±0.938	11.736±1.612	19.593±2.804	468.33±40.88
9	22.376±2.799	0.773±0.183	4.880±0.874	2.613±0.417	13.280±2.813	21.543±2.656	487.48±47.23
10	14.382±2.731	1.009±0.193	7.280±1.388	5.596±1.735	30.203±19.836	44.029±21.295	591.29±80.79

注:"d"为天。

据贵州(陈禄仕,1999～2010)研究,本种在不同气温下成熟幼体长及每日生长长度见表 19。

表 19 紫绿蝇 *Lucilia porphyrina* 成熟幼体长及每日生长长度 ($\overline{x}\pm s$)

月 份	气温(℃)	幼体长(mm)	每日长(mm)
3	15.616±0.479	14.670±0.517	1.651±0.223
4	16.476±1.554	15.057±0.699	2.486±0.803
5	21.263±0.596	15.778±0.710	3.124±0.869
6	22.880±1.850	15.194±0.375	2.615±0.049
7	24.703±1.839	14.070±1.031	3.168±0.339
8	24.920±0.841	13.966±0.493	3.406±0.455
9	23.183±3.277	14.106±0.415	2.958±0.564
10	17.472±1.340	15.148±0.384	2.397±0.274

16. 铜绿蝇 *Lucilia*（*Phaenicia*）*cuprina*（Wiedmann）

Aussereurop, zweifl. lnsekt. , 2;645（Musca）. 1830.

成虫 体长 5～9 mm。额在最狭处：雄侧额约与间额等宽，雌侧额约为间额宽的 2/3；颊较狭，触角带棕灰色，第 3 节长约为第 2 节的 2.5 倍；侧后顶鬃一般 1 对；胸部小毛较粗而疏；侧面观雄腹部在后上方拱起，第 2～4 腹板上的毛长超过后足股节和胫节上毛的长度，腹部下方后部多密而长的毛；肛尾叶后面观端部内外缘几乎平行而末端钝，侧面观末端略呈头状，且微向前弯，后侧仅生短毛，毛长略等于末端横径；后面观侧尾叶直，与肛尾叶较靠近；前阳基侧突有 5 个或 4 个刚毛，常着生在端部 1/2 的距离内；第 5 腹板基部的长度小于侧叶长的 1/2（图 45）。

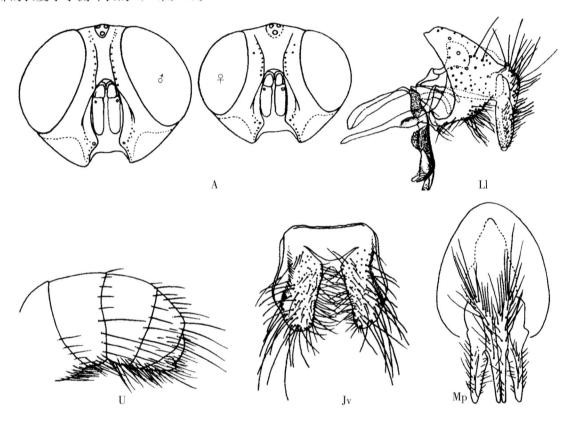

图 45　铜绿蝇 *Lucilia cuprina* 成虫特征（参考薛万琦、赵建铭，1996）

图中字母分别代表：A 为头部前面观；Jv 为♂第 5 腹板腹面观；Ll 为♂尾器侧面观；

Mp 为♂尾叶后面观；U 为♂端腹部。

卵 卵及卵脊比较细长，卵长 1.3 mm，卵宽 0.35 mm，卵脊宽（正中背区宽）0.037 mm，卵脊末端距卵末端的距离为 0.074 mm（甘运兴，1980）。

幼虫

一龄幼虫：口咽器很小，长约 0.2 mm；中口钩（上唇）直形，其端部仅占全长的 1/5，咽骨体高为长的 2.5 倍，背角与腹角等长。

二龄幼虫：口钩的端角与基角均近于直角状折曲；前气门指状突 4～6 个，其色素管状部长为宽的 3 倍左右；后突起群的背突间距大于背突与亚背突间距，后气门环近于圆形。

三龄幼虫：一般较丝光绿蝇为小，体长 13 mm，各腹节的棘不发达；前缘棘环仅第 4 腹节以前各节完整；后缘棘环在第 3 腹节以前均不明显；第 2 胸节前缘棘环的背面有棘列 6～7 排，每小列 2～6 个小棘；第 5、第 6 腹节腹垫的棘列较稀少，且很少伸延达侧板；第 7 腹节后缘棘环的背面为 1～4 排棘列，每列 2～6

个小棘;第8腹节背中部光滑无微疣;幼虫末端的后突起群中,背突间距大于背突与亚背突间距;口咽器的咽骨部分比较短小,无附口骨;咽骨背角长为咽骨体长的1.5倍,并为腹角长的2倍;前气门仅具4~6个指状突;后气门近圆形,气门环较丝光绿蝇为宽,且中外两气门裂间不做角形加厚(无角形内突),各气门裂均较短小(图46)(甘运兴,1980)。

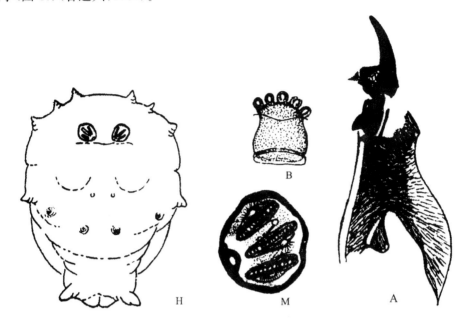

图46　铜绿蝇 _Lucilia cuprina_ 三龄幼虫特征(参考范滋德等,1992)

图中字母分别代表:A为口咽器;B为前气门;H为第8腹节后面观;M为后气门。

分布　我国目前已知分布在辽宁,天津,河北,内蒙古,宁夏,山东,河南,江苏,浙江,上海,安徽,湖北,江西,湖南,福建,台湾,广东,海南,广西,四川,重庆,贵州,云南,西藏,我国为模式产地;国外目前已知分布在日本,朝鲜,菲律宾,印度尼西亚,马来西亚,老挝,印度,巴基斯坦,沙特阿拉伯,阿富汗,非洲北部,北美洲,南美洲,斐济,美国的夏威夷,澳大利亚。

生态　甘运兴(1980)报道,本种幼虫孳生在动物尸体上。在室内30℃的情况下,卵期、一龄、二龄幼虫期只需数十小时,三龄幼虫期和蛹期分别需要4~5天。

据四川雅安(冯炎等,1980~1992)报道,成虫的季节分布在4~12月,密度高峰在9月,最早出现在4月7日,最后消失为12月8日;本种极嗜强光(5 000 lx以上),常在强太阳光下的垃圾堆、兽骨、人畜粪便等处活动。幼虫尸食性,常孳生在垃圾和腐败动物质中,在调查中发现在兽骨内密度为100%,垃圾堆为25%,动物内脏为3.2%,腐鸡蛋为2.5%。成虫的季节分布及密度见表9。

据美国报道,在夏威夷瓦胡岛北岸发现幼虫孳生在腐败的人尸体上。

据贵州(陈禄仕,1999~2010)研究,发现本种繁殖在6~9月,幼虫孳生在动物尸体(猪肺)。在自然环境中不同气温下各虫态变化时间、积温及季节分布见表20。

表20　铜绿蝇 _Lucilia cuprina_ 各虫态变化时间、积温及季节分布表($\bar{x}\pm s$)

月份	气温(℃)	卵期(d)	幼虫期(d)	蛹前期(d)	蛹期(d)	总历期(d)	积温(日度)
6	22.740±5.140	0.940±0.084	2.875±0.176	2.815±0.799	8.245±0.827	14.875±1.364	359.58±34.37
7	25.225±5.156	0.670±0.135	3.481±0.748	1.783±0.298	7.111±0.378	13.050±1.299	335.70±22.39
8	24.240±4.883	0.575±0.099	2.605±0.884	2.292±0.585	8.920±0.888	14.392±2.270	348.71±43.78
9	22.213±6.280	0.670±0.000	3.183±0.640	2.166±0.288	12.446±0.354	18.466±1.270	414.02±12.03

注:"d"为天。

据贵州(陈禄仕,1999~2010)研究,本种在不同气温下成熟幼体长及每日生长长度见表21。

表21　铜绿蝇 *Lucilia cuprina* 成熟幼体长及每日生长长度($\bar{x} \pm s$)

月　份	气温(℃)	幼体长(mm)	每日长(mm)
6	23.045±0.940	12.935±0.148	4.508±0.328
7	24.345±1.940	12.751±0.549	3.787±0.716
8	25.976±0.011	13.480±0.216	6.185±0.433
9	25.510±2.153	12.340±0.090	3.969±0.696

17. 亮绿蝇 *Lucilia*（*s. str.*）*illustris*（Meigen）

Syst. Beschr. ,5:54(*Musca*). 1826.

成虫　中型种,翅前缘基鳞黑色;雄间额暗红棕色,上腋瓣黄白色,下腋瓣淡棕色但缘缨毛黄色,腹部第9背板较小,黑色,侧尾叶末端细,向前弯曲;雌间额黑色,下腋瓣黄白色,第6背板不驼起,整个后缘都有缘鬃,第8腹板与第8背板几乎等长(图47)。

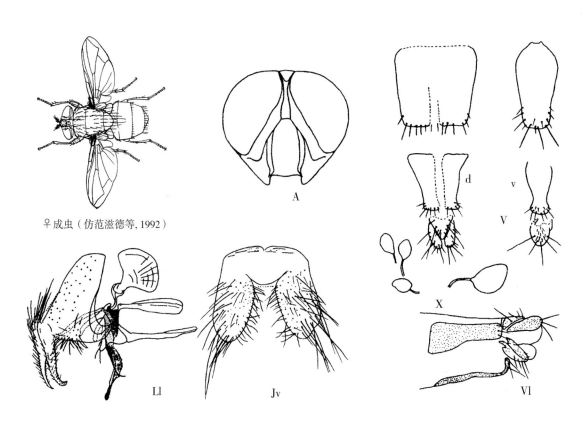

♀成虫（仿范滋德等,1992）

图47　亮绿蝇 *Lucilia illustris* 成虫特征（参考薛万琦、赵建铭,1996)

图中字母分别代表:A为♂头部前面观;Jv为♂第5腹板腹面观;Ll为♂尾器侧面观。

V为♀产卵器(d为背面观,v为腹面观);Vl为♀产卵器侧面观。

卵　卵及卵脊比较细长,卵长1.6 mm,卵宽0.37 mm,卵脊宽(正中背区宽)0.025 mm,卵脊末端距卵末端相距0.09 mm(图48)(甘运兴,1980)。

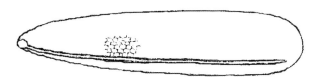

图 48　亮绿蝇 *Lucilia illustris* 卵,图示卵脊及部分卵表面的纹饰(33 倍)

幼虫

一龄幼虫:口咽器的中口钩(上唇)呈直线形,其中段下缘呈角状折曲,尖端部长度约为全长的 1/3;咽骨体的高度为长的 2 倍;背角与腹角近于等长,咽骨背角长为咽骨体长的 3 倍左右;腹角后上方呈角状突起,后下缘的咽膜呈加厚状的淡色素区(图 49)。

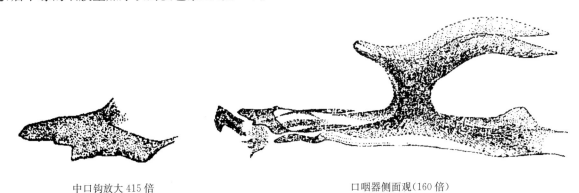

中口钩放大 415 倍　　　　　　　　　　口咽器侧面观(160 倍)

图 49　亮绿蝇 *Lucilia illustris* 一龄幼虫口咽器

二龄幼虫:口钩较直伸,咽骨腹角末端上方的突起不明显,腹角末端下方的咽膜上有色素区;前气门 8~9 个指状突,管状部长大于宽(图 50)。

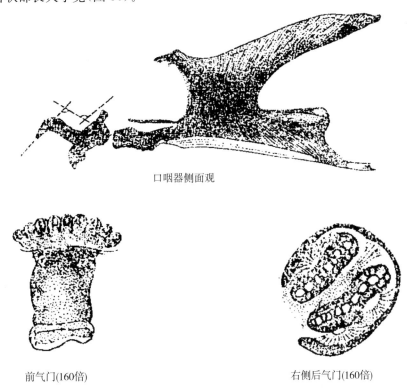

口咽器侧面观

前气门(160倍)　　　　　　　　　　　右侧后气门(160倍)

图 50　亮绿蝇 *Lucilia illustris* 二龄幼虫口咽器和气门

三龄幼虫:长 12 mm,乳白色,各节前后缘棘环在绿蝇属中最发达,前缘棘环至第 7 腹节止各节均完整,后缘棘环至第 5 腹节开始各节均完整,第 2 胸节前缘棘环在背部为 7~8 排棘列,每列棘数 1~6 个,大多为 2~3 个单尖型小棘,环的宽度约为节全长的 1/4;第 5 和第 6 腹节腹垫的棘列排数为 2~3、(3~5)+(2~4),每小列 2~6 个棘,并向两侧伸展,直达背中部形成完整的环形,故侧板上满布棘列;第 7 腹节后缘棘环的背部为 5~6 排棘列,每列 2~8 个棘不等,着生于前方的较后方者略尖而长;第 8 腹节背部,仅前后缘及中线与背突的四周具大小不等的微疣;此外,位于后气门区外围的毛状棘列也很发达;口咽器无附口骨,咽骨背角长为咽骨体长的 2 倍以上,腹角的后上方明显地呈方角状伸出,在左右两腹角之间的咽膜上有一段明显的色素区,呈淡褐色;前气门较宽大,具 7~9 个指状突,管状部的宽度大于长度;后气门圆形,气门环宽,色素较深暗,于各气门裂间呈加厚或呈尖形内突,两后气门间距约等于 1 个气门的宽度(图 51)。

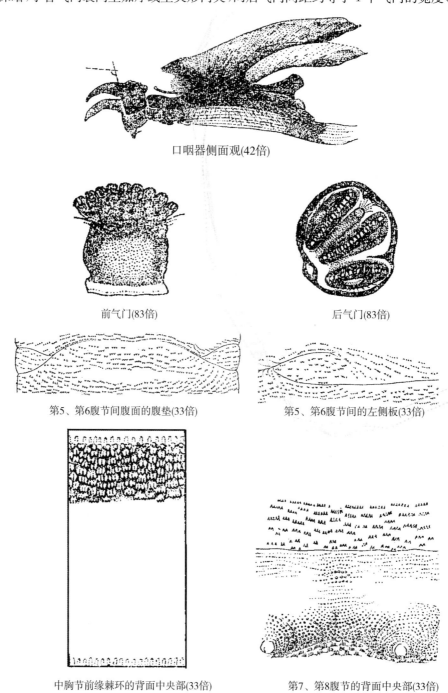

口咽器侧面观(42倍)

前气门(83倍)

后气门(83倍)

第5、第6腹节间腹面的腹垫(33倍)

第5、第6腹节间的左侧板(33倍)

中胸节前缘棘环的背面中央部(33倍)

第7、第8腹节的背面中央部(33倍)

图 51　亮绿蝇 *Lucilia illustris* 三龄幼虫特征

蛹 中型,褐色,长 8 mm,宽 3.5 mm。棘刺发达,第 8 腹节表面有浅凹。前气门指状突 8 个,蛹呼吸角细长黑色。后气门圆形,间距与 1 个气门直径相等。口钩细长,背角比腹角长,腹角背方有一角状突(薛瑞德,1985)。

分布 我国目前已知分布在黑龙江,吉林,辽宁,内蒙古,河北,北京,天津,山西,河南,陕西,宁夏,甘肃,青海,新疆,山东,江苏,上海,浙江,江西,湖北,湖南,四川,重庆,贵州,云南,广东;国外目前已知分布在朝鲜半岛,日本,蒙古,俄罗斯,缅甸,印度北部山区,欧洲一些国家及北美地区。

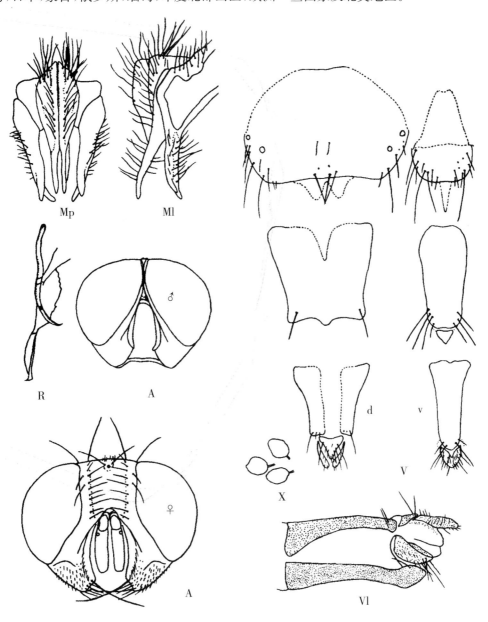

图 52 叉叶绿蝇 *Lucilia caesar* 成虫特征(参考薛万琦、赵建铭,1996)

图中字母分别代表:A 为头部前面观;Mp 为♂尾叶后面观;Ml 为♂尾叶侧面观;R 为♂阳体;
V 为♀产卵器(d 为背面观,v 为腹面观);图 Vl 为♀产卵器侧面观。

生态 据甘运兴(1980)报道,该蝇幼虫孳生于动物尸体上,卵期、一龄幼虫期、二龄幼虫期各为 1 天左右,三龄幼虫期为 6 天左右。

据 Introna *et al*.(1991)报道,在美国马里兰州春季(气温 8~32℃),该蝇卵期最短 20 小时,最长 54

小时(当平均温度为19℃时,平均为30小时);幼虫期最短7天,最长10天(当平均温度为22℃时,平均为8天);蛹期最短10天,最长14天(当平均温度为19℃时,平均为11天);幼虫期合计最短20天,最长24天。

18. 叉叶绿蝇 *Lucilia (s. str) caesar* (Linnaeus)

Syst. Nat. ,Ed. 10,1:595(*Musca*),1758.

成虫 中大型种,翅前缘基鳞黑色;前腹部各背板无明显的暗色后缘带,第3背板中缘鬃缺如,仅有弱的缘鬃,第4、第5背板缘鬃均发达;第9背板很大,呈亮绿色,第1腹板毛细色淡,其余腹板毛均黑;侧尾叶末端分叉(图52)。

卵 长1.7 mm,宽0.4 mm,正中背区宽0.034 mm,卵脊末端距卵末端相距为0.34 mm(甘运兴,1980)。

幼虫

一龄幼虫:中口钩(上唇)较直或端部稍弯曲;咽骨背角与腹角均较亮绿蝇为短,且腹角的后上方平齐,不呈角形突起;咽膜后端的色素区不明显或全缺。

二龄幼虫:口咽器及前后气门均较亮绿蝇为大;口钩端角略呈直角;咽骨腹角的后上方不呈角形突起,咽膜上的色素区较淡(甘运兴,1980)。

三龄幼虫:长约15 mm,乳白色,与亮绿蝇十分近似;前缘棘环至第5腹节止各节均完整,后缘棘环自第5腹节开始各节均完整;第2胸节前缘棘环的背中部为6~8排棘列,每小列棘数多为2~5个;第5和第6腹节腹垫前后缘棘列排数分别为2~4、(4~6)+(2~4)排,并延伸到侧板;第7腹节后缘棘环的背面有棘5~7排,第8腹节背部较光滑,仅近背突的基部具有微疣,后气门区周围为小的棘列,不呈毛状。

口咽器无附口骨,咽骨腹角的后上方突起不呈方角形,其后下方的咽膜上有明显的色素区;前气门有8~10个指状突;后气门极似亮绿蝇(图53)。

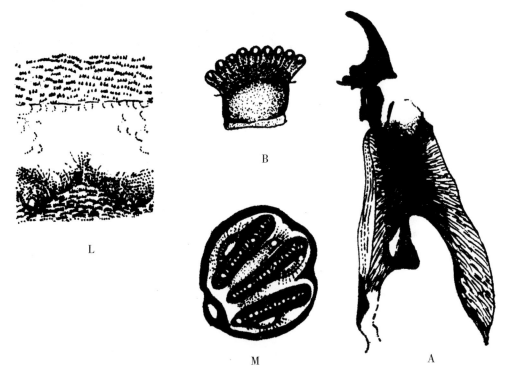

图53 叉叶绿蝇 *Lucilia caesar* 三龄幼虫特征(参考范滋德等,1992)

图中字母分别代表:A为口咽器;B为前气门;L为第7、第8腹节背面正中部;M为后气门。

分布　我国目前已知分布在黑龙江,吉林,辽宁,内蒙古,青海,新疆,河北,山西,陕西,山东,四川,贵州,云南,西藏,甘肃,河南,安徽,江苏;国外目前已知分布在朝鲜,日本,俄罗斯,摩洛哥,丹麦,瑞典,挪威,芬兰,冰岛,阿尔及利亚,埃及,利比亚,突尼斯,摩洛哥,乌克兰,哈萨克斯坦,蒙古,日本。模式产地:瑞典。

生态　据甘运兴(1980)报道,曾于1964年在东北地区小动物创口及腐败动物质饲养本种获得成功,卵期及一、二龄幼虫期各1天左右,三龄幼虫期在6天以上。成虫在四川海拔2 500 m以上采到,甘肃在海拔2 100～2 400 m采到,在陕西海拔1 180～2 580 m采到。

1996年8月在解剖室内发现有叉叶绿蝇*Lucilia caesar*成虫在尸体上(一名46岁的男性酗酒死亡者死后5天在其卧室被发现)产卵(Benecke,1998)。

19. **崂山壶绿蝇***Lucilia (Caesariceps) ampullacea laoshanensis* Quo

昆虫学报,2(2):116.1952.

成虫　中大型种。体长6.5～11 mm,体呈金属绿色。雄尾器侧面观下阳体腹突为端阳体宽的1.5倍,前阳基侧突前缘呈140°左右的钝角形凹入(图54)。

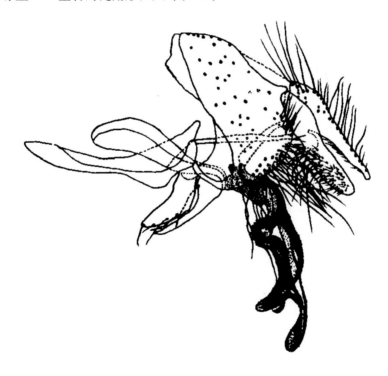

图54　♂**崂山壶绿蝇***Lucilia ampullacea laoshanensis*成虫尾器侧面观(参考薛万琦、赵建铭,1996)

三龄幼虫:体长约15 mm,各节棘环较发达。第5腹节以前的各节前缘棘环完整,第5腹节以后各节后缘棘环完整。中胸前缘棘环的背面有8～10排小棘列,每小列有棘2～7个。第5、第6腹节腹垫的棘列分别为2～5、(3～5)+(2～4)排,每小列为2～8个小棘组成,侧板上布满小棘。第7腹节后缘棘环背部为7～9排棘列,每列2～8个小棘;位于后端的小棘比较宽大且色深,每列仅2～4个小棘;位于前端的小棘尖细而长,色素淡或全无色素,每小列棘数在4个以上。第8腹节背中部有微疣,以近前缘、背中线及两背突之间较明显,位于背突周围的微疣一般变化为小棘状。前气门6～9个指突,管状部长宽相等。后气门色深,气门环宽,各气缝之间加厚,气缝细长且直(图55)。

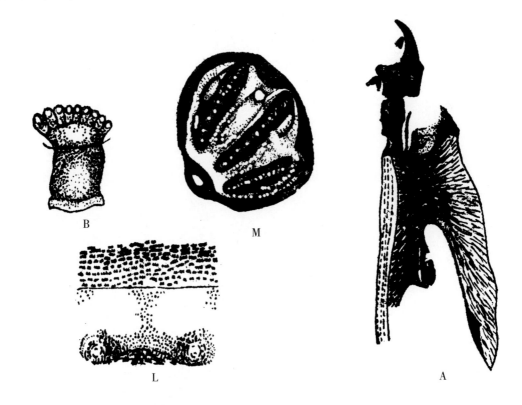

图 55　崂山壶绿蝇 *Lucilia ampullacea laoshanensis* 三龄幼虫特征(参考范滋德等,1992)

图中字母分别代表:A 为口咽器;B 为前气门;L 为第 7、第 8 腹节背面正中部;M 为后气门。

口咽器口钩端段比较细小,指形小骨不发达,略呈三角形。咽骨背角长为咽骨体长的 2 倍,腹角后下方向后伸出较长,边缘 2 个感觉小孔相连接。整个咽膜部具淡的色素。

分布　我国目前已知分布在黑龙江,吉林,辽宁,内蒙古,甘肃,河北,山西,山东(模式产地:崂山);国外目前已知分布在朝鲜南部。

生态　据甘运兴(1980)报道,幼虫孳生在动物尸体上,描述所用标本为陈之梓(1962)在青岛崂山一只鸟尸中采到的。

20. 壶绿蝇 *Lucilia ampullacea* Villeneuve

成虫　雄体长 5.5～10 mm,雌体长 6～11 mm。胸部呈金属绿色带蓝、紫色,并有铜色光泽,可见薄的灰色粉被。腋瓣白色以至淡棕色,至少上腋瓣外缘呈白色。腹部呈金属绿色、蓝色,有铜色光泽(彩图 8)。

分布　我国目前已知分布只有新疆;国外目前已知分布在日本,欧洲(模式产地:法国),北非,印度,澳大利亚。

生态　据(Kano *et al.*,1968)报道,在日本林中或低山区的早春至秋季采到,幼虫主要孳生在动物尸体和动物及人粪上。

1996 年 8 月,在科隆市一处森林附近发现了一名吸毒者的尸体,在尸体的眼皮下发现了数团蝇卵。这些卵被饲养成三龄幼虫。根据三龄幼虫口器、前气门和后面观的特征,该蝇被鉴定为壶绿蝇 *Lucilia ampullacea*。

21. 海南绿蝇 *Lucilia (Lucilielia) hainanensis* Fan

中国常见蝇类检索表(初版):176.1965.

成虫　中大型种。翅前缘基鳞黑色,腋瓣棕色,雄尾器侧面观,肛尾叶长于侧尾叶,侧阳体端突超过下阳体前缘(图56)。

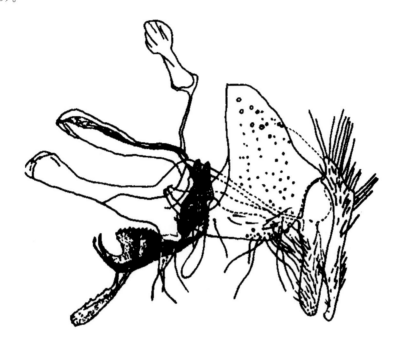

图 56　海南绿蝇 *Lucilia hainanensis* ♂ 尾器侧面观

卵　全长 1.5 mm,宽 0.31 mm,卵脊宽 0.02 mm,卵脊末端距卵后端的距离为 0.1 mm(图57)。

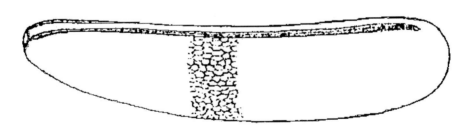

图 57　海南绿蝇 *Lucilia hainanensis* 卵特征

幼虫

一龄幼虫:前端数节棘列发达,且有很深的色素,中胸前缘棘环背中部有棘 3～4 排,各棘不呈小列状排列。口咽器的色素很深,特小,长仅 0.2 mm。中口钩端段长占全长的 1/2,微弯曲。口前齿较一般绿蝇发达。咽骨背堤向下前方弯曲,背角长于腹角,但腹角发达,并有窗孔形成,全部咽膜均具深的色素。后气门小,仅为一般绿蝇的 1/2 大小(图58)(甘运兴,1980)。

分布　我国目前已知分布在湖南,广东,广西,四川,福建,海南(模式产地:琼中),台湾。

生态　在湖南(黄耀明,1981),标本于 7～9 月采自南岭山系的林区,幼虫孳生于小动物尸体上。

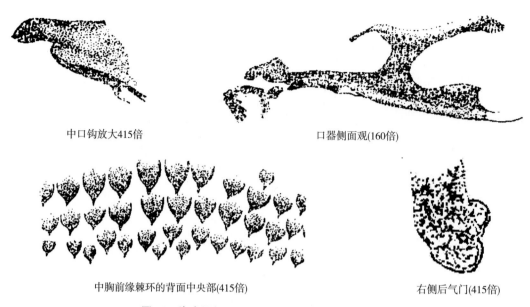

中口钩放大415倍   口器侧面观(160倍)

中胸前缘棘环的背面中央部(415倍)   右侧后气门(415倍)

图58　海南绿蝇 *Lucilia hainanensis* 一龄幼虫特征

22. 巴浦绿蝇 *Lucilia*（*Lucilielia*）*papuensis* Macquart

Mém. Sci. Agric. Lille,1842:298(141).1843.

成虫　体长6～8 mm。雄雌上腋瓣外侧缘缨毛稍带灰色(云南标本腋瓣带棕色)。雄阳体端突很短，几乎是直的，末端与下阳体腹突远离(图59)。

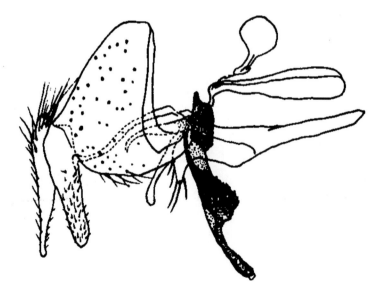

图59　♂ 巴浦绿蝇 *Lucilia papuensis* 尾器侧面观（参考薛万琦、赵建铭,1996)

卵　全长1.5 mm,宽0.31 mm,卵脊宽约0.02 mm,卵脊末端距卵后端的距离为0.1 mm。

幼虫

三龄幼虫:体长约13 mm,各节棘环不很发达,第5腹节以前的各节前缘棘环完整,第7腹节后缘棘环完整。中胸前缘棘环的背面宽度约占全节长的1/4,有6～8排棘列,每列有小棘2～8个。第5、第6腹节腹垫的棘列不发达,棘列数分别为2～4、(3～4)＋(3～5)排,并不向两侧伸延,因此其侧板光滑无棘。第7腹节后缘棘环背部为5～6排棘列,每列2～6个小棘,位于前端的小棘色淡而较长。第8腹节背中部及背突的四周均布满粗大颗粒状的微疣。后突起群的背突间距大于背突亚背突间距,各突起内缘有较发达的棘列,并不呈毛状。

前气门6~7个指突,管状部长略大于宽。后气门略近于三角形,气门环不宽,于气缝之间向内伸入,并于中、外气缝间呈角形状加厚。后气门间距略小于1个气门的宽度。

口咽器口钩间具有短杆的指形小骨,指形小骨长为宽的2倍左右。咽骨背角长略为咽骨体长的2.5倍,尖端无窗孔,腹角后上角与后下角比较突出,感觉小孔相连接(图60)(甘运兴,1980)。

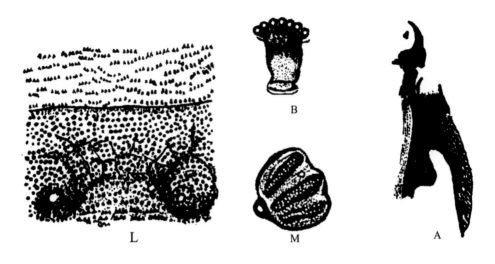

图60　巴浦绿蝇 *Lucilia papuensis* 三龄幼虫特征(参考甘运兴,1980)
图中字母分别代表: A为口咽器;B为前气门;L为第7、第8腹节背面正中部;M为后气门。

分布　我国目前已知分布在陕西,宁夏,甘肃,上海,河南,河北,山东,江苏,安徽,浙江,江西,湖北,重庆,四川,云南,贵州,福建,广东,广西,台湾;国外目前已知分布在日本,朝鲜,老挝,印度,斯里兰卡,泰国,马来西亚,印度尼西亚,菲律宾,非洲,巴布亚新几内亚(模式产地),澳洲区。

生态　据四川雅安(冯炎等,1993)报道,本种季节分布在3~10月,密度高峰为8月,最早出现在3月14日,最后消失在11月28日;分布在海拔2 800 m以下各生态地理区,幼虫为尸食性,孳生在腐肉及动物尸体。

据贵州(陈禄仕,2003)报道,在海拔500 m的5月份(住宅区)发现该幼虫孳生在腐猪肺上。

23. 南岭绿蝇 *Lucilia（Luciliella）bazini* Séguy
Encycl ent.（B. Ⅱ）,Dipt.,7;15. 1934.
成虫　中大型种,翅前缘基鳞黑色;雄侧阳体端突不超过下阳体前缘(图61)。

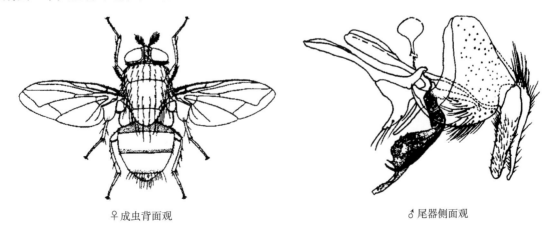

♀成虫背面观　　　　　♂尾器侧面观

图61　南岭绿蝇 *Lucilia bazini* 成虫特征(参考范滋德等,1992)

分布 我国目前已知分布在河北,甘肃,陕西,宁夏,上海(模式产地),山东,江苏,浙江,江西,湖北,重庆,福建,云南,广东,台湾,海南,四川,贵州;国外目前已知分布在日本,俄罗斯(东西伯利亚)。

生态 据四川雅安(冯炎等,1993)报道,本种季节分布在 4～10 月,密度高峰为 7～9 月,最早出现在 4 月 23 日,最后消失在 10 月 25 日;幼虫为尸食性,孳生在腐肉及动物尸体。

24. 太原绿蝇 *Lucilia*（*Phaenicia*）*taiyanensis* Chu

昆虫学报,18:119.1975.

成虫 中型种。体呈金属绿色,微带黄色反光。第 3～5 背板无暗色缘带或纵条。第 1～5 腹板及其相应的背板的腹缘均具长而密的毛,无鬃(图 62)。

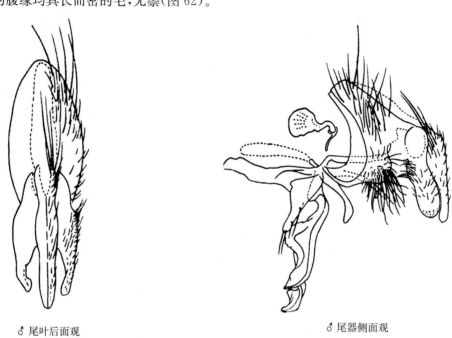

♂ 尾叶后面观　　　　　　　　　♂ 尾器侧面观

图 62　太原绿蝇 *Lucilia taiyanensis* 成虫特征(参考范滋德等,1992)

分布 我国目前已知分布在吉林,辽宁,河北,山西(模式产地:太原),山东,湖南。

生态 在湖南(黄耀明,1981),于 7～9 月在南岭山系的林区采到,幼虫孳生在小动物尸体上,其孳生率为 6.7%。

第十一节　绛蝇属 *Caiusa* Surcouf

Arch. Mus. Hist. Nat. Paris,6(5):52.1919.

模式种　*Caiusa indica* Surcouf,1919.

成虫 中型种,体常呈黄至黄褐色;雄眼密接,雌眼远离;侧颜几乎无毛;两触角基部间有一极不发达的颜脊,触角芒长羽状,芒毛达于芒端;胸部后中鬃 4 个鬃位,但通常仅有后方的 1～3 个发达,后背中鬃也是 4 个鬃位,翅内鬃 1+3 根,肩后鬃 4 根,腹侧片鬃 1:1;腋瓣上肋后瓣旁簇缺如,下侧背片具直立纤毛;翅 r 脉裸,下腋瓣上面裸。

分布　东洋区,澳洲区。

生态　成虫活动于海拔 300～1 500 m 的丛林中。

绛蝇属 *Caiusa* 共有 3 种，目前与法医学有关的仅有黄褐绛蝇 *Caiusa testacea* 一种。

分 种 检 索 表

1. 复眼上部小眼面扩大，髭位于口前缘的上方，口前缘略突出于额前缘；胸部条纹不明显，腹部第 1、第 2 合背板及第 3 背板黄色，第 4 背板大部或全部及第 5 腹板全部呈黑色；小盾片缘鬃 5＋1 根；雄肛尾叶明显短于侧尾叶，肛尾叶端部略尖削。侧尾叶端部则宽圆 ················ 越北绛蝇 *Caiusa coomani*
— 复眼上部小眼面不扩大；腋瓣黄色，裸；口上片棕黄色 ··································· 2
2. 髭位于口前缘稍上方；胸部具明显的 2 条黑色线；腹部前半黄色，后半黑色；肩后鬃及翅上鬃各 2 根；小盾缘鬃 3（～5）＋1（～2）根；前胫鬃序为 0.4～5,0,1（实际为后鬃），中胫鬃序为 1,1,0,2（实际为后鬃），后胫鬃序为 2,3,2,0；雌额宽率为 0.30～0.34，额鬃 10 根 ················ 黄褐绛蝇 *Caiusa testacea*
— 髭位于口前缘处；胸部黑色条不清；腹部黄褐色；肩后鬃及翅上鬃各 3 根；小盾缘鬃 4＋1 根；前胫鬃序为 0,2～3,0,1（实际为后鬃），中胫鬃序为 1,1,2,0，后胫鬃序为 2,2,1～2,0；雌额宽率为 0.34～0.36，额鬃 8～10 根 ················ 印度绛蝇 *Caiusa indica*

25. 黄褐绛蝇 *Caiusa testacea* Senior-White

Spolia Zeylan. 12:310. 1923.

dubiosa Villeneuve,1927(*Caiusa*).

成虫　中型种，黄褐色。雄眼合生，裸；侧额及侧颜具银白色粉被，侧颜裸；颊及下后头均具黑毛，触角第 3 节长为第 2 节的 2.5 倍。胸部具窄而黑色的 2 条纵条，纵条之间为淡灰色；前胸基腹片和前胸侧板中央凹陷具黄色毛；腋瓣上肋裸。前、后气门均黄色。翅 r_{4+5} 脉第一段基 1/2 或略超过 1/2 处有黑色小刚毛；下腋瓣上面裸。足黄。腹部腹板及第 9 背板均黄。雌间额棕黑至黑色；后胫具 2～3 根前背鬃，2 根前腹鬃和 2～3 根后背鬃。

分布　我国目前已知分布于台湾；国外目前已知分布在印度，菲律宾，马来西亚，泰国，斯里兰卡（模式产地），新加坡。

生态　采自印度科因巴托尔的标本是从一个蛙卵中育出的(Senior-White *et al.*,1940)；本种成蝇在太平洋岛屿的密林中可用腐肉诱至，雌蝇产幼虫(H. Kurahashi,1987)；在泰国，成蝇于 9～10 月间采自海拔 500～1 400 m 的生态地理区(W. Tumrasvin,1979)。

第十二节　裸金蝇属 *Achoetandrus* Bezzi

Bull. Ent. Res. 17:235. 1927.

模式种　*Musca albiceps* Wiedemann,1819.

成虫　头部稍比胸部为宽，腹部短卵形。体具绿色或紫色金属光泽。雄眼相接，但不合生。雌无侧额鬃，雄具外顶鬃。中颜板狭而很深地凹入。髭明显地在口前缘的上方。触角芒长羽状。前胸基腹片、前胸侧板中央凹陷、上侧背片和翅后坡均具毛。中鬃 0＋1 条（少数为 2 条），翅内鬃 0＋1，腹侧片鬃 1:1。雄第 5 腹板基部短，侧叶宽；肛尾叶合缝长，肛尾叶几乎与侧尾叶等长。雌第 5 背板后方有 1 条正中纵裂缝。

分布　东洋区，非洲区，澳洲区和古北区南缘。

生态　幼虫尸食性，可捕食其他蝇类幼虫。

裸金蝇属 *Achoetandrus* 共有 2 种，2 种均与法医学有关，即绯颜裸金蝇 *Achoetandrus rufifacies* 和粗足裸金蝇 *Achoelandrus villeneuvii*。

分 种 检 索 表

1.前气门黄白色或白色,不带有灰色或褐色;后胸侧板下方具淡色毛;侧额下部的内方与外方一样具淡色粉被;侧颜几乎全长都具淡色毛;颊灰色,具粉被;雌、雄体色均呈绿色,腹部各背板具宽而明显的暗色缘带;前气门鬃常为1~2根,前侧片鬃3根;在翅侧片前半部上,具淡色细长纤毛。雌第5背板正中缝短,不及节长的1/2。雄足不特别粗,各足的第2~4分跗节长于横径;雄额狭,为触角第3节宽的1~1.5倍 ·· 绯颜裸金蝇 *Achoetandrus rufifacies*

一前气门褐色;后胸侧板下方无毛;侧额下部的内方近1/2的宽度内呈黑色,缺淡色粉被;侧颜仅在上方有少数淡色毛;颊黑色,具很薄的粉被;腹部各背板暗色缘带很狭。雄体色为带绿色的紫蓝色,雌体暗绿色。雌第5背板正中缝长,约为节长的1/2。雄足粗壮异常,各足的第2~4分跗节的长与横径几乎相等;雄额较宽,约为触角第3节宽的5倍。在翅侧片的前半部上,雄具细长的淡色纤毛,而雌具短的黑色小刚毛 ·· 粗足裸金蝇 *Achoelandrus villeneuvii*

26.绯颜裸金蝇 *Achoetandrus rfifacies* (Macquart)

Mém. Soc. Sci. Agric. Lille:303(*Lucilia*),1842.

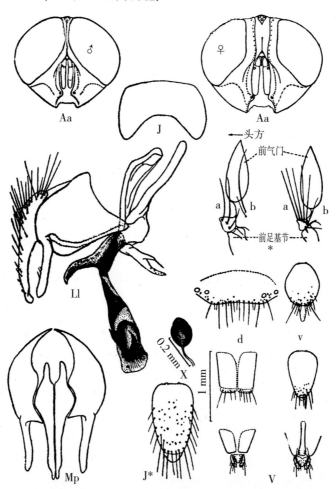

图63 绯颜裸金蝇 *Achoetandrus rfifacies* **成虫特征(参考范滋德等,1992)**

图中字母分别代表:Aa为♂、♀头部前面观;J为♂第5腹板;Ll为♂尾器侧面观;

* 左图是绯颜裸金蝇前侧片鬃,右图是白头裸金蝇前侧片鬃;Mp为♂尾叶后面观;X为♀受精囊;

J*为♀第5腹板;V为♀产卵器(d为背面观;v为腹面观)。

成虫　中型种,体具绿色或紫色的金属光泽;头部比胸部宽,腹部短卵形。中颜板很狭,且很深地凹入;口前缘突出于额前缘;侧颜及颊部均密被淡黄色细毛;后气门暗棕色;腹部各背板具宽而明显的暗蓝色缘带;下腋瓣上面全被细纤毛;雄肛尾叶及侧尾叶均细长,后者略短于前者;雌受精囊近似球形(图63)。

幼虫

一龄幼虫:无肉突起。口咽器口前齿连成一板状,上有齿4排,口前齿杆的基部特别大。

二龄幼虫:各腹节的肉突较小,其尖端无明显的光裸段,刺束的刺短小。

三龄幼虫:为有突型的蝇幼,体长14~16 mm。各节背面具深褐色斑纹。前胸中胸有疣状突起4对,后胸有疣状及刺状突起各2对。腹部各节具圆锥状突起8对,仅缺内背突(又称背突)。胸部各节及腹部前3、4节具前棘环,各节后棘环不发达,并有不同深浅及大小的褐色微疣布满全身。中胸前棘环的背中部有棘6~8排,各棘为钝的单尖型或多尖型,棘环宽度占全节长的1/4(图64)(甘运兴,1980)。

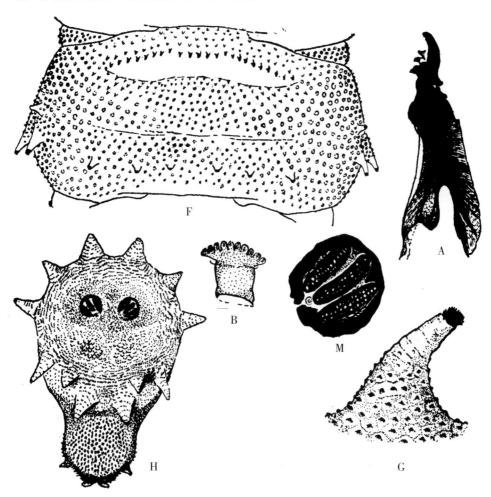

图64　绯颜裸金蝇 _Achoetandrus rfifacies_ 三龄幼虫特征

图中字母分别代表:A为口咽器;B为前气门;F为第6腹节腹面;G第6腹节背面锥突(90倍);
H为第8腹节后面观;M为后气门。

分布　我国目前已知分布在北京(陈禄仕 2011.11 样本小区发现),山东,河南,上海,江苏,安徽,浙江,江西,湖南,云南,贵州,福建,广东,广西,海南,台湾,四川;国外目前已知分布在日本,越南,东洋区(印度、马来西亚、越南、老挝、柬埔寨、缅甸、泰国、菲律宾和中国云南、广西、广东、海南),澳洲区(模式产地),澳大利亚以及太平洋南岸诸岛,古北区南缘。

生态　本种为我国长江流域及沿海一带常见种。幼虫孳生于腐败动物质,残食性,可捕食其他蝇类幼虫。室温30℃时,一、二龄幼虫期各约1天,三龄幼虫3天后即可化蛹,蛹期3～5天羽化(高景铭、郭念恭,1983)。据河南(葛凤翔,1972)报道,该种极嗜臭鱼肉,成虫密度高峰在8～9月,以豫南地区数量较多,在金蝇亚科中列第2位。据南京马群地区(黄平益、肖鹏飞,1985)报道,成虫季节分布在6～11月,密度高峰在9月。

据贵州(陈禄仕,1999～2010)研究,本种繁殖期在5～10月,幼虫孳生在动物尸体(即鼠尸、兔尸、鸭尸、鸡尸、狗尸、猪肺)及人的尸体上。在自然环境中不同气温下各虫态变化时间、积温及季节分布见表22。

表22 绯颜裸金蝇 Achoetandrus rfifacies 各虫态变化时间、积温及季节分布表($\overline{x}\pm s$)

月 份	气温(℃)	卵期(d)	幼虫期(d)	蛹前期(d)	蛹期(d)	总历期(d)	积温(日度)
5	21.100±5.440	1.200±0.424	7.445±2.609	2.000±0.000	6.625±0.883	17.250±3.889	370.716±60.537
6	22.900±5.385	0.665±0.120	4.540±2.064	1.960±0.056	4.500±0.707	11.665±2.948	285.750±77.428
7	24.470±4.990	0.833±0.085	5.540±2.211	0.946±0.382	5.293±0.640	12.613±2.391	301.766±52.037
8	24.507±4.840	0.617±0.133	5.092±0.727	1.020±0.307	4.167±0.748	10.897±1.417	276.737±45.828
9	21.900±5.260	0.686±0.060	4.814±1.867	1.500±0.353	6.818±1.117	13.818±2.831	306.020±46.260
10*	16.09±5.66	1.79	9.75	2.00	19.63	33.16	547.05

注:"*"为观察到1组,"d"为天。

据贵州(陈禄仕,1999～2010)研究,本种在不同气温下成熟幼体长及每日生长长度见表23。

表23 绯颜裸金蝇 Achoetandrus rfifacies 各虫态变化时间、积温及季节分布表($\overline{x}\pm s$)

月 份	气温(℃)	幼体长(mm)	每日长(mm)
5	19.600±3.427	15.786±0.449	2.078±0.616
6	23.195±2.625	14.780±0.655	3.655±1.576
7	22.943±1.598	15.496±0.828	3.296±1.883
8	25.013±0.635	13.930±1.825	2.063±0.069
9	25.210±2.591	15.088±0.573	3.454±1.058
10*	18.480±6.160	16.060±0.460	1.650

注:"*"为观察到1组。

27. 粗足裸金蝇 Achoetandrus villeneuvii (Patton)

India J. med. Res. ,9:567(Chrysomyia). 1922.

成虫 本种为体形略狭长,足股节粗壮的金蝇。具蓝色、绿色或紫色的金属光泽;颊黑褐色,具金黄色毛;颜面凹入很深;触角及下颚须均带橙色;腹部各背板具窄的后缘带和密黑毛,腹板具黄绒毛。雄后腹部明显,尾器后面观,肛尾叶长于侧尾叶,末端不分叉,侧面观肛尾叶末端具爪;端阳体末端圆而后屈;雄后足第1～5跗节总长短于后胫长(图65)。

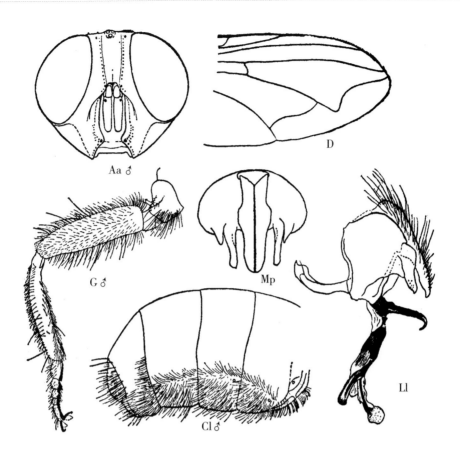

图 65 粗足裸金蝇 *Achoetandrus villeneuvii* 成虫特征(参考范滋德等,1992)

图中字母分别代表:Aa 为♂头部前面观;D翅;G♂后足前面观;Cl♂腹部侧面观;

Mp尾叶后面观;Ll尾器侧面观。

幼虫 与绯颜裸金蝇幼虫相似,均属有突型蝇幼,不同的有以下几点:肉突起的近尖端部无光裸段,刺束的刺数较少(图66),突起上的深色微疣发育呈短棘状;后气门梨形,气门环宽,强骨化,于各气缝间处向内加厚十分显著(甘运兴,1980)。

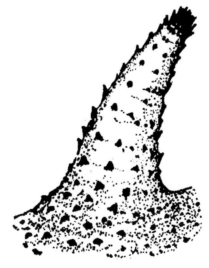

第6腹节背面锥突(90倍)

图 66 粗足裸金蝇 *Achoetandrus villeneuvi* 幼虫特征

分布 我国目前已知分布在广东,海南,云南,贵州;国外目前已知分布在印度,印度尼西亚,泰国,斯里兰卡,马来西亚。模式产地:印度南部。

生态 幼虫为尸食性,可捕食其他蝇类幼虫。成虫采自 300～390 m 处。

据贵州(陈禄仕,1999～2010)研究,2005 年 7 月在一具无名女尸现场发现并提取若干蝇蛹,羽化出蝇发现其中 2 只是粗足裸金蝇;在海拔 1 115～1 122 m 的实验场地内(2008 年 8 月)也发现该蝇种。

第十三节 锡蝇属 *Ceylonomyia* Fan

中国常见蝇类检索表(初版):196.1965.

模式种 *Chrysomyia*(*Microcalliphora*)*nigripes* Aubertin,1932.

成虫 中型种,金属暗绿色;雄额很宽,外顶鬃缺如;雌具外顶鬃;雄雌均无侧额鬃;口上片狭;颜面稍凹陷;触角芒羽状。前气门淡色,前胸基腹片、前胸侧板中央凹陷、后胸侧板下部和上侧背片都具毛。鬃序具明显的两性二型,即在雄性中鬃、前背中鬃、翅内鬃、沟前鬃和肩后鬃都缺如,而在雌性则都存在。腹侧片鬃 0:1,腹部具暗色后缘带。雄第 5 腹板丽蝇型 *Calliphora*;雌后腹部各背板腹板都宽。

分布 我国目前已知分布在云南、广西、广东、海南;国外目前已知分布在印度、马来西亚、越南、老挝、柬埔寨、缅甸、泰国、菲律宾。

生态 幼虫孳生在动物尸体上(甘运兴,1980)。

锡蝇属 *Ceylonomyia* 仅有 1 种,即乌足锡蝇 *Ceylonomyia nigripes*。

28. 乌足锡蝇 *Ceylonomyia nigripes* Aubertin

Ann. Mag. nat. Hist. ,(10)9:26～27 (*Chrysomyia*). 1932.

成虫 雄额宽率为 0.2,间额宽不超过一侧额宽;雌额宽率为 0.35,间额宽不超过一侧额宽的 1.3 倍;额的两侧缘相互平行;头顶墨绿色,颊中部亮黑色,间额黑色,侧额侧颜及颊的前方呈淡灰色,颜灰色,触角褐色,侧颜上半部具淡色纤毛;下颚须黄色。胸腹部呈略暗绿色,有金属光泽。雄:背侧片鬃 0:1,中鬃缺如,背中鬃 0+1 根,翅内鬃缺如,肩鬃和沟前鬃缺如;雌:背侧片鬃 1:1,中鬃 0+1 根,背中鬃(2～3)+(4～5)根,翅内鬃 0+1 根(少数 0+2 根);两性翅前鬃均存在;翅侧片前半部着生淡色纤毛。腋瓣白色或污白色,边缘具白色或黄白色;翅透明;平衡棒黄色。腹部第 1、第 2 合背板暗色,第 3、第 4 两背板具暗色后缘带;足黑,股节略带绿色。尾叶侧面观似鸟喙。雌受精囊呈茄形(图 67)。

幼虫

一龄幼虫:无突起,各节的棘刺为单尖型,第 5 腹节的后缘棘环仅于腹面有 1～2 排棘刺,第 6 腹节仅于腹垫上有前后棘(1～2)+(2～4)排小棘刺。口咽器发达,全长约 0.47 mm。口前齿发达,形成一齿板,有齿 5～6 列,口前齿杆较粗大。中口钩的尖端段占全长的 2/5,中段下缘呈弧状突出。下口骨粗直,前端钝。咽骨体的高度大于长;背角与腹角等长,并为咽骨体长的 1.5 倍(图 68)。后气门间距等于 2 个气门的宽度。

二龄幼虫:为有突型,各节突起与三龄幼虫相似,唯棘刺及突起均不发达,一般于突起的尖端上有 2～3 个黑色较大的尖棘刺。口咽器口钩粗状,端角与基角大,口钩呈直伸状,口钩中段下缘还有 3 个小齿突出,下口骨发达,上缘隆起。咽骨体长大于高,背角与腹角几乎与咽骨体等长,腹角后下缘伸延,咽膜具色素区。前气门有 11～14 个指状突,管部长为宽的 2 倍(图 68)。后气门间距小于 1 个气门的宽度。

三龄幼虫:为有突型。具深褐色斑纹,前胸背侧面有小形疣状突起 5 对,中胸 4 对,后胸 4 对中仅下侧突为疣状,其背突、亚背突及上侧突均为刺状突起。腹部各节为背腹扁平,每节有尖刺状突起 8 对,无内背突。各肉突起中以背突最发达,呈尖圆锥形,突起上布满单尖棘刺,其尖端为一大锥形的尖刺。各节前

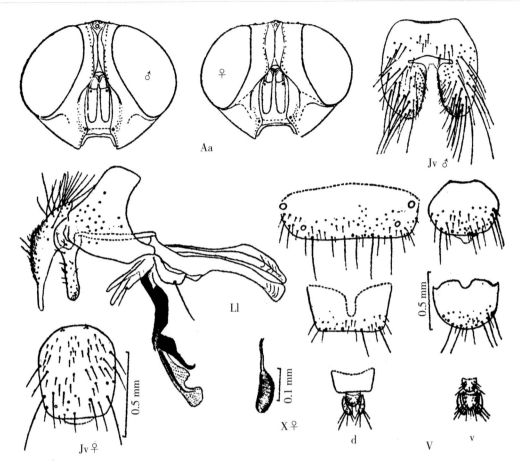

图 67　乌足锡蝇 *Ceylonomyia nigripes* 成虫特征(参考范滋德等,1992)

图中字母分别代表:Aa 为头部前面观;Jv 为♂♀第 5 腹板腹面观;Ll 为♂尾器侧面观;

X 为♀受精囊;V 为♀产卵器(d 为背面观,v 为背面观)。

缘棘环仅第 1 腹节完整,后缘棘环缺如。全身布满粗粒状的微疣,但较绯颜裸金蝇幼虫稀疏。中胸前棘环的背中部有棘 6~7 排,为钝的多尖型棘刺,每棘端部有多至 6~8 个不规则尖齿,棘环宽占全节长的1/4左右。第 6 腹节腹垫上的棘刺较稀少,前缘 1~2 排宽扁的多尖型棘刺,后缘 3~4 排较小的棘刺。腹突起群中以内腹突为最小。第 7、第 8 腹节的背中部无棘刺,仅有大小微疣分布。后突起群发达,各突起间距近于相等,其中以上、下侧突为大,各突起的基部内缘为数圈毛状棘列。第 9 腹节发达,上具棘刺和微疣,肛突上具棘刺(甘运兴,1980)。

前气门 10~13 个指突,管部长宽略相等。后气门圆形,气缝窄长,气门环较宽但不如绯颜裸金蝇幼虫的发达,钮孔区明显可见。后气门间距略小于 1 个气门的宽度,但在未老熟的标本上 2 个气门几乎相连接,气门环也很窄狭。

口咽器强骨化,口钩直形,基部长占口钩全长的 1/2。指形小骨比绯颜裸金蝇幼虫的大。下口骨宽短。咽骨背缘与腹缘均平直,背堤发达,背角略长于咽骨体与腹角,腹角后上角突出十分明显,后下角伸延,并于咽膜上形成色素区,背角的窗孔不明显,腹角窗孔大形(图 68)。

分布　我国目前已知分布在云南,海南,贵州;国外目前已知分布在印度,马来西亚,越南,斯里兰卡(模式产地),伊里安岛(又叫巴布亚岛或新几内亚岛,位于澳大利亚大陆之北,被称为亚、澳两大陆的桥梁),俾斯麦群岛(位于南太平洋新几内亚东北,属澳大利亚管辖)。

生态　2007 年 3 月(陈禄仕)在案件中人尸体及荷兰猪尸体上发现孳生的幼虫。成熟幼虫体长16.06 mm。

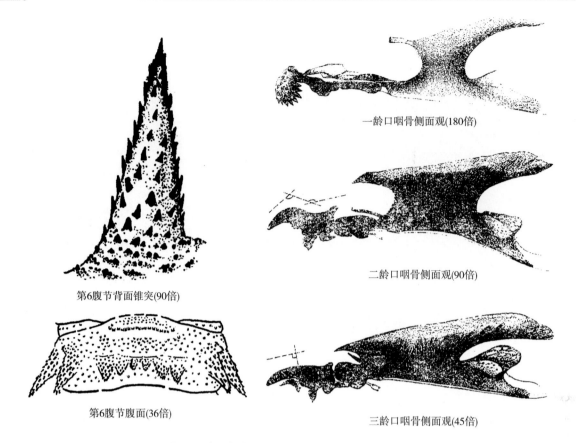

第6腹节背面锥突(90倍)

第6腹节腹面(36倍)

一龄口咽骨侧面观(180倍)

二龄口咽骨侧面观(90倍)

三龄口咽骨侧面观(45倍)

图68　乌足锡蝇 *Ceylonomyia nigripes* 幼虫特征

第十四节　金蝇属 *Chrysomya* Robineau-Desvoidy

Essai Myod. ;444.1830.

模式种　*Chrysomya regalis* Robineau-Desvoidy,1830.

成虫　成虫中大型种,体短粗肥大,常呈绿、蓝、紫等金属色。头部比胸部宽,雄眼合生以至离生,额大多很狭;有时复眼上半部的小眼面增大;雄外顶鬃缺如(个别种类例外);中颜板狭长,中等陷入;口上片稍突出,触角芒长羽状;前胸基腹片、前胸侧板中央凹陷、下侧背片和翅后坡均具毛;小盾片侧缘下面具毛,中鬃0+1(1~2)根,后背中鬃大多仅后方的几个发达,腹侧片鬃1∶1。各背板常具明显的暗色后缘带。有些种类雄阳体特别长大。雌受精囊梨形或茄形,无皱襞。

幼虫　体表无肉质突。

分布　东洋区,非洲区,澳洲区及古北区东部南缘。

生态　幼虫多具尸食性。成虫多为室外性种,极嗜腐败动物质和鲜人粪。

金蝇属 *Chrysomya* 共有 6 种,与法医学有关的有 5 种,即大头金蝇 *Chrysomya megacephala*、肥躯金蝇 *Chrysomya pinguis*、广额金蝇 *Chrysomya phaonis*、泰金蝇 *Chrysomya thanomthini*、星岛金蝇 *Chrysomya chani* 等。

分 种 检 索 表

1. 雄下阳体前面有纤毛;端阳体明显具棘,不特别细长(污金蝇亚属 subg. *Compsomyia* Rondani) …… 2

—雄下阳体前面无纤毛;前气门淡色 ·· 金蝇亚属 subg. *Chrysomya*

2.上腋瓣外方白色,上面无毛;雄前单眼旁的侧额宽等于或略宽于单眼横径,复眼在前部中央微微隆起,其上半小眼面大,在额的长度内约有25排。腹部腹板具黑毛 ··············· 星岛金蝇 *Chrysomya chani*

—上腋瓣外方白色或褐色,上面具毛;前翅内鬃常缺如 ··· 3

3.侧颜毛及颜堤毛黑色,颊毛至少前半黑色;颊至少后半是暗色的;第5背板腹面毛黑色,中鬃常为0+2根 ·· 4

—侧颜、颜堤及颊毛大部分是黄色的;颊至少后半呈杏黄色以至橙色;第5背板腹面毛至少大部是黄色的;中鬃常为0+1根;上腋瓣外方白色,上面具白色毛 ····································· 6

4.腋瓣白或污白,上腋瓣外方白色,雄上面具白色或灰色毛,雌则具白色毛;颊浅灰色;内后背中鬃缺如;雄额很宽,为一复眼宽的2/3~4/5,颇似一般雌性,但无前倾上眶鬃,仅有1对后倾上眶鬃;雌受精囊长茄形 ·· 广额金蝇 *Chrysomya phaonis*

—腋瓣暗棕色,上腋瓣外方褐色,上面有褐色至黑色纤毛;颜暗红色或棕黑色,颊灰色;雄额狭,前单眼旁的侧额宽狭于前单眼的横径 ·· 5

5.复眼上半小眼面并不大,在额的长度内约有35排,在前部中央不隆起 ··································· ·· 肥躯金蝇 *Chrysomya pinguis*

—复眼上面小眼面大,与下半小眼面有明显区别;雄肛尾叶不特别长大,雌第5腹板近于圆形的椭圆形 ··· 泰金蝇 *Chrysomya thanomthini*

6.腋瓣带棕色,具暗棕色以至棕黑色缘,缘缨除上、下腋瓣交接处呈白色外,大部呈灰色至黑色;雄复眼上半2/3有大形的小眼面,在额的长度内约有25排,与下方的1/3范围内的小眼面有明显区别;腹侧片及第2腹板上的小毛大部黑色;雌额宽率常为0.35~0.37,在额部的眼前缘稍微向内凹入,在额中段的间额宽常不狭于一侧额的宽的2倍;腹侧片及第2腹板上多为黄毛 ······· 大头金蝇 *Chrysomya megacephala*

—腋瓣白色,至多下腋瓣比上腋瓣色略深,带污白色,具淡灰色(雄)或白色(雌)边缘,缘缨大部白色,至多部分呈淡灰色;雄复眼小眼面大小相同,无明显区别,在额的长度内约有40排;雌额宽率为0.28~0.32,平均0.30;在额部的眼前缘略直,在额中段的间额宽常不超过一侧额宽的2倍。两性腹侧片及第2腹板上的小毛至少部分呈黄色,甚至几乎全黄色 ············· 蛆症金蝇 *Chrysomya bezziana*

29.大头金蝇 *Chrysomya megacephala* (Fabricius)

　　Entom. Syst. 4:317(*musca*).1794.

　　成虫　体长大型,侧额底色暗,上有金黄色粉被及黄毛,触角枯黄,后梗节(第3节)长超过梗节(第2节)长的3倍以上,芒基黑色,长羽状毛达末端,颜、侧颜及颊杏黄色至橙色,均生黄色毛,下后头毛亦黄色,下颚须橘黄色,喙红棕色至黑色;胸部金属绿色有铜色反光及蓝色光泽。腋瓣棕色,平衡棒暗棕色或棕色;翅透明;足棕或棕黑色,胫节红棕色;腹部绿蓝色,铜色光泽明显(图69)。

　　卵　据胡萃和王江峰(2000)介绍,卵长(1.30±0.02)mm,卵宽(0.32±0.03)mm,近似香蕉状,白色,表面具小颗粒状突起。卵孔圆形,孔口具一圈突起的卵孔领片。中区远离卵孔一端呈"V"字形,中区长度几达整个卵长,宽度平均为卵宽的4.7%。中区两边的孵出线在卵领片前骤然分开,其水平面略低于卵孔领片水平面。气盾位于中区,呈筛状,筛孔稀疏,圆形。垂柱分散,均匀分布,端部呈平截状或圆形,很少并接。

　　幼虫

　　一龄幼虫:前缘棘环第5腹节以前各节完整,第6~8腹节仅限于腹面。解剖镜高倍放大可见第1胸节体壁上有细小的网状纹饰。后缘棘环第2~6腹节仅限于腹面,棘刺较稀疏,第7腹节体侧中部断裂。

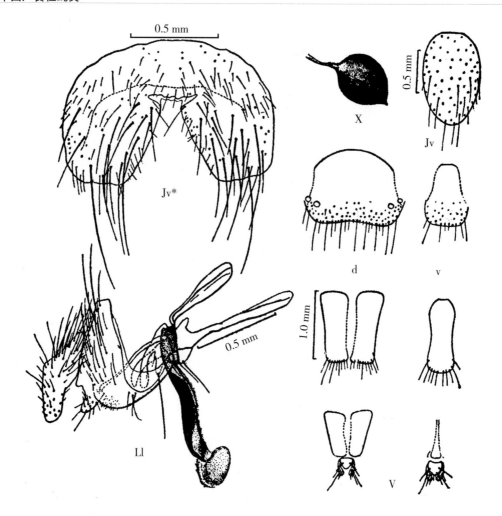

图 69　大头金蝇 Chrysomya megacephala 成虫特征(参考范滋德, 1992)

图中字母分别代表:Jv＊是♂第 5 腹板腹面观;Ll 是♂尾器侧面观;X 是♀受精囊;

Jv 是♀第 5 腹板腹面观;V 是♀产卵器(d 背面观,v 腹面观)。

后突起群背突间距等于背突、亚背突间距,后者等于亚背突、上侧突间距。

头咽骨中口钩腹面前部有 1 个角曲,角曲内常有数个小齿。

电镜所见:后气门腺体分支少,各支细长,内丛端部分为 9 支,裂间丛在中部分为 2 支,其中一支又分为 2 小支。第 8 腹节后表面纤毛带稀疏,纤毛细长(景涛,1985)。

二龄幼虫:前缘棘环第 5 腹节以前各节完整,第 6～8 腹节仅限于腹面。体棘大部分为多尖棘,也有少量单尖和双尖棘,第 1 胸节棘环几乎全为单尖棘,棘形细长,排成小列。各棘环后方没有或仅有少量细长的单尖棘,每小列棘不超过 4 枚。第 1 胸节体壁上有细小的网状纹饰。后缘棘环 2～5 腹节仅限于腹面,第 6、第 7 腹节在体侧中部有大的断裂。后气门较大,气门间距约为 1 个气门宽的 1/2。后突起群同一龄幼虫。前气门指状突 11～12 个,排成规则的一列。

头咽骨口钩较细,背基角大于直角,腹角长约为背角的 2/3。

电镜所见:后气门腺体呈密集的树枝状分支,裂间丛由中部计数为 7、8 支,内丛端部分支一般在 20 支以下。第 1～3 腹节在前缘棘环紧后方的腹面体壁上有少量弯曲的白色小毛,成行排列,第 4～7 腹节密布整个腹面,第 8 腹节则整个体节的背、侧、腹面均有(景涛,1985)。

三龄幼虫:体节前缘及腹垫均有顶端角化强的多尖端小刺。围绕头节后缘有 8～9 排斜形列的小黑色刺。第 1 胸节背面光滑,腹面前 1/4 有 7～9 排角化弱的微刺列。第 6 腹节前方腹垫的后缘无 1 列细小的棘形成的短列,第 8 腹节侧面棘群延伸到体侧中部。前气门 12～14 个指状突。后气门较大,其间距明显小于其横径 1/2,后表面凹陷浅,侧面观可见后气门,肛区前棘群列延伸到体侧中部,腹节腹面表皮有网状纹饰,后气门下方有 1 对卵圆形凹陷区。口钩与咽骨腹角大体等长(图 70)(孟宪钦等,1966)。

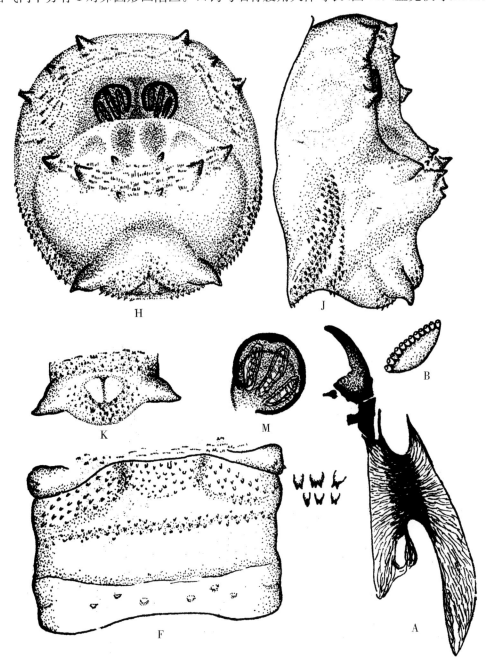

图 70　大头金蝇 Chrysomya megacephala 三龄幼虫特征(参考孟宪钦等,1966)

图中字母分别代表:A 为口咽器;B 为前气门;F 为第 6 腹节腹面;H 为第 8 腹节后面观;
J 为第 8 腹节侧面观;K 为第 8 腹节腹面观;M 为后气门。

蛹　据胡萃和王江峰(2000)介绍,蛹长(7.8±0.02)mm,蛹宽(3.0±0.12)mm,红褐色。呼吸角粗短,呈牛角状。

分布　我国目前已知除新疆、青海、西藏外,其他省(区、市)均有分布;国外目前已知分布在朝鲜,日本,马来西亚,斐济,越南,阿富汗,伊朗,毛里求斯,西班牙(加那利群岛),非洲热带区和新热带区,东洋区

（印度、马来西亚、越南、老挝、柬埔寨、缅甸、泰国、菲律宾和中国云南、广西、广东、海南），澳洲区（包括夏威夷群岛）和太平洋南岸诸群岛。模式产地：印度尼西亚。

生态 据四川雅安（冯炎等，1980～1992）报道，本种幼虫为杂食性而偏尸食性，所观察47个型的基质中，在10个型的基质中发现，以腐羊肉孳生频率较高（33.33%），厕所人粪孳生频率为28.30%，腐猪肉孳生频率为14.30%，动物内脏孳生频率为3.21%；季节分布在5～12月，密度高峰在7～9月。

据杭州（马玉堃，1995）报道，本种各虫态在不同恒温下各虫态的历期，见表24。

表24 大头金蝇 *Chrysomya megacephala* 在不同恒温下各虫态历期(d)

虫 态	18℃	21℃	24℃	27℃	30℃	33℃
卵期	1.33(207)	0.79(144)	0.67(150)	0.63(124)	0.54(121)	0.46(135)
一龄	2.13(184)	1.24(93)	0.73(113)	0.54(95)	0.33(114)	0.25(102)
二龄	2.75(133)	1.25(86)	0.75(92)	0.63(87)	0.50(102)	0.38(97)
三龄	8.25(120)	6.00(55)	3.60(77)	3.08(64)	3.00(81)	2.83(86)
蛹期	12.00(85)	7.00(47)	6.00(64)	5.00(48)	4.00(68)	4.00(80)
合计	26.46	16.29	11.75	9.88	8.37	7.92

注：括号内数据为观察虫数，"d"为天。

据北京（杨玉璞，1998）报道，大头金蝇 *Chrysomya megacephala* 在不同温度下各虫态变化所需时间见表25。

表25 大头金蝇 *Chrysomya megacephala* 各虫态变化时间

气温(℃)	卵期(d)	幼虫期(d)				蛹期(d)	总历期(d)	相对湿度(%)
		一龄	二龄	三龄	合计			
26.0	0.66	1.00	2.00	2.50	5.50	5.70	11.86	70～80
28.5	0.50	1.00	1.00	1.50	3.50	5.50	9.50	70～80

注："d"为天。

据贵州（陈禄仕，1999～2010）研究，本种繁殖期在5～10月，幼虫孳生在动物尸体（即鼠尸、兔尸、鸭尸、荷兰猪尸、猪肺）及人的尸体上。在自然环境中不同气温下各虫态变化时间、积温及季节分布见表26。

表26 大头金蝇 *Chrysomya megacephala* 各虫态变化时间、积温及季节分布表($\bar{x}\pm s$)

月 份	气温(℃)	卵期(d)	幼虫期(d)	蛹前期(d)	蛹期(d)	总历期(d)	积温(日度)
5	17.626±0.847	1.110±0.457	6.473±2.256	1.333±0.577	6.930±0.818	15.820±2.562	280.58±34.16
6	19.246±4.153	0.652±0.091	5.566±0.984	1.382±0.209	6.092±0.743	13.692±0.994	274.01±27.56
7	25.070±1.256	0.606±0.160	4.550±1.445	1.050±0.086	4.710±0.502	10.916±1.196	272.72±32.34
8	24.977±4.933	0.650±0.177	3.420±0.535	0.908±0.330	5.237±0.428	10.217±0.713	257.02±10.54
9	22.930±6.860	0.812±0.104	4.061±1.260	1.315±0.515	6.877±2.699	13.012±3.074	304.48±62.07
10	15.300±1.025	1.333±0.328	8.270±2.226	3.120±1.005	17.396±6.826	30.240±8.474	454.90±103.95

注："d"为天。

据贵州（陈禄仕，1999～2010）研究，本种在不同气温下成熟幼体长及每日生长长度见表27。

表27 大头金蝇 Chrysomya megacephala 成熟幼体长及每日生长长度（$\overline{x}\pm s$）

月 份	气温（℃）	幼体长（mm）	每日长（mm）
5	20.710±1.938	18.346±0.541	3.105±1.185
6	19.920±2.796	17.040±0.496	3.154±0.689
7*	24.740±4.420	16.387±0.527	2.647
8	25.892±5.210	16.711±0.475	4.848±0.689
9	23.238±3.033	15.582±0.813	4.077±1.104
10	17.335±4.430	17.485±0.580	1.855±0.120

注："＊"为仅观察到1组。

据王江峰（1999）对大头金蝇 Chrysomya megacephala 研究，在不同恒温下不同发育历期的比较见表28。

表28 大头金蝇 Chrysomya megacephala 各虫态在不同恒温下的发育历期（h）

虫 态	16℃	20℃	24℃	28℃	32℃
卵	38.80(1.62)	21(0.81)	17(0.63)	12.2(0.51)	9.0(0.38)
一龄幼虫	65.00(2.71)	33(1.37)	19(0.79)	13(0.54)	11(0.46)
二龄幼虫	80(3.33)	39(1.63)	23(0.96)	16(0.67)	13(0.54)
三龄幼虫	221(9.21)	126(5.25)	108(4.50)	85(3.54)	78(3.25)
蛹	384(16.00)	186(7.75)	126(5.25)	102(4.25)	73(3.04)
总历期	788.8(32.86)	405(16.88)	293(12.21)	228.2(9.51)	184(7.67)

注：括号内的数据为天数。

30. 广额金蝇 Chrysomya phaonis（Seguy）

Bull. Soc. enr. Fr.，1928：154（Cyaneosomyia）. 1928.

成虫 中型种，常呈蓝绿色。雄额同雌额均很宽，间额棕黑色，触角棕色至暗棕色，两触角间有不明显的细而低的颜脊；雄具外顶鬃。胸腹部呈亮绿色，胸部有不明显的纵条，前后气门暗褐色；翅前缘脉第3段长约为第5段的2倍，上腋瓣外方白色，下腋瓣污白色，整个背面密布黑毛；腹部短胖，有不显著的褐色条，背板后缘带不明显，雄尾节藏于第5背板下面。雌腹部无纵条，第5背板略似三角形（图71）。

幼虫

一龄幼虫：前缘棘环同大头金蝇，第1胸节棘环腹面有密集细长的淡色小棘。体棘色深粗壮，基部膨大，末端突然尖削，与大头金蝇很易区别。后缘棘环、口咽骨及后突起群均与大头金蝇相似（景涛，1985）。

电镜所见：后气门腺体分支细，裂间丛由中部分为4支，每支在端部又分为2小支。第8腹节后表面纤毛带致密。第1胸节棘环后方有细长的小棘。

二龄幼虫：前缘棘环第5腹节以前各节完整，第6腹节背部断裂，第7、第8腹节仅限于腹面。体棘大部为多尖棘，也有部分单尖和双尖棘。第1胸节棘环腹面为短的单尖棘，状似等边三角形，每10余个为1列，此外，腹面尚有一些半圆形钝头棘。第1胸节体壁有网状纹饰。自第2胸节起，各棘环后缘都有一些与棘环棘刺形状不同的细小单尖棘，在腹面这些小棘每3～10枚为1列。后棘环同大头金蝇。前气门指状突9～11个，排成规则的1列（景涛，1985）。

电镜所见：第1胸节棘环后方有细长的小棘，余均同大头金蝇。

三龄幼虫：头节后缘背面中央有构成三角形排列的6～7排小刺。后表面凹陷深，侧面观看不见后气

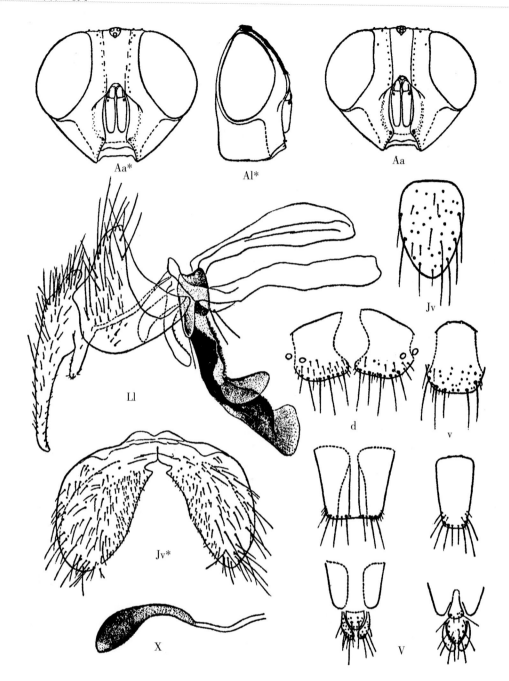

图 71　广额金蝇 *Chrysomya phaonis* 成虫特征(参考范滋德,1992)

图中字母分别代表:Aa * 为♂头部正前面观;Al * 为♂头部侧面观;Aa 为♀头部前面观;

Ll 为♂尾器侧面观;Jv 为♀第 5 腹板腹面观;Jv * 为♂第 5 腹板腹面观;X 为♀受精囊;

V 为♀产卵器(d 为背面观,v 为腹面观)。

门。肛区前棘群列不延伸到体侧中部。前气门小室扇形,指状突 9~10 个。后气门间距等于或稍大于其横径的 1/2。3 个气缝逐渐自外上斜向钮区,内缝较短,中缝和外缝略等(孟宪钦等,1966)。

口咽骨:口钩大,呈镰刀状,齿骨很小,下口骨呈梯形,腹面有方突。咽骨背角约为腹角长的 2 倍,宽度略等。腹角背方有角状突,中部有一明显的透明区,背堤向前延伸,超过侧口骨端部,背角腹方有一狭长的不明显的透明区。侧口骨长条状,端部微弯,向前延伸至下口骨中段稍前,咽膜狭(图 72)。

蛹　长 9 mm,宽 4 mm。体表满被刺,后表面凹陷深,后突起不发达。前气门指状突 10 个。后气门

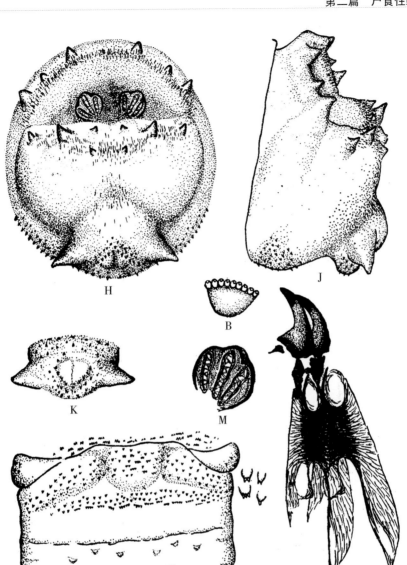

图 72　广额金蝇 *Chrysomya phaonis* 三龄幼虫特征(参考孟宪钦等,1966)

图中字母分别代表:A 为口咽器;B 为前气门;F 为第 6 腹节腹面观;H 为第 8 腹节后面观;
J 为第 8 腹节侧面观;K 为第 8 腹节腹面观;M 为后气门。

较小,间距等于其直径。呼吸角短粗,呈牛角状。口钩短粗,背角长于腹角(参考薛瑞德,1985)。

　　分布　我国目前已知分布在辽宁,北京,天津,河北,山西,陕西,内蒙古,宁夏,甘肃,青海,河南,山东,江苏,湖北,重庆,四川,江西,贵州,云南(模式产地:昆明),西藏;国外目前已知分布在印度北部,阿富汗。

　　生态　据四川雅安(冯炎等,1980~1992)报道,在所观察 47 个型的基质中,幼虫属于尸食性,腐猪肉孳生频率 14.34%,其他动物尸体孳生频率 2.23%;季节分布在 6~11 月,密度高峰在 8 月;耐寒不耐热,适宜活动气温幅度在 13~28℃,最适气温在 14~20℃。白天成虫活动节律:仲春 4 月白天 12 个小时中,仅活动在 11~12 时;初夏 6 月白天 13 个小时中,仅活动在 10~12 时;初秋 9 月白天 13 个小时中,仅活动在 9~10 时和 14~15 时;初冬 12 月白天 12.5 个小时中,仅活动在 12~15 时。本种以蛹越冬。

　　据贵州(陈禄仕,1999~2010)研究,本种幼虫孳生在动物尸体(即猪肺)及人的尸体(2010 年 4 月海拔 1 500 m 处无名男尸)上。在自然环境中观察到 4 月和 5 月各虫态变化时间及积温见表 29。

表29　广额金蝇 *Chrysomya phaonis* 各虫态变化时间及积温表($\bar{x}\pm s$)

时间	气温(℃)	卵期(d)	幼虫期(d)	蛹前期(d)	蛹期(d)	总历期(d)	积温(日度)
4	19.005±5.610	0.972±0.209	8.443±3.773	1.568±0.383	8.361±1.215	19.345±2.774	371.866±34.103
5	19.850±5.264	1.040±0.230	6.183±0.461	1.573±0.372	7.467±0.148	16.265±0.574	329.510±10.598

注:"d"为天。

据贵州(陈禄仕,1999~2010)研究,本种在4月和5月成熟幼体长及每日生长长度见表29。

表30　广额金蝇 *Chrysomya phaonis* 成熟幼体长及每日生长长度($\bar{x}\pm s$)

月份	气温(℃)	幼体长(mm)	每日长(mm)
4	19.148±5.505	16.218±0.295	2.151±0.779
5	19.691±5.338	15.661±0.429	2.544±0.225

31. 肥躯金蝇 *Chrysomya pinguis*（Walker）

Trans. R. ent. Soc. Lond.,(2)4:213(*Lucilia*).1858.

成虫　体长中型,两复眼几乎相接,侧颜及颊大部分黑色,触角后梗节端部口背方偏暗,其长为梗节长的4倍以上,下颚须棕黄色,喙短黑;胸部金属绿色有蓝色光泽,上有灰色粉被,腋瓣暗棕色,平衡棒棕至棕黄色;翅透明;足黑色,胫节红棕色;腹部呈短卵形,各背板具暗紫黑色缘带(图73)。

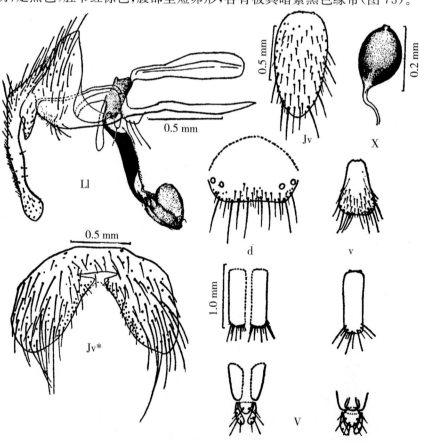

图73　肥躯金蝇 *Chrysomya pinguis* 成虫特征(参考范滋德,1992)

图中字母分别代表:Ll 为♂尾器侧面观;Jv* 为♂第5腹板腹面观;Jv 为♀第5腹板腹面观;
X 为♀受精囊;V 为♀产卵器(d 为背面观,v 为腹面观)。

幼虫 体长约 16 mm。第 1 胸节至第 6 腹节前缘棘带完整,第 7、8 腹节仅限于腹面和两侧;第 2、第 3 和第 8 腹节上的后缘棘带仅限于腹面和两侧,第 4～7 腹节后缘棘带整,只有第 4、第 5 两腹节背面的棘极细小且无色素;第 8 腹节,背突间距约为背突与亚背突间距的 1.5 倍。前气门有 9～11 个指状突;后气门较大,气门环厚实,色素浓重并在气门裂间加厚,在第 2、第 3 气门裂间呈尖锐的角形突出;气门裂宽,第 1、第 2 气门裂间的气门板比大头金蝇为狭;气门钮不显著;两后气门间距很狭。口咽器较大且色素浓重;口钩基部略呈长方形,钩部瘦长而尖端指向下方;背角较大头金蝇瘦长,咽骨背缘略凹;附口骨存在,呈长而壮的棍棒状(大头金蝇附口骨短,不呈棍棒状)(胡萃、王江峰,2000)。

分布 我国目前已知分布在辽宁,北京,河北,山西,陕西,内蒙古,宁夏,甘肃,山东,河南,江苏,安徽,浙江,江西,湖北,湖南,重庆,四川,西藏,云南,贵州,福建,台湾,广东,海南,广西;国外目前已知分布在朝鲜,日本,印度(模式产地),斯里兰卡,马来西亚,菲律宾,越南,印度尼西亚。

生态 据四川雅安(冯炎等,1956～1957、1980～1992)报道,本种幼虫为尸食性兼粪食性,幼虫在兽骨内孳生频率 25.12%,在腐鸡肉孳生频率 16.74%,在腐猪肉孳生频率 14.32%;季节分布在 6～11 月,密度高峰在 8 月。白天成虫活动节律:暮春 5 月白天 12 个小时中,仅活动在 14～20 时;炎夏 7 月白天 16 个小时中,仅活动在 6～7 时和 19～20 时;初秋 9 月白天 13 个小时中,仅活动在 12～17 时。本种成虫在 15～36℃的气温下比较活跃,最适温度是 20～25℃。

据贵州(陈禄仕,1999～2010)研究,本种繁殖期在 3～9 月,幼虫孳生在动物尸体(即鼠尸、兔尸、鸭尸、鸭肺、狗尸、猪肺)及人的尸体上。在自然环境中不同气温下各虫态变化时间、积温及季节分布见表 31。

表 31 肥躯金蝇 *Chrysomya pinguis* 各虫态变化时间、积温及季节分布表($\overline{x}\pm s$)

时 间	气温(℃)	卵期(d)	幼虫期(d)	蛹前期(d)	蛹期(d)	总历期(d)	积温(日度)
3*	14.57	1.62	12.29	1.29	7.00	22.20	323.61
4	17.313±1.086	0.880±0.243	9.196±1.729	2.086±1.154	7.666±0.125	19.850±0.847	346.683±38.104
5	21.137±5.512	0.662±0.084	7.052±1.692	1.355±0.386	6.862±1.145	15.897±0.918	338.400±23.360
6	21.173±4.779	1.111±0.327	7.704±2.000	1.162±0.167	6.445±0.655	16.424±1.500	350.628±12.000
7	25.330±0.000	0.726±0.005	6.063±0.198	1.000±0.000	5.000±0.000	12.760±0.226	329.250±0.000
8	23.700±0.424	0.760±0.014	5.000±0.000	1.000±0.000	6.225±0.318	13.005±0.304	308.000±5.656
9	24.894±1.711	0.742±0.052	4.322±0.846	1.092±0.288	5.742±1.211	11.898±1.453	301.950±12.295

注:"*"为仅观察到 1 组,"d"为天。

据贵州(陈禄仕,1999～2010)研究,本种在不同气温下成熟幼体长及每日生长长度见表 32。

表 32 肥躯金蝇 *Chrysomya pinguis* 成熟幼体长及每日生长长度($\overline{x}\pm s$)

月 份	气温(℃)	幼体长(mm)	每日长(mm)
4	15.513±0.963	15.035±2.356	1.642±0.094
5	20.421±3.814	15.759±0.432	2.296±0.600
6	20.224±4.832	16.000±0.341	2.287±0.854
7	24.746±0.005	15.913±0.090	2.645±0.091
8	23.510±1.190	15.565±0.580	3.113±0.094
9	25.983±0.075	15.623±0.255	4.048±0.577

32.泰金蝇 *Chrysomya thanomthini* Kurahashi *et* Tumrasvin

Kontyu,Tokyo,45(2):242~246(*Chrysomya*).1977.

成虫　大型种。外形极似大头金蝇。体呈金属紫色至紫黑色。复眼合生,裸。间额红棕色,触角第3节长为第2节的3倍,芒长羽状。下颚须橙色。颊暗褐色,前2/3粉被灰黄色,后1/3灰色。胸部有密黑毛,盾片有2条模糊不清的宽黑纵条,前胸基腹片和前胸侧板中央凹陷具毛。中鬃0+2根,背中鬃2+(3~4)根,翅内鬃0+1根,腹侧片鬃1:1,雄无肩后鬃,雌肩后鬃有时很弱。腋瓣微带黑色。足黑。腹部第3、第4背板具后缘带,第5背板除直立缘鬃外,还有许多细的直立刚毛。雌额宽率为0.32~0.36,颊及颊后头具黄毛。第6背板呈半球形,腹板呈三角形(图74)。

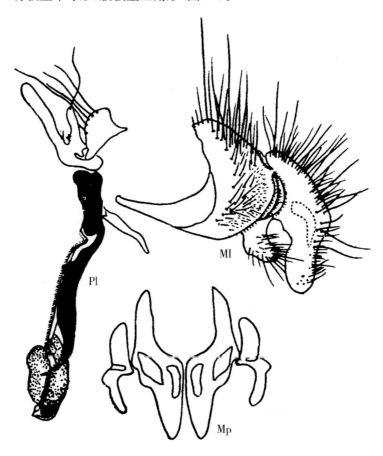

图74　泰金蝇 *Chrysomya thanomthini* 成虫特征(参考范滋德,1992)
图中字母分别代表:Mp 为♂尾叶后面观;Pl 为♂外生殖器侧面观;Ml 为♂尾叶侧面观。

分布　我国目前已知仅分布在云南;国外目前已知分布在缅甸,泰国(模式产地)。
生态　成虫在海拔1 400~2 667 m的原始森林地带较多,极嗜腐败动物质(Kurahashi *et* Tumrasvin,1977)。

33.星岛金蝇 *Chrysomya chain* Kurahashi

J. Med. Entomol. 16(4):288—289.1979.

Defixa:Fan,1965(nec Walker,1857).

成虫　中型种。体呈蓝绿色。复眼大裸。除触角第3节暗褐色外,其余棕色,第3节长是第2节的3倍余,芒长羽状。颊具黑色毛,颊后头沟后部分具黄色毛。口前缘微突出。胸部前盾有2条短的窄纵条,小盾片与胸部同为蓝绿色。前胸基腹片及前胸侧板中央凹陷具黑色毛。前瓣旁簇和听膜簇发达。中鬃0＋3根,背中鬃2＋3根,翅内鬃(0～1)＋(1～2)根。前缘基鳞黑,下腋瓣上面具黑毛。足股节黑,胫节淡红色。腹部尾节亮绿色,肛尾叶及侧尾叶黄色。雌间额黑色,额鬃12根(图75,彩图9)。

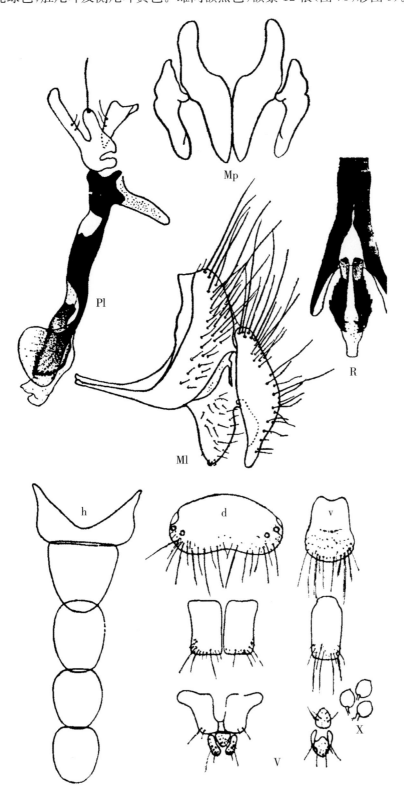

图75　星岛金蝇 *Chrysomya chain* 成虫特征(参考范滋德,1992)

图中字母分别代表:Pl 为♂外生殖器侧面观;Ml 为♂尾叶侧面观;Mp 为♂尾叶后面观;R 为♂阳体;

h 为♀前腹部各腹板;V 为♀产卵器(d 为背面观,v 为腹面观);X 为♀受精囊。

卵　卵长 1.5 mm,宽 0.35 mm,卵脊末端距卵后端 0.1 mm,卵壳上的多角形纹饰由颗粒排成的小网所组成。

幼虫

一龄幼虫:口咽器长 0.27 mm。口前齿仅有 4～5 个,杆较细。中口钩呈细长形微弯曲,中段与端段分界处呈小角状突起。下口骨细长而弯曲。咽骨体长为高的 1/2 倍。背角与腹角等长。

二龄幼虫:口钩端角为钝角,钩端部较为直伸。咽骨体长为高的 1.5 倍,背角略长于咽骨体,腹角较咽骨体为短,背角的窗孔不明显,腹角的窗孔小形。前气门 9～12 个指突,管部长宽略相等。后气门间距大于 1 个气门的宽度。

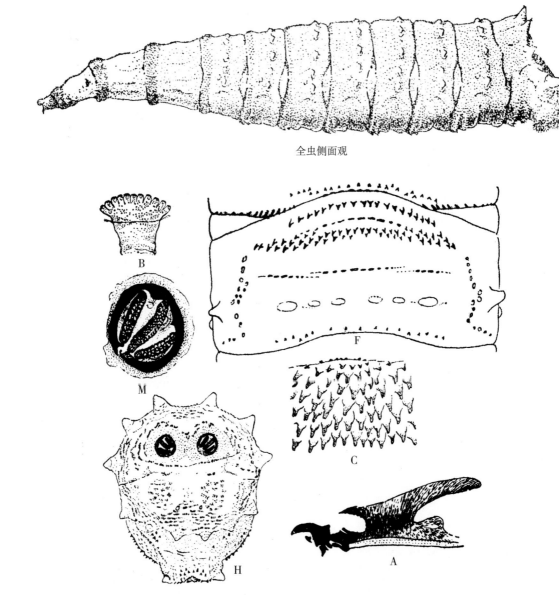

全虫侧面观

图 76　星岛金蝇 Chrysomya chain 三龄幼虫特征(参考甘运兴,1980)
图中字母分别代表:A 为口咽器;B 为前气门;C 为第 2 胸节背面正中部;F 为第 6 腹节腹面;
H 为第 8 腹节后面观;M 为后气门。

三龄幼虫:体长 13 mm,胸部 3 节尖细而长,腹部各节比较粗短,具有光裸的疣状肉突起,是介于无突型与有突型之间的一种蝇幼。第 5 腹节以前各节的前缘棘环完整,但以胸部前缘棘环最为发达。腹部各节后棘环仅腹面具有,无完整的环。全身布满粗颗粒状的微疣,此疣与皮下真皮细胞分布一致,各节各肌肉着生处都形成深褐色凹点。中胸前棘环宽约占全节长的 1/3 弱,其背中部有棘 5～6 排,为纯的多尖型棘刺。第 5、第 6 腹节间腹垫棘刺稀少,第 5 节后棘环为 1～2 排短小的单尖棘刺。第 6 节前棘环的棘为 1排较强大的单尖棘,后棘为 1～3 排单尖棘,均不伸延到侧面。腹部 1～7 节每节上具疣状突起 9 对,即具有内背突(又称背突)起。第 7、第 8 腹节背中部布满微疣,但无棘刺。后突起 7 对均发达,其内缘有毛状棘列数排,围成断断续续的一圈。前气门 10～11 个指突,管部宽短。后气门圆形,气门环宽大,于钮孔处以至于部分相连,形成一完整的环,环内层色深,并于中、外气缝间略呈角状突起,环外色淡,气门间距略大于 1 个气门的宽度。口咽器口钩长占全长的 1/5,口钩的钩部向上伸状,有三角形的指形小骨。咽骨体长为高的 1.5 倍,背角略长于咽骨体,腹角较咽骨体为短,背角与腹角的窗孔却很小(图 76)。

分布 我国目前已知分布在湖南,广东,海南,云南,甘肃和陕西(中国科学院动物研究所昆虫馆藏标本,1998 年张学忠采集,胡萃鉴定);国外目前已知分布在马来西亚,菲律宾,泰国,新加坡(模式产地)。

生态 成虫采自新加坡海拔 100 m 的地区。据甘运兴(1980)报道,该幼虫以腐败动物质饲养成功,卵期 15 小时,幼虫期 5 天,蛹期 4 天。

据王江峰(2012)报道:2011 年在广东省中山市某河浮尸(人尸)上发现星岛金蝇 *Chrysomya chain* 幼虫孳生,并在包尸物上化蛹。

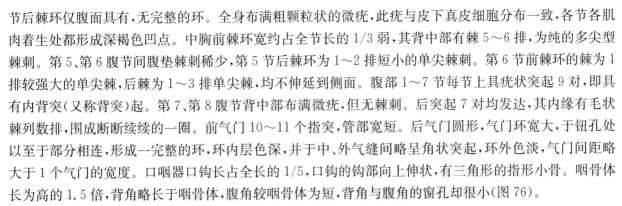

第十五节　伏蝇属 *Phormia* Robineau-Desvoidy

Essai Myod.　:465.1830.

模式种 *Musca regina* Meigen,1826.

Euphormia Townsend,1919.

成虫 中型种。眼裸,两性额鬃很密;触角芒长羽状;头侧面观上部凹入,下部圆;中鬃(3～4)+2 根,后背中鬃 4～5 根;腹侧片鬃(1～2):1;前气门淡橙色;下腋瓣上面裸;雄肛尾叶后表面端部无小毛,阳茎下阳体腹突呈宽阔的瓣状。

分布 古北区,新北区,墨西哥,美国的夏威夷。

生态 幼虫尸食性,也有羊蝇蛆症病原;成虫属真住区与半住区性蝇种。

伏蝇属 *Phormia*,目前只有伏蝇 *Phormia regina* 一种。

34. 伏蝇 *Phormia regina*(Meigen)

Syst. Beschr.,5:58(*Musca*).1826.

成虫 体长中大型,眼裸,整个颜面扁平,间额最狭处几乎呈一直线,下侧颜棕黑色,触角除梗节端部和后梗节基部黄色,其余棕褐色,触角后梗节长度为梗节的 2 倍,触角芒黑色,芒长羽状;胸部蓝绿色,具金属光泽,腋瓣淡黄色,平衡棒黄色;翅茶褐色;足黑色;腹部蓝绿色,具金属光泽(图 77,彩图 10)。

幼虫

一龄幼虫:前缘棘环第 5 腹节以前各节完整,第 6～8 腹节仅限于腹面。后缘棘环第 1～5 腹节仅限于腹面,第 6、第 7 腹节在体侧中部断裂。后突起群不太明显(景涛,1985)。

头咽骨比较细长,中口钩很长,腹面中部有一台阶状折曲,中口钩后部长,末端宽钝。

电镜所见:后气门腺体分支较宽,分支数较少,裂间丛分支相对较多,由中部计数为 6 支,内丛分支为 8 支。

二龄幼虫:前缘棘环第 5 节以前各节完整,第 6 腹节背部和体侧中部断裂,各节棘环后缘均有排成小列的单尖小棘。第 1 胸节棘环几乎全为单尖棘,排成小列。后缘棘环第 2～6 腹节仅限于腹面,第 7 腹节体侧中部断裂,各棘环均排成小列。前气门指状突 7~8 个,排成规则的一列。后气门间距约为 1 个气门宽的 1/2,后突起群不太发达(景涛,1985)。

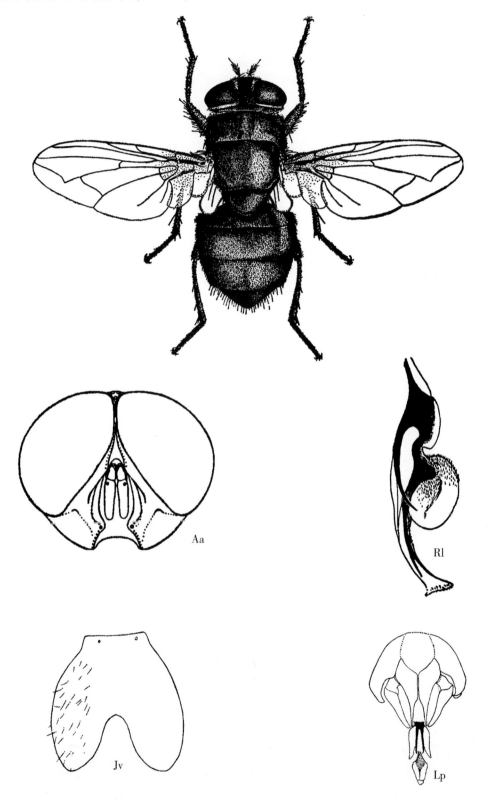

图 77 伏蝇 *Phormia regina* 成虫及各部特征(参考范滋德等,1992)

图中字母分别代表:Jv 为♂第 5 腹板腹面观;Lp 为♂尾器后面观;Aa 为♂头部前面观;Rl 为阳体侧面观。

头咽骨的口钩背基角远远大于直角,几乎平直。腹角约为背角长的4/5。

电镜所见:后气门腺体与反吐丽蝇很相近,但第8腹节后表面无微疣。后表面纤毛带非常致密。

三龄幼虫:三龄幼虫体长 10~13 mm,前气门指状突 8 个,前气门小室有小圆孔,后气门间距为 1 个后气门横径的1/4,后气门外缘与上侧突距离小于 1 个气门的横径,第8腹节下部突出部大于上部,亚腹突小于下侧突。头咽骨的侧口骨呈"S"形弯曲(图78)(高景铭等,1965)。

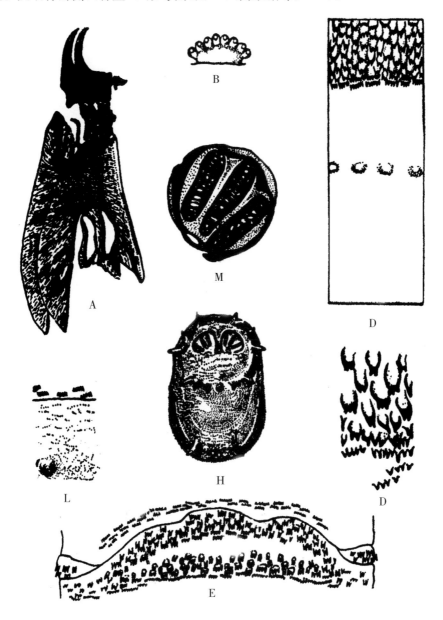

图 78　伏蝇 *Phormia regina* 三龄幼虫特征(参考范滋德等,1992)

图中字母分别代表:A 为口咽器;B 为前气门;D 为第 3 胸节中央棘环;E 为第5、第 6 腹节间腹面(示腹垫);
L 为第 7、第 8 腹节背面正中部;H 为第 8 腹节后面观;M 为后气门。

蛹　中型,暗褐色,长 8 mm,宽 3 mm。体表光滑,末端稍凹入。4 对后突起中,上、下侧突最大。前气门指突 8 个。后气门大,间距为 1 个气门直径的1/4。口钩细长,背角宽大,背堤发达(薛瑞德,1985)。

分布　我国目前已知分布在黑龙江,吉林,辽宁,内蒙古,宁夏,甘肃,青海,新疆,河北,山西,陕西,山东,河南,江苏;国外目前已知分布在日本,朝鲜,丹麦,瑞典,挪威,芬兰,冰岛,阿尔及利亚,埃及,利比亚,突尼斯,摩洛哥,乌克兰,哈萨克斯坦,俄罗斯,蒙古,墨西哥,美国(阿拉斯加,夏威夷群岛),格陵兰岛,新北区东部。模式产地:德国。

生态 该蝇为全北区种,分布在所有较寒冷地区,我国北方极为常见。幼虫尸食性,孳生在动物尸体、腐鱼、腐肉及屠宰场的垃圾处等。

据延吉市(黄范振、姜泰京等,1981)报道,成虫在当地群落组成占2.47%,分布在4～10月,密度高峰在6～8月。

据青海柴达木盆地(马绍援等,1981)报道,成虫在居民庭院占43.9%,菜园及饭店占21.9%,厕所占9.75%,草地占2.43%。

据甘肃兰州(武经纬,1985)报道,群落组成占15.57%。

据美国报道,在加利福尼亚州里弗塞德附近发现幼虫孳生在腐败的人尸体上。

据Introna等(1991)报道整理,在美国马里南州的伏蝇 *Phormia regina* 各发育历期及总历期见表33。

表33 伏蝇 *Phormia regina* 各发育历期平均最短时间(h)及总历期

虫 态	22℃	29℃
卵	20	18
一龄幼虫	25	12
二龄幼虫	25	15
三龄幼虫	25	25
不取食的三龄幼虫	125	110
蛹	116.5	99
总历期	336.5(14.02)	279.0(11.63)

注:表中h为小时,括号内数据为天。

在春季(气温8～32℃),伏蝇卵期最短20小时,最长达50小时;幼虫期最短8天,最长20天。在夏季(气温11～37℃),伏蝇卵期最短10小时,最长达90小时;幼虫期最短3天,最长9天;蛹期最短7天(伍新尧,2002)。

第十六节 山伏蝇属 *Phormiata* Grunin

Ent. Obozr. ,50(2):444.1971.

模式种 *Phormiata phormiata* Grunin,1971.

成虫 头与胸等宽,触角基部水平处比口缘突出,额为头宽的1/5,触角芒短,芒上毛也很短,仅为芒宽的1/2。胸部鬃序不发达,中鬃、背中鬃及翅内鬃缺如,中胸背板具小毛。前气门小,腋瓣白色,边缘呈棕色,其上有淡色微毛。体无金属色泽,胸腹均黑色。雄阳体特长,侧阳体末端呈叶状,射精囊小骨大。

分布 古北区。

山伏蝇属 *Phormiata*,目前只有山伏蝇 *Phormiata phormiata* 一种。

35. 山伏蝇 *Phormiata phormiata* Grunin

Ent. Obozr. ,50(2):444.1971.

成虫 后头突出,亮黑色,间额为一侧额宽的2倍,触角黑,第3节长为第2节的1.5倍。侧额黑,向下稍变宽,下侧颜和颜堤下部红色。颊壳黑色,上有黑或红色小点。颊高等于眼高。雄虫中鬃、背中鬃及翅内鬃缺如,仅有2根细肩鬃,若干个背侧片鬃,翅上鬃1根,翅后鬃2根,腹侧片鬃仅具后方1根。中胸背板具红色柔毛,气门暗棕色。雌虫无中鬃,背中鬃仅小盾前的1对,肩后鬃缺如;触角第3节长为第2节的2倍,颊高等于眼高;胸部具短而密的毛;腹部着生黑纤毛;产卵器管状,第6背板完整且骨化强,腹侧具2个气门,腹板骨化强呈舌状;受精囊3个,近似椭圆形(图79)。

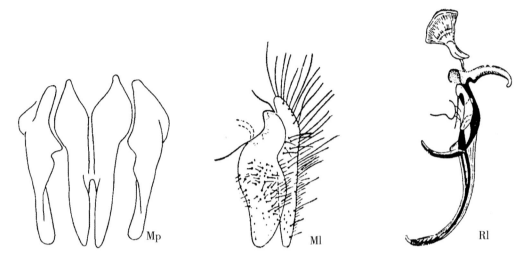

图79　山伏蝇 *Phormiata phormiata* 成虫特征(参考范滋德等,1992)

图中字母分别代表:Mp 为♂尾叶后面观;Ml 为♂尾叶侧面观;Rl 为♂外生殖器侧面观。

　　分布　我国目前已知分布在新疆,青海;国外目前已知分布在塔吉克斯坦(模式产地)。

　　生态　在新疆,成虫分布在3 800～4 100 m的高原地带,标本采自畜骨堆及野牦牛干尸上(向超群等,1989)。

第十七节　原伏蝇属 *Protophormia* Townsend

Smithson. misc. Collns,51(1803):123. 1908.

　　模式种　*Phormia terraenovae* Robineau-Desvoidy,1830.

　　成虫　雄额及侧额均狭,侧颜上部具疏微毛,额角不很突出,胸背面扁平,前气门暗色,前中鬃常缺如或退化,后中鬃弱,背中鬃2+(4～6)根,翅内鬃1+2根,腹侧片鬃2∶1,前缘基鳞黑,腋瓣上肋前后瓣旁簇存在,下腋瓣上面裸。雄肛尾叶整个后表面被有小毛。下阳体腹突长而具扩展的膜质末端,其上具许多小棘。

　　分布　古北区,新北区。

　　生态　幼虫孳生于腐败动物质中,成虫系住区性蝇类(范滋德,1965)。

　　原伏蝇属 *Protophormia*,目前只有新陆原伏蝇 *Protophormia terraenovae* 一种。

36.新陆原伏蝇 *Protophormia terraenovae* (Robineau-Desvoidy)

Essai Myod.:467(*Phormia*). 1830.

　　成虫　中大型种。体呈亮绿蓝色。雄额狭,眼亚合生,颜黑色。触角除第2节略带暗棕色外,其余暗褐色。触角第3节长为第2节的1.5倍,芒羽状,但芒端1/3无毛。侧颜上段在新月片水平处有一不明显的暗色斑。颊亮黑色,具黑色毛,颊高为眼高的1/2。下颚须棕黄色,端段扁。胸腹均扁平,无斑条。中鬃仅见小盾前1对,略长。翅前鬃和后背侧片鬃约等长。前后气门均暗褐色。前缘脉第3段约为第5段长的2倍,m_{1+2}脉端段呈角形弯曲,r_{4+5}脉第一段基半背面具黑色刚毛,m-m横脉斜走,略呈"S"形。小盾片扁薄,下面具黑色纤毛。腋瓣暗棕色,上腋瓣上面具毛,下腋瓣上面裸。足黑色。雄肛尾叶后面观,游离段端部内外缘几乎平行,仅到近端部才向末端变尖,下阳体腹突长大。雌额约为头宽的 1/3,前倾侧额鬃 2根,足前胫具 1 列前背鬃和 1 根后腹鬃(图 80,彩图 11)。

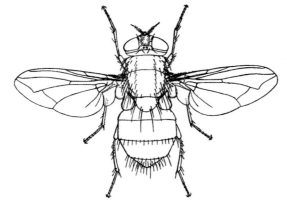
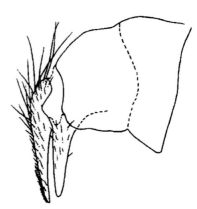

♀ 成虫背面观(参考范滋德等,1992)　　　　　　♂ 尾叶侧面观(参考薛万琦、赵建铭,1996)

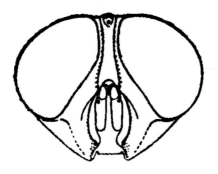
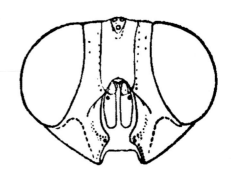

♂ 头前面观(参考范滋德等,1992)　　　　　　♀ 头前面观(参考范滋德等, 1992)

图 80　新陆原伏蝇 *Protophormia terraenovae* 成虫特征

幼虫　三龄幼虫体长 18～20 mm,平均宽 2 mm。前气门指状突 11 个,前气门小室有十几个小圆孔,后气门间距为 1 个气门横径的 2/3,后气门外缘与上侧突距离大于 1 个气门横径,第 8 腹节下突出部小于上部,亚腹突人于下侧突。头咽骨的侧口骨微弯(图 81)。

分布　我国目前已知分布在黑龙江,吉林,辽宁,天津,内蒙古,宁夏,甘肃,青海,新疆,上海,河北,河南,山东,江苏,西藏,山西,陕西,四川;国外目前已知分布在日本,欧洲,加拿大(模式产地:纽芬兰),格陵兰岛,美国(阿拉斯加)。

生态　幼虫为尸食性兼粪食性,孳生于腐败动物质中。成虫常见于海拔 860～3 800 m 的居住区。

1973 年 7 月在芬兰赫尔辛基发现幼虫孳生在一凶杀案的男尸上。

1996 年 3 月在德国科隆市一寓所内女尸颅内发现一头新陆原伏蝇 *Protophormia terranovae* 成虫及一些幼虫。新陆原伏蝇 *Protophormia terranovae* 在 22℃ 下从卵发育至成虫需 19～23 天。新陆原伏蝇 *Protophormia terranovae* 通常见于死后 1 个月以上的尸体上(Benecke,1998)。

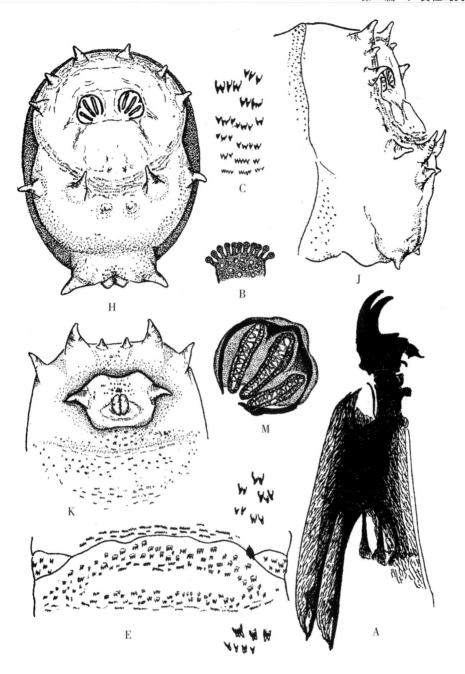

图 81 新陆原伏蝇 *Protophormia terraenovae* 三龄幼虫特征(参考高景铭等,1965)

图中字母分别代表:A 为口咽器;B 为前气门;C 为第 2 胸节背面正中部;E 为第 5、第 6 腹节间腹面(示腹垫);

H 为第 8 腹节后面观;J 为第 8 腹节侧面观;K 为第 8 腹节腹面观;M 为后气门。

第二章

麻蝇科 Sarcophagidae

属中小型灰色蝇类,腹部常具银色或带金色粉被条斑;复眼裸;触角芒基半部羽状,如裸或具毚毛则后小盾片不突出,雄额宽度小于雌额宽。下侧片鬃列发达,翅侧片具鬃毛,胸部侧面观外方的肩后鬃的位置比沟前鬃高,至少在同一水平上。下腋瓣宽,具小叶;m_{1+2}脉在末段常呈角形向前弯曲,有时具赘脉,$2R_5$室开放,少数具柄。腹部各腹板侧缘被背板遮盖;雄性尾器复杂而多样,雌性尾器有时特化;多数卵胎生,雌性常产出一龄幼虫。幼虫后气门在体后的一个凹陷的腔内。

本科中的麻蝇族和野麻蝇族幼虫多数具尸食性。

麻蝇科分布在世界各地,现已知有 2 500 余种,共 4 个亚科 65 属。目前与法医学有关的仅有 2 个亚科 16 属,即麻蝇亚科 Sarcophaginae 的别麻蝇属 *Boettcherisca*、亚麻蝇属 *Parasarcophaga*、粪麻蝇属 *Bercaea*、麻蝇属 *Sarcophaga*、黑麻蝇属 *Helicophagella*、缅麻蝇属 *Lioproctia*、克麻蝇属 *Kramerea*、白麻蝇属 *Leucomyia*、辛麻蝇属 *Seniorwhitea*、钩麻蝇属 *Harpagophalla*、海麻蝇属 *Alisarcophaga*、细麻蝇属 *Pierretia*、拉麻蝇属 *Ravinia* 和野蝇亚科 Paramacronychiinae 的污蝇属 *Wohlfahrtia*、拟污蝇属 *Wohlfahrtiodes*、沼野蝇属 *Goniophyto*。

第一节　麻蝇科 Sarcophagidae 检索表

一、麻蝇科 Sarcophagidae 成虫分属检索表

1. 基阳体与阳茎几乎愈合,侧阳体基部腹突尖而细,膜状突骨化而大;雄中胫无腹鬃,雌第 7 背板发达;两性尾器红色,后背中鬃常为 3 根,下眶鬃列下方不向外背离 ………………………………………………………………………………… (拉麻蝇族 Raviniini) 拉麻蝇属 *Ravinia*

—基阳体与阳茎明显有分界;下眶鬃列下方走向明显朝外背离,或单眼鬃缺如,或呈毛状 …………………………………………………………………………………… 折麻蝇属 *Blaesoxipha*(部分)

2. 腹侧片鬃1:1(少数个体在其间尚有1～2根小鬃);头部全覆银白色或银灰色粉被,体表粉被银白色或土灰色,较浓厚,斑纹不显或具 4 条暗色纵条;颜堤的小毛少,触角芒呈毚毛状;雌和雄额宽均大于头宽的 1/3,雄无小盾端鬃,具外顶鬃 …………………………………………… 白麻蝇属 *Leucomyia*

—腹侧片鬃1:1:1(少数个体在其间也有1～2根较细的鬃);体表粉被薄,中胸盾片的 3 条黑色纵条和腹部的棋盘状斑纹通常明显,触角芒一般为长羽状 ………………………… 斑麻蝇属 *Sarcotachinella*

3. 前额较细长,其长度为其本身高度的 3～6 倍;雄第 5 腹板少刺;第 9 背板侧面观呈方形;肛尾叶侧面前缘末端凹入,具明显的爪;阳体膜状突骨化,侧阳体端部转位而朝向后方,侧插器巨大,呈倒漏斗状 …………………………………………………………………………………… 库麻蝇属 *Kozlovea*

—前额不特别细长;雄第 5 腹板侧叶内缘具多而密的长刺,在长刺的后腹面有成群的短刺形成的刺斑;第

9 背板侧面观一般呈长形;肛尾叶通常末端略尖,但不具爪;阳体膜状突不是特别大或相当小,侧阳体一般基部长而端部短小 ………………………………………………………………… 黑麻蝇属 *Helicophagella*

4. 雄侧阳体端部和基部的界限明显,侧阳体端部侧突很长,末端稍扩大;阳茎膜状突不呈花朵形状 …………………………………………………………………………… 亚麻蝇属 *Parasarcophaga*(部分)

— 雄侧阳体端部和基部之间无明显的界限,一般侧阳体端部无侧突,如存在,则膜状突呈花朵形状 ……… 5

5. 雄阳体大型,阳茎膜状突特别发达;额较窄,侧颜稍宽,一般侧颜鬃的长度短于侧颜宽 …………………… 细麻蝇属 *Pierretia*(部分)

— 雄阳体中等大或较小,阳茎膜状突不特别发达 ……………………………………………………………… 6

6. 雄额多数较窄,约为头宽的 1/5 或更窄,侧颜窄,侧颜鬃的长度通常比侧颜宽长或等长 ……………………………………………………………………………………………… 细麻蝇属 *Pierretia*(部分)

— 雄额多数较宽,约为头宽的 1/4,侧颜较宽,侧颜鬃的长度通常比侧颜宽短 ……………………………………………………………………………………………………… 细麻蝇属 *Pierretia*(部分)

7. 雄第 5 腹板常形,在正中后方无突立的突起;阳体膜状突方盘状,不成对;侧阳体端部长,侧突短,骨化强,中央突大,有 1 对侧叶;侧插器有内、外两支,中插器存在;触角第 3 节长约为第 2 节的 3 倍 ……… ……………………………………………………………………………………… 缅麻蝇属 *Lioproctia*

— 雄第 5 腹板在后方正中有 1 突立的突起 …………………………………………… 球麻蝇属 *Phallosphaera*

8. 前缘脉第 3 段比第 5 段长,前缘刺不发达;无前中鬃;前胸侧板中央凹陷处的纤毛较密;腹部第 3 背板中缘鬃不发达;雄性后足胫节腹面有略密的长缨毛;雄性肛尾叶宽短而直;侧阳体端部完整,扁平而向前弯曲,因而阳茎末端圆;前阳基侧突强烈弯曲;雌第 6 背板完整 ……………… 克麻蝇属 *Kramerea*

— 前缘脉第 3 段的长度与第 5 段相仿或稍短,前缘刺发达;前中鬃发达;前胸侧板中央凹陷处的纤毛稀少;第 3 背板常有 1 对中缘鬃;雄后足胫节腹面仅有稀疏的长毛;阳体膜状突发达,侧阳体端部的长度往往比基部为长,向前方弯曲,中央突长而末端尖,且在其两侧常有 1 对小型逆刺 ………………… ……………………………………………………………………………………… 刺麻蝇属 *Sinonipponia*

9. 腹部第 3 背板有中缘鬃。雄侧颜很宽,约为一侧额宽的 3 倍;第 7、第 8 合腹节有缘鬃,侧插器粗大而直,成对的膜状突向端部转位而着生于侧阳体基部侧臂的端侧,基部腹突细小;侧阳体端部很柔软,膜状。雌性第 6 背板中断型 ………………………………………………… 麻蝇属 *Sarcophaga*

— 腹部第 3 背板无中缘鬃。雄侧颜约为一侧额宽的 2 倍宽;第 7、第 8 合腹节无缘鬃,侧插器不粗大 ……………………………………………………………………… 亚麻蝇属 *Parasarcophaga*(部分)

10. 前胸侧板中央凹陷有纤毛,虽然有时仅 1~2 根 ……………………………………………………… 11

— 前胸侧板中央凹陷处无纤毛 ……………………………………………………………………………… 14

11. 雄后足胫节无长缨毛;阳茎膜状突 1 对,膜质,表面被有小棘;侧阳体基部腹突薄而弯向前方,侧阳体端部略透明,侧突宽而具两个尖端,中央突较短小。雌性第 6 背板分离或完整型 …………… ……………………………………………………………………………………… 别麻蝇属 *Boettcherisca*

— 雄后足胫节有长缨毛 …………………………………………………………………………………… 12

12. 雄第 5 腹板基部呈圆穹隆状拱起,窗面与体纵轴垂直;阳茎膜状突 2 对,骨化,表面无小棘 …………… …………………………………………………………………………………… 亚麻蝇属 *Parasarcophaga*(部分)

— 雄第 5 腹板基部常形,不特别拱起 …………………………………………………………………… 13

13. r_1 脉有毛。雄中足股节腹面无缨毛;第 5 腹板无小窗;阳体膜状突完全骨化,呈带状,上具小齿;侧阳体腹突为 1 对小尖齿 …………………………………………………………… 海麻蝇属 *Alisarcophaga*

— r_1 脉无毛。雄中足股节腹面有缨毛;第 5 腹板有小窗;阳体膜状突不发达;侧阳体基部腹突发达,下半部骨化强,下缘呈锯齿状 …………………………………………………… 琦麻蝇属 *Hosarcophaga*

14. 无中鬃。雄基阳体极短,而侧阳体基部长度超过前者数倍;膜状突成对,狭长而骨化,指向前方;侧阳
    体端部短小,着生在侧阳体基部末端的前方。雌第6背板骨化部中断型 ………… 粪麻蝇属 *Bercaea*
—有中鬃,至少小盾前1对中鬃存在 ……………………………………………… 伊麻蝇属 *Iranihindia*

15. 雄阳茎明显巨大,构造常不对称;膜状突1对,针突状;侧阳体端部结构复杂,与基部之间无截然的界
    限,主体膜状,侧突常分叉;除小型个体外,一般中足胫节具典型的长缨毛。雌第6背板骨化部完整;
    第7背板为1块亮黑色的横宽的骨片 …………………………………………… 辛麻蝇属 *Seniorwhitea*
—雄阳茎不明显巨大;膜状突1对,钩状;侧阳体端部结构简单,与基部之间有清楚的界限,无中央部,仅
    有1对很细长的突出物;中足胫节无长缨毛,至多在腹面有末端不卷曲的毛长。雌第6背板骨化部在背
    方分离为2片 ………………………………………………………………… 钩麻蝇属 *Harpagophalla*

16. 后背中鬃4~5个鬃位,前方的1、2个很细小;腹侧片鬃1∶1(少数为2∶1)腹部具定形黑色斑(不因光
    线的变化而变化);触角芒具纤毛或裸;雄上眶鬃缺如或不很发达 ……………… 污蝇属 *Wohlfahrtia*
—后背中鬃3个鬃位,都很长大 …………………………………………………………… 麻野蝇属 *Sarcophila*

17. 前中鬃缺如;触角芒第2节正常;雄无前倾的上眶鬃;腹部腹面基部被黑毛,通常2R$_5$室闭合于
    翅缘 ……………………………………………………………………………… 拟污蝇属 *Wohlfahrtiodes*
—前中鬃2行;触角芒第2小节延长;雄前倾上眶鬃较细小,雌者长大;腹侧片鬃1∶1;腹部腹面基部被淡
    色毛 …………………………………………………………………………………… 沼野蝇属 *Goniophyto*

二、麻蝇科 Sarcophagidae 三龄幼虫分亚科检索表

1. 后气门环无内突,无腹缘,前气门孔突不超过20个;后气门相互接近,如后气门相距较远,则最近至多
    稍大于1个气门的宽度,且气门环在后气门下缘开放,气门板不骨化,咽骨背角宽于并长于腹角,背角
    常有长而宽的向后方开放的窗 ………………………………………… 野麻亚科 Paramacronychiinae
—后气门环有内突,腹缘常或多或少存在,仅在少数种类中缺如,如后气门环无内突腹缘又不显,则前气
    门孔突超过30个,或后气门环内缘不紧靠着内气门裂呈弧形弯曲 ………… 麻蝇亚科 Sarcophaginae

三、野蝇亚科 Paramacronychiinae 三龄幼虫分种检索表

1. 后气门间距明显狭于1个后气门的宽度,各气门裂下端相互靠近;体被覆着尖端暗色的强大的棘,几乎
    广布于整个体节,前气门孔突不及15个 ………………………………………………………………… 2
—后气门间距明显狭于1个后气门的宽度,各气门裂下端仅轻微靠拢,几乎是平行的;体节仅前、后缘覆有棘
    环;前气门孔突17~19个,呈单行排列;后气门小,略近圆形;口钩相当长,钩部长于基部并明显下屈;咽骨
    腹角长约为背角长的2/3;体小而瘦,成熟的三龄幼虫体长约12 mm …………………………………………
    ………………………………………… 本州沼野蝇 *Goniophyto honshuensis* (Rohdendorf,1962)

2. 前气门孔突10~12个,后气门间距为1个后气门宽度的1/2左右,后气门环外缘的下端稍超过外方1个气
    门裂的末端,各气门裂几乎等长;成熟幼虫体长15~18 mm ……………………………………………………
    …………………………………………………… 陈氏污蝇 *Wohlfahrtia cheni* (Rohdendorf,1956)
—前气门孔突4~6个,后气门间距为1个后气门宽度的1/5左右,后气门环外缘的下端常不超过外方
    1个气门裂的末端,3个气门裂的中间1个最长,外方1个次之,内方1个最短;成熟幼虫体长10~
    17 mm ……………………………………………… 黑须污蝇 *Wohlfahrtia magnifica* (Schiner,1862)

四、麻蝇亚科 Sarcophaginae 三龄幼虫分种检索表

1. 前气门小室端部横向延伸,孔突12~14个,后突起群中的上侧突与下侧突略等大,都发达;后气门小,
    后气门环细,但骨化强,内缘呈弧形,末端渐尖,后气门间距等于或略大于1个后气门宽,第8腹节后表

面椭圆形凹陷窝较麻蝇亚科的其他种略浅 ················· 红尾拉麻蝇 *Ravinia siriata* (Fabrcius,1794)

—前气门小室端部呈半圆形,后突起群中的下侧突明显小于上侧突 ···································· 2

2. 背突约与上侧突等大,前气门孔突30个以上,呈不规则排列;后气门大,其间距等于或略小于其横翼的1/2;第2胸节背面正中无一条缺微疣的纵条 ························

··············· 巨耳亚麻蝇 *Parasarcophaga*（*s. str.*）*macroauriculata*(Ho,1932)

—背突明显小于上侧突 ··· 3

3. 后气门环腹缘几乎不超过外气门裂的下端,后气门间距约等于1个后气门宽;前气门孔突14~17个;口钩钩部宽短,咽骨背缘较直 ···

··············· 上海细麻蝇 *Pierretia*（*Pseudothyrsocnema*）*ugamskii* (Rohdendorf,1937)

—后气门环腹缘超过外气门裂的下端 ·· 4

4. 后气门环粗;第2胸节背面前1/4~1/3有小棘,后方大部分光滑;第3胸节背部有稀疏小棘,近中央处有小棘群(动物尸体内培养所得的台湾别麻蝇 *Boettcherisca formosensis* Kirner *et* Lopes 三龄幼虫则无),侧面的小棘聚积成群;第2~7腹节侧面、腹面的疣大于背面;前气门孔突24~30个,呈不规则的排列 ··············· 棕尾别麻蝇 *Boettcherisca peregrina* (Robineau-Desvoidy,1830)

—后气门环细;第2、第3胸节满布小棘,第2~7腹节侧面、腹面的疣与背面的疣略等大;前气门孔突28~34个,呈不规则排列 ············· 黄须亚麻蝇 *Pnrasarcophaga*（*s. str.*）*misera* (Walker,1849)

5. 口钩钩部细长;后气门环内缘几乎是直的;前气门孔突32~38个呈不规则排列 ···········

··············· 白头亚麻蝇 *Parasarcophaga*（*s. str.*）*albiceps*(Meigen,1826)

—口钩钩部宽;后气门环内缘略呈弧形,而且末端达于内气门裂下端一线;前气门孔突24~30个,有规则地排成2排,各腹节的腹面有明显的光滑无棘区 ···························

··············· 野亚麻蝇 *Parasarcophaga*（*Pandelleisca*）*similis* (Meade,1876)

6. 背突与上侧突大小相等,前气门孔突8~12个 ······· 红尾粪麻蝇 *Bercaea cruentata* (Meigen,1826)

—背突小于上侧突,前气门孔突13~18个 ····· 黑尾黑麻蝇 *Helicophagella melanura* (Meigen,1826)

7. 第2胸节背面前方1/4有小棘,后方光滑,后气门间距约等于其横径;第3胸节背面前1/2的后半部为一光滑区,其余布满小棘;前气门孔突9~12个,后气门内缘直,与背缘几乎呈直角,腹缘长,末端向上弯曲,超过内气门裂的下端 ············· 肥须亚麻蝇 *Parasarcophaga*（*Jantia*）*crassipalpis* (Macquant,1838)

—第2胸节背面几乎满布小棘,后气门间距小于其横径 ································ 6

8. 后气门小,宽不及后气门窝横径的1/5,其间距约等于1个后气门宽;第8腹节背面有前缘棘带,后突起群的上侧突仅微大于背突 ················· 灰斑白麻蝇 *Leucomyia cinerea* (Fabricius,1794)

—后气门大,宽约为后气门窝横径的1/4,其间距明显小于1后气门宽;第8腹节背面无前缘棘带,后突起群的上侧突明显大于背突 ··································

··············· 急钩亚麻蝇 *Parasar cophaga*（*Liosarcophaga*）*portschinskyi* (Rohdendorf,1937)

9. 前气门孔突12个,后气门间距明显小于其横径的1/2;肛板前方除约有4排微棘外,在正中尚有几个孤立的小凿,亚肛疣基部周围有一圈无小棘区 ······················

··············· 蝗尸亚麻蝇 *Parasarcophaga*（*Liosarcophaga*）*jacobsoni* (Rohdendorf,1937)

—前气门孔突12~14个,后气门间距为其横径的2/3,肛板前有3排成列的小棘,每列2~4个 ······

··············· 结节亚麻蝇 *Parasarcophaga*（*Liosarcophaga*）*tuberosa* (Pandellé,1898)

10. 第8腹节侧面在下侧突前方的小棘聚积成群,前气门孔突12~14个,后气门环内缘直,末端不达内气门裂的下端,背缘和外缘呈弧形,腹缘略向上弯曲,末端明显超过内气门裂的下端 ···········

··············· 酱亚麻蝇 *Parasarcophaga*（*Liosarcophaga*）*dux* (Thomson,1868)

— 第8腹节侧面无棘 ··· 9

第二节　别麻蝇属 *Boettcherisca* Rohdendorf

Fauna USSR,Dipt.,19(1):270,1938.

模式种　*Myophora peregrine* Robineau-Desvoidy,1830.

成虫　雄额很窄,为头宽的 0.16～0.18 倍;髭稍高于口前缘;侧颜狭,侧面观为眼长的 1/3,侧颜有几行短而垂直的鬃列;颊为眼高的 1/4～1/3;口前缘突出;触角芒为细长纤毛。后背中鬃有 5 个鬃位,前方 3 个短,后方 2 个长大,中鬃仅小盾前的 1 对。股节栉很发达。侧尾叶呈钝圆三角形;侧阳体基部腹突通常呈弯叶状,末端有两尖端,侧阳体端部侧突细枝状或叶状,膜状突 1 对,有许多小棘;第 5 腹板有发达的刺;第 9 背板黑褐色以至红黄色。

分布　分布于中国,朝鲜,日本,俄罗斯的远东地区,东洋区(指印度、马来西亚、越南、老挝、柬埔寨、缅甸、泰国、菲律宾和中国云南、广西、广东、海南)及非洲东部岛屿。

别麻蝇属共有 3 种。与法医学有关的仅有 2 种,即棕尾别麻蝇 *Boettcherisca peregrina* 和台湾别麻蝇 *Boettcherisca formosensis*。

分 种 检 索 表

1. 雄颊后方 1/3～1/2 具白色毛;后股腹面具末端卷曲的缨毛,毛长略超过节粗的 1/2;前阳基侧突长度明显长于后阳基侧突 ·················· 棕尾别麻蝇 *Boettcherisca peregrina*
—雄颊部全为黑毛,或紧靠颊后头沟处有很少几根白色毛;后股腹面无缨毛;前、后阳基侧突几乎等长 ···································· 2
2. 雄前阳基侧突在近端部前缘弯曲;膜状突无棘部分明显前突;侧阳体端部大于侧阳体基部腹突 ······
　··· 台湾别麻蝇 *Boettcherisca formosensis*
—雄前阳基侧突短,基部很宽,膜状突无棘部分不显,亦不前突;侧阳体端部小,而侧突分叉的上支细长,约为下支长的 2 倍 ······················· 北方别麻蝇 *Boettcherisca septentrionalis*

37. 棕尾别麻蝇 *Boettcherisca peregrine* (Robineau-Desvoidy)

Essai. Myod. 365(*Myophora*).1830.

成虫　中大型种。雄颊部后方 1/3～1/2 具白毛;后股腹面具末端蜷曲的缨毛,毛长略超过节宽的 1/2;前阳基侧突长于后阳基侧突;肛尾叶端部外侧具不很密的刺状短鬃,末端爪短小;前阳基侧突瘦长,末端扁薄;膜状突前缘圆弧形,侧阳体基部腹突略呈半月形,末端有两尖端指向上前方;侧阳体端部侧突叶状,末端有一缺刻。

雌中股器在该节中段,长约该节的 1/4;第 6 背板完整,正中缺缘鬃,第 7 背板为一前缘略卷边的铲形骨片,第 7 腹板后缘呈"V"字形凹入(图 82,彩图 12)。

幼虫

一龄幼虫:各节棘刺明显,第 6 腹节以前各节前缘棘带完整,第 7 腹节前缘棘带则于背部中断,第 8 腹节前缘棘带限于腹面,第 2～7 腹节的缘棘带均完整。后气门窝边缘有完整的纤毛带(张孟余,1982)。

口咽骨较小,口钩腹基角钝,钩长率 0.49,钩弯率 0.67,咽骨体高为长的 2.5～3 倍,腹角末端明显分叉,有 2 个感觉小孔。

电镜观察:体长约 3.2 mm,前端甚尖,后端可见 5 对小突起,其中上侧突较明显,棘环棘刺细长呈针

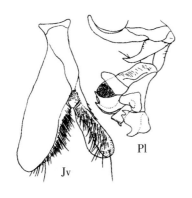
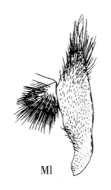
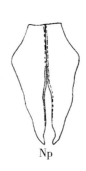

图 82　棕尾别麻蝇 *Boettcherisca peregrine* 成虫特征(参考薛万琦、赵建铭,1996)

图中字母分别代表:Jv 为♂第 5 腹板腹面观;Pl 为♂外生殖器侧面观;Ml 为♂尾叶侧面观;

Np 为♂肛尾叶后面观。

状,分布均匀,多有不规则的双叉刺。第 4～8 腹节背面的棘环由 5～6 列棘刺组成(张文忠、薛瑞德,1986)。

二龄幼虫:各节棘刺明显,第 1～7 腹节每节有 24 个小疣,第 8 腹节背面无小疣,但不光滑,侧面有稀疏小棘,第 7 腹节背部前缘棘带和小疣之间有少数小棘,其余各节除疣外均裸。第 8 腹节后表面的突起均不发达,上侧突大于背突或亚背突,下侧突小于上侧突或亚腹突。亚肛疣圆柱状,顶端圆钝,肛板椭圆形,两端达亚肛疣基部。前气门孔突 24～30 个,成 2 排,色素管状部长为宽的 2 倍。后气门大型,后气门间距为 1 个气门横径的 1/2。口咽骨大型,色素深,口钩细长,下口骨和侧口骨发达,腹角长大于背角长的 1/2,背角窗长而不规则(张孟余,1982)。

电镜观察(张文忠、薛瑞德,1986):体壁除棘分布均匀,无双叉形刺,后突起较发达,其中上侧突较大。前气门呈盘状,指状突 20～30 个,排列不规格,端部一排数量较多,内排数量较少。与急钩亚麻蝇、酱亚麻蝇、白头亚麻蝇早期幼虫的形态比较,见表 34。

表 34　电镜下 4 种麻蝇早期幼虫的形态比较

种类	一龄	二龄		
	体棘	前气门	体棘	体疣及后突起
急钩亚麻蝇	刺钝,多呈现三角形	指状突 1 列 9 个	第 8 节背面无节前棘	不明显
棕尾别麻蝇	刺细长如针状,有双叉或三叉	指状突不规则 2 列,20～30 个	较短粗	较发达
酱亚麻蝇	刺基宽,多相连,呈梳齿状	指状突 1 列 13 个	较钝粗	不明显
白头亚麻蝇	刺无叉,呈锥状,较粗大	指状突不规则 28 个	较细长	较发达,上侧突最大

三龄幼虫:后突起群中的下侧突明显小于上侧突,背突明显小于上侧突。第 2 胸节背面 1/4～1/3 有小棘,后方大部分光滑;第 3 胸节背部有稀疏小棘,近中央处有小棘群,侧面的小棘聚集成群。第 2～7 腹节侧面和腹面的疣大于背面。前气门指状突 24～30 个,呈不规则排列,前气门小室端部呈半圆形。后气门间距超过后气门横径的 1/2,后气门环粗,气门环腹缘超过外气门裂的下端。口咽骨大型,色素深,腹角长大于背角长的 1/2(图 83)(张文忠、薛瑞德,1986)。

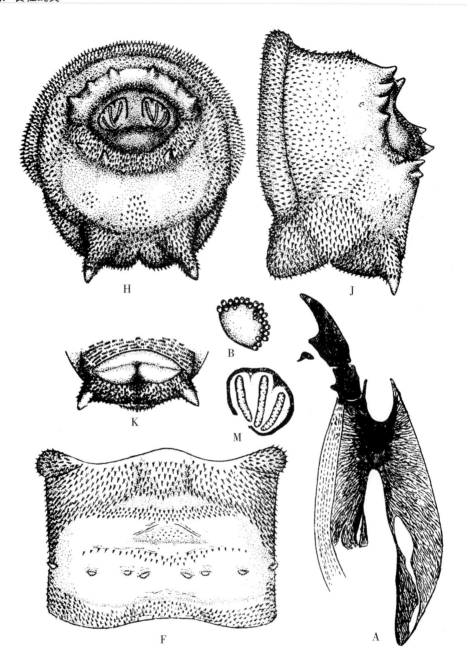

图 83　棕尾别麻蝇 *Boettcherisca peregrine* 三龄幼虫特征(参考范滋德,1992)

图中字母分别代表:A 为口咽器;B 为前气门;F 为第 6 腹节腹面;H 为第 8 腹节后面观;

J 为第 8 腹节侧面观;K 为第 8 腹节腹面观;M 为后气门。

　　蛹　据胡萃和王江峰(2000)介绍:蛹长(10.0±0.62)mm,宽(3.9±0.36)mm,红褐色。体表布满微疣,第 8 腹节后表面有深的椭圆形凹陷窝。

　　分布　我国目前已知除新疆、青海外,其他省(区、市)均有分布;国外目前已知分布在俄罗斯远东地区,亚洲东南部,印度,斯里兰卡,尼泊尔,澳洲区(Kurahashi *et* Kano,1983)。

　　生态　本种幼虫孳生习性广泛,但以人粪为主(范滋德、席德基,1959)。据(张文忠、薛瑞德,1986)介绍:幼虫也孳生在腐败动物质中,在 30℃ 左右以兔肉饲养,其生活史为一、二龄幼虫各 1 天,三龄幼虫 2～3 天,前蛹期 2～3 天,蛹期 10 天。

据北京(杨玉璞,1998)报道,发现幼虫孳生在人尸体上,各虫态变化所需时间见表35。

表35　棕尾别麻蝇 *Boettcherisca peregrine* 在不同温度下各虫态变化所需时间

气温(℃)	幼虫期(d)				蛹期(d)	总历期(d)	相对湿度(%)
	一龄	二龄	三龄	合计			
23.5	1.26	1.00	3.00	5.26	10.05	15.76	70～80
28.5	0.75	0.87	2.00	3.62	9.00	12.62	70～80

注:"d"为天。

据杭州(王江峰,1998)报道,幼虫发育起点温度为(10.50±0.38)℃,有效积温(71.94±4.17)日度;蛹发育起点温度为(6.68±0.41)℃,有效积温(155.77±35.70)日度;幼虫+蛹发育起点温度为(10.41±0.44)℃,有效积温(225.49±41.66)日度。在不同恒温下各虫态的历期见表36。

表36　棕尾别麻蝇 *Boettcherisca peregrine* 在不同恒温下各虫态历期(h)

虫 态	16℃	20℃	24℃	28℃	32℃
一龄	41	19	14	13.5	6.3
二龄	53	40	31	25	8
三龄	218	133	75	57.5	65.9
蛹期	648	408	258	192	172
总历期	960(40)	600 (25)	378(15.75)	288(12)	252.2(10.5)

注:"h"为小时,括号内数据是天数。

据贵州(陈禄仕,1999～2010)研究,本种繁殖期在4～10月,幼虫孳生在动物尸体(即兔尸、鸭尸、荷兰猪尸、狗尸、猪肺)和腐败的人尸体上,蛹在10月下旬开始越冬,至次年4月中旬羽化出成虫。在自然环境中不同气温下各虫态变化时间、积温及季节分布见表37。

表37　棕尾别麻蝇 *Boettcherisca peregrine* 各虫态变化时间、积温及季节分布表($\bar{x}\pm s$)

月　份	气温(℃)	幼虫期(d)	蛹前期(d)	蛹期(d)	总历期(d)	积温(日度)
4	18.155±5.740	9.075±1.873	1.765±0.261	18.580±4.129	29.420±2.517	580.375±66.856
5	19.713±2.268	6.593±1.582	1.253±0.241	14.783±0.923	22.540±1.878	442.350±60.268
6	23.356±4.594	5.532±0.929	1.130±0.346	12.184±1.653	18.846±2.610	439.860±36.924
7	24.537±5.130	5.685±1.821	1.127±0.109	11.105±0.537	17.917±1.368	433.750±52.082
8	24.898±5.670	4.272±0.501	0.900±0.154	11.252±0.719	16.476±0.531	418.480±25.040
9	21.541±6.670	4.298±0.575	1.473±1.343	15.933±1.980	21.755±2.291	477.771±51.303
10	7.082±7.154	8.262±1.612	2.670±1.154	160.408±24.202	171.34±24.043	1 804.753±175.093

注:"d"为天。

据贵州(陈禄仕,1999～2010)研究,本种在不同气温下成熟幼体长及每日生长长度见表38。

表 38 棕尾别麻蝇成熟幼体长及每日生长长度($\bar{x}\pm s$)

月 份	气温(℃)	幼体长(mm)	每日长(mm)
4	16.825±5.020	18.075±0.690	2.036±0.435
5	20.193±1.211	19.230±0.546	3.053±0.857
6	21.501±5.070	18.227±0.521	3.384±0.364
7	23.160±2.875	18.860±0.185	3.259±0.693
8	24.277±1.017	18.030±0.513	4.104±0.365
9	24.876±3.984	16.926±0.708	4.087±0.655
10	16.446±4.255	18.373±0.706	2.231±0.373

38. 台湾别麻蝇 *Boettcherisca aformosensis* Kirner *et* Lopes

Mem. Inst. Oswaldo Cruz,59:65～67(*Boettcherisca*).1961.

成虫 雄性颊部全是黑色毛,或紧靠颊后头沟处有几根白色毛,后股腹面无缨毛,前后阳基侧突几乎等长。前阳基侧突在近端部前缘波曲,膜状突无棘,部分明显前突,侧阳体端部大于侧阳体基部腹突,侧阳体端部侧突前缘形成两个尖端。雌性第 6 背板分离型(图 84)。

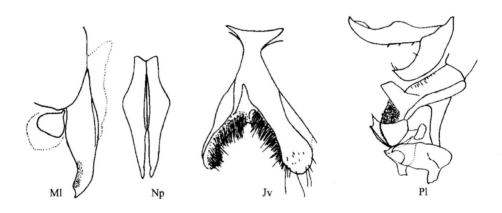

图 84 台湾别麻蝇 *Boettcherisca aformosensis* 成虫特征(参考薛万琦、赵建铭,1996)

图中字母分别代表:Ml 为♂尾叶侧面观;Np 为♂肛尾叶后面观;Jv 为♂第 5 腹板腹面观;
Pl 为♂外生殖器侧面观。

分布 我国目前已知分布在辽宁,四川,贵州,台湾(模式产地)。

生态 据贵州(陈禄仕,1999～2010)研究,本种幼虫孳生在动物尸体(猪肺)上,5 月份和 8 月份各虫态变化时间、积温及季节分布见表 39。

表 39 台湾别麻蝇 *Boettcherisca aformosensis* 各虫态变化时间、积温及季节分布表($\bar{x}\pm s$)

月 份	气温(℃)	幼虫期(d)	蛹前期(d)	蛹期(d)	总历期(d)	积温(日度)
5*	19.598±4.911	6.42	1.79	18.64	26.67	548.75
8	24.241±5.244	3.680±0.348	0.763±0.215	13.320±0.624	17.960±0.996	436.166±19.679

注:"*"为仅观察到 1 组,"d"为天。

据贵州(陈禄仕,1999～2010)研究,5 月份和 8 月份成熟幼体长及每日生长长度见表 40。

表40 台湾别麻蝇 *Boettcherisca aformosensis* 成熟幼体长及每日生长长度($\bar{x}\pm s$)

月 份	气 温(℃)	幼体长(mm)	每日长(mm)
5*	20.664±5.621	19.732±0.560	3.073
8	27.030±4.980	18.375±0.788	5.028±0.552

注:"*"为仅观察到1组。

第三节 亚麻蝇属 *Parasarcophaga* Johnston *et* Tiegs

Proc. Roy. Soc. Queensland,33:86.1921.

模式种 *Parasarcophaga omega* Johnston *et* Tiegs.1921.

成虫 它是麻蝇族中最大一属。前胸侧板中央凹陷多数是裸的,后背中鬃5～6根,往前方去渐短小,很少是3或4个鬃位。足部的栉常典型。腹部第3背板无中缘鬃,雄第4腹板无稠密的刚毛,第5腹板长,窗大,具中脊,侧叶长,后端圆,内侧多刺;肛尾叶约在端半部裂开;基阳体等于或短于阳茎的长度,侧阳体端部界限明显,中央突小,侧突长;阳茎膜状突1对或2对,侧插器细长略弯。雌第6背板为中断型,也有完整型或分离型。

分布 古北区,东洋区,非洲区,大洋洲和新北区。

生态 习性复杂,住区性种类多;幼虫粪食、尸食、腐食或多食性,有的寄生于蛾类幼虫,少数种类可引起偶然性蛆症。

亚麻蝇属共有41种。目前仅有15种与法医学有关,即:白头亚麻蝇 *Parasarcophaga albiceps*、肥须亚麻蝇 *Parasarcophaga crassipalpis*、埃及亚麻蝇 *Parasarcophaga aegyptica*、银口亚麻蝇 *Parasarcophaga argyrostoma*、酱亚麻蝇 *Parasarcophaga dux*、巨亚麻蝇 *Parasarcophaga gigas*、黄须亚麻蝇 *Parasarcophaga misera*、卡西亚麻蝇 *Parasarcophaga khasiensis*、急钩亚麻蝇 *Parasarcophaga portschinskyi*、绯角亚麻蝇 *Parasarcophaga ruficornis*、褐须亚麻蝇 *Parasarcophaga sericea*、野亚麻蝇 *Parasarcophaga similis*、结节亚麻蝇 *Parasarcophaga tuberosa*、巨耳亚麻蝇 *Parasarcophaga macroauriculata*、蝗尸亚麻蝇 *Parasarcophaga jacobsoni* 等。

分 种 检 索 表

1.眼后鬃1行,且颊部毛全白色或前方的黑色毛部分不及颊长的1/3 ·········· 2
—眼后鬃2行以上 ········· 7
2.触角橙红色,下颚须棕黄色;颊毛全白色 ········ 绯角亚麻蝇 *Parasarcophaga* (*Liopygia*) *ruficornis*
—触角暗褐色至黑色,至多在触角第2节端部带红色 ········· 3
3.雄第7、第8合腹节有发达的缘鬃列 ············ 肥须亚麻蝇 *Parasarcophaga* (*Jantia*) *crassipalpis*
—雄第7、第8合腹节无缘鬃 ········· 4
4.触角第3节为第2节的2倍或不到2倍,下颚须黑色 ·········
············ 酱亚麻蝇 *Parasarcophaga* (*Liosarcophaga*) *dux*
—触角第3节超过第2节的2倍长,如为2倍则下颚须呈黄色 ········· 5
5.下颚须全黑色、棕色或部分红色 ········ 沙州亚麻蝇 *Parasarcophaga* (*Ziminisca*) *semenovi*
—下颚须黄色或仅端部黄色 ········· 6

6. 下颚须大部黄色,或端部呈很明显的黄色;雄后足胫节仅在后腹面有长缨毛 ················ ·· 黄须亚麻蝇 Parasarcophaga (s. str.) misera

—下颚须仅端部有黄色粉被;雄后足胫节前腹面和后腹面均有长缨毛 ···················· ·· 褐须亚麻蝇 Parasarcophaga (s. str.) sericea

7. 颊部有一部分具白色毛 ·· 8
—颊毛全黑色 ··· 13

8. 眼后鬃 2 行 ·· 9
—眼后鬃 3 行以上 ·· 12

9. 雄第 9 背板红色或棕红色毛 ··· 10
—雄第 9 背板黑色,中胫无长毛 ·· 11

10. 雄后胫前腹面的毛末端直,不是典型的缨毛 ··· ··································· 埃及亚麻蝇 Parasarcophaga (Liosarcophaga) aegyptica

—雄后胫前腹面的毛末端略曲,为典型的长缨毛 ····································· ··································· 蝗尸亚麻蝇 Parasarcophaga (Liosarcophaga) jacobsoni

11. 雄中股后腹面的缨毛长度超过这一股节的最大横径;颊部白色毛约占后头的 2/3 ····· ····························· 白头亚麻蝇 Parasarcophaga (s. str.) albiceps

—雄中股后腹面的缨毛长度略等于这一股节的最大横径 ····························· ···························· 短角亚麻蝇 Parasarcophaga (s. str.) brevicornis

12. 雄颊高略等于或大于眼高的 1/2 ············ 巨耳亚麻蝇 Parasarcophaga (s. str.) macroauriculata
—雄颊高等于或小于眼高的 3/7(一般为 1/3)····· 虎爪亚麻蝇 Parasarcophaga (s. str.) unguitigris

13. 雄后胫无长缨毛 ·· 14
—雄后胫有长缨毛 ·· 16

14. 颊后头沟的后方有少数黑色 ··· 15
—颊后头沟的后方全为白色毛 ············· 兴隆亚麻蝇 Parasarcophaga (Curranea) hinglungensis

15. 雄尾器前阳基侧突后缘骨质强,前部为一宽的薄片 ································· ····························· 秉氏亚麻蝇 Parasarcophaga (Pandelteisca) pingi

16. 前胸侧板中央凹陷裸 ·· 17
—前胸侧板中央凹陷有纤毛 ················ 卡西亚麻蝇 Parasarcophaga (Rosellea) khasiensis

17. 雄尾器肛尾叶端部 1/3 斜向前曲 ············ 巨亚麻蝇 Parasarcophaga (Rosellea) gigas
—雄尾器肛尾叶端部 1/4 才斜向前曲 ·········· 犁头亚麻蝇 Parasarcophaga (Rosellea) aratrix

18. 雄肛尾叶端部波曲而渐收细,到末端渐形成一长爪 ································· ··································· 结节亚麻蝇 Parasarcophaga (Liosarcophaga) tuberosa

—雄肛尾叶侧面观端部不波曲 ··············· 贪食亚麻蝇 Parasarcophaga (Liosarcophaga) harpax

19. 前阳基侧突中段缓缓弯曲,但不反曲,末端仅轻微地钩曲 ··························· 20
—前阳基侧突中段反曲,末端很强地急剧钩曲 ··· ··································· 急钩亚麻蝇 Parasarcophaga (Liosarcophaga) portschinskyi

20. 侧插器短于侧阳体基部腹突的长度 ············ 巧亚麻蝇 Parasarcophaga (Liosarcophaga) idmais
—侧插器超过侧阳体基部腹突的长度或者等长 ······································ ··································· 天山亚麻蝇 Parasarcophaga (Liosarcophaga) pleskei

21. 雄后足转节整个腹面有中等长度的鬃和刚毛,其中近端部的较长,后腹面基部一半有长刚毛群 ·············· ··································· 野亚麻蝇 Parasarcophaga (Pandelleisca) similis

—雄后足转节腹面在近基部一般只有短鬃斑 ·································· 22
22.阳茎膜状突宽阔,略呈圆形而大,末端圆钝 ····································
··························· 华北亚麻蝇 *Parasarcophaga*(*Liosarcophaga*)*angarosinica*
—阳茎膜状突狭长,末端略尖 ··········· 长突亚麻蝇 *Parasarcophaga*(*Liosarcophaga*)*fedtshenkoi*

39.白头亚麻蝇 *Parasarcophaga*(*s. str.*)*albiceps*(Meigen)

Syst. Beschr.,5:22(*Sarcophaga*).1826.

成虫 雄尾器,肛尾叶以侧面观后缘呈钝角形,形成斜截状的端部,前阳基侧突长而末端圆钝;花朵状的阳茎膜状突大型,上下支都很发达;侧阳体端部分支长,向前超过了侧阳体基部腹突。雌第2腹板有2对鬃,第6背板骨化部很宽地中断(图85)。

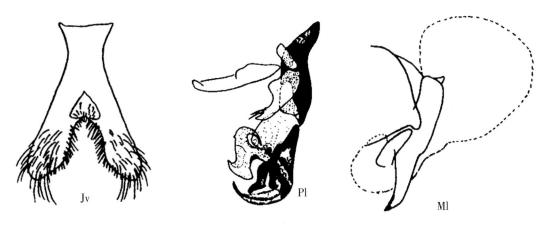

图 85 白头亚麻蝇 *Parasarcophaga albiceps* 成虫特征(参考薛万琦、赵建铭,1996)

图中字母分别代表:Jv 为♂第5腹板腹面观;Pl 为♂外生殖器侧面观;Ml 为♂尾叶侧面观。

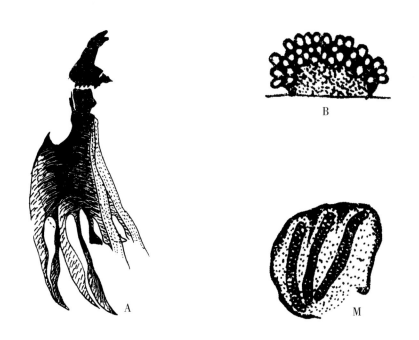

图 86 白头亚麻蝇 *Parasarcophaga albiceps* 三龄幼虫特征(参考范滋德等,1992)

图中字母分别代表:A 为口咽器;B 为前气门;M 为后气门。

幼虫

一龄幼虫：体长约 3 mm,头端尖锐,体后端凹陷稍明显,具有 6 对后突起,其中亚背突及腹突很小,只有痕迹,第 6～8 腹节面棘环有 6～7 列组成,棘刺较粗大,基部较宽,个别刺相连。

二龄幼虫：头端尖锐,尾端粗钝,后突起群中上侧突与下侧突较发达,亚腹突也较明显。前气门指状突约 28 个,排列不规则,疣状突多呈花朵状,棘刺短粗,分布均匀(张文忠、薛瑞德,1986)。

与急钩亚麻蝇、棕尾别麻蝇和酱亚麻蝇早期幼虫的形态比较见表 34。

三龄幼虫：口钩钩部细长,后气门环内缘几乎是直的,前气门孔突 32～38 个呈不规则排列(图 86)。

分布 我国目前已知分布在黑龙江,吉林,辽宁,北京,新疆,青海,西藏,甘肃,内蒙古,宁夏,山西,陕西,河南,安徽,河北,山东,江苏,浙江,江西,湖北,重庆,四川,福建,云南,贵州,广西,广东,海南,台湾;国外目前已知分布在俄罗斯,朝鲜,日本,缅甸,印度,巴基斯坦,斯里兰卡,越南,菲律宾,印度尼西亚,巴布亚新几内亚,所罗门群岛,澳大利亚,欧洲各国(模式产地:无详细资料)。

生态 幼虫孳生在人粪及兔尸中。

据贵州(陈禄仕,1999～2010)研究,本种幼虫孳生在动物尸体(猪肺)上,蛹在 9 月下旬开始越冬,至次年 5 月初羽化出成虫。8～10 月各虫态变化时间、积温及季节分布见表 41。

表 41　白头亚麻蝇 *Parasarcophaga albiceps* 各虫态变化时间、积温及季节分布表($\overline{x}\pm s$)

月　份	气温(℃)	幼虫期(d)	蛹前期(d)	蛹期(d)	总历期(d)	积温(日度)
8*	24.034±5.450	4.250	2.125	16.583	22.958	528.750
9	10.263±7.648	6.140±1.351	3.333±0.804	220.290±3.155	230.036±1.965	2 355.580±15.659
10	9.879±7.621	10.040±1.960	3.240±0.446	203.530±1.769	216.810±2.925	2 142.080±51.120

注:"＊"为仅观察到 1 组,"d"为天。

据贵州(陈禄仕,1999～2010)研究,本种在不同气温下成熟幼体长及每日生长长度见表 42。

表 42　白头亚麻蝇 *Parasarcophaga albiceps* 成熟幼体长及每日生长长度($\overline{x}\pm s$)

月　份	气温(℃)	幼体长(mm)	每日长(mm)
8*	27.280±5.088	17.816±0.579	4.192
9	19.943±6.417	18.703±0.617	3.201±0.676
10	17.486±4.241	19.004±0.461	1.949±0.365

注:"＊"为仅观察到 1 组。

40. 肥须亚麻蝇 *Parasarcophaga (Jantia) crassipalpis* (Macquart)

Histaire Naturelle des lnsectes Dipteres 2:112(*Sarcophaga*).1839.

成虫 雄肛尾叶宽,后缘端部呈斜截状,末端尖爪略向前曲。雄雌两性颊部除接近眼下缘处有少数黑毛外,几乎全是白毛,第 7、第 8 合腹节有发达的缘鬃列,第 7、第 8 合腹节和第 9 背板红色;雌性中股器长达股节基部和端部,尾器红色,第 6 背板完整,但在背面正中有一褶痕;雄雌下颚须黑色或灰黑色,在雌性中特别粗壮,末端肥大如短棒状(图 87,彩图 13)。

幼虫

一龄幼虫：各节棘刺明显,第 7 腹节以前各节前缘棘带均完整,第 8 腹节前缘棘带限于腹面和侧面。第 2～7 腹节前缘棘带均完整,第 3 胸节和第 1 腹节后缘棘带仅限于腹面。后气门窝边缘有完整的纤毛带。后气门一孔两裂,裂较宽,无气门环。口咽骨较小,口钩腹基角钝。钩长率 0.51,钩弯率 0.78。咽骨

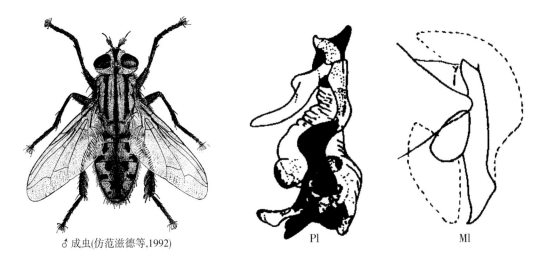

♂成虫(仿范滋德等,1992)　　　　　　　Pl　　　　　　　Ml

图 87　肥须亚麻蝇 *Parasarcophaga crassipalpis* 成虫特征(参考薛万琦、赵建铭,1996)

图中字母分别代表:Pl 为♂外生殖器侧面观;Ml 为♂尾叶侧面观。

体高约为长的 2.5 倍,腹角末端明显分叉,前下方有 2 个感觉小孔(张孟余,1982)。

　　二龄幼虫:各节棘刺明显,第 2 胸节背面平滑,第 3 胸节至第 7 腹节表面各有 24 个小疣,即背面、腹面、两侧各 6 个。侧面下方的 2 个小疣相距较近。第 8 腹节背面均匀密布小棘,侧面及第 6、第 7 腹节背部有少数小棘,其余各节除小疣外均裸。第 8 腹节后表面有 6 对突起,亚背突和腹突均小,背突、上侧突、下侧突、亚腹突大小相等。背突间距等于背突与上侧突间距。肛板小,略呈三角形,两端不达亚肛疣基部。前气门 9～11 个孔突,成一排,色素管长为宽的 2 倍。后气门较大,内缘不达内气门裂下端,腹缘达外气门裂下端。气门环于两气门裂间明显内突。后气门间距约为 1 个气门横径的 1/2。口咽骨较大,下口骨和侧口骨发达,腹角约为背角长的 2/3,背角上的窗狭长(张孟余,1982)。

　　三龄幼虫:长 20～22 mm。第 2 胸节背面无小棘,第 3 胸节背面后 3/4 布满小棘,第 1～8 腹节均密布小棘。第 3 胸节至第 7 腹节腹面的小疣扁平,约为背面小疣的 2 倍,侧面的小疣与背面的小疣大小略等,侧面下方的两个小疣几乎相连。上侧突与亚腹突大小相等,均大于下侧突。肛板小,呈三角形,两端下达亚肛疣基部,亚肛疣乳突状。肛区前的小棘不成列。前气门指状突 9～12 个,排成 1 排(图 88B);后气门间距等于其横径的 1/2,后气门内缘直,与背缘几乎呈直角(图 88M)。口咽骨大,色素深,口钩基部宽短,下口骨粗大,腹角长为背角的 1/2,腹角窗和后上方的突起明显,背角窗狭长(张孟余,1982)。

　　蛹　大型黑色,长 9 mm,宽 3.5 mm。体满被刺,后突起均不发达;肛板很小;前气门指状突 12 个;后气门大,后气门间距为 1 个气门直径;口钩粗大,咽骨背角长于腹角,透明区长,腹角背方有突起(图 88A)(薛瑞德,1985)。

　　分布　我国目前已知分布在黑龙江,吉林,辽宁,内蒙古,河北,山东,河南,北京,天津,陕西,甘肃,宁夏,新疆,青海,湖北,江苏,安徽,四川,重庆,西藏,贵州;国外目前已知分布在朝鲜,日本,蒙古,俄罗斯,地中海地区,欧洲(模式产地:西班牙加那利群岛),非洲南部,大洋洲部分地区,北美洲,南美洲部分地区。

　　生态　在自然界,幼虫孳生于腐败动物质和粪便中。在温度 25℃ 左右时以兔肉饲养,名虫态历期分别为:一、二龄幼虫各 1 天,三龄幼虫 2～3 天,前蛹期 2～3 天,蛹期 13 天(张孟余,1982)。

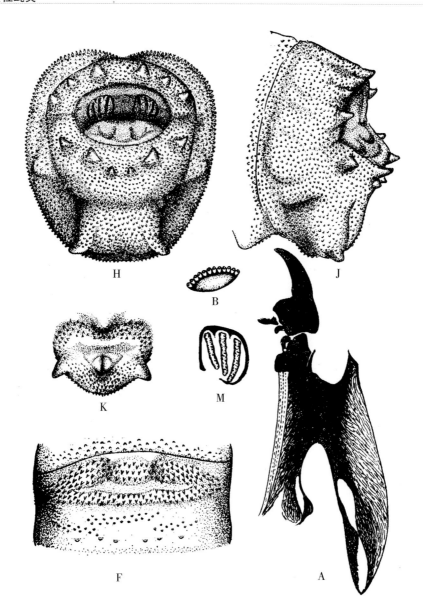

图 88　肥须亚麻蝇 *Parasarcophaga crassipalpis* 三龄幼虫特征(参考范滋德等,1992)

图中字母分别代表:A 为口咽器;B 为前气门;F 为第 6 腹节腹面;H 为第 8 腹节后面观;

J 为第 8 腹节侧面观;K 为第 8 腹节腹面观;M 为后气门。

据杭州(1995)报道,该蝇在不同恒温下各虫态的历期见表 43。

表 43　肥须亚麻蝇 *Parasarcophaga crassipalpis* 在不同恒温下各虫态历期(d)

虫　态	18℃	21℃	24℃	27℃	30℃	33℃
一龄	1.17(51)	0.83(87)	0.75(56)	0.71(70)	0.60(43)	0.46(41)
二龄	1.75(51)	1.42(65)	1.13(54)	0.79(61)	0.71(41)	0.52(36)
三龄	6.00(29)	4.25(59)	4.50(33)	3.46(59)	3.15(41)	3.00(30)
蛹期	20.88(25)	13.00(56)	11.27(24)	9.00(48)	8.00(36)	7.00(25)
合计	29.80	19.50	17.65	13.96	12.46	10.98

注:括号内数据为观察虫数,"d"为天。

据北京(杨玉璞,1998、2002)报道,发现幼虫孳生在人尸体上,各虫态变化所需时间见表44。

表44 肥须亚麻蝇 *Parasarcophaga crassipalpis* 各虫态变化所需时间

气温(℃)	幼虫期(d)				蛹期(d)	总历期(d)	相对湿度(%)
	一龄	二龄	三龄	合计			
28.5	0.71	1.00	1.62	3.33	12.00	15.33	70~80

注:"d"为天。

据贵州(陈禄仕,1999~2010)研究,7~10月份本种幼虫孳生在动物尸体(猪肺)上,蛹在10月下旬开始越冬;至次年4月中旬羽化出成虫。在自然环境中不同气温下各虫态变化时间、积温及季节分布见表45。

表45 肥须亚麻蝇 *Parasarcophaga crassipalpis* 各虫态变化时间、积温及季节分布表($\overline{x}\pm s$)

月 份	气温(℃)	幼虫期(d)	蛹前期(d)	蛹期(d)	总历期(d)	积温(日度)
7*	24.910±5.150	4.480	1.290	12.920	18.690	473.450
8	25.170±0.254	4.125±0.880	1.710±1.000	12.960±0.353	18.525±0.615	478.250±4.879
9	22.502±0.677	5.115±1.258	1.460±0.666	19.572±1.077	26.147±0.681	607.300±14.161
10	5.448±0.101	11.833±4.536	4.437±0.913	177.458±9.312	193.728±5.509	2 124.600±99.914

注:"*"为仅观察到1组,"d"为天。

据贵州(陈禄仕,1999~2010)研究,本种在7~10月份成熟幼体长及每日生长长度见表46。

表46 肥须亚麻蝇 *Parasarcophaga crassipalpis* 成熟幼体长及每日生长长度($\overline{x}\pm s$)

月 份	气温(℃)	幼体长(mm)	每日长(mm)
7*	26.270±5.920	19.880±0.690	4.437
8	25.330±5.460	18.635±0.535	4.616±0.922
9	26.295±0.631	18.535±1.734	3.732±0.592
10	17.775±5.980	21.155±0.975	1.951±0.854

注:"*"为仅观察到1组。

41. 埃及亚麻蝇 *Parasarcophaga*(*Liosarcophaga*)*aegyptica*(Salem)

Egypt. Univ.,Facul. Mcd.,publ. no. 5:56(*Sarcophaga*). 1935.

成虫 雄阳茎膜状突狭窄不骨化,末端呈斜切截状,侧阳体基部腹突狭窄而末端尖,下缘单纯,侧阳体端部侧突末端圆钝且不分叉(图89)。

分布 我国目前已知分布在甘肃,宁夏,新疆;国外目前已知分布在俄罗斯,匈牙利,小亚西亚半岛,非洲北部(模式产地:埃及)。

生态 幼虫在昆虫尸体和小脊椎动物尸体内孳生。

42. 银口亚麻蝇 *Parasarcophaga argyrostoma* Robineau-Desvoidy

Essai Myod.:340(*Myophora*),1830.

成虫 据波兰的阿涅扎卡·爵博·蒙柯等(2009)记述,成虫体长7~17 mm。

雄性(彩图14):躯干部有较厚的银灰色或黄白色粉被,头部银白色,后颊部分为白色毛,颊的上前部

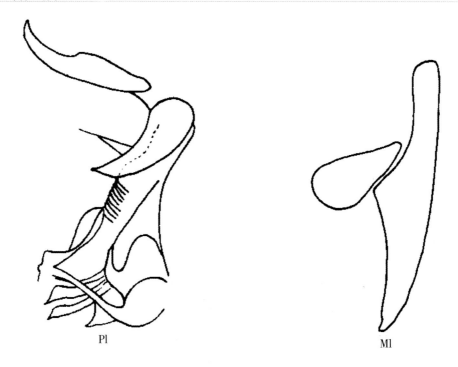

Pl   Ml

图 89　埃及亚麻蝇 *Parasarcophaga aegyptica* 成虫特征(参考薛万琦、赵建铭，1996)

图中字母分别代表：Pl 为♂外生殖器侧面观；Ml 为♂尾叶侧面观。

为黑色毛。间额、触角及下颚须黑色；间额侧面有亮灰色粉被。下颚须远端可为红棕色。触角第 2 节远端及第 3 节基底部为棕红色，第 3 节有亮灰色粉被。胸部为灰色粉被以及黑色或棕黑色纵纹；足黑色有灰粉被，翅透明，R_5 和前缘基鳞亮黄白色，下腋瓣白色。腹部为方格形花纹，第 7、第 8 背板黑色或棕红色，有光泽，有灰粉被，第 9 背板亮红色。额最窄处为 0.25 倍头宽。第 3 节为第 2 节 2～2.5 倍长，侧颜在触角基底部 0.2～0.3 倍水平，颊为 0.22～0.34 倍眼高。下颚须长，远端较宽，中等长度。眼后鬃 1～2 排。侧额鬃短而弱，有垂直 2 排，其中最长的为侧颜宽的 0.4～0.5 倍。颜脊有许多短黑鬃色。盾片短，所有股节和后胫腹侧均有浓密的长毛。腹部第 3 背板没有内侧缘鬃。第 5 腹板有许多短毛样鬃和一个很大的"窗口"。第 7、第 8 腹节适度拉伸，有几根毛状缘。肛尾叶有角且在顶缘背侧及顶端多刺。侧尾叶明显沿基底缘增厚。阳茎巨大。

雌性(彩图 14)：颜色较浅。额宽等于或略小于眼宽。额最窄处为 1/3 头宽。下颚须基底部棕黄色，末端稍膨大。前股节常有后腹鬃，中股器长卵圆形，黑灰色带直条纹，位于中股节后表面。后转节腹面正中有短鬃。后胫有长后腹鬃和腹鬃。腹部第 6 背板棕色或红色，灰色粉被，完全覆盖有长鬃或短毛。第 7 腹板前缘有结节，雌性端节极短，暗红色或棕红色。

幼虫

波兰的阿涅扎卡·爵博·蒙柯等(2009)记述如下：

一龄幼虫：是典型的有瓣蝇类幼虫，其有 1 个明显的头节(伪头)，3 个胸节、7 个腹节和 1 个带后气门的肛板组成。幼虫体长 3～7 mm。在各腹节间处覆盖有棘突。第 1～7 腹节中部各有 1 条横向裂缝。在每个体节间区域都有数横排黑色棘突形成的完整棘突环。在前部或边缘的棘突向虫体后方弯曲，而后部的棘突向虫体前方弯曲。肛板有 7 对疣。肛板前腹面有几排棘突。气门窝周围有 1 圈毛状棘突。后气门位于 1 个凹陷的窝内，且每个都由 2 个宽而直且相连的气门裂组成，并由 1 圈薄弱的硬化围绕(气门环尚未形成)。肛垫位于气门窝的后腹面。肛疣较大且呈椭圆形，每个疣的末端凸起并带有 1 个感受器。肛孔位于两个肛疣之间并较其稍靠前。

二龄幼虫:体长 7～13 mm,体宽 1.5～2 mm。体表覆盖有大量突起以及棘突。在形态上,二龄幼虫与一龄幼虫相类似。

三龄幼虫:体长 12～25 mm,体宽 2.9～6.1 mm。体色变为污白色或黄白色。幼虫躯干最宽处为第 8 体节。体表覆盖有大量比二龄时更加强大的突起以及棘突。在体形上其与二龄幼虫相似(彩图 15)。

蛹　体长 10～15 mm。蛹的类型是围蛹,有 1 个锥状的后角和 1 个圆形的前角。蛹壳的颜色由预蛹的灰黄色逐渐变为亮橙色,随后变暗直到变成暗红棕色或黑色。三龄幼虫的前气门变为前端的 1 个小突起,当成虫羽化时前端被掀开。在掀开处底部,原三龄幼虫第 2 体节处有一显著缩窄,而口咽骨则留在蛹壳内壁中。幼虫体表的棘突在蛹壳上仍能看到,而后部体节上的结节也是如此。后气门在蛹后角深凹陷底部形成一对纽状结构,与幼虫期的肛板相对应。呼吸角有时很难发现。肛板上的突起在化蛹时也收缩变小。幼虫体节间的界板在蛹期时形成一圈圈完整的环线。在这些界板线上有许多细小的黑色棘突。每个界板都是由上、中、下 3 个狭窄的界板组成。此外,蛹壳表面还有许多皱纹、疣、感受器以及突起等(彩图 15)。

分布　为全北区种类。中国(G. Verves,1986)全境均有分布;国外目前已知分布在蒙古,印度,伊拉克,沙特阿拉伯,以色列,叙利亚,阿富汗,土耳其,埃及,突尼斯,南非(模式产地:好望角),欧洲,大洋洲,北美洲,南美洲。

生态　胡萃和王江峰(2000)介绍,Hafez(1940)在埃及研究了该种生活史,在 25℃下幼虫孳生在肉上,一龄幼虫 30 小时,二龄幼虫 2 天,三龄幼虫 5 天,蛹期约 8 天。在比利时,Leclercq(1976)报道,此种蝇孳生于高度腐败的尸体上。

1996 年 9 月份在德国科隆市发现幼虫孳生在住宅 8 楼的阳台一具老年男尸上(Benecke,1998)。

43. 酱亚麻蝇 *Parasarcophaga (Liosarcophaga) dux* (Thomson)
Eugenies Resa,Dipt.,2(1):534(*Sarcophaga*). 1868.

成虫　雄肛尾叶除近端前缘稍波曲外,渐向端部尖削,同时微向前弯,末端尖。阳体基侧突宽短略直,末端爪状。阳茎膜状突端部截状,骨化而边缘下整齐。侧阳体基部腹突略呈长方形,前腹方有一小角,侧阳体端部中央短小,侧突分叉。雌尾器第 6 背板中断型,两骨片相隔很近(图 90)。

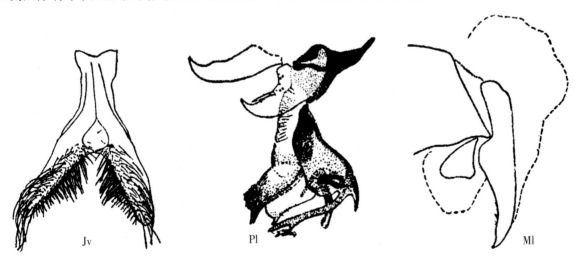

图 90　酱亚麻蝇 *Parasarcophaga dux* 成虫特征(参考范滋德等,1992)

图中字母分别代表:Jv 为♂第 5 腹板腹面观;Pl 为♂外生殖器侧面观;Ml 为♂尾叶侧面观。

幼虫

一龄幼虫:各节棘刺明显,第5腹节以前各节前缘棘带均完整,第6腹节前缘棘带于背后断裂,第7腹节前缘棘带限于腹面和腹侧面,第8腹节仅腹面有前缘棘带;第4～7腹节的后缘棘带均完整,第2、第3腹节仅腹面有前缘棘带;第8腹节后气门窝边缘有完整的纤毛带。口咽骨宽大,腹基角为直角,钩长率0.68,钩弯率0.09,咽骨体高为长的3倍,背角的长、宽与腹角的略等,腹角上有2个感觉小孔。

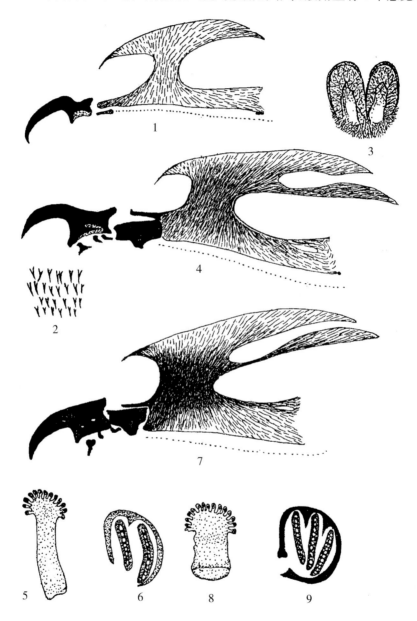

图91　酱亚麻蝇 *Parasarcophaga dux* 幼虫特征(参考张孟余,1982)

图中序号分别代表:1为一龄幼虫口咽骨(66.7×);2为一龄幼虫第2胸节背部前缘棘(450×);
3为一龄幼虫后气门(300×);4为二龄幼虫口咽骨(66.7×);5为二龄幼虫前气门(66.7×);
6为二龄幼虫后气门(66.7×);7为三龄幼虫口咽骨(40×);8为三龄幼虫前气门(40×);
9为三龄幼虫后气门(40×)。

电镜观察:体长约3 mm,体后端凹陷稍明显,有5对后突起,均很小。棘环的棘刺较棕尾别麻蝇一龄幼虫的短,但基部较粗,第5～8腹节背面的棘环由4～5列棘刺组成,多数棘刺基部相连呈梳齿状,靠近节间的棘刺多呈现三角形(张文忠、薛瑞德,1986)。

二龄幼虫:各节棘带同一龄;第 2 胸节背部平滑,第 3 胸节至第 7 腹节各节均有 24 个小疣,疣的排列与肥须亚麻蝇相似;第 8 腹节背部无小棘,但凹凸不平;第 8 腹节后表面的突起均不发达,上侧突大于背突或亚背突,但与下侧突或亚腹突相等,背突间距等于背突与上侧突间距;亚肛疣乳突状,肛板椭圆形,两端达亚肛疣基部(张孟余,1982)。

前气门:孔突 10～13 个,成一排,色素管状部长为宽的 3.5 倍。

后气门;大型,色素深;气门环于气门列间有明显的内突;后气门间距略小于 1 个后气门横径的 1/2。口咽骨大型,色素深;下口骨发达,前缘凹陷,腹角长度约为角的 2/3,背角窗长而宽。

电镜观察:体壁除棘环外光滑,前气门指状突 1 列,13 个。后突起不发达,体棘无双叉形。第 2～7 腹节具有疣状突,多呈泡状。后突起群中,上侧突与下侧突略等长(张文忠、薛瑞德,1986)。

三龄幼虫:长 18 mm。第 1～7 腹节背面上的小疣和呈丘状,腹面和侧面的小疣扁平,侧面下方的两个小疣连在一起,第 8 腹节下侧突前方的小棘聚积成群,肛板三角形,体表其余特征同二龄幼虫。前气门孔突 12～14 个,成一排。后气门中型,色素深;气门环两端膨大,内缘直,末端不达内缝下端,背缘和外缘呈弧形,腹缘略向上弯曲,末端明显超过内气门裂下端,后气门间距为一后门横径的 1/2。口咽骨大型,色素深;腹角长度为背角的 1/2,背角上的窗长而宽,其长度约为背角的 6/7(张孟余,1982)。

一龄、二龄和三龄幼虫的口咽骨、前气门和合气门的不同点见图 91。

分布　我国目前已知分布在黑龙江,吉林,辽宁,内蒙古,河北,北京,山东,河南,宁夏,甘肃,安徽,江苏,浙江,湖北,四川,福建,台湾,广东,广西,云南,海南;国外目前已知分布在朝鲜,日本,泰国,缅甸,印度,斯里兰卡,印度尼西亚,菲律宾,美国(模式产地:夏威夷、关岛、东萨摩亚),澳大利亚,巴布亚新几内亚,西萨摩亚。

生态　在日本南部海滨,常见孳生于死鱼、动物尸体和人粪中。在气温 25～32℃时以兔肉饲养,其生活史各期为一、二龄 0.5～1 天,三龄 2 天,前蛹期 10 天(张孟余,1982)。

据胡萃和王江峰(2000)介绍,在关岛,Bohart 和 Gressitt(1951)在沙滩尸体下面发现该种。

44. 巨亚麻蝇 *Parasarcophaga*（*Rosellea*）*gigas*（Thomas）
Proc. R. ent. Soc. Lond.（B）,18:166（*Sarcophaga*）. 1948.

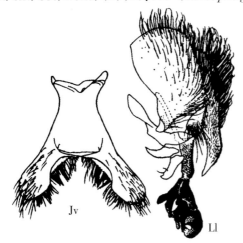
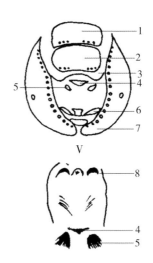

图 92　巨亚麻蝇 *Parasarcophaga gigas* 成虫特征(参考范滋德等,1992)

图中字母分别代表:Ll 为♂尾器侧面观;Jv 为♂第 5 腹板腹面观;V 为♀产卵器。

图中序号分别代表:1 为第 6 腹板;2 为第 7 腹板;3 为第 8 腹板;4 为肛下松;

5 为肛尾叶;6 为第 8 背板;7 为第 6 背板;8 为子宫骨片。

成虫 雄阳茎膜状突2对,基部1对骨化强而长大呈叉形,端部1对亦骨化,较前者略短,末端也呈叉形。侧阳体基部腹突小,侧阳体端部为一宽大的片向前方作球面弯曲,两侧各有一缺口,末端正中有一凹入。雌第6背板为中断型(图92)。

分布 我国目前已知分布在辽宁,河南,江苏,浙江,湖北,重庆(模式产地:歌乐山);国外目前已知分布在朝鲜。

生态 据胡萃和王江峰(2000)介绍,成虫在尸体和人粪上采集到,幼虫在实验室28℃下在肉上饲养,历期8天,蛹期14天(Thomas,1949)。

45. 黄须亚麻蝇 *Parasarcophaga*（*s. str.*）*misera*（Walker）

List Dipt. Brit. Mus. ,4:829(*Sarcophaga*). 1849.

成虫 雄肛尾叶侧面观后缘有一钝角形的向后突起,花朵状的膜状突上部长大。侧阳体端部分支短,向前不超过基部腹突。雌第2腹板通常有2对强大的缘鬃,第6背板中断型(图93,彩图21)。

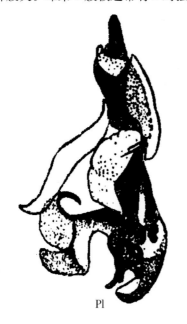
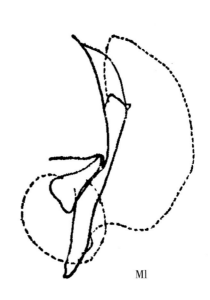

Pl　　　　　　　　　Ml

图93 黄须亚麻蝇 *Parasarcophaga misera* 成虫特征(参考范滋德等,1992)
图中字母分别代表:Pl 为♂外生殖器侧面观;Ml 为♂尾叶侧面观。

幼虫 Nandi,1980,Oriental Inscts,14(3):311-313.据报道(范滋德等 1992):后气门环细。第2、3胸节布满小棘,第2～7腹节侧面、腹面的疣与背面疣略等大;前气门孔突28～34个,呈不规则排列。

蛹 大型,暗褐色,长9 mm,宽3 mm。前气门指状突30个,后气门深凹,后气门间距为1个气门直径的1/2;上下侧突发达;咽骨背腹角长而宽,背角有宽而大的透明区,背堤尖锐(薛瑞德,1985)。

分布 我国目前已知分布在吉林,辽宁,河北,山东,河南,陕西,甘肃,江苏,安徽,湖北,四川,重庆,江西,浙江,福建,台湾(模式产地),广东,广西,云南;国外目前已知分布在朝鲜,日本,缅甸,印度,斯里兰卡,菲律宾,澳洲区(模式产地)。

生态 据胡萃和王江峰(2000)介绍:幼虫孳生在人粪和垃圾中,也食腐肉。一次产29～35只幼虫,饲养在腐肉上,在23.3～34.4℃下,幼虫期4～8天,蛹期7～11天。羽化至产幼最短7天。

46. 卡西亚麻蝇 *Parasarcophaga*（*Rosellea*）*khasiensis*（Senior-White）

Rec. Ind. Mus. ,26:246(*Sarcophaga*). 1924.

成虫　雄肛尾叶后缘近端部有短纤毛丛。阳茎膜状突基部有1对背方分支的末端弯向前方(图94)。

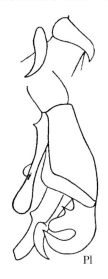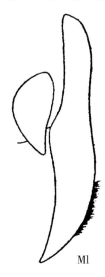

图94　卡西亚麻蝇 *Parasarcophaga khasiensis* 成虫特征(参考范滋德等,1992)
图中字母分别代表:Pl 为♂外生殖器侧面观;Ml 为♂尾叶侧面观。

分布　我国目前已知分布在四川,云南,贵州,西藏;国外目前已知分布在泰国,印度(模式产地),尼泊尔。

生态　据陈禄仕(2003)报道,发现幼虫孳生在动物组织(猪肺)上。

47. 急钩亚麻蝇 *Parasarcophaga (Liosarcophaga) portschinskyi* Rohdendorf
Fauna USSR,Dipt.,19(1):226.1937.

成虫　雄阳茎膜状突上方的膜片宽而不很长,前缘有细突,但常向侧方平展,因而很不明显;下方骨化部狭长而末端尖;侧阳体端部侧突呈很轻微的"S"形弯曲,下方小分支长度约为上方小分支的1/3;中央突很短,不及侧突长的1/3;基部腹突长,明显超过端部侧突的长度(彩图22)。雌第6背板为中断型,左右两骨片间仅隔1条窄缝(图95)。

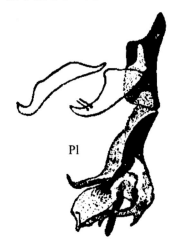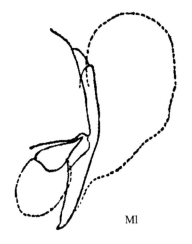

图95　急钩亚麻蝇 *Parasarcophaga portschinskyi* 成虫特征(参考范滋德等,1992)
图中字母分别代表:Pl 为♂外生殖器侧面观;Ml 为♂尾叶侧面观。

幼虫

一龄幼虫:各节棘刺较其他麻蝇粗大,端部尖,色素深,基部膨大,呈穹隆形;第6腹节以前各节前缘棘带完整,第7、第8腹节前缘棘带仅限于腹面;第3~7腹节后缘棘带完整,第2腹节仅腹面具后缘棘带;第8腹节后气门窝边缘有完整的纤毛带。后气门裂较肥须亚麻蝇和酱亚麻蝇都长,后气门间距为1个后气门横径的2/3。口咽骨大型,口钩较酱亚麻蝇宽大,腹基角为直角,钩长率0.6,钩弯率0.33,咽骨体高为长的2倍,腹角较背角稍窄而长度相等(张孟余,1982)。

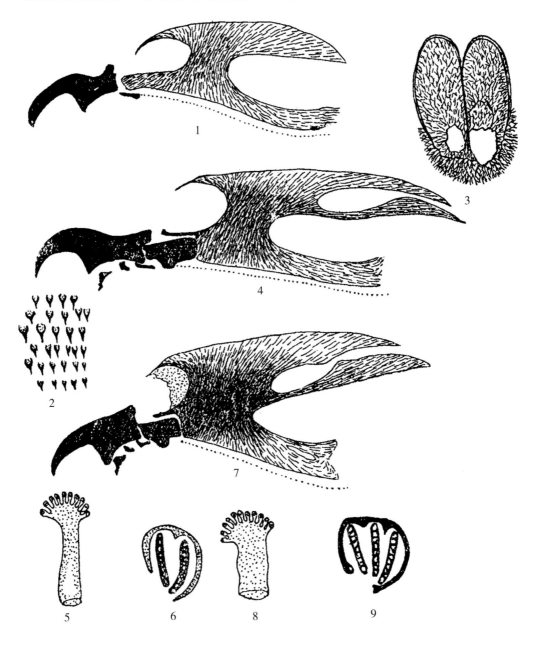

图96　急钩亚麻蝇 *Parasarcophaga portschinskyi* 幼虫特征(参考张孟余,1982)

图中序号分别代表:1为一龄幼虫头咽骨(66.7×);2为一龄幼虫第2胸节背部前缘棘(450×);
3为一龄幼虫后气门(300×);4为二龄幼虫头咽骨(66.7×);5为二龄幼虫前气门(66.7×);
6为二龄幼虫后气门(66.7×);7为三龄幼虫头咽骨(40×);
8为三龄幼虫前气门(40×);9为三龄幼虫后气门(40×)。

电镜观察：体长约 3.5 mm，前端尖，第 8 腹节背面凹陷明显，具有 5 对后突起，其中上侧突最大，第 4～7 腹节面棘环由 4～5 列棘刺组成，刺呈锥状，基部较宽，刺多连接，具双叉或三叉刺，第 7、第 8 腹节背面刺很少（张文忠、薛瑞德，1986）。

二龄幼虫：乳白色，表皮极柔软；各节棘带同一龄；第 2、第 3 胸节及第 1～7 各腹节光滑无疣，第 8 腹节背、侧面光滑无棘；上侧突大于背突亚背突，下侧突小于上侧突和亚腹突；背突间距等于背突与上突间距；亚肛疣锥形，肛板椭圆形，两端达亚肛疣基部。前气门孔突 8～10 个，成一排，色素管状部长为宽的 4～5 倍。后气门中等，气门环色素深，内缘直，末端不达内气门裂下端，腹缘短，末端仅达外气门裂下端的外侧；后气门间距等于 1 个后气门横径的 1/2。口咽骨大型，色素深，腹角长度为背角的 2/3，背角上的窗长而宽（张孟余，1982）。

电镜观察：无双叉或三叉刺，分布均匀，刺略呈现三角形，各腹节两侧的疣状突不太明显，后突起群中上侧突最大。前气门呈扇状，较小，指状突 1 列，9 个，呈球形。第 8 腹节后表面无节前棘刺（张文忠、薛瑞德，1986）。

三龄幼虫：乳白色或黄白色，幼虫长 18 mm，第 3 胸节至第 7 腹节每节有 24 个小疣，疣的排列似肥须亚麻蝇，侧面下方的两个小疣几乎相连，除疣外各节均裸；第 8 腹节背部无小棘，但凹凸不平，下侧突小于上侧突，但与亚腹突等大，亚肛疣锥状，肛板小，呈三角形，两端达亚肛疣基部，肛前的小棘不成列。前气门孔突 10 个，成一排，色素管状部长为宽的 2 倍。后气门中型，其宽度大于高度；气门环窄，两端膨大，内缘呈弧形，末端与内气门裂下端齐平；背缘直，外缘弧形，腹缘短，仅达中气门裂下端，后气门间距等于 1 个后气门横径的 1/2。口咽骨大型，色素深；腹角长度为背角的 2/3，背角窗长，约占背角长的 6/7（张孟余，1982）。

一龄、二龄和三龄幼虫的口咽骨、前气门和后气门的不同点见图 96。

分布 我国目前已知分布在黑龙江，吉林，辽宁，内蒙古，北京，河北，山西，山东，河南，江苏，宁夏，甘肃，新疆，青海，四川，西藏；国外目前已知分布在蒙古，乌克兰（模式产地）。

生态 在 25～34℃ 下，用兔肉饲养，各虫态历期分别为：一、二龄幼虫各 1 天，三龄幼虫 2～3 天，前蛹期 2～3 天，蛹期 9～10 天（张孟余，1982）。

据北京（杨玉璞，1998 及 2002）报道，发现幼虫孳生在人尸体上，在不同温度下各虫态变化所需时间见表 47。

表 47 急钩亚麻蝇 *Parasarcophaga portschinskyi* 在不同温度下各虫态变化所需时间

气温（℃）	幼虫期（d）				蛹期（d）	总历期（d）	相对湿度（%）
	一龄	二龄	三龄	合计			
23.5	1.25	1.16	2.00	4.41	18.00	22.41	70～80
28.5	1.02	1.00	1.14	3.16	11.50	14.66	70～80

注："d"为天。

2011 年 5 月至 2012 年 5 月（陈禄仕）在北京市通州区马驹桥样本小区对急钩亚麻蝇 *Parasarcophaga portschinskyi* 进行观察，发现 4 月份就有该蝇活动并在腐肉上产幼，三龄幼虫体长（15.286±0.554）mm，2012 年 11 月至 2013 年 3 月发现幼虫及蛹越冬。

48. 绯角亚麻蝇 *Parasarcophaga*（*Liopygia*）*ruficornis*（Fabricius）
Ent. Syst. , 4:314（Musca）. 1794.
Friederichsiana Enderlein，1928（*Liopygia*）.

成虫 雄阳茎膜状突粗短。雌尾器橙色；第 5 腹板黑色；第 6 腹板红橙色，后缘内凹有 4 根缘鬃；第 7

腹板红橙色,后缘波状;第8背板膜质(图97)。

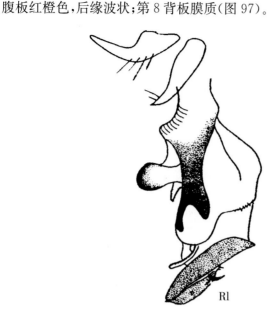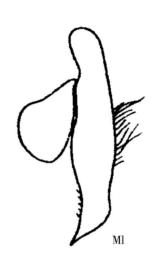

图 97　绯角亚麻蝇 *Parasarcophaga ruficornis* 成虫特征(参考范滋德等,1992)

图中字母分别代表:Rl 为♂外生殖器侧面观;Ml 为♂尾叶侧面观。

分布　我国目前已知分布在台湾,广东,海南;国外目前已知分布在日本,印度东部(模式产地),斯里兰卡,泰国,马来西亚,印度尼西亚,菲律宾,美国(夏威夷),马里亚纳群岛,萨摩亚群岛,索科特拉岛,马达加斯加,巴西,非洲。

生态　幼虫孳生在厕所、厨房垃圾中、食物残余物及动物尸体上。成虫常见于海滨。

49. 褐须亚麻蝇 *Parasarcophaga* (*s. str.*) *sericea* (Walker)

Insecta Saundersiana,4:326 (*Sarcophaga*). 1852.

成虫　雄肛尾叶后缘波曲,但无钝角形突起,花朵状的膜状突的上部短;侧阳体端部分支长,向前超过基部腹突。雌第2腹板常有1对强大的缘鬃,其余的较短小,第6背板为中断型(图98)。

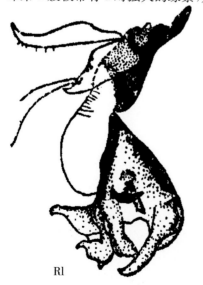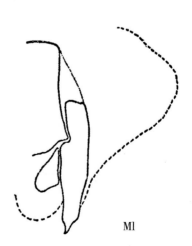

图 98　褐须亚麻蝇 *Parasarcophaga sericea* 成虫特征(参考范滋德等,1992)

图中字母分别代表:Rl 为♂外生殖器侧面观;Ml 为♂尾叶侧面观。

分布　我国目前已知分布在吉林,辽宁,天津,河北,宁夏,内蒙古,山东,河南,陕西,甘肃,江苏,安徽,湖北,江西,浙江,四川,重庆,福建,广东,广西,云南,台湾;国外目前已知分布在俄罗斯,朝鲜,印度(模式产地),斯里兰卡,马来西亚,印度尼西亚,菲律宾,缅甸,巴布亚新几内亚,澳大利亚。

生态　幼虫孳生在人粪中,也孳生在兔尸中。

50. 野亚麻蝇 *Parasarcophaga*（*Pandelleisca*）*similis*（Meade）

Ent. Mon. Mag.,12:261(*Sarcophaga*).1876.

成虫　雄肛尾叶端部略向前弯曲,同时均匀地变细,形成一尖的末端;前阳基侧突缓缓地弯曲,末端不呈钩状;阳茎膜状突2对,狭尖而单纯;侧阳体端部侧突很细而末端下屈,粗细均匀。雌第6背板为分离型,两骨片间距约为第7背板长的2倍,第8背板中部有一纵的果核状突(图99,彩图16)。

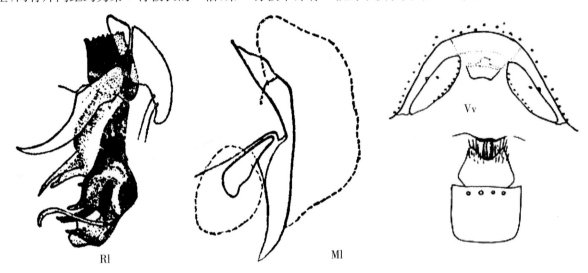

图99　野亚麻蝇 *Parasarcophaga similis* 成虫特征(参考范滋德等,1992)

图中字母分别代表:Rl 为♂外生殖器侧面观;Ml 为♂尾叶侧面观。

幼虫　范滋德等(1992)介绍:Ishijima,1967,Japan. J. Sanit. Zool.,18(2,3):80.报道,口钩钩部宽;后气门环内缘略呈弧形,而且末端达内气门裂下端一线;前气门孔突24~30个,有规则地排成2排;各腹节腹面有明显的光滑无棘区。

分布　我国目前已知分布在黑龙江,吉林,辽宁,内蒙古,河北,北京,山西,陕西,山东,河南,宁夏,甘肃,江苏,上海,湖北,江西,安徽,浙江,四川,重庆,贵州,云南,福建,广东,广西;国外目前已知分布在亚洲东南部,俄罗斯,欧洲各国,德国(模式产地)。

生态　据贵州(陈禄仕,1999~2010)研究,本种幼虫孳生在动物尸体(饲养在猪肺上)及人尸体(2004年8月在一具交通事故死亡者尸体被挤压出颅腔的脑组织上发现该蝇幼虫,羽化出蝇鉴定为该蝇)上。蛹在10月下旬开始越冬,至次年4月下旬羽化出成虫;9~11月份在自然环境中各虫态变化时间、积温及季节分布见表48。

表48　野亚麻蝇 *Parasarcophaga similis* 各虫态变化时间、积温及季节分布表($\bar{x} \pm s$)

月份	气温(℃)	幼虫期(d)	蛹前期(d)	蛹期(d)	总历期(d)	积温(日度)
9	22.92±6.175	3.540±0.056	1.00±0.00	12.685±0.502	17.225±0.558	392.125±33.55
10	8.561±7.013	14.526±0.211	4.04±0.478	169.913±0.469	188.48±0.375	1609.55±15.57
11	8.376±7.052	13.273±1.510	3.72±1.177	158.620±2.090	175.59±2.264	1471.62±27.69

注:"d"为天。

据贵州(陈禄仕,1999～2010)研究,本种在9～11月份成熟幼体长及每日生长长度见表49。

表49　野亚麻蝇 *Parasarcophaga similis* 成熟幼体长及每日生长长度($\overline{x} \pm s$)

月　份	气　温(℃)	幼体长(mm)	每日长(mm)
9	23.371±5.140	18.421±0.650	5.207±0.549
10	11.437±6.052	15.194±0.843	1.045±0.049
11	13.179±5.861	15.161±0.551	1.146±0.117

51. 结节亚麻蝇 *Parasarcophaga* (*Liosarcophaga*) *tuberosa* (Pandellé)

Rev. d, Entomologie, Vol. 15:192(*Sarcophaga*). 1896.

成虫　雄阳茎膜状突上下缘几乎并行;侧阳体基部腹突明显比膜状突短,前者的长约为宽的1.5倍,前缘与下缘相交的角近乎直角;侧阳体端部中央突长约为侧突的1/2,侧突下方的小分支仅略短于上方的小分支。雌第6背板为完整型,但背方有1条褶缝(图100)。

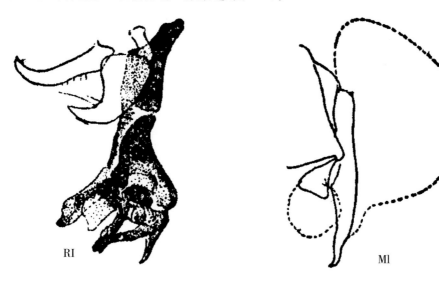

图100　结节亚麻蝇 *Parasarcophaga tuberosa* 成虫特征(参考范滋德等,1992)

图中字母分别代表:Rl 为♂外生殖器侧面观;Ml 为♂尾叶侧面观。

幼虫

一龄幼虫:各节棘刺明显,第6腹节以前各节前缘棘带均完整,第7腹节前缘棘带则在侧面中断,第8腹节仅腹面有前缘棘带;第4～7腹节的后缘棘带均完整,第2、第3两腹节的后缘棘带仅限于腹面;第8腹节后气门窝边缘有完整的纤毛带。后气门间距为1个后气门横径的1/2。口咽骨大型,口钩细长,腹基角为直角,钩长率0.67,钩弯率0.1,咽骨体高为长的2倍;背角的长、宽与腹角的相等。

二龄幼虫:各节棘带同一龄,第2、第3胸节背面平滑,第1～7腹节上的小疣似肥须亚麻蝇,除疣外各节均裸;第8腹节背部无小棘,但不平,后表面的突起均不发达,上侧突大于背突、亚背突,下侧突小于上侧突,亚腹突与上侧突相等;背突间距等于背突与上侧突间距;亚肛疣锥状,肛板椭圆形,两端达亚肛疣基部。前气门孔突11～14个,成一排,色素管状部长为宽的3倍。后气门环色素浅,内缘不到内气门裂下端,腹缘达外缝下端,气门环上内突明显,后气门间距等于或略大于1个后气门横径的1/2。口咽骨大型,色素深,口钩基部和下口骨均粗大,腹角长度为背角的2/3,背角上的窗长而宽。

　　三龄幼虫:长 16 mm,第 3 胸节至第 7 腹节各有 24 个扁平的小疣,侧面下方的两个疣连在一起,除疣外各节均裸;第 8 腹节背、侧面无棘,肛板小,呈三角形,两端达亚肛疣基部,肛前区有 3 排成列的小棘,每列 2～4 个小棘。前气门孔突 12～14 个,成 1 排,色素管状部长为宽的 1.5 倍。后气门中等,气门裂细长,气门环窄,两端膨大,内缘较长,和内气门裂下端平齐,背缘和外缘均呈弧形,腹缘略超过内气门裂下端,内突明显,后气门间距为 1 个后气门横径的 2/3。口咽骨中等,色素深,口钩钩部较直,腹角长度为背角的 2/3,背角窗长而宽。

　　一龄、二龄和三龄幼虫的口咽骨、前气门和后气门的不同点见图 101。

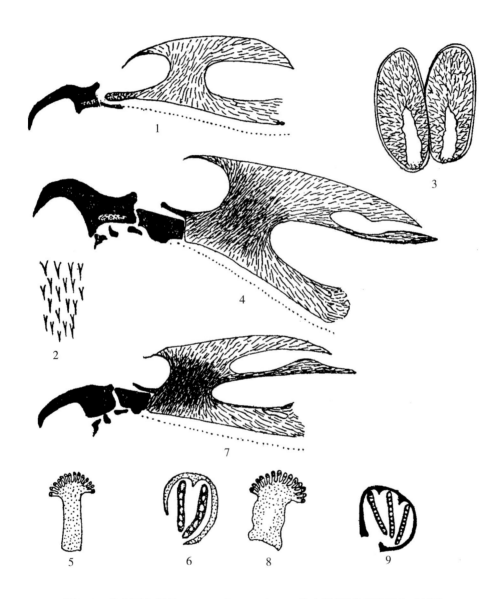

图 101　**结节亚麻蝇** *Parasarcophaga tuberosa* **幼虫特征(参考张孟余,1982)**

图中序号分别代表:1 为一龄幼虫头咽骨(66.7×);2 为一龄幼虫第 2 胸节背部前缘棘(450×);

3 为一龄幼虫后气门(300×);4 为二龄幼虫头咽骨(66.7×);5 为二龄幼虫前气门(66.7×);

6 为二龄幼虫后气门(66.7×);7 为三龄幼虫头咽骨(40×);8 为三龄幼虫前气门(40×);

9 为三龄幼虫后气门(40×)。

蛹 大型,暗褐色,长 10 mm,宽 4 mm。前气门指状突 14 个;后气门宽大,后气门间距为 1 个气门直径的 2/3;口咽骨的口钩发达,咽骨背角略长于腹角,窗长而宽,腹角较直,背方突起不明显(图 101)(薛瑞德,1985)。

分布 我国目前已知分布在黑龙江,吉林,辽宁,河北,山东,河南,宁夏,新疆,江苏,湖北,广西;国外目前已知分布在朝鲜,日本,俄罗斯,欧洲(模式产地:法国南部),非洲北部,北美洲。

生态 据 Kano 氏(1967)记述,该种幼虫可用腐肉饲养。

52.巨耳亚麻蝇 *Parasarcophaga*（*s. str.*）*macroauriculata*（Ho）
Bull. Fan Mem. Inst. Biol. Zool.,3(19):347(*Sarcophaga*). 1932.

成虫 雄尾器前阳基侧突与后阳基侧突几乎等长;花朵状的阳茎膜状突不大;侧阳体基部后侧有 1 对明显的耳状突,侧阳体端部分支的长度超过了侧阳体基部腹突。雌第 6 背板暗黑色,为中断型,2 骨片分离,间距略远(图 102)。

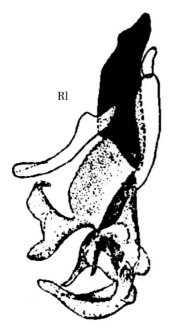
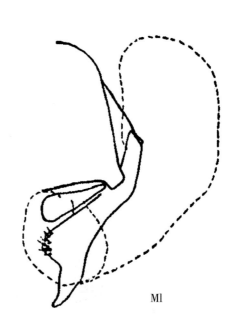

图 102　巨耳亚麻蝇 *Parasarcophaga macroauriculata* 成虫特征(参考范滋德等,1992)
图中字母分别代表:Rl 为♂外生殖器侧面观;Ml 为♂尾叶侧面观。

分布 我国目前已知分布在黑龙江,吉林,辽宁,河北,北京(模式产地),河南,宁夏,甘肃,陕西,四川,江西,浙江,福建,贵州,云南,西藏;国外目前已知分布在朝鲜,俄罗斯。

生态 幼虫孳生在地面人粪和动物尸体中。

53.蝗尸亚麻蝇 *Parasarcophaga*（*Liosarcophaga*）*jacobsoni* Rohdendorf
Fauna USSR,Dipt.,19(1):220(*Parasarcophaga*),1937.
sachtlebeni Lehrer,1959(*Parasarcophaga*).

成虫 雄阳茎膜状突端部略骨化,末端尖或略圆钝;侧阳体基部腹突较宽,下缘有 1 个小齿突,末端偏在下方;侧阳体端部中央突具 1 个小爪,侧突末端有短的两分叉;第 5 腹板侧叶端部除一般的细毛外,还有 2～3 根长刚毛。雌尾器第 6 背板为完整型,边缘红棕色(图 103)。

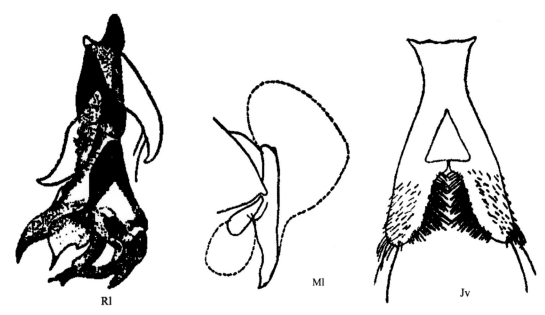

图 103　蝗尸亚麻蝇 *Parasarcophaga jacobsoni* 成虫特征(参考范滋德等,1992)

图中字母分别代表:Rl 为♂外生殖器侧面观;Ml 为♂尾叶侧面观;Jv 为♂第 5 腹板腹面观。

幼虫

三龄幼虫:前气门孔突 12 个,后气门间距为 1 个后气门横径的 1/2,肛板前方除约有 4 排微棘外,在正中尚有几个孤立的小凿,亚肛疣基部周围有一圈无小棘区(图 104)。

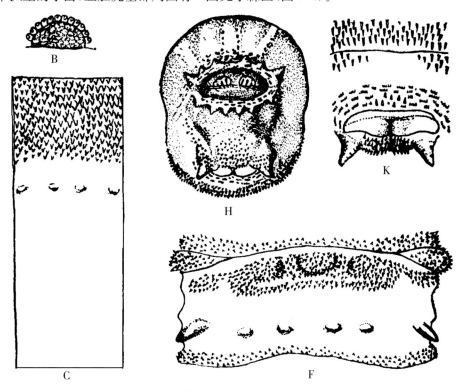

图 104　蝗尸亚麻蝇 *Parasarcophaga jacobsoni* 三龄幼虫特征(参考范滋德等,1992)

图中字母分别代表:B 为前气门;C 为第 2 胸节背面正中部;F 为第 6 腹节腹面;

H 为第 8 腹节后面观;K 为第 8 腹节腹面观。

分布 我国目前已知分布在黑龙江,吉林,辽宁,内蒙古,河北,北京,山东,宁夏,陕西,甘肃,新疆,青海,西藏;国外目前已知分布在俄罗斯(模式产地:高加索),亚洲中部,伊朗,保加利亚。

生态 幼虫孳生在地面人粪、猪粪、厕所和腐败动植物中。据锦州1964年调查,5月开始出现,10月末消失。常与黑尾黑麻蝇幼虫共栖。范滋德(1992)记述,幼虫为尸食性,在死蝗虫体内育出(Rohdendorf,1937)。

第四节 粪麻蝇属 *Bercaea* Robineau-Desvoidy

Hist. nat. Dipt. Paris,2:549. 1863.

模式种 *Musca haemorrhoidalis* Fallén,1817＝*Sarcophaga cruentata* Meigen,1826.

成虫 雄额宽等于一眼宽的2/5～3/5,侧颜在触角第2节水平上,约为眼长的1/2;触角中等长,芒长羽状;颊高约为眼高的1/2。前胸侧板中央凹陷裸;中鬃缺如;后背中鬃5根。雄基阳体很短,几乎方形,仅为阳茎长的1/7～1/5;侧插器有内外2支;第5腹板侧叶短,后内方有1对密生鬃状长毛的突出部;侧阳体很大而宽,端部很短,具细小的突起,膜状突大多为1对很长大的前伸突出物。

分布 古北区(丹麦、瑞典、挪威、芬兰、冰岛、阿尔及利亚、埃及、利比亚、突尼斯、摩洛哥、乌克兰、哈萨克斯坦、俄罗斯、蒙古、日本,我国分布在新疆、青海、西藏、甘肃、内蒙古、山西、陕西、河南、安徽、河北、山东、江苏、黑龙江、吉林、辽宁),新北区,非洲区,东洋区北缘的部分地区。

粪麻蝇属,目前只有红尾粪麻蝇 *Bercaea cruentata* 一种。

54. 红尾粪麻蝇 *Bercaea cruentata* (Meigen)

Syst. Beschhr. ,5:28(*Sarcophaga*). 1826.

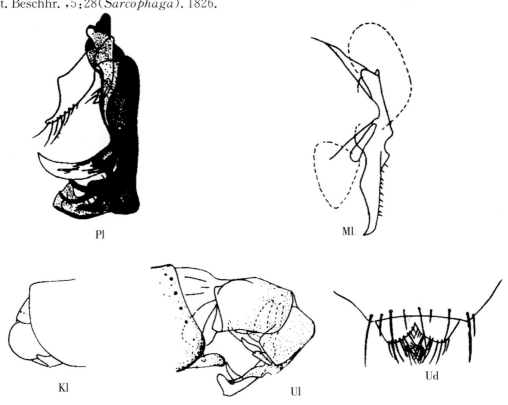

图 105 红尾粪麻蝇 *Bercaea cruentata* 成虫特征(参考薛万琦、赵建铭,1996)

图中字母分别代表:Pl 为♂外生殖器侧面观;Ml 为♂尾叶侧面观;Kl 为♂尾节侧面观;

Ul 为♂端腹部侧面观;Ud 为♀端腹部背面观。

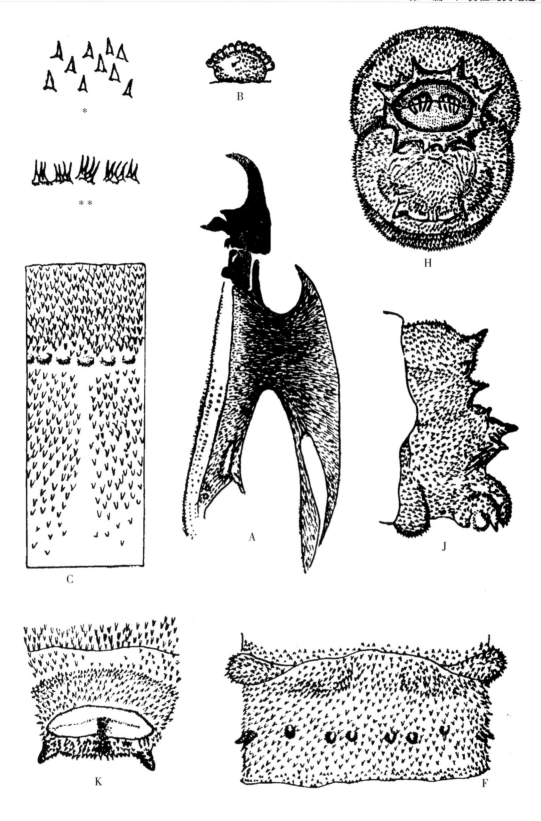

图 106　红尾粪麻蝇 *Bercaea cruentata* 三龄幼虫特征(参考范滋德等,1992)
图中字母分别代表:A 为口咽器;B 为前气门;C 为第 2 胸节背面正中部;F 为第 6 腹节腹面;
H 为第 8 腹节后面观;K 为第 8 腹节腹面观;∗ 为第 8 腹节表面的锥刺;
∗∗ 为第 8 腹节表面凹陷窝内缘的锥列。

成虫 雄间额和侧颜都约为一侧额的 2 倍宽;颊后方毛淡色,颊高约为眼高的 1/2。第 7、第 8 合腹节缘鬃发达,第 9 背板亮红色,背面正中有一微凹;雌中股器直达节基部,腹末端红色;第 6 背板背面观呈分离的两个对角,第 8 背板为 1 对远离的近似圆形的棕色骨片(图 105,彩图 23)。

幼虫

一龄幼虫:棘刺较其他麻蝇细长。第 6 腹节以前各节前缘棘带均完整,第 7 腹节前缘棘带于背部中断,第 8 腹节仅腹面有前缘棘带;第 3~7 腹节的后缘棘带均完整,第 2 腹节后缘棘带则在背部中断;第 8 腹节后气门窝边缘有一完整的纤毛带。口咽骨较小,口钩腹基角为钝角,钩长率 0.54,钩弯率 0.5;咽骨体高为长的 2 倍;腹角窄,约为背角的 1/2;腹角末端分叉,有 2 个感觉小孔。

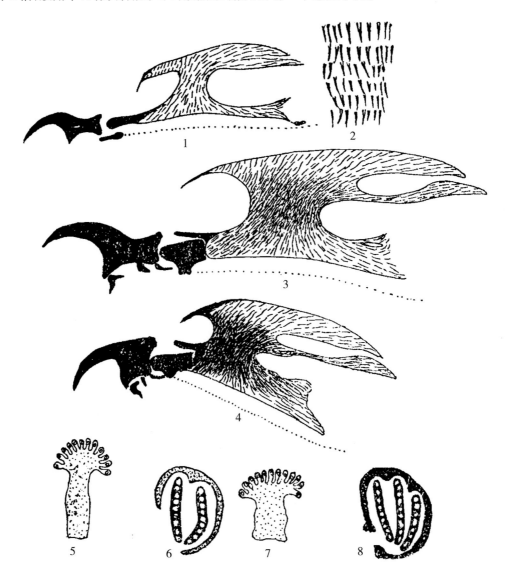

图 107 红尾粪麻蝇 *Bercaea cruentata* **一至三龄幼虫口咽器及气门**(参考张孟余,1982)

图中序号分别代表:1 为一龄幼虫口咽骨(66.7×);2 为一龄幼虫第 2 胸节背部前缘棘(450×);

3 为二龄幼虫口咽骨(66.7×);4 为三龄幼虫口咽骨(40×);5 为二龄幼虫前气门(66.7×);

6 为二龄幼虫后气门(66.7×);7 为三龄幼虫前气门(40×);

8 为三龄幼虫后气门(40×)。

二龄幼虫:棘刺较其他麻蝇细长。第 1 胸节背部无小棘,第 2 胸节前 3/4 布满小棘,第 3 胸节至第 8

腹节均密布小棘;第3胸节至第7腹节有26个小疣(即背面6个,两侧各6个,腹面8个);腹面的小疣,有6个排在一条直线上,另外2个分别位于两端的前上方;侧面下方的2个疣相距较近;背突、上侧突和亚腹突大小相等,均发达,呈锥状;下侧突和亚背突细长,呈乳突状;亚肛疣锥状,肛板发达,呈长椭圆形,两端尖,超过亚肛疣基部。前气门孔突8～12个,成一排,色素管状部长为宽的2.5倍。后气门较大,内缘短,仅达内气门裂的中部,腹缘超过外气门裂,后者弯曲;后气门间距略小于1个气门横径的1/2。口咽骨大型,色素深,腹角为背角的1/2,末端稍向后下方延伸(图107)。

三龄幼虫:体长16 mm,第2胸节布满棘刺,肛板仅达亚肛疣基部,体表其余同二龄幼虫。前气门孔突8～12个,成一排。后气门中等大,气门环两端膨大,腹缘长,末端明显超过内气门裂下端,气门裂细长。口咽骨中等,色素深,口钩钩部细长,基部宽,侧口骨粗;腹角明显向后下方延伸,背角窗特别长,约为背角长的7/8(图106)。

一龄、二龄和三龄幼虫口咽骨、前气门和后气门的不同点见图107。

蛹　大型,长10 mm,宽3.5 mm。体满布刺;背突、上侧突及亚腹突相当发达;前气门指状突12个,排成1列;后气门间距为1个气门直径的1/2;口咽骨的口钩细长,咽骨背角略长于腹角,窗狭而短,背堤呈角状突起,很发达(图106A)(薛瑞德,1985)。

分布　我国目前已知分布在黑龙江,内蒙古,河北,北京,山西,河南,山东,陕西,甘肃,宁夏,新疆,青海,湖南,四川,云南;国外目前已知分布在朝鲜,日本,蒙古,俄罗斯,埃及,以色列,黎巴嫩,叙利亚,土耳其,伊拉克,沙特阿拉伯,也门,伊朗,阿富汗,印度,尼泊尔,欧洲,非洲北部(包括大西洋沿岸群岛),美国(夏威夷),北美洲,南美洲。

生态　本种为住区性蝇类,可扩散到半住区,幼虫孳生于人及畜粪便中,也孳生于动物尸体;在24～34℃以兔肉饲养,一、二龄幼虫各1天,三龄幼虫2～3天,前蛹期2天,蛹期7～10天(张孟余,1982)。据北京(杨玉璞,2002)报道,在某年9月15日在一具腐败女尸上有幼虫孳生,幼虫期4～5天,蛹期15天左右。据成都市(丁勇,2005)报道,2004年8月份两个案例的4具女性尸体上有幼虫孳生。

第五节　缅麻蝇属 *Lioproctia* Enderlein

Arch. Klassif. phylogen. Ent. ,1(1):26. 1928.

模式种　*Sarcophaga aurifrons* Doleschall,1958＝*Lioproctia enderleini* Kano et Lopes,1970.

成虫　眼后鬃3行,颊毛部分白色。前胸侧板中央凹陷纤毛有或无,前中鬃发达,后背中鬃4。雄前阳基侧突外侧面有小突起,阳茎巨大,膜状突成对或不成对,具骨化强的多尖突;侧阳体基部腹突骨化强,小而呈片状;侧插器2对,内侧插器端部扩大而多毛,紧贴外侧插器甚至将后者的末端包围;中插器1对,强大而急下屈,出自共同的基部;侧阳体端部侧突呈片状,不长,中央部大,表面被有细毛,并具1对叶状的侧支。

分布　东洋区。

缅麻蝇属目前仅有2种。目前仅发现盘突缅麻蝇 *Lioproctia pattoni* 幼虫在尸体上孳生。

分 种 检 索 表

1.前胸侧板中央凹陷无毛;颊毛大部分黑色,后方1/4有淡色毛。阳茎膜状突1对,分叉;内侧插器呈刷状,外侧插器呈弯曲的杆状,且腹面生逆刺。雌中股器在中股中部;第6背板略呈红色,中部无粉被,有正中褶,缘鬃密。体长7.5～13 mm ……………………… 松毛虫缅麻蝇 *Lioproctia beesoni*

—前胸侧板中央凹陷具纤毛,颊后方3/4具白色毛,前方1/4具黑色毛。阳茎膜状突巨大、盘状,不成对;

内侧插器端部多毛，以至将外侧插器末端包围，后者腹面无逆刺，在中部有一向前的短刺突。体长 13 mm ·············· 盘突缅麻蝇 *Lioproctia pattoni*

55. 盘突缅麻蝇 *Lioproctia pattoni*（Senior-White）

Rec. Indian Mus.，26（3）：242（*Sarcophaga*）. 1924.

成虫 特征见图 108。

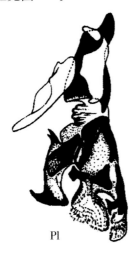
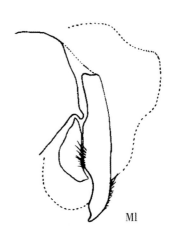

Pl   Ml

图 108 盘突缅麻蝇 *Lioproctia pattoni* 成虫特征（参考薛万琦、赵建铭，1996）

图中字母分别代表：Pl 为♂外生殖器侧面观；Ml 为♂尾叶侧面观。

分布 我国目前已知分布在河南，湖北，台湾，四川，云南，贵州（2010 年 9 月陈禄仕在贵阳龙洞堡发现）；国外目前已知分布在越南，尼泊尔，印度（模式产地：马德拉斯的柯诺尔），印度尼西亚（爪哇）。

生态 据 Senior-White（1924）报道，该幼虫孳生在腐兔尸中。

第六节 黑麻蝇属 *Helicophagella* Enderlein

Arch. Krassif. phylogen. Ent.，1（1）：38. 1928.

模式种 *Sarcophaga nouerca* Rondani，1860.

Bellieria：Enderlein，1928（nec Robineau-Desvoidy，1863）；*Boettcheriola* Rohdendorf，1937；*Villeneuvea* Rohdendorf，1937.

成虫 眼内缘很明显地向两侧方背离；侧颜相当宽，颊高等于眼高的 2/5～1/2；头后表面很强凸出。后背中鬃 3 根，等距排列。雄肛尾叶边缘总是平的，直而均匀地延长并向末端变尖，其端部不很向两侧方背离。雌第 6 背板很深地裂为两片边缘弧形的骨板。腹部黑色，覆有典型的棋盘状斑；雄第 7、第 8 合腹节黑色且发亮。

分布 古北区，北美洲及东洋区的部分地区。

生态 杂食性。

黑麻蝇属共 3 种，其中只有黑尾黑麻蝇 *Helicophagella melanura* 幼虫在兽皮上孳生。

分 种 检 索 表

1. 腹部覆有淡灰色粉被，第 3、第 4 背板上各有明晰的黑色正中条和靠近前缘的圆形黑色侧斑，第 5 背板上则仅有圆形黑色侧斑,而无正中条 ···························· 斑黑麻蝇 *Helicophagella maculata*
—腹部背面具一般的黑白相间的可变色的棋盘状斑 ···························· 2
2.第二对前中鬃的长度不达盾沟 ···························· 黑尾黑麻蝇 *Helicophagella melanura*
—第二对前中鬃的长度明显地越过盾沟 ···························· 瘦叶黑麻蝇 *Helicophagella rohdendorfi*

56. 黑尾黑麻蝇 *Helicophagella melanura* (Meigen)

Syst. Beschr. ,5;23(*Sarcophaga*). 1826.

成虫　雄侧颜宽约为眼长的 1/3。第 7、第 8 合腹节具缘鬃;第 5 腹板侧叶基部内缘腹面上的刺斑较大,近似椭圆形;前阳基侧突瘦长,略较后阳基侧突为短;膜状突前缘波曲很甚,末端形成一小爪尖。雌第 6 背板两侧骨片的上半缘鬃疏,缘鬃长度较第 5 背板的正中缘鬃为短,尾端特征(图 109,彩图 24)。

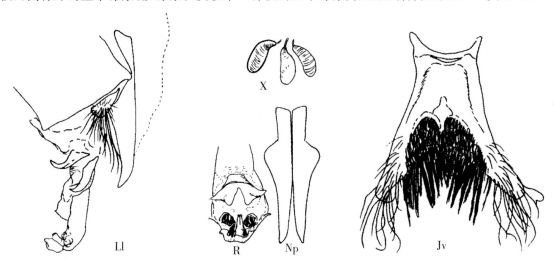

图 109　黑尾黑麻蝇 *Helicophagella melanura* 成虫特征(参考薛万琦、赵建铭,1996)

图中字母分别代表:Ll 为♂尾器侧面观;R 为♂阳体;X 为♀受精囊;Np 为♂肛尾叶后面观;
Jv 为♂第 5 腹板腹面观。

幼虫

一龄幼虫:前后缘棘带似红尾粪麻蝇,唯棘刺稍短。口咽骨钩长率 0.39,钩弯率 0.83,咽骨体高为长的 2.5 倍,背角长宽与腹角相等,背角上有一隆起。

二龄幼虫:第 2 胸节布满小棘;上侧突大于背突、亚腹突;下侧突锥状,较红尾粪麻蝇发达,但仍小于上侧突。前气门孔突 8～13 个,成一排,管状部长为宽的 2 倍。后气门大,内缘短,仅达内气门裂的中部,外气门裂弯曲,腹缘达外气门裂下端,后气门间距小于 1 个气门横径的 1/2。口咽骨大型色素深,腹角长为背角的 1/2,不向后延伸。

三龄幼虫:体长 19 mm,第 1 胸节背部有少数棘刺。肛板两端达亚肛疣基部,体表其余特征同二龄幼虫。前气门孔突 13～18 个,成一排,管状部长与宽相等。后气门裂细长,气门环两端膨大,内缘背缘外缘腹缘均呈弧形,腹缘明显超过内气门裂,后气门间距略小于 1 个气门横径的 1/2。口咽骨大型,色素深,腹角长为背角的 1/2,末端不向后延伸,背角窗为背角长的 4/5(图 110)。

一龄、二龄和三龄幼虫的口咽骨、前气门和后气门的不同点见图 111。

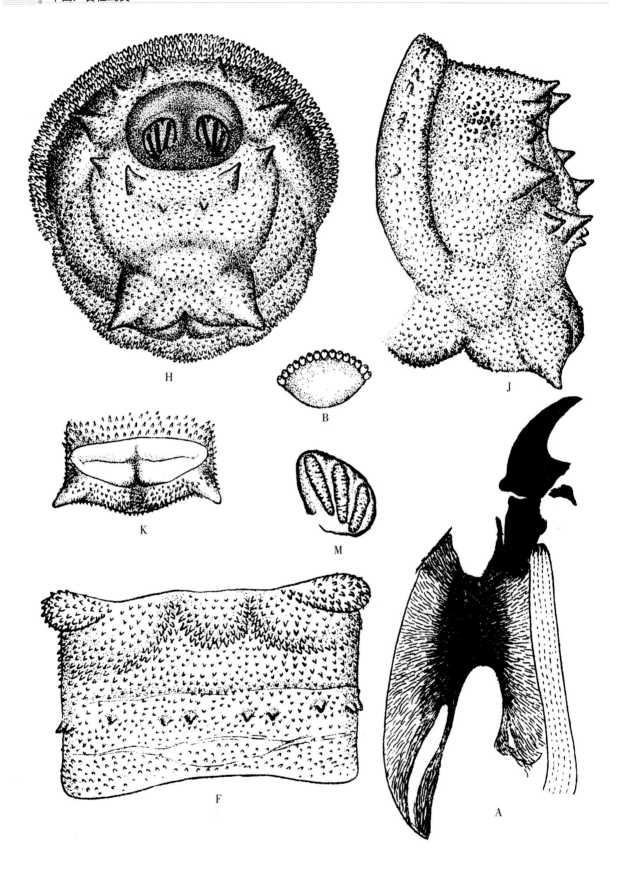

图 110　黑尾黑麻蝇 *Helicophagella melanura* 三龄幼虫特征(参考范滋德等,1992)

图中字母分别代表:A 为口咽器;B 为前气门;F 为第 6 腹节腹面;H 为第 8 腹节后面观;

J 为第 8 腹节侧面观;K 为第 8 腹节腹面观;M 为后气门。

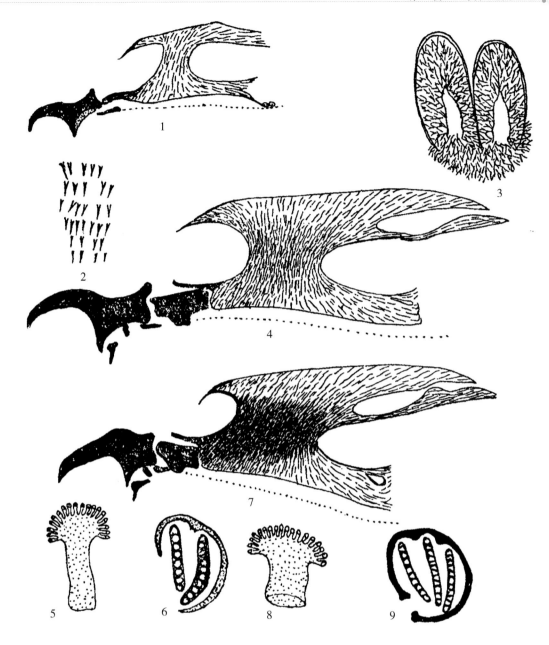

图 111　黑尾黑麻蝇 *Helicophagella melanura* 幼虫口咽器及气门（参考张孟余，1982）

图中序号分别代表：1 为一龄幼虫口咽骨（66.7×）；2 为一龄幼虫第 2 胸节背部前缘棘（450×）；
3 为一龄幼虫后气门（300×）；4 为二龄幼虫口咽骨（66.7×）；5 为二龄幼虫前气门（66.7×）；
6 为二龄幼虫后气门（66.7×）；7 为三龄幼虫口咽骨（40×）；8 为三龄幼虫前气门（40×）；
9 为三龄幼虫后气门（40×）。

分布　我国目前已知分布在黑龙江，吉林，辽宁，北京，河北，天津，内蒙古，山西，山东，河南，陕西，宁夏，甘肃，青海，新疆，安徽，江苏，上海，浙江，江西，湖北，湖南，四川，贵州，福建，台湾，广东，海南，广西，云南，西藏；国外目前已知分布在朝鲜，日本，蒙古，俄罗斯，阿富汗，克什米尔地区（印度和巴基斯坦所控制），印度，马来西亚，伊朗，伊拉克，土耳其，巴勒斯坦，叙利亚，埃及，摩洛哥，阿尔及利亚，西班牙（加那利群岛），突尼斯，毛里塔尼亚，欧洲（模式产地：未指定），北美洲。

生态　据张孟余（1982）介绍，幼虫孳生在人粪、畜粪和腐败动物质中；在温度 26～34℃时以兔肉饲养，各虫态历期分别为：一龄、二龄幼虫各 1 天，三龄幼虫 2 天，前蛹期 2 天，蛹期 7 天。

在河北石家庄4月中旬出现,春季高峰,10月下旬消失。

在北京发现幼虫孳生在人尸上(杨玉璞等,1998)。

2011年5月至2012年5月(陈禄仕)在北京市通州区马驹桥样本小区对黑尾黑麻蝇 *Helicophagella melanura* 进行观察,发现4月份就有该蝇活动并在腐肉(猪肺)上产卵,三龄幼虫体长(17.456±0.542)mm,幼虫及蛹越冬。

第七节　克麻蝇属 *Kramerea* Rohdendorf

Fauna USSR. ,Dipt. ,19(1):274.1937.

模式种 *Sarcophaga schuetzei* Kramer,1909.

成虫 额狭,等于一眼宽的1/3～2/5;侧颜宽大于眼长的2/5,具2～3行毛,最长的侧颜毛等于侧颜宽。前胸侧板中央凹陷,被有黑色的纤毛,后背中鬃4根,前方的2对稍弱。股节具栉。雄第7、第8合腹节后缘无鬃;肛尾叶短而宽;侧阳体短,侧突缺如;膜状突短而复杂,被有小棘。

分布 古北区。

克麻蝇属 *Kramerea* 目前仅有舞毒蛾克麻蝇 *Kramerea schuetzei* 一种。

57. 舞毒蛾克麻蝇 *Kramerea schuetzei* (Kramer)

Ent. Rundschau,26:14(*Sarcophaga*).1909.

成虫 额宽为1/2眼宽,颊高为2/5眼高,颜堤毛列占颜堤高的4/5;雌性中股器存在中段,第6背板完整(图112,彩图17)。

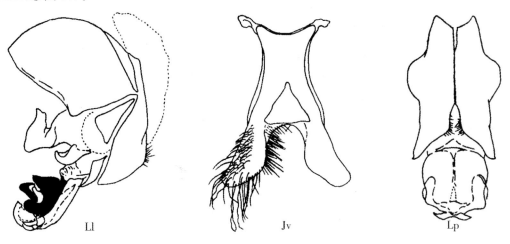

图112　舞毒蛾克麻蝇 *Kramerea schuetzei* **成虫特征**(参考薛万琦、赵建铭,1996)

图中字母分别代表:Ll为♂尾器侧面观;Jv为♂第5腹板腹面观;Lp为♂尾器后面观。

分布 我国目前已知分布在黑龙江,吉林,辽宁,内蒙古,北京,山西,河南,甘肃,陕西;国外目前已知分布在朝鲜,日本,蒙古,俄罗斯,阿塞拜疆,波兰,德国东部(模式产地),捷克,匈牙利,保加利亚,南斯拉夫。

生态 据薛万琦等(1996)介绍,幼虫尸食或肉食性(Rohdendorf,1937)。

第八节　白麻蝇属 *Leucomyia* Brauer *et* Bergenstamm

Denkschr. Akad. Wien. Kl. math. -naturw. ,58(2):64.1891.

模式种　*Sarcophaga alba* Schiner,1868,即 *Musca cinerea* Fabricius,1794.

成虫　体表斑纹不太明显;头部包括间额全覆银白色粉被;雄雌眼间距均大于头宽的1/3;触角芒具毚。中鬃弱,为(0~1)+1根,后背中鬃5根,腹侧片鬃1:1(少数在其间尚有1或2根鬃);雄雌均无小盾端鬃。雄第5腹板两侧叶在基部远离,侧叶很长,至少为基部长的2倍;基阳体与侧阳体等长,后者基部与端部愈合,其基部短而横宽;腹突强大而不对称,分叉或不分叉,侧阳体端部较长;膜状突单一,侧插器很长,呈丝状。

分布　东洋区及附近的古北区沿海地区。

在白麻蝇属中,目前仅有灰斑白麻蝇 *Leucomyia cinerea* 和渡口白麻蝇 *Leucomyia cinerea dukoica* 两种。

分　种　检　索　表

1. 雄侧阳体基部腹突左侧1个三分叉,右侧1个二分叉;第5腹板侧叶长约为基部长的2倍 ············
·· 灰斑白麻蝇 *Leucomyia cinerea*

—雄侧阳体基部腹突1对,不分叉,端部向前弯曲,右臂较短而直。第5腹板侧叶长约为基部长的3倍,腹突基部外侧有一小齿 ······················· 渡口白麻蝇 *Leucomyia cinerea dukoica*

58. 灰斑白麻蝇 *Leucomyia cinerea*（Fabricius）

Ent. Syst. ,4;331(*Musca*).1794.

成虫　雄额宽为一眼宽的1.3倍,下眶鬃6~7对,最下方一个弯向外侧;侧颜宽约为眼长之半;触角第2节橙色,第3节灰色,长为前者的2倍。下颚须红色,前颊长为高的2倍;颊高约为眼高的3/5,眼后鬃1行,颊及后头密生白毛。前胸侧板中央凹陷裸;前气门灰棕,前盾有不显的暗灰色3纵条,后盾仅1正中条。第3、第4背板有"八"字形灰侧斑及正中条。腋瓣白色(图113,彩图18)。

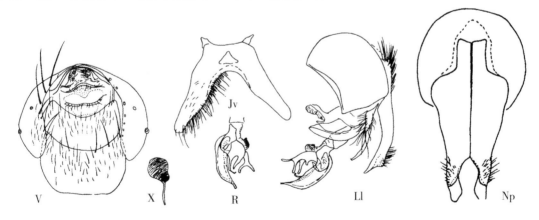

图113　灰斑白麻蝇 *Leucomyia cinerea* 成虫特征(参考薛万琦、赵建铭,1996)

图中字母分别代表:V为♀产卵器;X为♀受精囊;Jv为♂第5腹板腹面观;R为♂阳体;

Ll为♂尾器侧面观;Np为♂肛尾叶后面观。

分布　我国目前已知分布在辽宁,河北(模式产地:秦皇岛);国外目前已知分布在日本,印度(模式产地:东部),斯里兰卡,泰国。

生态　成虫生活于海边。在28~32℃下,用海蟹肉饲养,一次产幼37只,经11天发育为成虫。

59.渡口白麻蝇 *Leucomyia cinerea dukoica* Zhang *et* Chao

动物学集刊（Sinozoologia），6：289～290，图 3.1988.

成虫 雄雌头部均覆银灰色粉被，胸背面具 4 条暗黑色纵条，腹部具不规则的黑斑。颊毛白色，眼后鬃 1 行；下颚须淡黄色。前胸侧板中央凹陷裸，前胸基腹片具纤毛；背中鬃（2～3）＋（4～5）根，腹侧片鬃 1：1；小盾端鬃缺如。前缘基鳞暗黄色。后股基部腹面具数根疏散长缨毛。第 3 背板中缘鬃缺如，第 4 背板中缘鬃 1 对；第 5 腹板两侧叶远离（图 114）。

与灰斑白麻蝇 *Leucomyia cinerea* 的主要区别是侧颜裸；侧阳体腹突左右两侧各具 1 条臂不分叉，交叉排列，左臂较长，端部向前曲，右臂较短而直；腹突基部两侧各具 1 枚小齿。而灰斑白麻蝇 *Leucomyia cinerea* 侧颜在靠近复眼前缘部分具 1 行稀疏而短小的黑色毛；侧阳体腹突左侧臂具 3 个分叉（基部 1 个较小），右侧臂具 2 个分叉。

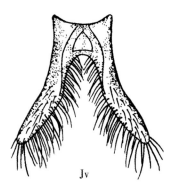
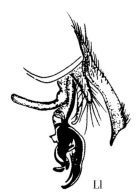

图 114 渡口白麻蝇 *Leucomyia cinerea dukoica* **成虫特征（参考薛万琦、赵建铭，1996）**
图中字母分别代表：Jv 为♂第 5 腹板腹面观；Ll 为♂尾器侧面观。

分布 我国目前已知分布在四川（模式产地：渡口）。

生态 成虫在江边，可用鱼尸诱集。

第九节　麻蝇属 *Sarcophaga* Meigen

Syst. Beschr. ,5：14. 1826.

模式种 *Musca carnnaria* Linnaeus,1758.

成虫 侧颜很宽，侧颜鬃大多为 1 行垂直列，颇柔弱，最长的仅及侧颜宽的 3/4；颊高约为眼高的 2/5；口前缘突出；触角芒具长纤毛。前胸侧板中央凹陷裸，后背中鬃前方两对稍短。足部栉很发达。腹部第 3 背板有 1 对中缘鬃。雄第 5 腹板无刺，亦无大形鬃；基阳体颇短，阳基长，具 1 对向端部转移的膜状突；侧阳体端部膜质透明；雄尾节呈黑色。雌第 6 背板很深地裂开，带有红色。

分布 古北区。

生态 幼虫肉食性兼杂食性（Rohderdorf,1959）。

在麻蝇属中，目前记述稍详细的仅有常麻蝇 *Sarcophaga carnaria* 一种。

60.常麻蝇 *Sarcophaga carnaria* Linnaeus

Syst. Nat. Ed. 10,1：596(*Musca*),1758.

成虫 体长 14.5 mm。侧颜为侧额宽的 3～4 倍；颊高约为眼高的 3/5；侧面观肛尾叶平直，端部逐渐变狭而向前弯曲,末端为一尖长爪;阳体膜状突大都骨化,稍狭长,其宽不超过侧阳体基部的下段宽,侧插器指向前方,其长度超过侧阳体基部的长度(图115,彩图19)。

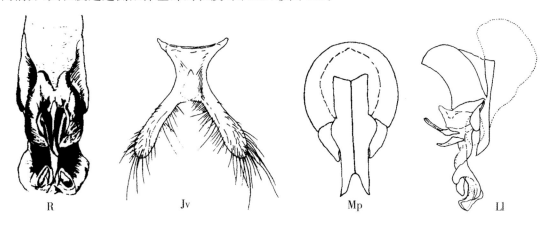

R　　　　　Jv　　　　　Mp　　　　　Ll

图115　常麻蝇 Sarcophaga carnaria 成虫特征(参考薛万琦、赵建铭,1996)

图中字母分别代表:R 为♂ 阳体;Jv 为为♂ 第5腹板腹面观;

Mp 为为♂ 肛尾叶后面观;Ll 为为♂ 尾器侧面观。

分布　我国目前已知分布在黑龙江,内蒙古,新疆;国外目前已知分布在蒙古,俄罗斯,吉尔吉斯斯坦,塔吉克斯坦,丹麦。

生态　据胡萃和王江峰(2000)介绍,Putman(1978)在草地腐肉上发现。

第十节　辛麻蝇属 *Seniorwhitea* Rohdendorf

FaunaUSSR Dipt.,19(1):297.1937.

模式种　*Sarcophaga orientaloides* S.-W.,1924,即 *Sarcophaga reciproca* Walker,1856.

成虫　颊高为眼高的1/5～1/4,口前缘呈角形突出;触虫芒基半段上具长纤毛。后背中鬃5个,雄第4腹板在其后半段被有密而长的黑色刚毛,第5腹板侧叶的内后缘有一个密生短刺的突出部分;第7、第8合腹节后缘无鬃;肛尾叶近端部的后侧常有1簇相当长的突立的毛;侧尾叶近于三角形,阳茎巨大,膜状突小,具成对的刺状突;侧阳体略透明。雌第6背板骨化完整。

辛麻蝇属目前有2种,但仅有拟东方辛麻蝇 *Seniorwhitea reciproca* 幼虫1种孳生在牛肉及其他尸体上。

分　种　检　索　表

1. 颊后头沟的前方有少数白毛、雄肛尾叶后面观尖细,末端缓缓地向前弯曲,在弯曲处的后方有1簇突立的刚毛;阳茎不对称,膜状突骨化,上方有2对短突,下方有1对较细长的突起,隐于侧阳体基部腹突之间;侧插器整个长度上都有逆齿 ·················· 拟东方辛麻蝇 *Seniorwhitea reciproca*

—颊毛全黑色,颊后头沟的前方无白毛。雄肛尾叶末端急剧地向前弯曲,在弯曲处的后方有不很长的细毛群;阳茎膜状突仅有1对刺状突 ·················· 凤喙辛麻蝇 *Seniorwhitea phoenicoptera*

61. 拟东方辛麻蝇 *Seniorwhitea reciproca*（Walker）

Journ, Proc. Linn. Soc. Lond. , Zool. , 1:22（*Sarcophaga*）, 1856.

成虫 雄侧阳体基部腹突为宽大而轮廓不对称的瓣片, 在基方有一钩状突, 内裂有一细长的须状突; 侧阳体端部肥大, 主体为一柔软的囊状体, 上多襞皱, 其侧突发达, 呈不规则的鹿角状的多分叉状。雌第6背板完整, 缘鬃列完整; 中股器占端部的 2/3 长（图 116, 彩图 20）。

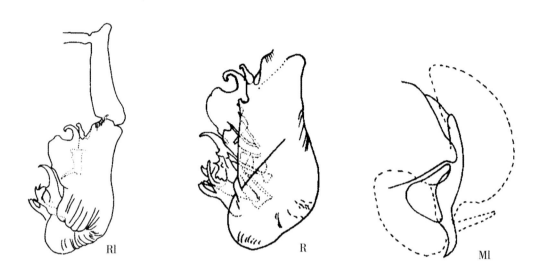

图 116 拟东方辛麻蝇 *Seniorwhitea reciproca* **成虫特征（参考薛万琦、赵建铭, 1996）**
图中字母分别代表: Rl 为♂阳体侧面观; R 为♂阳体; Ml 为♂尾叶侧面观。

分布 我国目前已知分布在山东, 河南, 陕西, 江苏, 上海, 浙江, 湖北, 四川, 福建, 台湾, 广东, 海南, 云南; 国外目前已知分布在泰国, 缅甸, 马来西亚, 印度, 斯里兰卡, 新加坡（模式产地）, 尼泊尔。

生态 孳生于牛肉及鳞翅目幼虫、蝗虫、天蛾科幼虫、软体动物尸体上（Senior-White, 1924）。

第十一节 海麻蝇属 *Alisarcophaga* Fan *et* Chen

昆虫学研究集刊, 2:241～244. 1981.

模式种 *Sarcophaga gressitti* Hall *et* Bohart, 1948.

成虫 后背中鬃 5～6 根, 愈向前方鬃愈矮小, 相互间距离也愈近; 前胸侧板中央凹陷处具纤毛, 有时极少, 甚至仅有 1～2 根。R$_1$ 脉有毛。雄中足股节腹面缨毛; 后足胫节有长缨毛。腹部第 3 背板无中缘鬃, 第 5 腹板无小窗, 其基部常型, 不特别拱起; 阳茎膜状突完全骨化呈带状, 上具小齿, 侧阳体端部与基部间无明显界限, 其基部腹突为 1 对小尖齿, 端部很发达, 侧突未明显分化; 侧插器细长, 端段有微齿。

分布 我国目前已知分布在海南; 国外目前已知分布在日本, 美国（夏威夷群岛）, 密克罗尼西亚。

海麻蝇属, 目前仅有透明海麻蝇 *Alisarcophaga gressitti* 一种。

62. 透明海麻蝇 *Alisarcophaga gressitti*（Hall *et* Bahart）

Proc. Ent. Soc. Wash. , 50(5):131－133（*Sarcophaga*）.

成虫 特征见图 117。

分布 我国目前已知分布在海南; 国外目前已知分布在日本, 泰国, 菲律宾, 密克罗尼西亚, 美国（模式产地: 关岛, 夏威夷）。

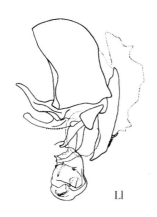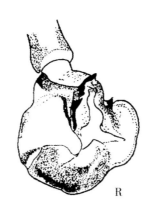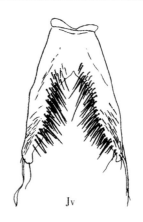

Ll   R   Jv

图 117 透明海麻蝇 *Alisarcophaga gressitti* 成虫特征(参考薛万琦、赵建铭,1996)

图中字母分别代表:Ll 为♂尾器侧面观;R 为♂阳体;Jv 为♂第 5 腹板腹面观。

生态 据胡萃和王江峰(2000)介绍,Bohart 和 Gressitt(1951)在关岛海滩人尸下面采得该种。

第十二节 细麻蝇属 *Pierretia* (Robineau-Desvoidy)

Hist. nat. Dipt. envir. Paris,Oevr. Posthum. ,2:422.1863.

模式种 *Pierretia praecox* Robineau-Desvoidy,1863. =*Sarcophaga nigriventris* Meigen,1826.

Mehria Enderlein,1928;*Ascelotella* Enderlein,1928;*Prosballia* Baranoff,1931;*Arachnidomyia* Townsend,1934;*Thyrsocnema* Enderlein,1928;*Bellieriomima* Rohdendorf,1937;*Pseudothyrsocnema* Rohdendorf,1937;*Phallantha* Rohdendorf,1938;*Asiopierretia* Rohdendorf,1965;*Nudicerca* Rohdendorf,1965;*Thomasomyia* Verves,1982;*Pachtstyleta* Fan *et* chen,1992.

成虫 侧颜鬃一般由 3~5 根很长的鬃组成,通常长度超过侧颜宽,并有成行的许多短细毛。前胸侧板中央凹陷,通常无纤毛,后背中鬃 3 对,有时不对称,即一侧为 3 根,一侧为 4 根,很少有 4 对(如 *P. prosbaliina*)。R_1 脉通常无小刚毛。雄中股栉常缺如。有些种类的第 3、第 4 腹板具密而长的毛以至缨毛,第 5 腹板基部常较侧叶为短,大多具窗;雄肛尾叶末端一般具爪,个别种末端尖细;侧阳体端部与基部之间的界限不易分清;大多数种侧阳体端部不分化出明显的侧突。

分布 古北区,新北区,东洋区。

生态 成蝇喜室外性,多在灌木、草、蔬菜等作物及粪便或动物尸体上发现。多数种类幼虫粪食、尸食及兼性寄生。

细麻蝇属共 31 种,但目前仅有上海细麻蝇 *Pierretia ugamskii* 一种幼虫孳生在(日本实验室)小鸡尸体上。

分 种 检 索 表

1. R_1 脉上有毛 ·· 2

—R_1 脉裸 ··· 范氏细麻蝇 *Pierretia fani*

2. 雄外顶鬃发达,后胫无缨毛。雄尾器,肛尾叶后缘略呈阶状波曲,末端具爪;后阳基侧突略直而末端具小爪,膜状突长度不超过侧阳体基部腹突的长度,末端尖,侧面观边缘平滑;侧阳体基部腹突骨化强,侧阳体端部横阔,不很骨化,中央突短小。雄、雌腹部第 3、第 4 背板正中的黑色纵斑常呈前方较

狭的梯形 ··· 上海细麻蝇 *Pierretia* （*Asiopierretia*） *ugamskii*

—雄外顶鬃不发达，后胫有缨毛 ································· 杯细麻蝇 *Pierretia* （*Ascelotella*） *calcifera*

63. 上海细麻蝇 *Pierretia* （*Asiopierretia*） *ugamskii* （Rohdendorf）

Fauna USSR，*Dipt*.，19（1）：171（*Thyrsocnema*）. 1937.

Shanghaiensis Quo，1952（*Sarcophaga*）.

成虫 特征见图 118。

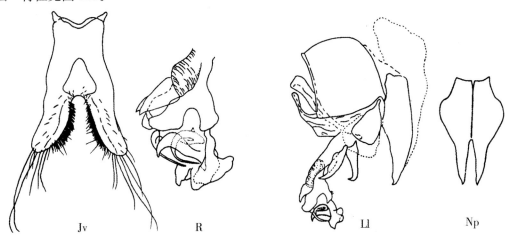

　　Jv　　　　　　　　R　　　　　　　　　　　　Ll　　　　　Np

图 118　上海细麻蝇 *Pierretia ugamskii* 成虫特征（参考薛万琦、赵建铭，1996）

图中字母分别代表：Jv 为♂第 5 腹板腹面观；R 为♂阳体；Ll 为♂尾器侧面观；Np 为♂肛尾叶后面观。

分布 我国目前已知分布在黑龙江，吉林，辽宁，河北，山东，河南，江苏，上海，湖北；国外目前已知分布在朝鲜，日本，俄罗斯（乌苏里地区）。

生态 幼虫孳生在人粪中，在日本实验室用小鸡饲育。

第十三节　钩麻蝇属 *Harpagophalla* Rohdendorf

Fauna USSR，Dipt，19（1）：276. 1937.

模式种 *Sarcophaga sera* Rohdendorf，1930＝*Sarcophaga kempi* Senior-White，1924.

成虫 后背中鬃 5 个鬃位，后方的 2 根长大。股节栉缺如。肛尾叶细长，末端呈钩状，后表面在近端部有簇鬃；侧尾叶为一大的等腰三角形骨板；阳茎膜状突 1 对；侧阳体基部腹突长大，有 1 对须状突，侧阳体端部柔软，侧突细长，无中央突；雄第 4 腹板有致密的刚毛群，第 5 腹板侧叶后内方有上生短刺的角状突出部分。雌第 6 背板中断。

分布 东洋区，大洋洲。

钩麻蝇属目前仅有曲突钩麻蝇 *Harpagophalla kempi* 一种。

64. 曲突钩麻蝇 *Harpagophalla kempi* （Senior-White）

Rec. Indian Mus.，26（3）：247（*Sarcophaga*）. 1924.

Sera Rohdendorf，1930，1937（*Sarcophaga*，subg. *Harpagophalla*）；*kempioides* Bara-nov，1931（*Sarcophaga*，subg. *Thyrsocnema*）.

成虫 体长 5～11 mm。雄：肛尾叶近端部的后面有刚毛群，阳体膜状突为 1 对骨化的向上方弯曲的钩;侧阳体基部腹突长,呈片状,末端尖,向上方弯曲,侧插器细长如丝。雌第 6 背板骨化部中断分离为二,第 7 背板不骨化,似亚麻蝇属(图 119)。

分布 我国目前已知分布在江西,福建(福州、漳州、厦门),海南(那大、白沙、五指山、万宁),云南(西双版纳);国外目前已知分布在泰国,印度,老挝,斯里兰卡(模式产地:马特莱),缅甸,印度尼西亚(爪哇),新几内亚岛。

生态 范滋德(1992)记述,幼虫孳生于死软体动物 *Achatina fulica* 及天蛾的幼虫尸体中(Senior-White,1924)。

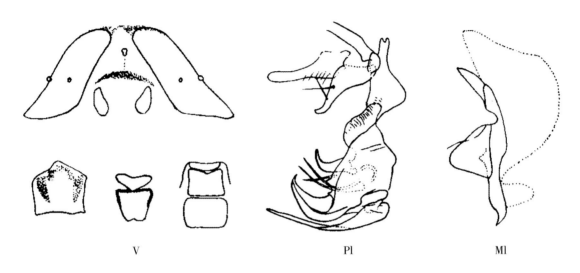

图 119 曲突钩麻蝇 *Harpagophalla kempi* 成虫特征(参考薛万琦、赵建铭,1996)

图中字母分别代表:V 为♀产卵器;Pl 为♂外生殖器侧面观;MI 为♂尾叶侧面观。

第十四节 拉麻蝇属 *Ravinia* Robineau-Desvoidy

Hist. nat. Dipt. envir Paris,2:434.1863.

模式种 *Musca striata* Fabricius,1794.

成虫 下眶鬃列的前段走向仅稍微向外,而雌性的是完全直的,不向外。前中鬃 2～0 根,雄小盾端鬃退化。阳茎通常侧阳体不划分出基部和端部,侧阳体基部腹突尖细而单纯;第 5 腹板沿侧叶的内缘有短鬃呈刷状排列。

分布 新热带区,主要在新北区,古北区。

拉麻蝇属,目前仅有红尾拉麻蝇 *Ravinia striata* 一种。

65. 红尾拉麻蝇 *Ravinia striata* (Fabricius)

Entom. Syst. ,4:315(*Musca*). 1794.

成虫 中足胫节无腹鬃。雄性尾器:肛尾叶直,向末端去渐尖,前阳基侧突缓缓地弯曲,后阳基侧突略直而末端急激弯曲的钩,前缘近端部略呈锯齿状;阳体粗壮,基阳体长,后上端突出;侧阳体基部腹突尖细,盘突 1 对,骨化而大形,侧面观呈三角形,具短柄;侧阳体端部与基部无明确界限。雌性尾器:第 6 背板完整,缘鬃列疏而强大;第 7 背板略骨化,第 8 背板发达,为 1 对大叶片状亮红色骨片;第 9 背板有 2 对内倾的鬃(图 120)。

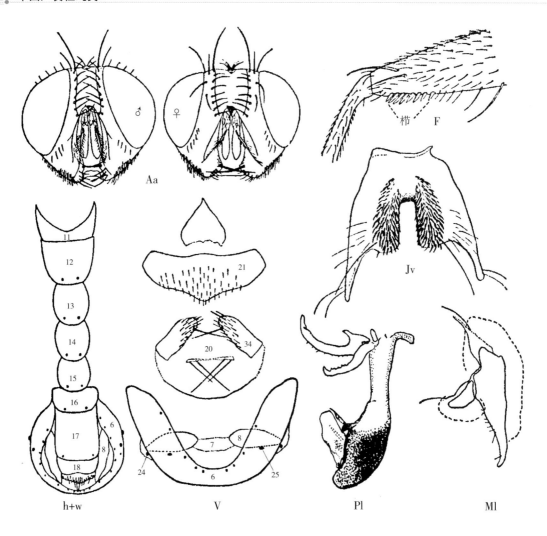

图 120　红尾拉麻蝇 *Ravinia striata* 成虫特征（参考范滋德,1992）

图中字母分别代表:Aa 为头部前面观;F 为中足;Jv 为♂第 5 腹板腹面观;h+w 为♀前腹部各腹板和后腹部;
V 为♀产卵器;Pl 为♂外生殖器侧面观;Ml 为♂尾叶侧面观。

h+w 和 V 中数字表示:6 为第 6 背板,7 为第 7 背板,8 为第 8 背板,11 为第 1 腹板,12 为第 2 腹板,
13 为第 3 腹板,14 为第 4 腹板,15 为第 5 腹板,16 为第 6 腹板,17 为第 7 腹板,18 为第 8 腹板,
20 为肛上板,21 为肛下松,24 为第 6 腹节气门,25 为第 7 腹节气门,34 为肛尾叶。

幼虫　据范滋德(1992)介绍,前气门小室端部横向延伸,孔突 12～14 个;后突起群中的上侧突与下侧突略等大,都发达;后气门小,后气门环细,但骨化强,内缘呈弧形,末端渐尖;后气门间距等于或略大于 1 个气门宽,第 8 腹节后表面椭圆形凹窝较麻蝇亚科的其他种略浅(图 121)。

分布　我国目前已知分布在黑龙江,吉林,辽宁,内蒙古,河北,北京,天津,山西,河南,山东,陕西,宁夏,甘肃,新疆,青海,江苏,湖北,湖南,四川,贵州,云南,西藏;国外目前已知分布在朝鲜,日本,蒙古,俄罗斯,黎巴嫩,叙利亚,伊拉克,沙特阿拉伯,也门,伊朗,阿富汗,印度,尼泊尔,欧洲(模式产地:哥本哈根),非洲北部,巴勒斯坦。

生态　据薛瑞德、张文忠(1983)报道,在太原地区,3 月中旬出现,6～7 月达高峰,8 月下降,9 月稍有升高,11 月中旬消失。幼虫杂食性,孳生频率:人粪 13%,猪粪 39%,禽粪 13%,动物尸体 4.3%。

在北京发现幼虫孳生在人尸上(杨玉璞等,1998),幼虫也孳生在动物组织如猪肺上(陈禄仕,2012)。

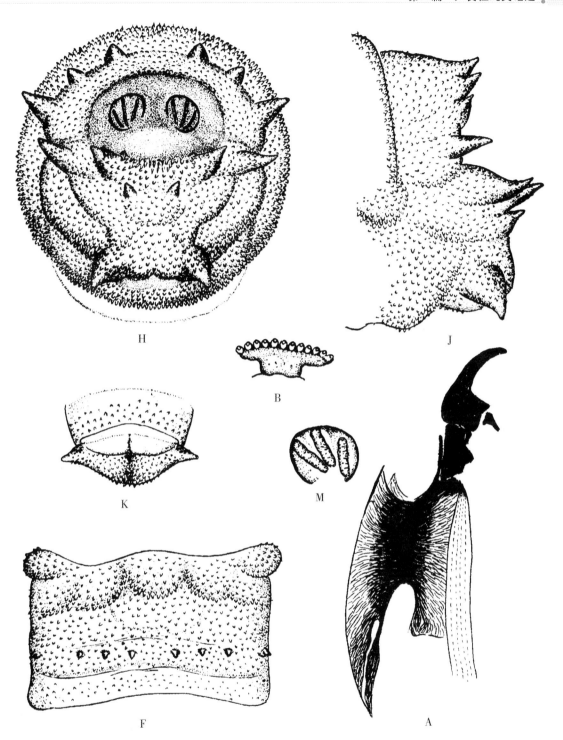

图 121　红尾拉麻蝇 *Ravinia striata* 三龄幼虫特征(参考范滋德等，1992)

图中字母分别代表：A 为口咽器；B 为前气门；F 为第 6 腹节腹面；H 为第 8 腹节后面观；
J 为第 8 腹节侧面观；K 为第 8 腹节腹面观；M 为后气门。

第十五节　污蝇属 *Wohlfahrtia* Brauer *et* Bergenstamm

Denkschr. Akad. Wien,56(1):123.1889.

模式种　*Sarcophila magnifica* Schiner,1826.

成虫　体中大型,覆有银灰色或略带黄色粉被。额角略突出,眼离生;上眶鬃和下眶鬃短,侧颜下部通常无鬃毛。后背中鬃通常4个鬃位,一般2~4根鬃,少数可达5根;两性均无小盾端鬃。腹具界线明显的黑色斑纹,各背板近边缘有1对黑色点斑,第3、第4背板正中有瓶形的圆形斑。

分布　古北区。

生态　成虫常出现在森林、草原和沙漠地带,有的幼虫为温血动物的寄生者,有的可在腐败有机质中发育。

污蝇属共有10种,目前仅有陈氏污蝇 *Wohlfahrtia cheni* 幼虫孳生于腐肉中。

分 种 检 索 表

1.前中鬃存在,下颚须黑色或至少端部黑色;触角略短,第3节为第2节长的1.5倍;雄有时具1~2根前倾的上眶鬃,有时缺如。肛尾叶末端尖 ················ 黑须污蝇 *Wohlfahrtia magnifica*

——前中鬃缺如,下颚须黄色或仅在端部带棕色 ······································· 2

2.触角色黑而长,第3节长为第2节的3~3.5倍,阳体大型,弯曲而末端膨大,侧阳体端部极长;雄腹第1、2合背板的黑色斑几乎愈合,第3、第4背板沿后缘各有3个孤立的小黑色斑,圆点状··········
·· 陈氏污蝇 *Wohlfahrtia cheni*

——触角短,第1、2节和第3节基部红黄色,第3节与第2节等长或为第2节长的1.5倍;阳体略直、端部短,腹突大而直 ················ 介污蝇 *Wohlfahrtia intermedia*

66.陈氏污蝇 *Wohlfahrtia cheni* Rohdendorf

Ent. Obozr. ,35:215.1956.

成虫　体长11~16 mm。触角色黑而长,第3节为第2节长的3~3.5倍。阳体大型,弯曲而末端膨大,侧阳体端部极长;雄腹第1、第2合背板的黑色斑几乎愈合,第3、第4背板沿后缘各有3个孤立的黑色斑,两侧的呈圆形,唯第4背板正中为黑纵斑伸达节前缘;第5背板沿后缘3个黑色斑小,呈圆点状(图122)。

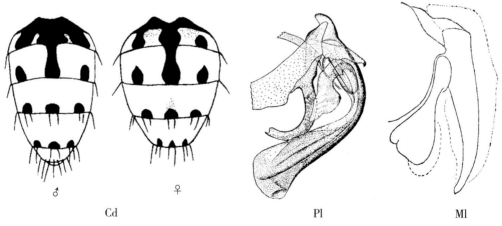

Cd　　　　　　　　　　Pl　　　　　　　Ml

图122　陈氏污蝇 *Wohlfahrtia cheni* 成虫特征(参考范滋德等,1992)

图中字母分别代表:Cd为腹部背面观;Pl为♂外生殖器侧面观;Ml为♂尾叶侧面观。

幼虫

一龄幼虫:体长2.5～3.5 mm,第5腹节以前各节的前缘棘带完整,第6、第7腹节前缘棘带仅限于腹面和腹侧面,第8腹节前缘棘带仅限于腹面。第4～7腹节各节的后缘棘带完整,第1～3腹节各节的后缘棘带仅限于腹面和腹侧面。第8腹节后表面可见4个小突起。后气门一孔两裂,气缝细长。口咽器色浓重,口钩细长,钩部弯度大,齿骨为两端圆钝的棒状,与口钩基部相连,咽骨背角、腹角细长且几乎等长(图123)。

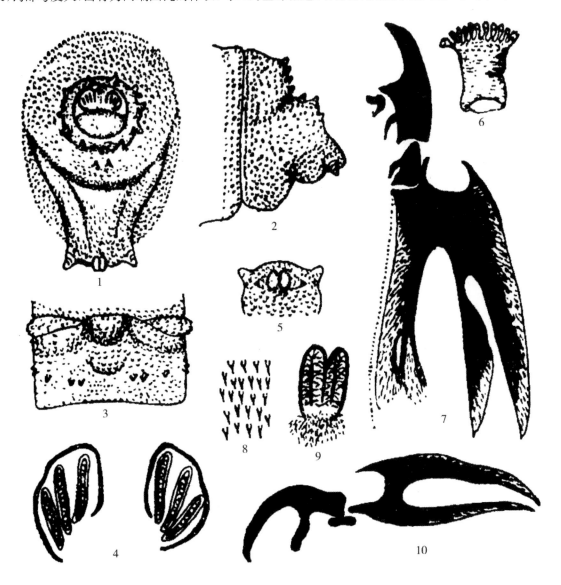

图123　陈氏污蝇 *Wohlfahrtia cheni* 幼虫特征(参考张孟余、吴新生,1990)

图中序号分别代表:1为三龄幼虫第8腹节后面观;2为三龄幼虫第8腹节侧面观;

3为三龄幼虫第6腹节腹面观;4为三龄幼虫后气门;5为三龄幼虫后端腹面观;6为三龄幼虫前气门;

7为三龄幼虫口咽骨;8为一龄幼虫第2胸节背部前缘棘;9为一龄幼虫后气门;10为一龄幼虫口咽骨。

三龄幼虫:体长15～18 mm,固定后的标本呈黄褐色,头节及第1～3胸节的表皮呈黑色。第1胸节除前缘棘带外仅有稀疏的棘,第2胸节背面前缘棘带占该节长度的1/3,第3胸节及第1～8腹节均布满大型棘。第1～7腹节各节中部环绕有22个疣,其中背面6个,腹面6个,两侧各5个。第2～7腹节腹面的腹垫上有4个隆起,隆起上亦均布满棘,因此,腹垫上无裸区。第8腹节末端明显变细,后气门窝不大,其周围有6对突起,各突起均不发达,其中唯上侧突稍大。背突、亚背突、上侧突间距均相等。亚肛疣锥状,肛疣呈丘形隆起。前气门小室扇形,孔突10~12个,排成一列。后气门环色浅,无内突,内缘呈弧形,无腹缘,后气门间距小于1个后气门的1/2。头咽器色浓重,口钩粗壮,钩部的长度约等于基部,齿骨、唇骨均明显可见,下口骨粗大,前端圆钝,侧口骨末端超过下口骨的1/2处,咽骨腹角和背角均存窗,背角窗大而开放,背角分成两支(图123)。

分布 我国目前已知分布在内蒙古,甘肃,新疆;国外目前已知分布在蒙古(模式产地:北戈壁),俄罗斯(东西伯利亚),吉尔吉斯斯坦。

生态 在甘肃北马宗山捕到成虫,以腐肉饲养获得一至三龄幼虫(张孟余、吴新生,1990)。成虫多在动物尸体、小树林、草地、山坡活动。

第十六节　拟污蝇属 *Wohlfahrtiodes* Villeneuve

Deutsch. Ent. Zeits. ,1910:152. 1910.

模式种 *Wohlfahrtiodes nudus* Villeneuve,1910.

成虫 两性额宽均如一眼宽,雄无前倾上眶鬃,下眶鬃不特别粗;头短,后头不向后膨隆,头下缘较长,额及口前缘均略前突;侧颜狭,颊低矮;触角芒裸或具极短毛。后背中鬃有5根,后方几个较发达,腹侧片鬃1:1。雄阳基后突退化。

分布 古北区,新北区。

生态 成虫栖息于荒漠,幼虫孳生在动物尸体中,也有在粪便中孳生。

拟污蝇属,目前仅有蒙古拟污蝇 *Wohlfahrtiodes mongolicus* 一种。

67.蒙古拟污蝇 Wohlfahrtiodes mongolicus Chao et Zhang

动物学集刊.6:273,图1.1988.

成虫 体长9 mm。头黑色,覆黑灰色粉被;触角黑色,第2节末端略带黄褐色,第3节略长于第2节的2倍;侧颜略宽于触角第3节宽。雄前足爪与第5分跗节等长。腹各背板具3个黑色斑,其中第3、第4两背板上的斑明晰而稳定。肛尾叶侧面观三角形,侧尾叶较大,略呈弧瓢形(图124)。

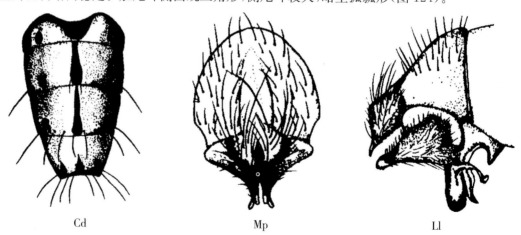

Cd　　　　　　Mp　　　　　　Ll

图124 蒙古拟污蝇 *Wohlfahrtiodes mongolicus* 成虫特征(参考薛万琦、赵建铭,1996)

图中字母分别代表:Cd为腹部背面观;Mp为♂尾叶后面观;Ll为♂尾器侧面观。

分布 我国目前已知分布在内蒙古(模式产地:潮格旗狼山)。

生态 成虫栖息于荒漠,幼虫孳生在动物尸体中,也有在粪便中孳生。

第十七节　沼野蝇属 *Goniophyto* Townsend

Ent. Mitt. ,16(4):281.1927.

模式种 *Coniophyto formosensis* Townsend,1927.

Sinagria Rohdendorf,in Fan,1965.

成虫 雄触角细长,侧面观基部着生点明显高于眼中央一线;髭极长大,颊狭,约与侧颜等宽;下颚须长。中鬃全缺,背中鬃(2～4)＋3 根。翅狭长,m$_{1+2}$脉钝角形弯曲,第 2 段为第 3 段(m-m 横脉至角形弯曲处)长的 2 倍,r$_{4+5}$脉第 1 段上面有小毛列;前缘刺很发达,2R$_5$室开放。足长,股节和跗节常有淡色毛。腹第 3～5 背板有大型的中缘鬃;雄肛尾叶裂深几乎为缝合段长的 2 倍;侧尾叶较肛尾叶为大,末端向内弯曲;阳体构造简单,有薄的三角形的下阳体;雌第 6 背板狭,无背方凹陷。

分布 东洋区,古北区的东南部分地区。

生态 成虫常在河口、湖边、沼泽和海岸等处的鱼及海胆等小动物尸体上;幼虫孳生在鱼、蛙、蟹、鸟等动物尸体上(Kurahashi,1975)。

沼野蝇属有 2 种,目前仅有本州沼野蝇 *Goniophyto honshuensis* 幼虫孳生在尸体上。

分 种 检 索 表

1. 足暗棕色至黑色,侧额前部有短毛,雄第 2 背板无中缘鬃;下颚须淡棕色 ························
   ·· 台湾沼野蝇 *Goniophyto formosensis*
—足大部黑,各胫节棕黄,侧额前部无短毛,雄第 2 背板亦无中缘鬃;下颚须暗棕色 ·············
   ·· 本州沼野蝇 *Goniophyto honshuensis*

68. **本州沼野蝇** *Goniophyto honshuensis* Rohdendorf

Ent. Oborz. ,41(4):936.1962.

成虫 体长 6～8 mm。足大部黑,各胫节棕黄,侧额前部无短毛,雄第 2 背板无中缘鬃;下颚须暗棕色(图 125,彩图 25)。

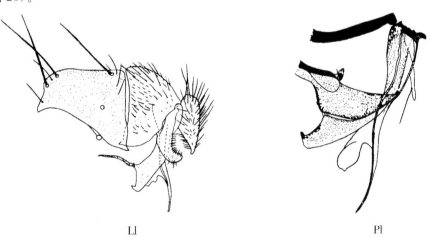

Ll   PI

图 125　**本州沼野蝇** *Goniophyto honshuensis* **成虫特征(参考薛万琦、赵建铭,**1996)

图中字母分别代表:Ll 为♂尾器侧面观;PI 为♂外生殖器侧面观

幼虫　体小而瘦,三龄幼虫体长 12 mm。后气门间距稍大于 1 个气门的宽度,各气门裂下端仅轻微靠拢,几乎是平行的;体节仅前后缘覆有棘环;前气门孔突 17~19 个,呈单行排列;后气门小,略近圆形(图 126);口钩相当长,钩部长于基部并明显下曲,咽骨腹角长约为背角长的 2/3。

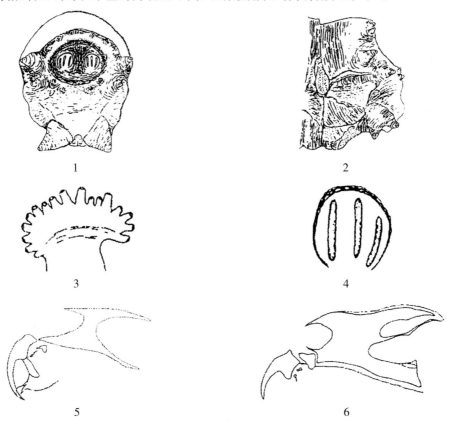

图 126　本州沼野蝇 *Goniophyto honshuensis* **幼虫特征(参考冷培恩等,** 2005)

图中序号分别代表:1 为三龄幼虫第 8 腹节后面观;2 为三龄幼虫第 8 腹节侧面观;

3 为三龄幼虫前气门;4 为三龄幼虫后气门;5 为一龄幼虫口咽骨;6 为三龄幼虫口咽骨。

分布　我国目前已知分布在上海,台湾(台北,据 Kurahashi,1975);国外目前已知分布在日本(模式产地:本州),俄罗斯。

生态　成虫常在河口、湖边、沼泽和海岸等处的鱼及海胆等小动物尸体上;幼虫孳生在鱼、蛙、蟹、鸟等动物尸体上(Kurahashi,1975);幼虫可用马肉饲养(Ishijima,1967)。

第三章

蝇科 Muscidae

蝇科成虫体长为 2～10 mm，胸部后小盾片不突出，下侧片无鬃，少数种具极细的短毛；cu_1+au_1 脉不达至翅缘，an_2 脉的延长线同 cu_1+au_1 脉延长线的相交点在翅缘的外方；后胫亚中位无真正的背鬃，有时有刚毛状鬃也偏于后背方，后足第 1 跗节无腹鬃；雌后腹部各节均无气门，只有毛脉蝇亚种的毛脉蝇属 *Achanthiptera* 保留有第 6 气门。卵呈长卵形，背侧有孵化褶，该褶有时形成 1 对凸缘、翼或向前伸延成两个呼吸角。幼虫为蛆状，水生型，高度特化，表皮一般具骨化棘、雕刻和疣突，前气门指状突最多可达 14 个，后气门板上有气门裂、环和钮，无气门杆；口器多变，但口钩腹面无齿，适于粪食、腐食、植食和肉食。蛹为围蛹，在第 2 腹节上有 1 对呼吸角。

本科分布于各主要动物地理区，生态环境广泛，几乎在有生命的地域均能发现。我国已发现 1 200 种以上。

蝇科共有 10 个亚科 68 个属。目前与法医学有关的仅有 4 个亚科 7 个属，即点蝇亚科 Azeliinae 的齿股蝇属 *Hydrotaea*；家蝇亚科 Muscinae 的家蝇属 *Musca*、直脉蝇属 *Polietes*、翠蝇属 *Neomyia*；邻家蝇亚科 Reinwardtiinae 的腐蝇属 *Muscina*、综蝇属 *Synthesiomyia*；秽蝇亚科 Coenosiinae 的溜蝇属 *Lispe* 等。

第一节　蝇科 Muscidae 检索表

一、蝇科 Muscidae 成虫分亚科检索表

1. 后足基节后内面有一群刚毛；雌额具发达的前倾上眶鬃及间额鬃；或者后足基节后内面无刚毛，则雌无前倾上眶鬃及间额鬃；或者仅具前倾上眶鬃；或者雄前股近端部腹面有一凹入并具齿；或者雄后胫多鬃。通常腹侧片鬃为 0：1，1：1，很少为 1：2 或 1：3 的 ·················· **点蝇亚科 Azeliinae**

—后足基节后内面裸，额无前倾上眶鬃及间额鬃，腹侧片鬃呈等边三角形；下腋瓣不具小叶，呈 Phaonia 形 ·················· **秽蝇亚科 Coenosiinae（部分）**

2. 触角芒具短毡毛或几乎裸，雌无前倾上眶鬃及间额鬃，m_{1+2} 脉向前呈弧形弯曲 ·················· **邻家蝇亚科 Reinwardtiinae（部分）**

—触角芒呈羽状或上侧栉状 ·················· 3

3. 喙呈舐吸式，通常稍粗短，前额短于头长，唇瓣发达；触角芒长羽状，m_{1+2} 脉末段向前呈角形或弧形弯曲，少数则 m_{1+2} 脉末段直并与 r_{4+5} 脉背离或稍向前呈弧形弯曲；如 m_{1+2} 脉末段直，则眼常具毛，雌有间额鬃和前倾上眶鬃，腹侧片鬃 1：1，下腋瓣 Musca 型。有时 r_1 脉上面有小刚毛 ··· **家蝇亚科 Muscinae**

—喙呈刺吸式，骨化强，前颊至少较头长为长，形细长并向端部去收细，唇瓣小，不明显，m_{1+2} 脉末段向前呈弧形弯曲。下腋瓣后端宽圆形，触角芒上侧呈栉状或呈下侧毛不全的羽状 ·················· **螫蝇亚科 Stomoxyinae**

4. 侧颜具毛，大多数种类下颚须末端明显地呈匙形增宽；雌产卵器宽短，各背板极宽短，第 8 背板常分离，

第 8 腹板常退化 ·· 秽蝇亚科 Coenosiinae（溜蝇族 Lispini）

—侧颜裸，颚须不呈匙形增宽 ································ 圆蝇亚科 Mydaeinae（部分）

二、点蝇亚科 Azelinae 成虫分属检索表

1. 雄前股近端部腹面有齿或特殊形状的鬃，前胫近基部腹面具对应的缺刻；雌额眼三角前伸不超过间额长之半，雌具粗壮的前倾上眶鬃和间额交叉鬃；雄雌触角芒常短纤毛状，背侧片常具毛，唇瓣不很大
   ··· 齿股蝇属 Hydrotaea

—雄前股近端部腹面无特殊齿突或鬃 ······················· 胡蝇属 Drymeia

2. 亚前缘脉中部较直，不呈弓形弯曲，触角芒短纤毛状；体常黑色，略发亮；雄前股端腹面有齿或特殊形状的鬃，雌具间额交叉鬃和前倾上眶鬃 ·············· 齿股蝇属 Hydrotaea（部分）

—亚前缘脉呈弓形弯曲；雄前股端部腹面无齿或刺，雌常无间额交叉鬃 ····· 纹蝇属 Graphomya（部分）

三、邻家蝇亚科 Reinwardtiinae 成虫分属检索表

1. 径脉结节和 r_{4+5} 脉基部上、下面均无毛，小盾端部常棕色 ····························· 2

—径脉结节和 r_{4+5} 脉基部至少在腹面具刚毛；下侧片在后气门下方具细毛 ···················· 4

2. 触角芒羽状；前胸基腹片裸 ·· 3

—触角芒毛短于芒基宽，两性均无间额交叉鬃；前胸基腹片具毛；腹末端棕色 ···· 综蝇属 Synthesiomyia

3. 下腋瓣末端舌片状，m_{1+2} 脉弧形弯曲；中胫无后腹鬃，足至少有黑色部分 ············ 腐蝇属 Muscina

—下腋瓣末端宽，具小叶，m_{1+2} 脉弯曲弱；中胫具后腹鬃，足常全黄色 ············· 费蝇属 Fraserella

4. 下腋瓣末端宽，具小叶；前胸基腹片裸；雄额宽 ···················· 雀蝇属 Passeromyia

—下腋瓣末端如舌片状，呈棘蝇属 Phaonia 型；前胸基腹片具毛；雄额窄 ········ 妙蝇属 Myospila（部分）

四、家蝇亚科 Muscinae 成虫分属检索表

1. m_{1+2} 脉端段呈角形弯曲，如近弧形则第 1 腹板裸；前胸基腹片具毛；腹部侧方常带黄色 ···············
   ··· 家蝇属 Musca

—m_{1+2} 脉端段呈弧形弯曲，腋瓣上肋裸；第 1 腹板具毛 ················· 莫蝇属 Morellia

2. m_{1+2} 脉明显背离 r_{4+5} 脉，斜向后方；后胫后背鬃在端部 1/3 处的 1 根明显长大；体较宽，体毛细而密 ····························· 直脉蝇属 Polietes

—m_{1+2} 和 r_{4+5} 脉平行；后胫后背鬃几乎等大；体毛不特别密 ············ 胡蝇属 Drymeia（部分）

3. r_{4+5} 脉腹面基部具刚毛，腋瓣上肋裸 ························ 毛蝇属 Dasyphora

—r_{4+5} 脉腹面裸 ··· 4

4. 腋瓣上肋和前胸基腹片具毛 ······························· 翠蝇属 Neomyia

—腋瓣上肋裸 ·· 碧蝇属 Pyrellia

五、秽蝇亚科 Coenosiinae 成虫分属检索表

1. 侧颜下部靠近复眼的前下缘有强大的鬃 ··················· 毛溜蝇属 Chaetolispa

—侧颜仅有一般纤毛 ·· 2

2. 后背中鬃 1 根，前股近端部具 1～2 根短的后腹鬃 ··············· 客溜蝇属 Xenolispa

—后背中鬃至少为 2 根，前股常有 1 行直立的后腹鬃列 ················ 溜蝇属 Lispe

六、蝇科 Muscidae 三龄幼虫分种检索表

1. 肛板小，末端稍有隆起，但不突出于表面，肛疣小，不高于亚肛疣，后肛疣也小，前气门孔突为 5～7

个 ·· 厩腐蝇 *Muscina stabulans* (Fallén, 1816)

—肛板大,末端向两侧呈疣状突起 ·· 2

2. 肛疣大于亚肛疣,后肛疣较大,第 6 腹节前方的腹垫的前棘群为 2 行,前气门孔突为 4～5 个 ··········

·· 狭额腐蝇 *Muscina angustifrons* (Loew, 1858)

—肛疣不大于亚肛疣,后肛疣较小,第 6 腹节前方的腹垫的前棘群为不整齐的 3 行;前气门孔突 4～

5 个 ···································· 肖腐蝇 *Muscina assimilis* (Fallén, 1825)

3. 体表具网状雕刻,肛板前缘呈弧形,后缘有凹陷,第 5 腹节腹面后缘有微棘形成的列,只具少数小棘;第

8 腹节略短于第 7 腹节;前气门孔突 4 个 ····································

········· 斑蹠齿股蝇 *Hydrotaea* (*Ophyra*) *chalcogaste* (Wiedemann, 1824)

—体表无雕刻 ··· 4

4. 前气门孔突为 6～7 个;后气门骨化强,特别明显地高出于后表面;后气门钮向体中轴突出;第 7 腹节明

显长于第 8 腹节 ························· 厚环齿股蝇 *Hydrotaea* (*Ophyra*) *spinigera* (Stein, 1910)

—前气门孔突为 4 个;后气门钮不向体中轴突出 ··· 5

5. 肛板前后缘都有凹陷,第 5 腹节腹面后缘主要为不成行的小棘,只有少数微棘形成的列,第 8 腹节等于

第 7 腹节长 ············ 银眉齿股蝇 *Hydrotaea* (*Ophyra*) *leucostoma* (Wiedemann, 1817)

—肛板前缘呈弧形,后缘则有凹陷 ··· 6

6. 后气门近于圆形,肛板端部一半等宽,末端圆钝,第 6 腹节腹垫后方的棘群显比前方的棘小;第 7 腹节长

于第 8 腹节 ···················· 暗额齿股蝇 *Ophyra obscurifrons* (Sabrosky, 1949)

—后气门略呈椭圆形,肛板端部一半渐变狭,末端稍尖,第 6 腹节腹垫后方的棘同前方的棘大小相差

不多 ··············· 开普齿股蝇 *Hydrotaea* (*Ophyra*) *capensis* (Wiedemann, 1818)

7. 后气门大,其间距约等于 1 个后气门的横径,第 8 腹节后表面有若干密集的同心圆式小沟纹状雕刻;除

后肛疣有小棘外,亚肛疣、副肛疣、外肛疣均光滑;前气门孔突 6～7 个 ·················

·· 常齿股蝇 *Hydrotaea dentipes* (Fabricius, 1805)

—后气门小,其间距为 1 个后气门横径的 5～7 倍;第 8 腹节后表面有密集的呈放射状小沟纹;腹垫

上各部分的小棘几乎等大,后肛疣小;前气门小,孔突为 3 个 ··

·· 隐齿股蝇 *Hydrotaea occulta* (Meigen, 1826)

8. 第 6 腹节前方的腹垫沿体节的为一行连续的小棘,其后为 1 行连续的大小相等的棘,第 2、第 3 胸节和

第 1、第 2 腹节前缘棘环约为节长的 1/8;前气门孔突为 8 个 ····································

·· 秋家蝇 *Musca autumnalis* (DeGeer, 1776)

—第 6 腹节前方的腹垫沿体节的为不规则两行小棘,其后为 1 行不相连续的大棘(中段为小棘);第 2、

第 3 胸节和第 1、第 2 腹节前缘的棘环约为节长的 1/5;前气门孔突 6～7 个 ··

·· 肖秋家蝇 *Musca amita* (Hennig, 1964)

9. 后气门周围有 8 个小形锥突;第 8 腹节短于第 7 腹节,并具有极细纤毛和小棘;肛板狭,长约为宽的

1/10;前气门孔突 6～7 个 ···················· 市蝇 *Musca sorbens* (Wiedemann 1330)

—后气门周围无小形锥突;第 8 腹节无小棘和纤毛 ·· 10

10. 肛孔后方有小棘群;肛板很狭小,呈凸形;肛疣明显大于亚肛疣,亚肛疣乳头状;前气门孔突 6～

7 个 ···················· 家蝇 *Musca domestlca* (Linnaeus, 1758)

—肛孔后方无小棘 ·· 11

11. 亚肛疣与肛疣相距极近,亚肛疣间距小于肛板宽的 1/4;肛板明显膨出体表面,前气门孔突 5 个 ······

·· 逐畜家蝇 *Musca ccnducens* (Walker, 1859)

—亚肛疣与肛疣相距较远,亚肛疣间距等于肛板宽的 1/4,肛板稍膨出体表面,前气门孔突 6～8 个 ········

·· 骚家蝇 *Musca tempestiva* (Fallén, 1823)

第二节　齿股蝇属 *Hydrotaea* Robineau-Desvoidy

Essai Myod. ;509. 1830.

模式种 *Musca meteorica* Linnaeus,1758.

成虫　中小型种,体略瘦小,亮黑、灰黑或棕黑色种。多数种雄眼相接近。雌眼远离,具交叉的间额鬃1对,常有1对发达的侧额鬃(前倾上眶鬃);部分种单眼三角向前伸展为发达的额三角。新月片银白或银灰色,触角芒裸或具短毳毛。中鬃如发达侧为2行,背中鬃2+4根(个别种为2+3根);翅前鬃细小或缺如;腹侧片鬃通常为1:1。多数种类的前胸基腹片、前胸侧板中央凹陷,后气门前肋上无毛,部分种可有或长或短的暗色毳毛。无前缘鬃,sc脉较直,m₁₊₂脉直。多数种类雄前足股节腹面有齿特征和腹面具缺刻的胫节,但部分种前胸基腹片具毛的亮黑色种无此特征;在中足与后足上常有特征性的装备,但后足基节后表面裸。腹常具灰色粉被和暗色中位纵斑,部分种粉被缺如,个别种类腹部部分呈黄色;尾节不很突出。

分布　已知分布于古北区和新北区,非洲南部,南美洲和澳洲区。

生态　幼虫粪食、腐食和捕食性,常孳生在人、畜粪便及腐败动物质,如犬、猫、鼠尸体。成虫活动在山林、草原、农田、城镇。

齿股蝇属共有39种。目前与法医学有关的仅有8种,即开普齿股蝇 *Hydrotaea capensis*、斑蹠齿股蝇 *Hydrotaea chalcogaster*、常齿股蝇 *Hydrotaea dentipes*、拟常齿股蝇 *Hydrotaea similis*、隐齿股蝇 *Hydrotas floccsa*、银眉齿股蝇 *Hydrotaea ignava*、厚环齿股蝇 *Hydrotaea spinigera* 和刺足齿股蝇 *Hydrotaea armipes* 等。

分 种 检 索 表

(♂)

1. 后股腹面的钩刺与股基间距不大于刺长,端部1/3处有3～4根前腹鬃,前股端部腹面的前、后腹齿之间有1枚丘状的腹齿,后胫在端部1/3处腹面有1簇毛,毛长不超过胫节最大横径;复眼明显具毛,额宽略小于触角第3节宽,下眶鬃明显达单眼三角高度;体长4.5～6 mm ·········

 ·········· 隐齿股蝇 *Hydrotas (s. str.) floccsa*

— 后股腹面的钩刺与股基的间距明显大于刺长,端半部有1列前腹鬃,前股有1列后腹鬃,后胫有2根前背鬃和1根后背鬃,腹面在增粗处有1簇密毛;眼裸,间额如线,下眶鬃靠近单眼高度,侧颜宽小于触角第3节宽的1/2;体长约7 mm ·········· 亨尼希齿股蝇 *Hydrotaea (s. str) hennigi*

2. 额略狭于两后单眼外缘间距,侧额在额中部相接;前股基部1/3有几个后腹鬃,前胫有1根前背鬃,中股腹面无密长毛簇,基半部有1列强鬃,鬃向端部去渐变短,中胫具约3根后鬃,后股端半部有1列稀疏的前腹鬃,后胫前腹鬃5～8根,后背鬃1根,前背鬃1～2根;体长8～8.5 mm ·········

 ·········· 拟常齿股蝇 *Hydrotaea (s. str) similis*

— 额等于或略大于两后单眼外缘间距;前股前腹面齿的紧基方和后腹面齿上各有1短列刚毛(7～8个),毛大多直,少数末端微弯曲,中股基部腹面有密长毛,但基半部后腹面无强鬃列,后股近基部腹面无强大的刺,后胫前腹鬃3～4根;体长7～8 mm ·········· 常齿股蝇 *Hydrotaea (s. str) dentipes*

3. 后足股节近基部腹面有1～2根短的钝头状鬃,后胫前腹和后腹面有少数毛,无长毛列;侧面观眼后缘明显凹入,额宽狭于触角第3节的宽度,侧额亮黑色,无粉被;前中鬃不发达,后背中鬃仅后方的1～2根较发达;体长5～6 mm ·········· 厚环齿股蝇 *Hydrotaea (Ophyra) spinigera*

— 后足股节近基部腹面无鬃,但近端部前腹面有3～5根鬃,后胫前腹和后腹面都有长毛列;侧面观眼后缘稍凹入,额宽等于或大于触角第3节宽;中胸背板具均匀一致的细长毛,下腋瓣白色 ·········· 4

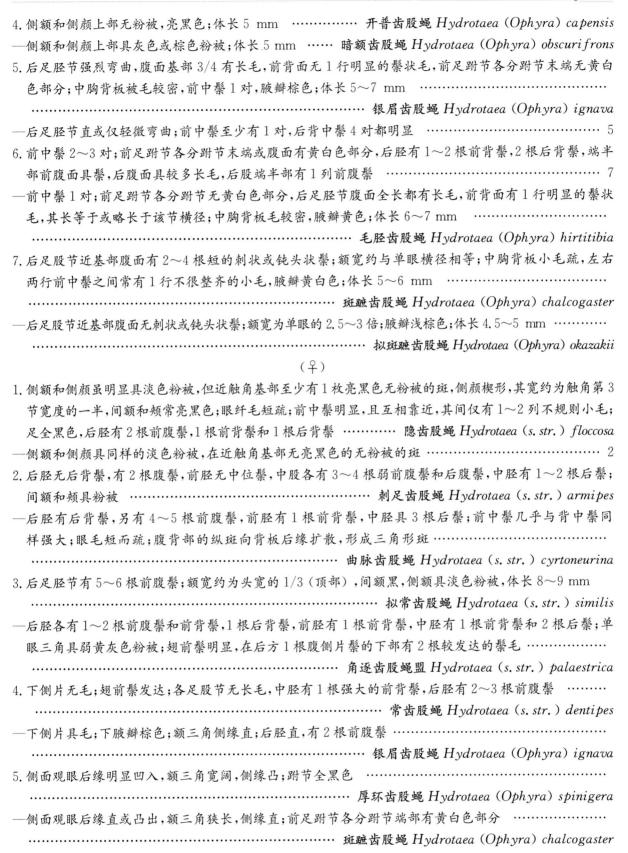

4. 侧额和侧颜上部无粉被,亮黑色;体长5 mm …………… 开普齿股蝇 *Hydrotaea (Ophyra) capensis*

—侧额和侧颜上部具灰色或棕色粉被;体长5 mm …… 暗额齿股蝇 *Hydrotaea (Ophyra) obscurifrons*

5. 后足胫节强烈弯曲,腹面基部3/4有长毛,前背面无1行明显的鬃状毛,前足跗节各分跗节末端无黄白色部分;中胸背板被毛较密,前中鬃1对,腋瓣棕色;体长5~7 mm …………………

　……………………………………………………………… 银眉齿股蝇 *Hydrotaea (Ophyra) ignava*

—后足胫节直或仅轻微弯曲;前中鬃至少有1对,后背中鬃4对都明显 ……………………………… 5

6. 前中鬃2~3对;前足跗节各分跗节末端或腹面有黄白色部分,后胫有1~2根前背鬃,2根后背鬃,端半部前腹面具鬃,后腹面具较多长毛,后股端半部有1列前腹鬃 …………………………… 7

—前中鬃1对;前足跗节各分跗节无黄白色部分,后足胫节腹面全长都有长毛,前背面有1行明显的鬃状毛,其长等于或略长于该节横径;中胸背板毛较密,腋瓣黄色;体长6~7 mm ……………

　……………………………………………………………… 毛胫齿股蝇 *Hydrotaea (Ophyra) hirtitibia*

7. 后足股节近基部腹面有2~4根短的刺状或钝头状鬃;额宽约与单眼横径相等;中胸背板小毛疏,左右两行前中鬃之间常有1行不很整齐的小毛,腋瓣黄白色;体长5~6 mm …………………

　……………………………………………………………… 斑蹠齿股蝇 *Hydrotaea (Ophyra) chalcogaster*

—后足股节近基部腹面无刺状或钝头状鬃;额宽为单眼的2.5~3倍;腋瓣浅棕色;体长4.5~5 mm ……

　……………………………………………………………… 拟斑蹠齿股蝇 *Hydrotaea (Ophyra) okazakii*

(♀)

1. 侧额和侧颜虽明显具淡色粉被,但近触角基部至少有1枚亮黑色无粉被的斑,侧颜楔形,其宽约为触角第3节宽度的一半,间额和颊常亮黑色;眼纤毛短疏;前中鬃明显,且互相靠近,其间仅有1~2列不规则小毛;足全黑色,后胫有2根前腹鬃,1根前背鬃和1根后背鬃 ………… 隐齿股蝇 *Hydrotaea (s. str.) floccosa*

—侧额和侧颜具同样的淡色粉被,在近触角基部无亮黑色的无粉被的斑 …………………………… 2

2. 后胫无后背鬃,有2根腹鬃,前胫无中位鬃,中股各有3~4根弱前腹鬃和后腹鬃,中胫有1~2根后鬃;间额和颊具粉被 …………………………………… 刺足齿股蝇 *Hydrotaea (s. str.) armipes*

—后胫有后背鬃,另有4~5根前腹鬃,前胫有1根前背鬃,中胫有3根后鬃;前中鬃几乎与背中鬃同样强大;眼毛短而疏;腹背部的纵斑向背板后缘扩散,形成三角形斑 …………………

　……………………………………………………………… 曲脉齿股蝇 *Hydrotaea (s. str.) cyrtoneurina*

3. 后足胫节有5~6根前腹鬃;额宽约为头宽的1/3(顶部),间额黑,侧额具淡色粉被,体长8~9 mm

　……………………………………………………………… 拟常齿股蝇 *Hydrotaea (s. str.) similis*

—后胫各有1~2根前腹鬃和前背鬃,1根后背鬃,前胫有1根前背鬃,中胫有1根前背鬃和2根后鬃;单眼三角具弱黄灰色粉被;翅前鬃明显,在后方1根腹侧片鬃的下部有2根较发达的鬃毛 …………

　……………………………………………………………… 角逐齿股蝇盟 *Hydrotaea (s. str.) palaestrica*

4. 下侧片无毛;翅前鬃发达;各足股节无长毛,中胫有1根强大的前背鬃,后胫有2~3根前腹鬃 ……

　……………………………………………………………… 常齿股蝇 *Hydrotaea (s. str.) dentipes*

—下侧片具毛;下腋瓣棕色;额三角侧缘直;后胫直,有2根前腹鬃 …………………………………

　……………………………………………………………… 银眉齿股蝇 *Hydrotaea (Ophyra) ignava*

5. 侧面观眼后缘明显凹入,额三角宽阔,侧缘凸;跗节全黑色 …………………………………………

　……………………………………………………………… 厚环齿股蝇 *Hydrotaea (Ophyra) spinigera*

—侧面观眼后缘直或凸出,额三角狭长,侧缘直;前足跗节各分跗节端部有黄白色部分 ……………

　……………………………………………………………… 斑蹠齿股蝇 *Hydrotaea (Ophyra) chalcogaster*

69. 开普齿股蝇 *Hydrotaea* (*Ophyra*) *capensis* (Wiedemann)

Zool. Mag., Kiel, 1(2):46 (*Anthomyia*). 1818.

成虫 体长5 mm,侧额和侧颜上部无粉被,亮黑色。后足股节近基部腹面无鬃,但近端部前腹面有3~5根鬃,后胫前腹和后腹面都有长毛列;侧面观眼后缘稍凹入,额宽等于或大于触角第3节宽;中胸背板具均匀一致的细长毛,下腋瓣白色(彩图26)。

幼虫 后气门略呈椭圆形;肛板端部一半渐变狭,末端稍尖;第6腹节腹垫前后方的棘大小相差不多(图127)。

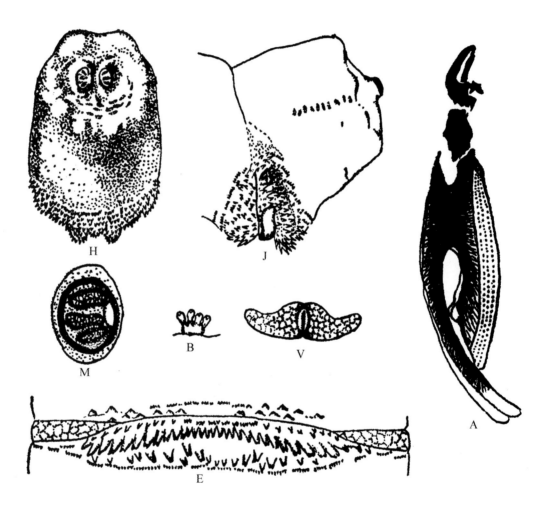

图127 开普齿股蝇 *Hydrotaea* (*Ophyra*) *capensis* 三龄幼虫特征(参考范滋德等,1992)

图中字母分别代表:A为口咽器;B为前气门;E为第5、第6腹节间腹面(示腹垫);
H为第8腹节后面观;J为第8腹节侧面观;M为后气门;V为肛板。

分布 我国目前已知分布在辽宁,新疆,陕西,贵州;国外目前已知分布在俄罗斯,叙利亚,以色列,土耳其,伊朗,摩洛哥,阿尔及利亚,突尼斯,利比亚,埃及,西班牙(加那利群岛),非洲区(模式产地:南非好望角),东洋区,欧洲区,新北区(纽约),新热带区(智利)。

生态 幼虫孳生在厕所、垃圾和液状畜粪堆中。据陈禄仕(2004)报道,该幼虫孳生在猪尸及棺内人尸上。据胡萃和王江峰(2000)介绍:Assis Fonseca(1968)曾在Hebrides群岛一鳁鲸的腐败头部养出,也见成虫在骨制品工厂附近大量群集;Smith(1986)曾在室内保存了若干个月的丽蝇无法接近的人尸上见到该蝇。

据贵州(陈禄仕,1999~2010)研究,本种在自然环境中5月份各虫态变化时间、积温见表50。

表50　开普齿股蝇 Hydrotaea（Ophyra）capensis 各虫态变化时间、积温表（$\overline{x}\pm s$）

月　份	气温（℃）	卵期（d）	幼虫期（d）	蛹前期（d）	蛹期（d）	总历期（d）	积温（日度）
5	19.22±4.655	1.06±0.325	9.455±0.36	2.63±0.707	15.06±0.862	28.025±0.883	557.4±25.95

据贵州（陈禄仕,1999～2010）研究,本种在5月份成熟幼体长及每日生长长度见表51。

表51　开普齿股蝇 Hydrotaea（Ophyra）capensis 成熟幼体长及每日生长长度（$\overline{x}\pm s$）

月　份	气温（℃）	幼体长（mm）	每日长（mm）
5	20.18±5.81	12.515±0.40	1.324±0.052

70. 斑蹠齿股蝇 Hydrotaea（Ophyra）chalcogastr（Wiedemann）

Analecta ent. ;52（Anthomyia）. 1824.

成虫　侧面观眼后缘直或凸出,额三角狭长,侧缘直;前足各跗节端部有黄白色部分（图128）。

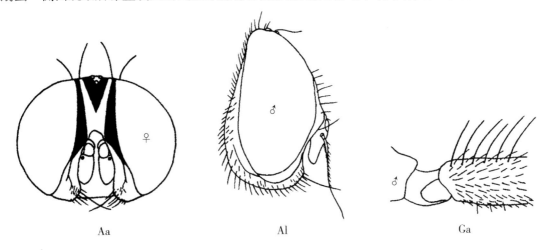

　　　　Aa　　　　　　　　　　　　Al　　　　　　　　　　　　Ga

图128　斑蹠齿股蝇 Hydrotaea（Ophyra）chalcogastr 成虫特征（参考薛万琦、赵建铭,1996）

图中字母分别代表:Aa♀为头部前面观;Al♂为头部侧面观;Ga♂为后足前面观。

幼虫　三龄幼虫体细长,体表具网状雕刻;肛板前缘呈弧形,后缘有凹陷,第5腹节腹面后缘有微棘形成的列,只具少数小棘;第8腹节略短于第7腹节;前气门孔突4个,后气门环内侧透明,后气门明显高出于第8腹节后表面（图129）。

蛹　长7 mm,宽2 mm。各节光滑,呼吸角弯曲较大,端部尖,肉眼可见;肛板小,疣不明显;前气门指状突4个;后气门圆形,间距为1个气门直径的3/4;口钩细长,咽骨背腹角等长。

分布　我国目前已知分布在黑龙江,吉林,辽宁,河北,北京,山西,宁夏,山东,河南,安徽,江苏,上海,浙江,福建,台湾,江西,湖北,湖南,广东,广西,海南,四川,重庆,贵州,云南;国外目前已知分布在朝鲜,日本,蒙古,印度尼西亚（模式产地:爪哇）,印度,斯里兰卡,菲律宾,美国（夏威夷,关岛）,塞班岛,澳洲,非洲,努沙登加拉群岛,新几内亚岛,所罗门群岛。

生态　幼虫孳生于人、畜粪便及腐败动物质中。据 Hennig（1964）引自 Bohart et Gressit（1951）资料,曾在腐烂的鼠、贝类尸体上发现该蝇幼虫。成虫喜在幼虫孳生物上活动。据锦州调查,出现季节有6～10月份,8月份为最高峰。据胡萃和王江峰（2000）介绍:在日本,见该蝇幼虫孳生在动物尸体上。据陈禄仕（2000）报道,在4月份死亡的猪,死后67天猪尸上发现成虫来访,73天发现幼虫,80天幼虫爬离猪尸化蛹,卵至幼虫爬离共16天。

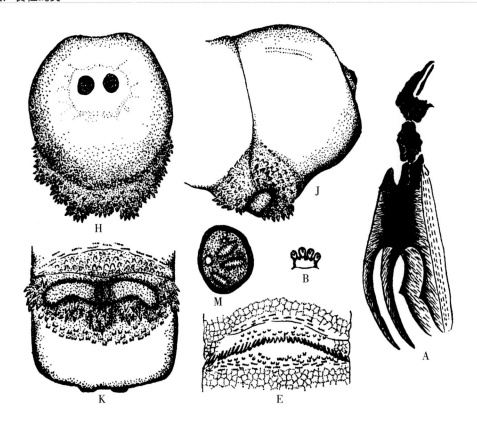

图 129 斑蹠齿股蝇 *Hydrotaea*（*Ophyra*）*chalogaster* 三龄幼虫特征（参考范滋德等，1992）

图中字母分别代表：A 为口咽器；B 为前气门；E 为第 5、第 6 腹节间腹面（示腹垫）；

H 为第 8 腹节后面观；J 为第 8 腹节侧面观；M 为后气门；K 为第 8 腹节腹面观。

71. 银眉齿股蝇 *Hydrotaea*（*Ophyra*）*ignava*（Harris）

Expos. Eng. Ins., (5):154. plate 45 fig. 91（*Musca*）. 1780.

成虫 体长 5～7 mm；侧面观眼后缘不凹入；后足胫节强烈弯曲，腹面基部 3/4 有长毛，前背面无 1 行明显的鬃状毛；前足各跗节末端无黄白色部分；中胸背板被毛较密，前中鬃 1 对，腋瓣棕色（图 130，彩图 27）。

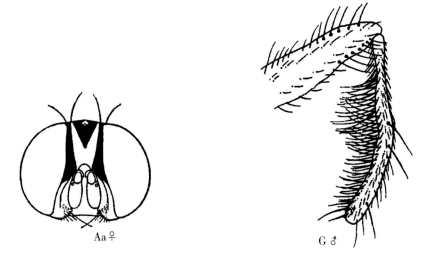

图 130 银眉齿股蝇 *Hydrotaea*（*Ophyra*）*ignava* 成虫特征（参考范滋德等，1992）

图中字母分别代表：Aa♀ 为头部前面观；G♂ 为后足。

卵　长约 1 mm,宽 0.3 mm,微弯,在腹面有 1 对纵脊,整个卵壳布满六角形刻纹。

幼虫　体长 12.5 mm,宽 2 mm,皮肤厚而硬。前气门孔突 4 个,后气门钮不向体中轴突出。肛板前后缘都有凹陷;第 5 腹节腹面后缘主要为不成行的小棘,只有少数微棘形成的列;第 8 腹节等于第 7 腹节长(图 131)。

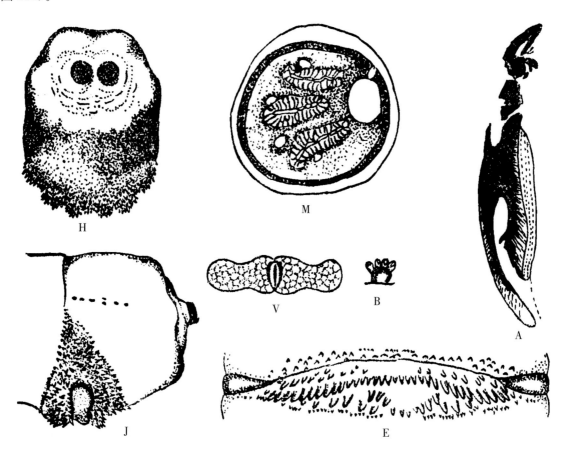

图 131　银眉齿股蝇 *Hydrotaea*（*Ophyra*）*leucostoma* 三龄幼虫特征(参考范滋德等,1992)

图中字母分别代表:A 为口咽器;B 为前气门;E 为第 5、第 6 腹节间腹面(示腹垫);
H 为第 8 腹节后面观;J 为第 8 腹节侧面观;M 为后气门;V 为肛板。

蛹　蛹有明显的呼吸角。

分布　我国目前已知分布在黑龙江,吉林,辽宁,内蒙古,新疆,河北,河南,山东,陕西,甘肃,四川,江苏,安徽,浙江,江西,福建,云南;国外目前已知分布在朝鲜,日本,俄罗斯,蒙古,伊朗,土耳其,以色列,叙利亚,摩洛哥,阿尔及利亚,突尼斯,利比亚,非洲北部大西洋沿岸群岛,欧洲,新北区,马来西亚,印度,新热带区。模式产地:英国东南部。

生态　成虫常在腐败动物质上活动,如腐肉、动物尸体、粪便等。据马忠余(1983)报道,在辽宁建昌县山林中为优势种,5 月中旬出现,8 月下旬为最高峰,10 月中旬消失。辽宁本溪市卫生防疫站调查,幼虫广泛孳生在腐败动物质、垃圾和人畜粪便中。据 Hennig(1964)报道,曾在哺乳动物尸体、蝗虫尸体及各种鸟巢中发现该蝇幼虫。据本溪市卫生防疫站(1965)调查上述孳生物中,在 7 月下旬至 10 月上旬均有发现,8 月上旬为高峰。据胡萃和王江峰(2000)介绍:在日本,见该蝇幼虫孳生在动物尸体上。

二龄幼虫和三龄幼虫为捕食性,常攻击在同一基质中的其他幼虫。

72.常齿股蝇 *Hydrotaea* (*s. str.*) *dentipes* (Fabricius)

Syst. Antl. :303 (*Musca*). 1805.

成虫 雄体长 7~8 mm,额等于或略大于两后单眼外缘间距,额鬃达单眼三角附近;中股基部腹面有密长毛,中股后腹面基半部无强鬃列,后股近基部腹面无强大的刺,后胫前腹鬃 3~4 根。雌下侧片无毛;翅前鬃发达;各足股节无长毛,中股有 1 根强大的前背鬃,后胫有 2~3 根前腹鬃(图 132,彩图 28)。

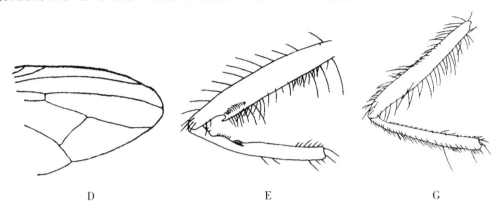

D   E   G

图 132 常齿股蝇 *Hydrotaea dentipes* 成虫特征(参考范滋德等,1992)
图中字母分别代表:D 为翅;E ♂ 为前足;G ♂ 为后足。

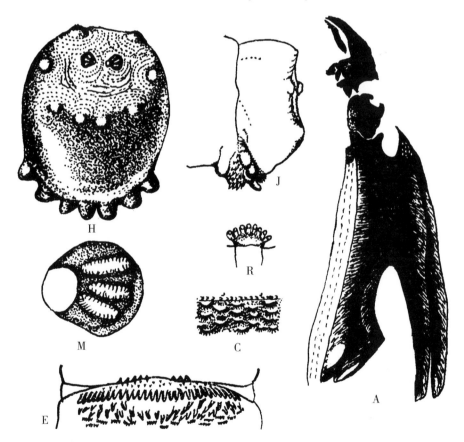

图 133 常齿股蝇 *Hydrotaea dentipes* 三龄幼虫特征(参考范滋德等,1992)
图中字母分别代表:A 为口咽器;B 为前气门;C 为第 2 胸节背面正中部;E 为第 5、第 6 腹节间腹面(示腹垫);
H 为第 8 腹节后面观;J 为第 8 腹节侧面观;M 为后气门。

幼虫　第 8 腹节后表面有若干密集的同心圆式小沟纹状雕刻；后气门大，其间距约等于一个后气门的横径；除后肛疣有小棘外，亚肛疣、副肛疣、外肛疣均光滑；前气门孔突 6～7 个(图 133)。

蛹　长 8 mm，宽 2 mm。第 8 腹节背面有皱缩条纹，呈放射状，后突起短小，肛板较小；前气门指状突 8 个；后气门外缘略高，气门裂走行较直；咽骨背腹角略等长，背堤发达，背角略狭。

分布　我国目前已知分布在黑龙江，吉林，辽宁，内蒙古，甘肃，新疆，青海，宁夏，陕西，山西，河北，北京，上海，四川，云南，山东，江苏，西藏，贵州；国外目前已知分布在朝鲜，日本，俄罗斯，蒙古，阿富汗，土耳其，非洲北部的摩洛哥和阿尔及利亚，葡萄牙的亚速尔群岛，欧洲，新北区，印度北部，尼泊尔。模式产地：丹麦。

生态　幼虫孳生在人、畜粪便和腐败动物质、腐败植物质中，尤以旱厕所、地表人粪堆、杂粪堆、兽骨堆及垃圾中孳生频率较高。当温度在 16～28℃时，发育周期为 23～25 天。

据胡萃、王江峰(2000)介绍：Nuorteva(1977)记载，在芬兰曾见产卵在部分盖有融雪的人尸上，也有报道(1974)见于带血的衬衫上。

73. 拟常齿股蝇 *Hydrotaea* (*s. str.*) *similis* Meade

Ent. Mon. Mag., 23:250 (*Hydrotaea*). 1887.

eximia Stein, 1888(*Hydrotaea*).

成虫　体长 8～8.5 mm，中足第 1 跗节单纯，无小缨毛簇；胸、腹略具粉被；额略狭于两后单眼外缘间距，侧额在额中部相接；前股基部 1/3 有几根后腹鬃，前胫有 1 根前背鬃，中股腹面无密长毛簇，基半部有 1 列强鬃，鬃向端部去渐变短，中胫具约 3 根后鬃，后股端半部有 1 列稀疏的前腹鬃，后胫前腹鬃 5～8 根，后背鬃 1 根，前背鬃 1～2 根(图 134，彩图 29)。

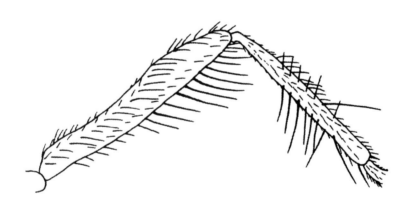

图 134　♂ 拟常齿股蝇 *Hydrotaea similis* 成虫后足特征(参考薛万琦、赵建铭，1996)

分布　我国目前已知分布在吉林，辽宁，新疆，甘肃，陕西，河南，贵州；国外目前已知分布在日本，俄罗斯，以色列，欧洲。模式产地：英国道格拉斯。

生态　据 Gregor 和 Povolny(1961)报道，在捷克斯洛伐克东部见成虫飞临粪便和肉上。也有人在一种幼鸟(*Turdus merula* L.)伤口发现该蝇幼虫(Hennig，1964)。据陈禄仕(2003)报道，幼虫孳生在兔尸及猪尸上。

74. 隐齿股蝇 *Hydrotaea* (*s. str*) *floccose* Macquart

Hist. nat. lns., Dipt., 2:307(*Hydrotaea*). 1835.

成虫　雄体长 4.5～6 mm，眼明显具毛，前股端部腹面前后腹齿之间有一丘状的腹齿，后股腹面的钩刺与股基间距略等于刺长，后胫端部 1/3 处腹面有 1 簇毛。雄后股腹面基部附近有 2 个紧密相接成一体的直立棘鬃,其末端呈钩形弯曲;雄侧额在中央线紧密相接(图135)。

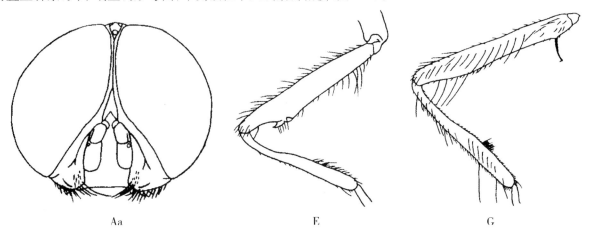

图 135　♂ 隐齿股蝇 *Hydrotaea floccose* 成虫特征(参考薛万琦、赵建铭,1996)

图中字母分别代表:Aa 为头部前面观;E 为前足;G 为后足。

幼虫　后气门小,其间距为一个气门横径的5～7倍;第8腹节后表面有密集的呈放射状小沟纹;腹垫上各部分的小棘几乎等大;后肛疣小;前气门小,孔突 3 个(图136)。

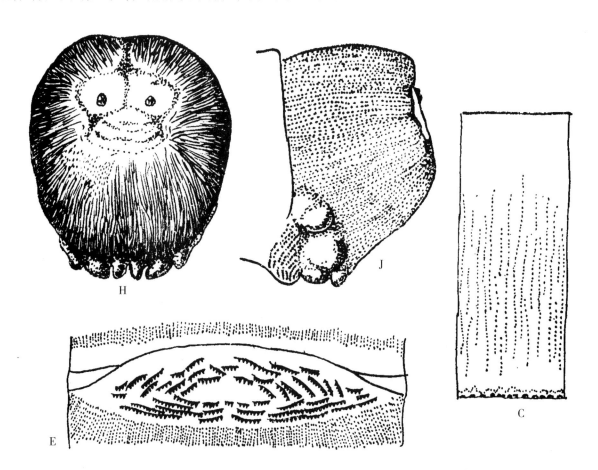

图 136　隐齿股蝇 *Hydrotaea floccose* 三龄幼虫特征(参考范滋德等,1992)

图中字母分别代表:H 为第8腹节后面观;J 为第8腹节侧面观;E 为第5、第6腹节间腹面(示腹垫);

C 为第2胸节背面正中部。

　　分布　我国目前已知分布在辽宁,内蒙古,山西,河北,新疆,甘肃,青海,陕西,河南,台湾;国外目前已知分布在蒙古,俄罗斯,伊朗,阿富汗,土耳其,叙利亚,摩洛哥,突尼斯,缅甸,印度,北美洲,欧洲,法国里尔区(模式产地)。

　　生态　据胡萃和王江峰(2000)介绍,Beaver(1969)曾在死蜗牛和绵羊尸体上育出隐齿股蝇幼虫;Payne *et al.*(1972)曾在水中猪尸上育出;Smith(1986)曾见成虫被死了几天的狐狸尸体所吸引。

　　75.*厚环齿股蝇 Hydrotaea (Ophyra) spinigera* (Stein)

　　Annls hist.—nat. Mus. natn. hung.,8:55(*Ophyra*).1910.

　　成虫　雄性后足股节近基部腹面有1～2根短的钝头状鬃,后胫前腹和后腹面有少数毛,无长毛列;侧面观眼后缘明显凹入,额宽狭于触角第3节的宽度,侧额亮黑色,无粉被;前中鬃不发达,后背中鬃仅后方的1～2根较发达;体长5～6 mm。雌性额三角宽阔,侧缘凸;跗节全黑色(图137,彩图30)。

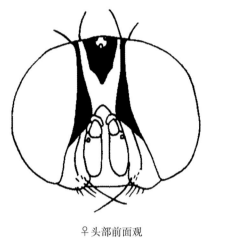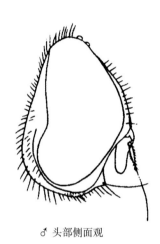

♀头部前面观　　　　　　　　　♂头部侧面观

图137　厚环齿股蝇 *Hydrotaea spinigera* 成虫头部特征(参考薛万琦、赵建铭,1996)

　　幼虫　前气门孔突为6～7个;后气门骨化强,特别明显地高出于后表面;后气门钮向体中轴突出;第7腹节明显长于第8腹节(图138)。

　　蛹　中型,深褐色,长7 mm,宽2.5 mm。尾端略细,各节光滑(节间棘刺例外),呼吸角位于第1、第2腹节缩窄部背方两侧;肛区有3对疣,排呈直线,肛板前缘与节缘平行;前气门指状突7个,后气门略高于表面,外侧略高,间距为1个气门直径的1/2;咽骨背角长于腹角(图138A)。

　　分布　我国目前已知分布在黑龙江,吉林,辽宁,北京,河北,河南,陕西,甘肃,山东,江苏,浙江,湖北,四川,重庆,贵州,云南,广东,广西,湖南,台湾;国外目前已知分布在朝鲜,日本,俄罗斯(西伯利亚),东洋区,澳洲区。模式产地:新加坡。

　　生态　幼虫孳生于动物、植物腐败质中,兽骨堆及牲畜屠宰抛弃的内脏也可吸引成虫取食和产卵。

　　据王江峰等(2012)报道:2007年3月7日广州某公路边一烂尾楼内发现两具男性尸体,其中一具已处于腐败后期,在尸体腐泥中发现厚环齿股蝇 *Hydrotaea spinigera* 幼虫孳生。

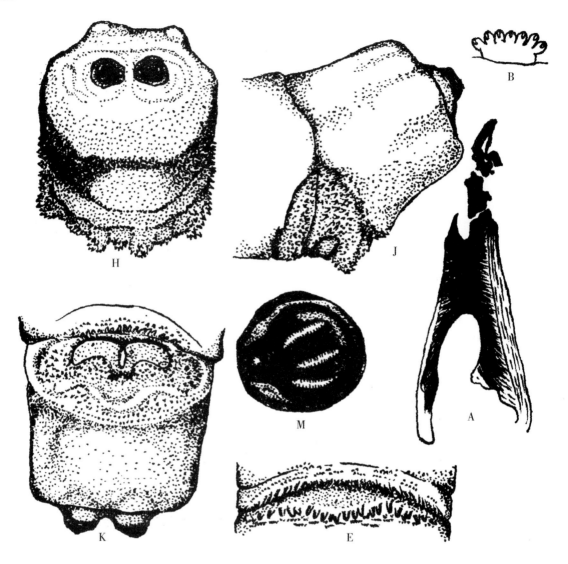

图138 厚环齿股蝇 *Hydrotaea spinigera* 三龄幼虫特征(参考范滋德等,1992)

图中字母分别代表:A 为口咽器;B 为前气门;E 为第5、第6腹节间腹面(示腹垫);

H 为第8腹节后面观;J 为第8腹节侧面观;K 为第8腹节腹面观;

M 为后气门。

第三节 家蝇属 *Musca* Linnaeus

Syst. Nat. Ed. ,101:589. 1758.

模式种 *Musca domestica* Linnaeus,1758.

成虫 中、小型种。眼裸,具纤毛或微毛;触角芒长羽状。胸背具淡色粉被夹着4条黑色纵条,后者有时合并为2宽纵条,或粉被不显,胸背几乎全黑;前胸基腹片有毛,翅后坡无毛,中鬃0+1根,背中鬃(0～2)+(1,2或4根以上),后背中鬃常有4个以上的鬃位,后方的几个较发达,肩后鬃具有,极少数种类缺如,腹侧片鬃1:2(极少种类全缺),翅侧片鬃具有,下侧片多数无毛,少数种类具小刚毛或纤毛,但与成行的下侧片鬃列不同,腋瓣上肋刚毛具有或缺如。r脉上面后缘常有一至数根刚毛,此外除 r_{4+5} 脉上的下面具小刚毛外,其他各纵条脉都无毛,m_{1+2} 脉常呈角形弯曲。腹部常带黄色、橙色,在基部两侧具黑色或棕色的条或带和深色或淡色的粉被斑,雌性通常有较多的粉被,常偏灰色。

分布 世界各地。

生态 幼虫大多孳生在人、畜粪便中;少数种类幼虫为杂食性。

家蝇属共有 27 种。目前与法医学有关的有 7 种,即家蝇 *Musca domestica*、秋家蝇 *Musca autumnalis*、鱼尸家蝇 *Musca pattoni*、亚洲家蝇 *Musca asiatica*、黄腹家蝇 *Musca ventrosa*、中亚家蝇 *Musca vitripennis* 和市蝇 *Musca sorbens*。

分 种 检 索 表

1. 前胸侧板中央凹陷具纤毛;胸背板有明显的 4 条黑色纵条 ·············· 家蝇 *Musca* (*s. str.*) *domestica*

— 前胸侧板中央凹陷无纤毛 ·· 2

2. 复眼无毛;前缘基鳞黄色;第 1 腹板无毛(少数个体具纤毛) ·· 3

— 复眼密生淡色纤毛;雄胸背几乎全黑,粉被弱;雌胸背具 4 条黑色纵条;前缘基鳞黑色或黄色 ········ 5

3. 中胸盾片沟后部分 4 条纵条合并为两条宽的黑色纵条 ·············· 市蝇 *Musca* (*Lissosterna*) *sorbens*

— 中胸盾片灰白色粉被稍弱(尤其是雄),沟后具 4 条黑色纵条,正中 1 对至小盾前略模糊(尤其是雄) ··· 4

4. 腹第 1、第 2 合背板绝大部分黄色;无正中暗色条,仅在后缘正中有 1 个暗色小点 ··········
·· 鱼尸家蝇 *Musca* (*Lissosterna*) *pattoni*

— 腹第 1、第 2 合背板全部黑色;下腋瓣淡褐色。雄:第 3 背板黄色,具 1 条黑色的正中纵条,其中段宽约比这一节外观长的 1/2 还宽一点,两侧边缘有狭的暗色后缘,斑很小,并一直延伸到背板腹缘的中段,第 4 背板黄色 ······························· 亚洲家蝇 *Musca* (*Lissosterna*) *asiatica*

5. 侧颜无毛 ·· 毛堤家蝇 *Musca* (*Lissosterna*) *pilifacies*

— 侧颜全长偏内方有长而密的黑毛 2 行,雄毛长等于或稍长于本身侧颜宽度,雌则只及本身侧颜宽度的 0.5 倍还短一点 ··· 西藏家蝇 *Musca* (*Lissosterna*) *tibetana*

6. 腹部几乎全部橙色,有时第 4、第 5 背板较暗。无明显的正中暗色纵条 ····················
·· 黄腹家蝇 *Musca* (*Plaxemya*) *ventrosa*

— 腹部非全部橙色,具明显的正中暗色纵条 ··· 7

7. 雄:中胸背板亮黑色,无纵条;第 1~5 腹板黄色;雌:胸背有 4 条暗色纵条,但常不达小盾沟,有时合并成 2 条;腹部基部铜黑色,端部有淡青色粉被;第 5 背板特别长,几乎为第 4 背板长的 2 倍。两性眼具淡色毛,前背中鬃 2 根 ····························· 中亚家蝇 *Musca* (*Plaxemya*) *vitripennis*

— 雄:中胸背板有 2 条宽的暗色纵条,腹部第 3、第 4 背板后缘有明显的黑色缘带 ···············
·· 亮家蝇 *Musca* (*Plaxemya*) *cassara*

8. 雄:侧颜在触角第 2 节的水平上的宽度小于触角第 3 节的宽度;第 5 背板有明显的暗色的可变色的粉被形成的纵条;颊前方着生短毛的上界呈半圆形,并明显超过眼下缘的水平。雌:额鬃在中后部或仅在后部每侧有 2 排(较少是 3 排)不整齐的列,其中外方的 1 列不完全 ·············
·· 秋家蝇 *Musca* (*Eumusca*) *autumnalis*

— 雄:侧颜在触角第 2 节的水平上的宽度大于或等于触角第 3 节的宽度,第 5 背板均匀地覆着灰黄色粉被,没有明显的暗色条;颊在生短毛的区域的上界仅稍稍呈角状而略超过眼下缘和髭角间所连接的线。雌:额鬃列为 1 排 ······································· 肖秋家蝇 *Musca* (*Eumusca*) *amita*

76. 家蝇 *Musca*（*s. str*）*domestica* Linnaeus

Syst. Nat. Ed. 10,1:596（*Musca*）. 1758.

成虫 体长5～8 mm,胸背具淡色粉被夹着4条黑色纵条,前胸侧板中央凹陷具毛,下侧片在后气门前下方具毛,第1腹板具毛,而腋瓣上肋前后刚毛簇缺如(图139)。

卵 长约1 mm,卵乳白色,香蕉形,2条孵出线明显。卵发育最低温度为8～10℃(乌霍娃,1952);而据霍新北(1991)报道,在自然条件下,卵发育的起点温度为(13.46±2.5)℃。

幼虫 一龄至三龄幼虫逐渐由透明、乳白色变为乳黄色。三龄幼虫体长8～12 mm,圆柱状。前气门孔突6～7个,后气门周围无小形锥突;第8腹节无小棘和纤毛。肛孔后方有小棘群;肛板很狭小,呈凸形;肛疣明显大于亚肛疣,亚肛疣乳头状。口钩下方无附口骨,咽骨腹角短于背角,腹角上缘呈角形突起(图140)。

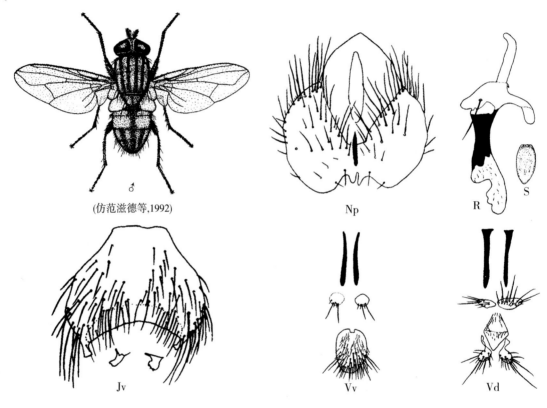

(仿范滋德等,1992)

Np

R

S

Jv

Vv

Vd

图139 家蝇 *Musca domestica* 成虫特征(参考薛万琦、赵建铭,1996)

图中字母分别代表:Np♂为肛尾叶后面观;R♂为♂阳体;S为♂阳基后突;Jv为♂第5腹板腹面观;
Vv为♀产卵器腹面观;Vd为♀产卵器背面观。

蛹 长(5.79±0.22)mm,宽(2.53±0.19)mm。呼吸角短小,略高于表皮,锥形;肛区突出不明显,肛板短宽;前气门指状突6个;后气门肾形,色门裂宽,呈蛇形弯曲,间距为1个气门直径的1/2(薛瑞德,1985)。

分布 世界各地。

生态 它是典型的住区蝇种,常出现在食品和居室内。据高景铭等(1965)报道,在河北5月下旬至12月中旬均有发现。据牟广思等(1981)报道,在辽宁西部地区6月下旬至10月下旬均有发现。据张孟余(1985)报道,该蝇孳生在小动物尸体频率为7.5%,畜骨为11.7%,畜毛为32.1%,畜蹄角为15.5%。据陈禄仕(2003)报道,发现该蝇幼虫5月份孳生在海拔1 500 m的住区的猪尸上。据王江峰(1999)在杭州报道,卵发育的起点温度为(12.15±0.40)℃,有效积温(181.74±16.62)日度;幼虫发育起点温度

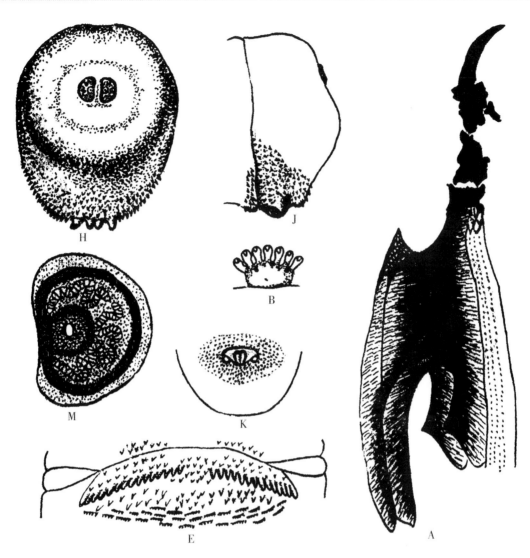

图 140　家蝇 *Musca domestica* 三龄幼虫特征(参考范滋德等,1992)

图中字母分别代表:A 为口咽器;B 为前气门;E 为第5、第6腹节间腹面(示腹垫);

H 为第8腹节后面观;J 为第8腹节侧面观;K 为第8腹节腹面观;M 为后气门。

(8.63±0.52)℃,有效积温(117.43±6.85)日度;蛹发育起点温度(12.73±0.15)℃,有效积温(75.14±
3.12)日度。各虫态在不同恒温下发育历期见表52。

表 52　家蝇 *Musca domestica* 在不同恒温下各虫态发育历期(h)

虫 态	16℃	20℃	24℃	28℃
卵	47	24	16	9.5
一龄幼虫	70	35	24	13
二龄幼虫	74	37	28	33
三龄幼虫	240	168	140	98
蛹	552	240	168	120
总历期	983(40.95)	504(21.00)	376(15.67)	273.5(11.39)

注:h 为小时,括号内数据为天数。

77. 秋家蝇 *Musca*（*Eumusca*）*autumnalis* De Geer

Mém，Sary. Hist. Ins.，6：83（*Musca*）. 1776.

成虫　体长 4.5～7.5 mm。雄侧颜在触角第 2 节水平上的宽度小于触角第 3 节的宽度；第 5 背板有明显的暗色、可变色的粉被形成的纵条；颊前方着生短毛的上界呈半圆形，并明显超过眼下缘的水平线。雌额鬃不列为 1 排，在中后部或仅在后部每侧有 2 排（有的 3 排）不整齐的列，其中外方 1 列不全（图 141，彩图 31）。

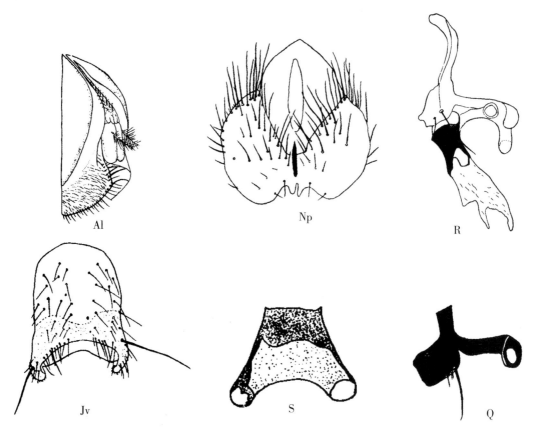

图 141　秋家蝇 *Musca autumnalis* 成虫特征（参考薛万琦、赵建铭，1996）

图中字母分别代表：Al 为♂头部侧面观；Np 为♂肛尾叶后面观；R 为♂阳体；

Jv 为♂第 5 腹板腹面观；S 为♂阳基后突；Q 为♂阳基侧突。

卵　卵有柄。

幼虫　肛板端部侧面观，不呈"7"字形，腹面到末端宽度相差不大。第 6 腹节前方的腹垫沿体节的为一行连续的小棘，后为一行连续的大小相等的棘；第 2、第 3 胸节和第 1、第 2 腹节前缘棘环为节长的 1/8；前气门孔突 8 个（图 142）。

分布　我国目前已知分布在河北，山西，宁夏，甘肃，新疆，青海；国外目前已知分布在俄罗斯，印度，巴基斯坦，叙利亚，土耳其，以色列，欧洲（模式产地：瑞典），非洲北部，新北区，南美洲，北美洲。

生态　幼虫孳生于牛粪。据胡萃和王江峰（2000）介绍：在高加索地区，15～18 天完成一个生活史，发现幼虫在尸体上较少，但常在第一时间到达尸体。

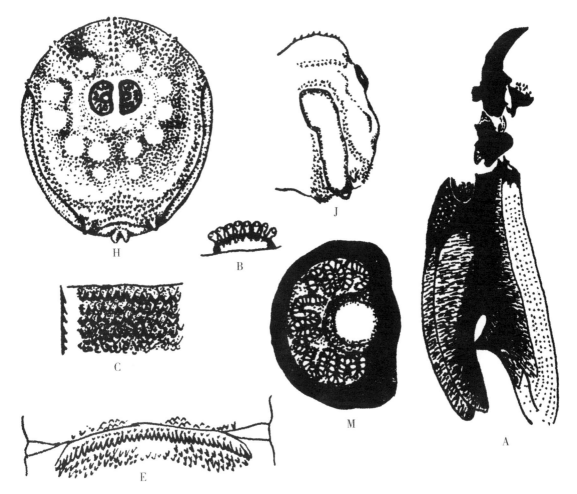

图 142　秋家蝇 *Musca autumnalis* 三龄幼虫特征(参考范滋德等,1992)

图中字母分别代表:A 为口咽器;B 为前气门;C 为第 2 胸节背面正中部;E 为第 5、第 6 腹节间腹面(示腹垫);

H 为第 8 腹节后面观;J 为第 8 腹节侧面观;M 为后气门。

78. 鱼尸家蝇 *Musca*（*Lissosterna*）*pattoni* Austen

Ann. Mag. Nat. Hist.,5(8):115(*Musca*).1910.

成虫　体长 5.5~8 mm。中胸盾片灰白色粉被稍弱(尤其是雄性),沟后具 4 条黑色纵条,正中 1 对至小盾前略模糊(尤其是雄性);前足股节后腹鬃列密,总共约 20 个。雄额总是比触角第 3 节的宽度狭,r 脉后背面有一根毛。腹第 1、第 2 合背板绝大部分黄色;无正中暗色条,仅在后缘正中有 1 个暗色小点;下腋瓣黄白色。雄第 3 背板黄色,具 1 条黑色正中纵条,其中段的宽约为这一节外观长的 1/2,另在这一纵条旁有 1 对狭的近中粉被纵条,在这一节上再无其他的暗色斑或侧粉被斑;第 4 背板除了有暗色正中纵条和狭的近中粉被纵斑外,还有棕色至黑色的亚侧条及稍宽的粉被侧斑;第 5 背板的斑纹似第 4 背板而深,正中暗色缺如或仅在近前缘有一段,向后渐狭,终至消失;各腹板大多呈黄色。雌腹底面黄棕色;粉被比雄浓,斑纹很像雄,但第 3 背板背面观时呈不很宽的半圆形的侧斑,第 5 背板狭的暗色正中条纵贯全长。雄肛尾叶后侧稍圆浑,阳基后突侧缘几乎平行。

分布　我国目前已知分布在海南,广西,云南,广东,四川;国外目前已知分布在缅甸,斯里兰卡,孟加拉国,印度(模式产地:马德拉斯),尼泊尔。

生态　在印度,首次发现幼虫在屠宰场的草料中,幼虫孳生于动物内脏、腐鱼中。成虫也在畜粪上产卵。

79. 亚洲家蝇 *Musca*（*Lissosterna*）*asiatica* Shinonaga *et* Kano

Jap. J. Sanit. Zool. ,28(2):112(*Musca*). 1977.

成虫 体长 5～7 mm。腹第 1、第 2 合背板全部为黑色;下腋瓣淡褐色。雄第 3 背板黄色,具 1 条黑色正中纵条,其中段的宽约为这一节外观长的 1/2 还宽一点,两侧边缘有狭的暗色后缘,斑很小,并一直延伸到背板腹缘的中段,第 4 背板黄色,除了正中黑色纵条外,两侧有暗色的侧后缘斑,同样延伸到背板腹缘的中段,后缘斑宽度为这一节长的 1/2 弱,第 5 背板与第 4 背板相同,只是底色稍暗,暗色斑点较小;各腹板暗色(图 143)。

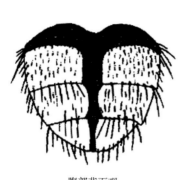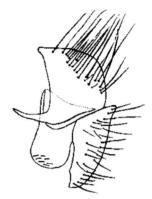

腹部背面观　　　　　　　　♂尾叶侧面观

图 143　亚洲家蝇 *Musca asiatica* 成虫特征(参考薛万琦、赵建铭,1996)

分布 我国目前已知分布在海南;国外目前已知分布在泰国(模式产地:考艾山,海拔 1 800 m),加里曼丹岛,马来西亚,菲律宾。

生态 据范滋德(1992)介绍,本种仅在森林深处和红树沼泽地采到,成虫为死鱼和肉所吸引,并聚集在人尸(Shinonaga *et* Kano,1977)。

80. 黄腹家蝇 *Musca*（*Plaxemya*）*ventrosa* Wiedemann

Aussereurop. zweifl. Insekt. 2:656 (*Musca*). 1830.

成虫 体长 4～7 mm,前气门黄白色,前足胫节无后背鬃,腹部几乎全部橙黄色,有时第 4、第 5 背板色较暗,无明显的正中暗色纵条(图 144)。

分布 我国目前已知分布在北京,天津,河北,山西,河南,陕西,宁夏,山东,江苏,上海,浙江,福建,台湾,江西,湖北,湖南,广东,广西,海南,四川,贵州,云南;国外目前已知分布在日本,菲律宾,尼泊尔,泰国,缅甸,印度,印度尼西亚,马来西亚,斯里兰卡,埃塞俄比亚,南非,坦桑尼亚,澳大利亚。模式产地:中国。

生态 范滋德(1992)介绍,成虫可在垃圾堆、臭鱼、腐肉、灌木草丛及牛身上捕获,也能被哺乳类动物渗出物和创伤所吸引。

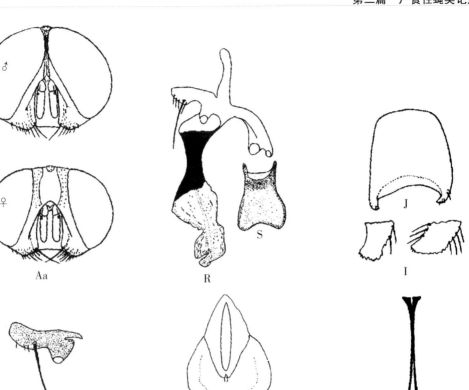

图 144 黄腹家蝇 *Musca ventrosa* 成虫特征（参考薛万琦、赵建铭，1996）

图中字母分别代表：Aa 为头部前面观；R 为♂阳体；S 为♂阳基后突；J 为♂第 5 腹板；

I 为♂第 5 腹板侧叶；Q 为♂阳基侧突；Np 为♂肛尾叶后面观；＊为♀第 6 背板。

81. 中亚家蝇 *Musca（Plaxemya）vitripennis* Meigen

Syst. Beschr. ,5:73 *（Musca）*. 1826.

成虫　体长 3～5 mm,眼具淡色毛,前背中鬃 2 根,腹部有明显的正中暗色纵条(图 145)。

雌两眼密接,间额如线;中胸背板亮黑色,无纵条;雄腹第 1、第 2 合背板两侧呈透明的黄色,腹背面末端有淡青色的粉被,第 1～5 腹板黄色。雌胸背板有 4 条暗色纵条,但常不达小盾沟,有时合并成 2 条;腹基部铜黑色,端部有淡青色粉被;第 5 背板特别长,几乎是第 4 背板长的 2 倍。

分布　我国目前已知分布在黑龙江,吉林,辽宁,新疆,青海,西藏,甘肃,内蒙古,山西,陕西,河南,安徽,河北,山东,江苏;国外目前已知分布在印度(克什米尔),巴基斯坦,哈萨克斯坦,乌克兰,乌兹别克斯坦,塔吉克斯坦,阿塞拜疆,亚美尼亚,丹麦,瑞典,挪威,芬兰,冰岛,阿尔及利亚,埃及,利比亚,突尼斯,摩洛哥,乌克兰,俄罗斯,蒙古,日本。模式产地:范滋德(1992)介绍是法国;薛万琦等(1996)介绍是埃及。

生态　范滋德(1992)介绍,幼虫孳生于牛、猪、骡粪中。在新疆,成虫可在半荒漠草地、动物尸体、家畜身上、树林、灌木丛、垃圾、厕所、菜地及室内捕获。在欧洲成虫 5～9 月间出现。在平均温度为 25.7℃时,卵期约 1 天,整个生活史 10 天(Zimin,1948)。

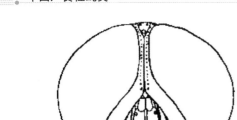
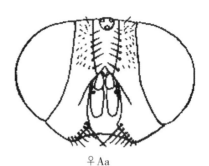
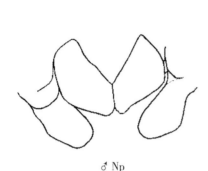
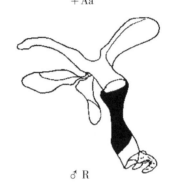

♂Aa   ♀Aa

♂Np   ♂R

图 145　中亚家蝇 Musca vitripennis 成虫特征(参考薛万琦、赵建铭,1996)
图中字母分别代表:Aa 为头部前面观;Np 为♂肛尾叶后面观;R 为♂阳体。

82. 市蝇 Musca (Lissosterna) sorbens Wiedemann

Aussereurop. Zweifl. Insekt. ,2:418(Musca). 1830.

Primitiua Walker. 1849 (Musca); pusilla Macquart, 1851 (Musca); alba Malloch, 1929 (Byomya);
efflatouni Salem et El-Sherif,1960(Musca).

　　成虫　中胸盾片沟后部 4 纵条合并为 2 条宽的黑色纵条,并达小盾沟;前足股节后腹鬃列疏,总共约有 12 根。雄额大于或略小于触角第 3 节的宽度,即便很狭,两侧额亦不相接着;腹部第 1、第 2 合背板黑色(有少数个体呈棕色或近中两侧有黄色斑),第 3 背板具黑色正中条,其中段宽约为这一节长的 1/2,其旁为近中淡黄色粉被斑,斑外侧隔着狭的可变的黄色亚侧纵条,有淡黄色的背面观略带三角形的侧粉被斑;第 4 背板除正中黑色条较狭、后缘常有暗色缘带外,余均极似第 3 背板,第 5 背板中央有宽的黄灰色的粉被斑(正中暗色纵斑不明显),其外缘以狭的可变色的暗色亚侧纵条与背面观呈三角形的粉被侧斑相隔。雌腹部一般为棕黑色,具泛黄灰色粉被,第 1、第 2 合背板全黑色。体长 4～7 mm(图 146)。

　　幼虫　后气门周围有 8 个小形锥突;第 8 腹节短于第 7 腹节,并具有极细纤毛和小棘,肛板狭,长约为宽的 1/10;前气门孔突 6～7 个(图 147)。

　　蛹　小、中型,棕褐色,长 5 mm,宽 2 mm。第 8 腹节后表面有小型锥突,肛板细长;前气门指状突 7个;后气门大,间距为 1 个气门直径的 1/3;咽骨背和腹角宽、短,背角略长于腹角(图 147A)。

　　分布　我国目前已知分布在辽宁,内蒙古,甘肃,新疆,河北,山西,陕西,山东,河南,江苏,安徽,浙江,湖北,湖南,福建,台湾,广东,广西,海南,四川,云南;国外目前已知分布在非洲区(模式产地:塞拉勒窝内),东洋区,古北区南部(包括俄罗斯南缘)。

　　生态　幼虫常孳生在地表人粪块中,也有在畜粪和垃圾中。也发现孳生在动物皮毛及尸体上(柳支英、陆宝麟,1990)。

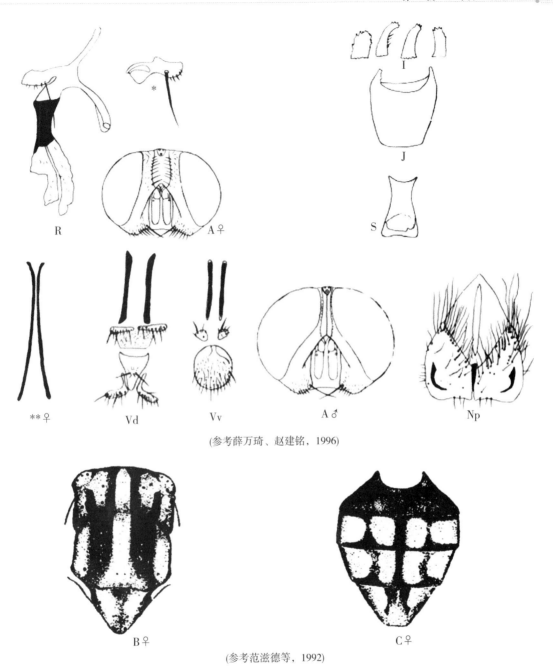

(参考薛万琦、赵建铭，1996)

(参考范滋德等，1992)

图 146　市蝇 *Musca sorbens* 成虫特征

图中字母分别代表：A 为头部前面观；B 为胸部背面观；C 为腹部背面观；R 为♂阳体；I ♂第 5 腹板侧叶；

J 为♂第 5 腹板；S 为♂阳基后突；Np 为♂肛尾叶后面观；Vd 为♀产卵器背面观；

Vv 为♀产卵器腹面观；* 为♂阳基侧突；** 为♀第 6 背扳。

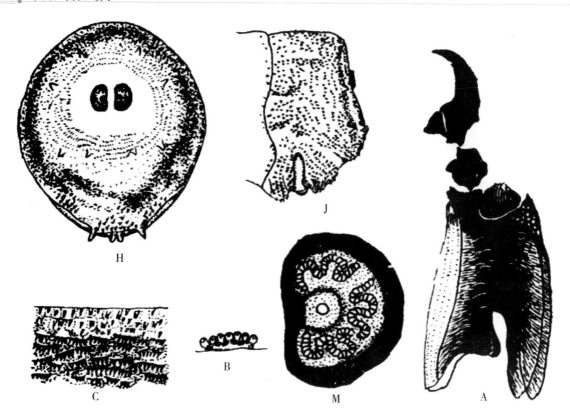

图 147　市蝇 *Musca sorbens* 三龄幼虫特征(参考范滋德等,1992)

图中字母分别代表:A 为口咽器;B 为前气门;C 为第 2 胸节背面正中部分;H 为第 8 腹节后面观;
J 为第 8 腹节侧面观;M 为后气门。

第四节　直脉蝇属 *Polietes* Rondani

Atti Soc. ital. Sci. nat. ,9:71,19.1866.

模式种　*Musca lardaria* Fabricius,1781.

成虫　复眼多数具纤毛;芒常呈羽状;翅侧片具黑色毛,无前中侧片鬃,后气门大型,小盾缘鬃 3～4 对。下腋瓣呈舌状;前缘刺不明显,亚前缘脉呈弓形弯曲,r_1 脉裸,r_{4+5} 和 m_{1+2} 脉直,末端相互背离。后胫后鬃参差不齐,其中端部 1/3 处 1 根长大。

分布　古北区,新北区。

生态　幼虫孳生于牛粪中,具捕食性。

直脉蝇属共有 9 种。目前与法医学有关的仅有 1 种,即白线直脉蝇 *Polietes domitor*。

分 种 检 索 表

1.上、下腋瓣均白,盾片正中白色条达小盾沟,前胫无后鬃和后腹鬃 ……… 白线直脉蝇 *Polietes domitor*
—上、下腋瓣和缘缨棕褐色,盾片正中白色条不达小盾沟,前胫具后鬃和后腹鬃…………………………
…………………………………………………………… 峨嵋直脉蝇 *Polietes fuscisquamosus*

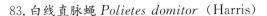

83. 白线直脉蝇 *Polietes domitor*（Harris）

Expos. Eng. Ins. ,［5］;148,plate 43 fig. 71(*Musca*). 1780.

成虫　r_{4+5} 和 m_{1+2} 脉末端背离不明显,r-m 横脉在前缘脉第 3 段端部的后方(彩图 32)。

分布　我国目前已知分布在黑龙江,吉林,辽宁,内蒙古,新疆,山西,陕西,河北;国外目前已知分布在日本,蒙古,俄罗斯,欧洲(模式产地:英国),葡萄牙亚速尔群岛。

生态　在新疆,成虫在森林、草地、灌木丛、垃圾、动物尸体、厕所、室内均可捕到。卵产在新鲜马粪上,幼虫高度肉食性和捕食性。

第五节　翠蝇属 *Neomyia* Walket

J. Proe. Linn. Soe. ,4;138. 1859.

模式种　*Musca gavisa* Walker,1859.

成虫　体绿或紫绿色,头短,侧额上部具明显金属光泽。后翅内鬃至多为 1 根,小盾缘鬃 3 对,翅侧片具毛,前胸基腹片和腋瓣上肋具毛。r_1 脉裸,亚前缘骨片具纤毛,m_{1+2} 脉末段角形至弧形弯曲。雄基阳体短,阳茎大,具多数宽大刺状齿,肛尾叶基部宽,侧尾叶后缘常具缺刻。

分布　非洲区,古北区和东洋区,在北美洲和南美洲也有发现。

生态　雌蝇常在牛粪裂缝中栖息,于缝中产卵,幼虫粪食性,在同一孳生物中追捕其他蝇类幼虫,亦被其他捕食性蝇科幼虫所猎取,幼虫后期逐渐变蓝色。

翠蝇属共有 16 种。目前与法医学有关的仅有 1 种,即蓝翠蝇 *Neomyia timorensis*。

分 种 检 索 表

1. 雄眼密接;前缘基鳞黄色;肩后鬃缺如,前背中鬃缺如或极不发达,后背中鬃仅最后 1 根发达,其余为纤毛状,常无前中侧片鬃(盾翠蝇亚属 subg. *Scutellorhellia* Townsend,1933)⋯⋯⋯⋯⋯⋯⋯⋯⋯⋯⋯⋯⋯⋯⋯⋯⋯⋯⋯⋯ 黑斑翠蝇 *Neomyia lauta*

— 雄额为触角宽的 1/3,触角至少第 2 节棕色,颜红棕色;前缘基鳞红棕色;肩后鬃存在,前背中鬃 2 根,后背中鬃至少有 2 根明显,常具前中侧片鬃(原翠蝇亚属 subg. *Orthellia* Robineau-Desvoidy,1863) ⋯⋯⋯⋯⋯⋯⋯⋯⋯⋯⋯⋯⋯⋯⋯⋯⋯⋯⋯⋯ 绯颜翠蝇 *Neomyia rufifacies*

2. 后股中位后腹鬃 1 根(少数为 2 根);颊黑色,侧额亮黑色 ⋯⋯⋯⋯⋯⋯⋯⋯⋯⋯⋯⋯⋯ 3

— 后股基半部后腹面具不密的细长刚毛列,否则仅在近基部具 1～2 根弯曲刚毛;颊亮绿或青绿色 ⋯⋯⋯⋯⋯⋯⋯⋯⋯⋯⋯⋯⋯⋯⋯⋯⋯⋯⋯ 大洋翠蝇 *Neomyia laevi laevifons*

3. 雄头稍大于胸宽,额狭,至多为触角宽的 2/7,在整个额的长度内约有 20 排小眼面;雄肛尾叶端部不突然变狭 ⋯⋯⋯⋯⋯⋯⋯⋯⋯⋯⋯⋯⋯⋯⋯⋯⋯ 蓝翠蝇 *Neomyia timorensis*

— 雄头等于胸宽,额稍宽,至少为触角宽的 2/5,在整个额的长度内约有 30 排小眼面;雄肛尾叶端部突然变狭 ⋯⋯⋯⋯⋯⋯⋯⋯⋯⋯⋯⋯⋯⋯⋯⋯⋯ 云南翠蝇 *Neomyia yunnanensis*

84. 蓝翠蝇 *Neomyia timorensis*（Robineau-Desvoidy）

Essai Myod. ;460（*Lucilia*). 1830.

成虫　前缘基鳞黑色,触角及颜黑色,雄额宽为触角第 3 节宽的 1/6～1/4,在最狭处间额消失,雌间额宽为一侧额宽的 4 倍左右,雄肛尾叶窄长,其端部外缘在下方的 1 根鬃以下不变窄,前阳基侧突端部平,后阳基侧突下缘及端部密生纤毛。体长 5.5～9 mm（图 148，彩图 33）。

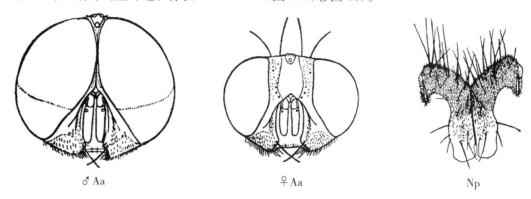

♂Aa　　　　　　♀Aa　　　　　　Np

图 148　蓝翠蝇 *Neomyia timorensis* 成虫特征（参考范滋德等，1992）
图中字母分别代表：Aa 为头部前面观；Np 为♂肛尾叶后面观。

幼虫　肛疣群具 10 个疣，无后肛疣；前气门孔突为 6 个（图 149）。

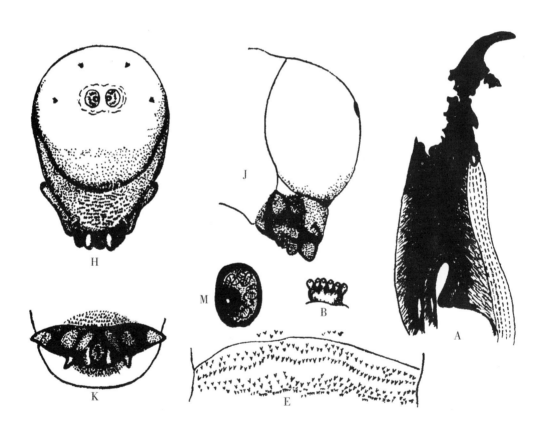

图 149　蓝翠蝇 *Neomyia timorensis* 三龄幼虫特征（参考范滋德等，1992）
图中字母分别代表：A 为口咽器；B 为前气门；E 为第 5、第 6 腹节间腹面（示腹垫）；H 为第 8 腹节后面观；
J 为第 8 腹节侧面观；K 为第 8 腹节腹面观；M 为后气门。

分布　我国目前已知分布在辽宁（抚顺、黑山、北镇、锦县、兴城、绥中、建昌），内蒙古（鄂托克旗），北京，河北（石家庄），天津，山东（菏泽、济南），河南（光山、郑州），陕西（汉中、西安、翠华山、终南山），宁夏，甘肃，安徽（黄山、宁国），江苏（南京、镇江、扬州、宝华山），湖北，湖南，上海（松江佘山），浙江（杭州、天目山、江山、舟山、莫干山、北雁荡山），四川（雅安、峨眉山、金佛山、巫溪一带），重庆，西藏（墨脱），湖南，江西（武宁、宁都、婺源、牯岭），云南（车里、西双版纳、白石岩），福建（福州、建瓯、崇安、建阳），广东，香港，台湾,广西(桂林、雁山),海南(万宁);国外目前已知分布在日本,越南,缅甸,印度,帝汶岛(模式产地),孟加拉国,斯里兰卡,印度尼西亚(爪哇),尼泊尔,泰国,菲律宾,马来西亚。

生态　幼虫孳生在地表人粪块、猪粪和牛粪中,兽皮和垃圾中也可孳生。

第六节　腐蝇属 *Muscina* Robineau-Desvoidy

Essai Myod:406.1830.

成虫　复眼裸;雌具 1 对间额交叉鬃;触角芒长羽状。盾片具 4 条黑色条,小盾端带棕色,前胸基腹片、翅羽片、下侧片和后气门肋均裸,下侧背片具毳毛,后侧片下方具毛。m_{1+2} 脉末端略向前方弧形弯曲,r_{4+5} 脉基部无毛;下腋瓣具小叶或呈舌状。后胫具后背鬃。腹部常具闪光斑。

分布　多数种分布于古北区,新北区,个别种类分布世界各地。

生态　是居住区主要蝇种,常在腐败物质中孳生,三龄幼虫有捕食性。

腐蝇属共有 6 种。目前与法医学有关的仅有 3 种,即狭额腐蝇 *Muscina angustifrons*、厩腐蝇 *Muscina stabulnls*、肖腐蝇 *Muscina levida*。

分 种 检 索 表

1. 股节端部棕色;前缘基鳞黄色;雄额明显大于触角宽 ·················· 厩腐蝇 *Muscina stabulans*
— 股节全黑;前缘基鳞暗黑色;雄额小于触角宽 ·················· 狭额腐蝇 *Muscina angustifrons*
2. 下颚须黑色,体中等 ························· 肖腐蝇 *Muscina levida*
— 下颚须黄色,体肥胖 ························· 胖腐蝇 *Muscina prolapsa*

85. 狭额腐蝇 *Muscina angustifrons*（Loew）

Wien. ent. Mschr.,2:111（*Cyrtoneura*）.1858.

成虫　体长 5～8.5 mm。翅肩鬃和前缘脉基鳞黑色,或者至少基部黑色;股节黑色;下颚须棕色或暗棕色;雄额狭,明显小于触角第 3 节宽,间额如线(图 150)。

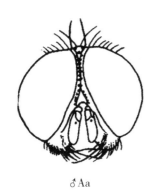
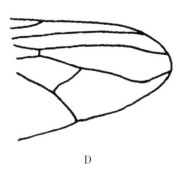

♂Aa　　　　　　　　　　　　D

图 150　狭额腐蝇 *Muscina angustifron* 成虫特征(参考薛万琦、赵建铭,1996)
图中字母分别代表:Aa 为头部前面观;D 为翅。

幼虫　肛板大,末端向两侧呈疣状突起;肛疣大于亚肛疣;后肛疣较大;第 6 腹节前方的腹垫的前棘群为 2 行;前气门孔突为 4～5 个(图 151)。

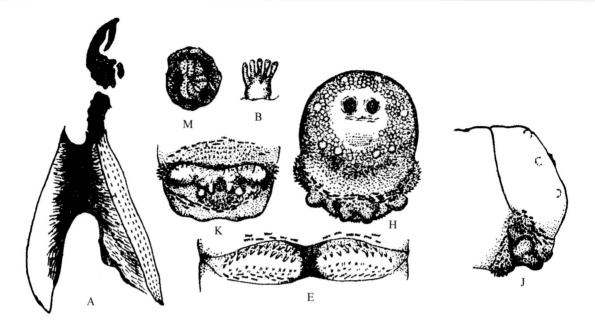

图 151　狭额腐蝇 *Muscina angustifrons* 三龄幼虫特征(参考范滋德等,1992)

图中字母分别代表:A 为口咽器;B 为前气门;M 后气门为;K 为第 8 腹节腹面观;H 为第 8 腹节后面观;

E 为第 5、第 6 腹节间腹面(示腹垫);J 为第 8 腹节侧面观。

蛹　中型,长 7.5 mm,宽 3 mm。前气门指状突 5 个,后气门呈肾形,黑色,气门裂短直,间距为 1 个气门直径的 1.5 倍;呼吸角黑色,短粗,肛板宽大,疣突光滑;口钩细长,咽骨呈倒"V"形,背腹角等长(薛瑞德,1985)。

分布　我国目前已知分布在黑龙江,吉林,辽宁,山西,河北,山东,陕西,甘肃,新疆,河南,安徽,四川,江西,广西;国外目前已知分布在朝鲜,日本(模式产地),俄罗斯远东地区。

生态　幼虫孳生于腐败动物质中。在辽宁 5 月、6 月和 9 月末大量出现。

86. 肖腐蝇 *Muscina levida* (Harris)

Expos. Eng. Ins. ,4:124,plate 36 fig. 52(*Muscina*). 1780.

成虫　体长 5～8 mm;胫节、股节、下颚须黑色;m_{1+2} 脉轻微弯曲;雄间额约等于或略宽于侧额的宽度(图 152,彩图 34)。

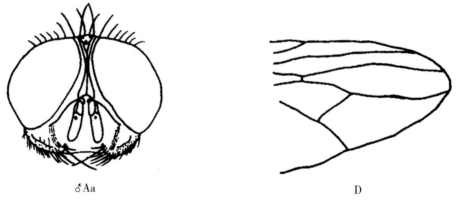

图 152　肖腐蝇 *Muscina levida* 成虫特征(参考薛万琦、赵建铭,1996)

图中字母分别代表:Aa 为头部前面观;D 为翅。

幼虫　肛疣不大于亚肛疣;后肛疣较小;第6腹节前方的腹垫的前棘群为不整齐的3行;前气门孔突4～5个(图153)。

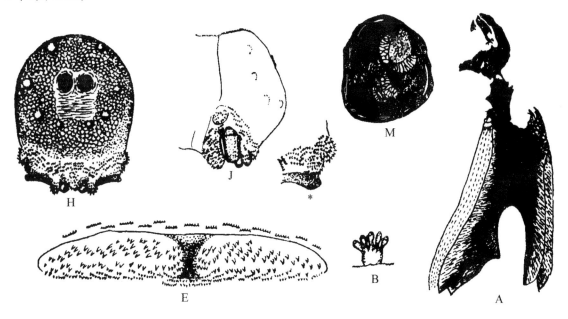

图153　肖腐蝇 *Muscina levida* 三龄幼虫特征(参考范滋德等,1992)

图中字母分别代表:A为口咽器;B为前气门;M后气门为;＊为肛板末端后面观;

H为第8腹节后面观;E为第5、第6腹节间腹面(示腹垫);J为第8腹节侧面观。

分布　我国目前已知分布在黑龙江,吉林,辽宁,内蒙古,河北,北京,山西,新疆;国外目前已知分布在日本,俄罗斯,叙利亚,北美洲,欧洲。模式产地:瑞典。

生态　据胡萃和王江峰(2000)介绍,Nuorteva曾从鱼尸上培养出该种,常在尸体上发现,幼虫腐食性和捕食性。卵期36～38小时,长的可达66小时;幼虫期7天;蛹期3周。1970年7月份在芬兰中部森林中发现幼虫孳生在一女尸上。

87. 厩腐蝇 *Muscina stabulans* (Fallén)

K. svenska Vetensk Akad. Handl.,(3)1816(2):252(*Musca*).1817.

成虫　体长6～9 mm。雄额较宽,约等于触角第3节宽的2倍;间额约为侧额宽的2倍。翅肩鳞和前缘基鳞黄色;股节至少端部1/4～1/3呈黄棕色;下颚须橙色;胫节黄色或黄棕色;下腋瓣不具小叶(后内缘不与小盾片的侧缘相接)(图154,彩图35)。

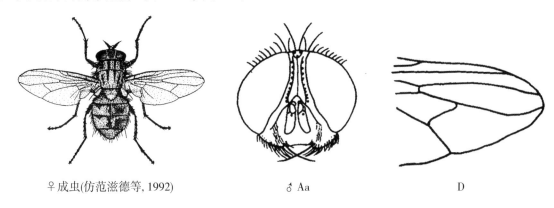

♀成虫(仿范滋德等, 1992)　　　♂ Aa　　　D

图154　厩腐蝇 *Muscina angustifron* 成虫特征(参考薛万琦、赵建铭,1996)

图中字母分别代表:Aa为头部前面观;D为翅。

卵 卵长(0.57±0.02)mm,宽(0.17±0.005)mm,白色,体表具较多纵向褶皱。卵孔很小,被花瓣状突起包围。卵中区较宽,2条孵出线很大,如翼状突出于卵表面,翼瓣呈网状。孵出线不包围卵孔。气盾筛状,筛孔较密,圆形。垂柱排列呈菱形或多边形,垂柱端部不规则,并接较多。

幼虫 幼虫体较粗短;第8腹节后端向后气门周围不收小,体呈长圆锥形;腹垫正中有纵沟;后气门环内侧暗黑;后气门裂呈扭叉状排列;肛板小,末端稍有隆起,但不突出于表面;肛疣小,不高于亚肛疣,后肛疣也小,肛疣群后方有小棘列;前气门孔突为5~7个(图155)。

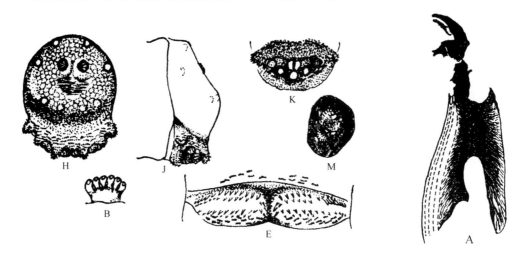

图155 厩腐蝇 *Muscina stabulans* 三龄幼虫特征(参考范滋德等,1992)
图中字母分别代表:A为口咽器;B为前气门;M为后气门;K为第8腹节腹面观;
H为第8腹节后面观;E为第5、第6腹节间腹面(示腹垫);J为第8腹节侧面观。

蛹 中型,短粗,长7 mm,宽3 mm。呼吸角短粗;后突起短小,肛区疣突明显,肛板狭长;前气门指状突7个,后气门黑色,间距等于1个气门横径,咽骨背腹角等长,腹角背方有1个角状突起(薛瑞德,1985)。

分布 我国目前已知分布在黑龙江,吉林,辽宁,北京,天津,内蒙古,河北,河南,山东,山西,陕西,甘肃,宁夏,新疆,青海,四川,重庆,湖北,江苏,安徽,上海,浙江,广东,福建,云南,贵州,西藏;国外目前已知分布在瑞典(模式产地),古北区,新北区,新热带区,澳洲区,东洋区,非洲区。

生态 是我国北方城镇的优势种。在辽宁3~11月均活动。幼虫孳生于腐败动物质中。据陈禄仕(2000)报道,该蝇幼虫在猪尸上孳生。1972年8月在芬兰赫尔辛基郊区发现幼虫孳生在塑料袋内有血污的衬衫中(一起凶杀案)。2002年10月在德国科隆市区发现幼虫孳生在一座公寓3楼房间内的一具老年妇女尸体上(Benecke,Josephi *et al.*,2004)。

第七节 综蝇属 *Synthesiomyia* Brauer *et* Bergenstamm

Dendschr. Akad. Wiss. Wien. Kl. math. —naturw.,60:96,110,178. 1893.

模式种 *Synthesiomyia brasiliana* Brauer *et* Bergenstamm,1893.(=*Cyrtoneura nudiseta* van der Wulp,1883).

成虫 本属成虫同雀蝇属 *Passeromyia* Rodhain *et* Villeneuve 的区别是:无间额交叉鬃,雌间额上半部具短毛,有2根后倾上眶鬃;触角芒几乎裸。中鬃(1~3根细小)+1根,翅内鬃0+2根,前胸基腹片有毛。r$_{4+5}$脉基部无毛。足全黑色;前胫无中位后鬃。腹部第5背板端缘红棕色。

本属与腐蝇属 *Muscina* Robineau-Desvoidy 的区别是:触角芒裸;雌无间额交叉鬃。前胸基腹片和下侧片有毛。第5背板端缘红棕色。

　　分布　我国目前已知分布在辽宁,上海,广州;国外目前已知分布在日本,印度,非洲,大洋洲,南美洲,北美洲。

　　生态　成虫栖息在半住区和真住区林叶上,目前发现在沿海省份。

　　综蝇属 *Synthesiomyia* 中,目前仅有裸芒综蝇 *Synthesiomyia nudiseta* 一种。

88.裸芒综蝇 *Synthesiomyia nudiseta*(van det Wulp)

Tijdschr. Ent. ,26:42(*Cyrtoneura*). 1883.

Schmitzi Becker,1908(*Gymnostylina*).

　　成虫　复眼裸;雄额宽约为头宽的1/5,雌额为1/3;触角和下颚须橙红色。足黑色;胫节稍带棕色;后股基半部具细长的后腹鬃,后胫前腹鬃2根,前背鬃2根,后背鬃1根,短小(图156,彩图36)。

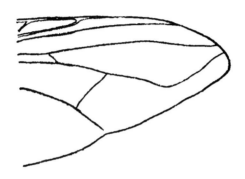

图 156　裸芒综蝇 *Synthesiomyia nudiseta* 成虫翅特征(参考范滋德等,1992)

　　分布　我国目前已知分布在辽宁,上海,广州,重庆(陈禄仕,1999.12.7);国外目前已知分布在日本,印度,非洲,大洋洲,南美洲(模式产地:阿根廷),北美洲。

　　生态　1985 年11月在美国南卡罗来纳州发现幼虫孳生在已腐败的女尸上。

　　裸芒综蝇 *Synthesiomyia nudiseta* 各虫态发育历期所需要的时间和积温见表53。

表 53　裸芒综蝇 *Synthesiomyia nudiseta* 发育历期和积温

虫　态	发育历期(d)	
	20℃	28℃
卵期	2.0	1.0
幼虫期	10.1	8.6
蛹期	14.9	8.2
合计	27.0	17.8
积温(日度)	540.0	498.4

第八节　溜蝇属 *Lispe* Latreille

Précis des caract. Génér des Ins. ;1169. 1796.

　　模式种　*Musca tentaculata* De Geer,1776.

　　成虫　体躯中等大小或近于小型。雄雌眼都远离,间额无交叉鬃。颜垂直并呈方形。颊仅具若干纤毛,在眼的前下角无1~2根突立的刚毛。通常具1~2对强大的鬃,下颚须突出,端部呈匙形扩大;触角第

3 节卵形或圆筒形,触角芒羽状,上侧的纤毛常较长。背中鬃 2+3 根或 2+4 根,有时仅后方的鬃发达;腹侧片鬃 1∶1 或 1∶2(下后方一个常呈纤毛状)。翅:2R₅室在开口处不变狭,或有时稍变狭。下腋瓣突出。前足股节通常有一行完整的后腹鬃。腹部略扁;雄第 5 腹板很少突出,露尾节不是很发达;肛尾叶或变为近乎四角形的骨板,或长而末端变尖细。

分布　世界性。

生态　幼虫两栖或水栖,捕食性,或者为粪食、尸食。成虫嗜湿和嗜沼泽性。常见它们在地面积水的水面上活动,少数的种类为嗜海性。成虫肉食,捕水生小昆虫等为食。

溜蝇属 *Lispe* 共 28 种,尸食性的仅有 1 种,即东方溜蝇 *Lispe orientalis*。

分 种 检 索 表

(♂)

1. 下颚须棕黄色;后足股节有完整的前、后腹鬃列;腹部具灰白色浓粉被,第 3～5 背板各具"八"字形暗褐色斑,第 5 背板上的斑相互接近或接合:第 9 背板具灰色粉被。体长 6～8 mm ……… 东方溜蝇 *Lispe orientalis*

—下颚须棕黑色;后足股节无完整的前、后腹鬃列;腹部具灰白色浓粉被,第 3～5 背板有成对的暗棕色角形斑;第 9 背板具灰色浓粉被。体长 4.5～6 mm ……………………………… 天目溜蝇 *Lispe quaerrns*

(♀)

1. 后足股节具完整的前、后腹鬃列;侧颜一般具 3 行纤毛 ………………………… 东方溜蝇 *Lispe orientalis*

—后足股节元后腹鬃列,至多在后足股节端部 2/3 长度内具有 1～2 根前腹鬃 ……………………………… 2

2. 在盾沟后部的中央,两背中鬃列间有横长方形的黄褐色或者棕至棕黑色的天鹅绒状斑;各足胫节暗灰色;后足股节前腹面在端部 2/3 长度内有 1～2 根长鬃 ……………………… 螯溜蝇 *Lispe tentaculata*

—在盾沟后部的中央无上述的天鹅绒状斑;中、后足胫节黄棕色;后足股节端部 2/3 长度内无前腹鬃 ……… 吸溜蝇 *Lispe consanguinea*

89. 东方溜蝇 *Lispe orientalis* Wiedemann

Analecta Ent. :51(*Lispe*).1830.

Sinenisis Schiner,1868(*Lispe*);opaca Becker,1914(*Lispe*).

成虫　特征见图 157 及彩图 37。

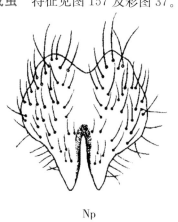 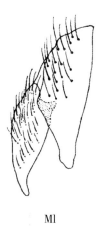 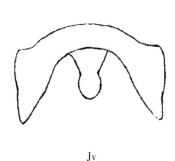

Np　　　　　　　　　　　Ml　　　　　　　　　　　Jv

图 157　东方溜蝇 *Lispe orientalis* 成虫特征(参考范滋德等,1992)

图中字母分别代表:Np 为♂肛尾叶后面观;Ml 为♂尾叶后面观;Jv 为♂第 5 腹板腹面观。

蛹　小型,褐色,长 5 mm,宽 2.5 mm。体表光滑,前气门指状突 5 个;后气门着生于突起上,呈翼状,间距为 1 个气门直径的 1/2;口咽骨呈倒叉状,背、腹角等长,肛板短小(薛瑞德,1985)。

　　分布　我国目前已知分布在吉林,辽宁,北京,河北,宁夏,甘肃,山东,江苏,上海,安徽,浙江,湖北,福建,台湾,广东,海南,广西,四川,云南;国外目前已知分布在朝鲜,日本,印度(模式产地:苏门答腊),缅甸,斯里兰卡,印度尼西亚,马来西亚,巴基斯坦。

　　生态　成虫在地面积水的水边处活动;幼虫两栖或水栖,捕食性,或者为粪食,尸食性。

第四章

厕蝇科 Fanniidae

成虫 翅 $cu_1 + an_1$ 脉很短，an_2 脉常向前弯曲到 $cu_1 + an_1$ 脉的末端之外，或两者末端延长线在翅缘内相交；后胫通常在中位或亚中位具 1 根长大的背鬃；雄中足常具刺、鬃、簇、瘤、短的栉状刚毛列，细毛群等，至少胫节腹面具细毛等；腹背扁平，背面观卵形或长卵形，背板常具暗黑色正中条、倒"T"字形斑或斑点；雌侧额宽，内缘稍向内突，前方上眶鬃通常向外倾，无间额交叉鬃。

卵 卵为长卵形，具 1 对侧背突缘或翼，表面光滑，在两翼（突缘）之间有纵棱纹。

幼虫 幼虫外形极其特化，背腹扁平，带褐色，每一体节上具有一些突起，这些突起呈羽状分支，软毛状或单纯的，表皮厚而粗糙，具明显雕刻或纹饰；前气门指状突 3～12 个，较短，后气门位于背侧，着生在短的气门柄上，口器无附口骨。

分布 古北区，北美洲，非洲热带区，东洋区和澳洲区。

生态 成虫常在居室和公共场所出现。幼虫腐食性，在腐败动植物尸体中孳生。

厕蝇科共 3 属。目前与法医学有关的仅有 1 属，即厕蝇属 *Fannia*。

第一节　厕蝇科 Fanniidae 成虫分属检索表

1. 触角芒羽状 ·· 扁尾厕蝇属 *Piezura*

— 触角芒裸或具短毳毛 ··· 2

2. 第 1 根前背中鬃短于第 2 根前背中鬃长的 1/2；雄额宽如雌额，具 2 根上眶鬃 ·······················

··· 广额厕蝇属 *Euryomma*

— 第 1 根前背中鬃超过第 2 根前背中鬃长的 1/2；雄额多数狭，少数较宽，无上眶鬃或仅在额上部具 1 根

上眶鬃 ··· 厕蝇属 *Fannia*

第二节　厕蝇属 *Fannia* Robineau-Desvoidy

Essai Myod. ：567. 1830.

模式种　*Fanniaa saltatrix* Robineau-Desvoidy，1830.

成虫　体中型或小型，体长 3.5～8 mm，灰色或黑色；腹部略有光泽，基部有时带黄色。眼无毛或具短细毛，雄通常两眼接近；雌眼间距宽度多变化；触角芒裸或具短毳毛。背中鬃 2+3 根，翅前鬃略发达或缺如；腹侧片鬃 1：(1～2)。翅 r_{4+5} 脉和 m_{1+2} 脉并行或稍微靠近，$cu_1 + an_1$ 脉短，前缘刺缺如。

分布　世界各地。

生态　幼虫腐食性、粪食性和尸食性。

厕蝇属共 63 种。目前与法医学有关的仅有 6 种,即夏厕蝇 *Fannia canicularis*、元厕蝇 *Fannia prisca*、宜宾厕蝇 *Fannia ipinensis*、毛踝厕蝇 *Fannia manicata*、瘤胫厕蝇 *Fannia scalaris*、白纹厕蝇 *Fannia leucosticta* 等。

一、厕蝇属 *Fannia* 成虫分属检索表

1. 触角芒羽状 ·· 扁尾厕蝇属 *Piezura*
—触角芒裸或具短毳毛 ·· 2

2. 第 1 根前背中鬃短于第 2 根前背中鬃长的 1/2;雄额宽如雌额,具 2 根上眶鬃 ·············
　·· 广额厕蝇属 *Euryomma*
—第 1 根前背中鬃超过第 2 根前背中鬃长的 1/2;雄额多数狭,少数较宽,无上眶鬃或仅在额上部具 1 根
　上眶鬃 ·· 厕蝇属 *Fannia*

二、厕蝇属 *Fannia* 成虫分种检索表

1. 中足基节具 3 根钩状刺,中胫腹面具 1 个瘤状突起 ·············· 瘤胫厕蝇 *Fannia scalaris*
—中足基节仅具 1 根钩状刺,在其外缘有约 3 根强壮的但不呈钩状的鬃 ·························· 2

2. 前胫端部后腹面具 1 束长鬃毛,前足基节腹面下缘具 1 根粗壮的刺状鬃 ···················· 3
—前胫端部后腹面无鬃束,前足基节腹面下缘无刺状鬃 ·············· 钩厕蝇 *Fannia lustrator*

3. 后胫端部 2/3 具梳状后腹鬃列 ·································· 毛踝厕蝇 *Fannia manicata*
—后胫无上述鬃列,至多仅在其后腹面中部稍上方有 3～4 根短的后腹鬃 ·························· 4

4. 后股无后腹鬃 ·· 项圈厕蝇 *Fannia monilis*
—后股基半部具后腹鬃 ·· 类项圈厕蝇 *Fannia submonilis*

5. 腹部第 3、第 4 背板具正中斑和侧斑 ·············· 白纹厕蝇 *Fannia leucosticta*
—腹部背板仅具正中条、梯形斑或者完全无斑纹 ·· 6

6. 尾节巨大,第 5 腹板无侧叶,中叶突出呈锥状 ·············· 巨尾厕蝇 *Fannia glaucescens*
—尾节正常 ·· 7

7. 中足胫节在端半部腹面具发亮的龙骨状增粗部分 ·············· 隆胫厕蝇 *Fannia coracina*
—中足胫节腹面无龙骨状增粗部分 ·· 8

8. 中足胫节具 2 根或更多的后背鬃 ·· 9
—中足胫节具 1 根后背鬃 ·· 膝厕蝇 *Fannia genualis*

9. 复眼具密毛,下颚须短于前颊长的 1/2 ·············· 张氏厕蝇,新种 *Fannia zhangi*, sp. nov.
—复眼裸 ·· 10

10. 前足胫节具 2 根细长的后腹鬃,后足胫节具 3～6 根前腹鬃,5～6 根前背鬃 ·················
　··· 双重厕蝇 *Fannia dupla*
—前足胫节无后腹鬃 ·· 11

11. 中足胫节具 1 根前背鬃;肛尾叶端突呈羊角状弯曲 ·········· 羊角厕蝇,新种 *Fannia capricornis*, sp. nov.
—中足胫节具 2～3 根前背鬃 ·· 12

12. 下颚须特别小,侧颜较宽,其中部宽度约等于触角第 3 节宽,腹部第 1～3 背板正中条后方向两侧扩展
　··· 小须厕蝇 *Fannia minutipalpis*
—下颚须不特别小,侧颜呈线状狭;各背板正中条两侧缘平行 ·············· 多毛厕蝇 *Fannia polychaeta*

13. 腹部背板两侧部分呈黄色;中足胫节腹面的小毛很短,最长的毛约为胫节最宽处的 1/3 ·············
　··· 夏厕蝇 *Fannia canicularis*
—腹部背板两侧无黄色部分 ·· 14

14. 前足胫节无前背鬃,后足胫节具1根前腹鬃 ························· 亮厕蝇 *Fannia clara*

—前足胫节具4～5根较短的前背鬃,后足胫节具2～3根前腹鬃、6～9根前背鬃 ···············

··· 瘦厕蝇 *Fannia gracilis*

15. 腹部具很狭的黑色正中条 ··································· 元厕蝇 *Fannia prisca*

—腹部背板黑色正中条较宽,各背板的正中条往背板后缘去略变宽且两侧缘平行 ···············

··· 印度厕蝇 *Fannia indica*

16. 后足胫节具2根前腹鬃 ································· 宜宾厕蝇 *Fannia ipinensis*

—后足胫节仅具1根前腹鬃 ··· 17

17. 中足胫节具2根前背鬃 ················· 圆板厕蝇,新种 *Fannia cylosternita*, sp. nov.

—中足胫节仅具1根前背鬃 ··· 18

18. 腋瓣暗褐色,平衡棒头黑褐色 ····························· 文厕蝇 *Fannia eremna*

—腋瓣黄色 ··· 19

19. 腹部背板具不明显的正中条;腋瓣淡黄色,边缘色稍发暗,平衡棒黄色 ······· 灰厕蝇 *Fannia cinerea*

—腹部具三角形斑 ··· 20

20. 侧颜很狭,侧面观几乎看不到,后足胫节后腹面具许多小刚毛 ··········· 山厕蝇 *Fannia montana*

—侧颜侧面观明晰可见,后足胫节后腹面的小刚毛疏少 ············· 明厕蝇 *Fannia serena*

三、厕蝇属 *Fannia* 三龄幼虫分种检索表

1. 在前气门内侧有两个树枝状突起,前气门孔突为7个,腹节腹面呈大鳞状,前方呈小鳞状,后方呈小结节状,沿第8腹节边缘的突起两侧的毛不分支 ············· 白纹厕蝇 *Fannia leucosticte* Meigen,1826

—在前气门内侧无树枝状突起 ··· 2

2. 在各腹节腹面有一排连续的短毛排列,在毛列的两端有一对上生丛毛的杆状突,与这排平行,另一排断续的毛列,沿第8腹节边缘的突起两侧有长的并在端部有分支的细毛;气门通常具有9个孔突 ······

··· 瘤胫厕蝇 *Fannia scalaris* Fabr,1794

—各腹节腹面无短毛组成的行列 ··· 3

3. 在各腹节腹面有鳞状区和小结节状区相间,位于前1/3处两侧的2个小杆状物较长,后1/3中部有6个上生丛毛的几乎等距离排列的球状小结节;沿第8腹节边缘的突起,在基部两侧的毛不分枝;前气门孔突通常为6个 ··········· 夏厕蝇 *Fannia canicularis* Linnaeus,1761

—在各腹节腹面有鳞状区,无小结节状区,位于前1/3处两侧的2个小杆状物极短,后1/3中部有6个上生丛毛的球状小结节,其中间的两对相互靠近,沿第8腹节边缘的突起,在基部两侧生分支不很长的毛,前气门孔突通常为9个 ··········· 元厕蝇 *Fannia prisca* Stein,1918

90. 夏厕蝇 *Fannia canicularis* (Linnaeus)

Fauna Sveciae,Ed. ,2:454(*Musca*).1761.

成虫 曾称为"黄腹厕蝇"。体长5～7 mm,色灰。胸背有3条暗黑纵纹,有时不明显。平衡棒黄色,足黑色。雄腹第1、第2合背板以及第3、第4背板各具倒"T"字形暗色斑,即有正中纵条和横缘带,其两侧部分呈黄色,第5背板暗色。雌腹部斑纹和雄相似,但有时色较灰暗,且黄色部分较少(图158)。

卵 长约1 mm,略弯曲,具纵向、扁平的侧面突起,可浮起于半液态的基质中。

幼虫 各腹节腹面无短毛组成的行列。各腹节腹面有鳞状区和小结节区相间,位于前1/3处两侧的2个小杆状物较长,后1/3中部有6个上生丛毛的几乎等距离排列的球状小结节;沿第8腹节边缘的突起,在基部两侧的毛不分支;前气门孔突通常为6个(图159)。

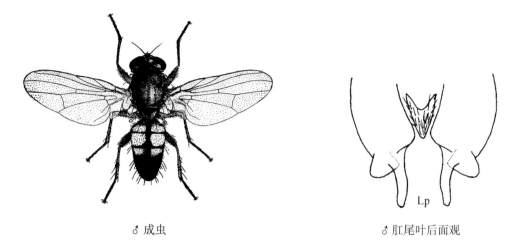

♂成虫　　　　　　　　　　　　　♂肛尾叶后面观

图 158　**夏厕蝇** *Fannia canicularis* **成虫特征**

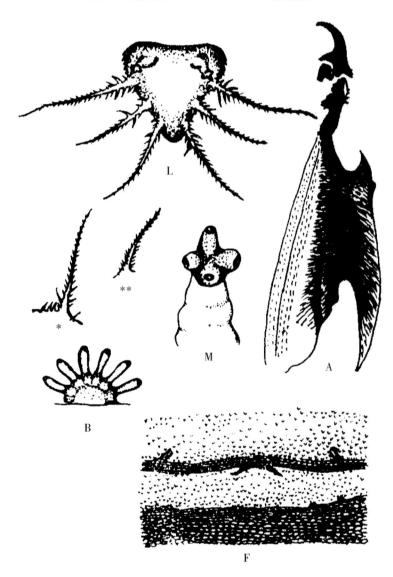

图 159　**夏厕蝇** *Fannia canicularis* **三龄幼虫特征(参考范滋德等,**1992**)**

图中字母分别代表:L 为第 7、8 腹节背面正中部;＊为腹节背面侧突;

＊＊为腹节背面近侧突;B 为前气门;M 为后气门;A 为口咽器;F 为第 6 腹节腹面。

蛹 中型,长5 mm,宽2.5 mm。背腹扁平,侧面突起较长,体末端有浅凹,背腹面有短突,第8腹节边缘突起不分支,各节腹面有2个小杆状物;前气门指状突6个;后气门突起分支短;下口骨细长,背角呈刀状(薛瑞德,1985)。

分布 我国目前已知分布在黑龙江,吉林,辽宁,内蒙古,河北,北京,天津,山西,河南,甘肃,新疆,青海,山东,江苏,西藏;国外目前已知分布在全北区,非洲区,新热带区,澳洲区。模式产地:瑞典。

生态 幼虫主要孳生于厕所中。据胡萃、王江峰(2000)介绍:幼虫在狐狸死后7天发现,一直存在约4周(Smith,1975)。在美国(Wasti,1972)于鸡死后4～10天发现该蝇幼虫。在温度26.67℃下,各虫态历期分别为:卵期1～1.5天,幼虫期8～10天,蛹期9～10天。2002年3月在德国西部的一个小镇,发现幼虫孳生在寓所内一具老年妇女尸体上(Benecke,Josephi et al.,2004)。

91. 元厕蝇 Fannia prisca Stein

Annls hist,-nat. Mus. natn. hung.,16:154 (Fannia).1918.

成虫 体长4～6.5 mm。后胫前腹鬃2根。腹部灰色,有正中暗色纵条(图160)。

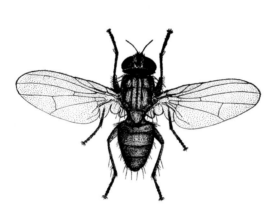
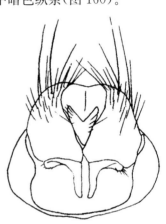

♀成虫(引自范滋德等,1992)　　　♂肛尾叶后面观

图160　元厕蝇 Fannia prisca 成虫特征

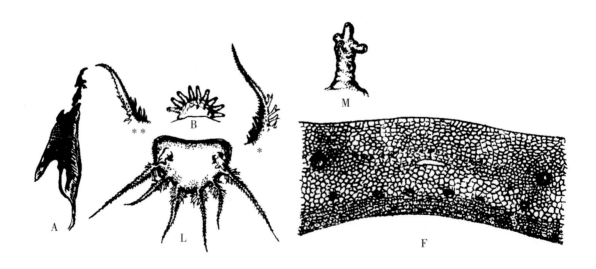

图161　元厕蝇 Fannia prisca 成虫及三龄幼虫特征(参考范滋德等,1992)

图中字母分别代表:L为第7、8腹节背面正中部; * 为腹节背面侧突; ** 为腹节背面近侧突;
B为前气门;M为后气门;A为口咽器;F为第6腹节腹面。

幼虫 各腹节腹面有鳞状区,无小结节状区,位于前 1/3 处两侧的 2 个小杆状物极短,后 1/3 中部有 6 个上生丛毛的球状小结节,其中间的两对相互靠近;沿第 8 腹节边缘的突起在基部两侧生分支不很长的毛;前气门孔突通常为 9 个(图 161)。

蛹 小型,第 8 腹节边缘的树枝状突起的基部两侧具分支状毛;前气门指状突 9 个,后气门分支长,咽骨腹角宽而长(薛瑞德,1985)。

分布 我国目前已知分布在黑龙江,吉林,辽宁,河北,北京,天津,山西,陕西,内蒙古,宁夏,山东,河南,江苏,安徽,上海,浙江,四川,重庆,贵州,湖南,湖北,江西,云南,福建,广西,广东,台湾,甘肃;国外目前已知分布在俄罗斯,朝鲜,日本,马来西亚。

生态 幼虫粪食性和腐食性,主要孳生于厕所和兽毛兽骨中。据贵州(陈禄仕,2003)报道,在海拔 138 m 处的猪尸上发现该幼虫。

92. 宜宾厕蝇 *Fannia ipinensis* Chillcott

Can. Ent. ,93;88(*Fannia*). 1961.

成虫 体长 5.5 mm。后胫前腹鬃 2 根;胫节色略黄,股节黑色;中股前腹面在基部半段上有约 8 根短而粗状的鬃,在近端部有密集的刚毛形成的栉;中股后腹面具较长的鬃列,基半段腹面有重行;中胫向端部去均匀地变粗(图 162)。

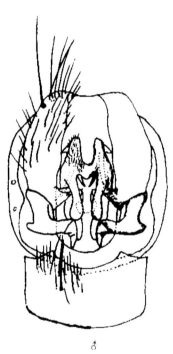

图 162 宜宾厕蝇 *Fannia ipinensis* 肛尾叶后面观(参考薛万琦、赵建铭,1996)

分布 我国目前已知分布在四川,重庆,贵州。模式产地:宜宾峨眉山。

生态 据贵州(陈禄仕,2003)报道,1999 年 11 月在海拔 1 115 m 处的兔尸上发现该蝇幼虫。

93. 毛踝厕蝇 *Fannia manicata* (Meigen)

Syst. Beschr. ,5;140 (*Anthomyia*). 1826.

成虫 体长 6~7.5 mm,前胫内侧端部有 1 束长毛,前基下后缘有 1 根粗壮的刺状鬃,中胫腹面无瘤状突起,后胫具完整的后腹鬃列,后股端半部具后腹鬃(图 163)。

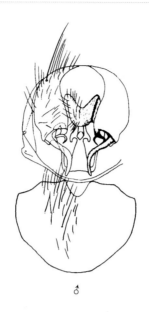

图 163　毛踝厕蝇 *Fannia manicata* 成虫肛尾叶后面观(参考薛万琦、赵建铭,1996)

分布　我国目前已知分布在河北,山西,台湾,西藏;国外目前已知分布在日本,欧洲,非洲北部,东洋区,古北区,新北区。模式产地:德国。

生态　幼虫孳生于粪便和腐败动物质中。

94. 瘤胫厕蝇 *Fannia scalaris* (Fabricius)

Entom. Syst. ,4:332(*Musca*). 1794.

成虫　体长 5～7 mm。中足基节下缘具刺(中足基节具 3 根钩状刺)。足黑色或稍呈暗棕色;中胫腹面有 1 个瘤状隆起。间额狭于一侧额的宽度;中股腹面中部具钝头的刺状鬃簇(图 164)。

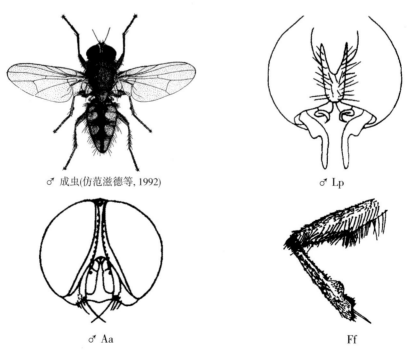

♂ 成虫(仿范滋德等, 1992)　　　♂ Lp

♂ Aa　　　　　Ff

图 164　瘤胫厕蝇 *Fannia scalaris* 成虫特征(参考薛万琦、赵建铭,1996)

图中字母分别代表:Aa ♂ 为头部前面观;Ff 为中足胫节;Lp 为♂ 肛尾叶后面观。

幼虫　前气门内侧无树枝状突起。各腹节腹面有一排连续的短毛列,在毛列的两端有一对上生丛毛的杆状突,与此排平行另有一排断续的毛列;沿第 8 腹节边缘的突起两侧有长的并在端部有分支的细毛;前气门通常具 9 个孔突(图 165)。

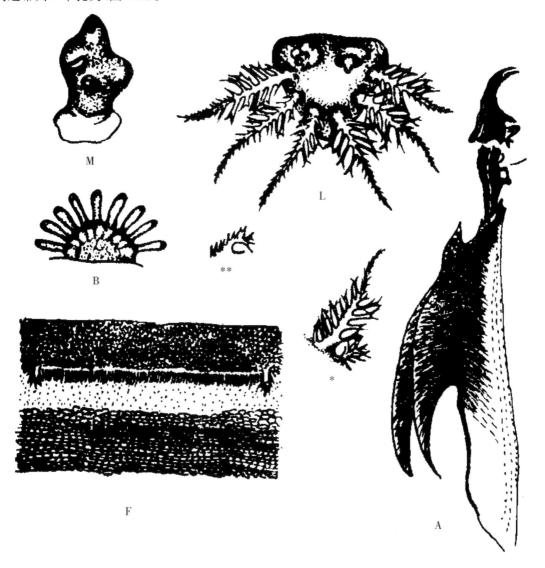

图 165　瘤胫厕蝇 *Fannia scalaris* 三龄幼虫特征(参考范滋德等,1992)
图中字母分别代表:A 为口咽器;B 为前气门;F 为第 6 腹节腹面;M 为后气门;
L 为第 7、第 8 腹节背面正中部;* 为腹节背面侧突;** 为腹节背面近侧突。

蛹　长 5 mm,宽 2.5 mm,第 8 腹节边缘突起分支长,各腹节腹面有短小的 2 个杆状物;前气门指状突 10 个,后气门突起短;口钩细长,背角短小,腹角宽长(薛瑞德,1985)。

分布　我国目前已知分布在黑龙江,吉林,辽宁,内蒙古,河北,山西,陕西,甘肃,青海,新疆,山东(泰山),河南(洛阳、郑州),江苏,浙江(天目山、舟山),四川(峨眉山、雅安),贵州(贵阳),福建(崇安、建阳);国外目前已知分布在朝鲜,日本,全北区(模式产地:瑞典),非洲区,新热带区。

生态　据锦州市卫生防疫站(1964)报道,幼虫孳生在人粪缸和厕所内,以砖建厕所为主。6 月上旬发现,7 月下旬幼虫密度最高。成虫出现在 5～10 月,以夏、秋季最高。

据贵州(陈禄仕,1999～2010)报道,在 2007 年 2 月 18 日发现幼虫孳生在腐败的人尸体上;2007 年 3 月 29 日发现在腐败的人尸体上见到该蝇产的卵,卵呈方形,散在分布。

95. 白纹厕蝇 *Fannia leucosticte*（Meigen）

Syst. Beschy. ,7:328（*Anthomyia*）. 1838.

成虫　体小型,体长 3～4 mm。中股中部腹面无 3～4 根刺状的前腹鬃列。后足基节后内面有鬃状毛;下腋瓣突出。腹部背板灰白色,第 3、第 4 背板除有暗正中斑外,尚有成对的略呈圆形的黑色侧斑(图 166)。

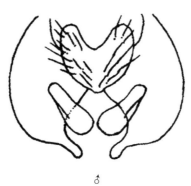

♂

图 166　白纹厕蝇 *Fannia leucosticte* 肛尾叶后面观(参考薛万琦、赵建铭,1996)

幼虫　前气门内侧有 2 个树枝状突起,前气门孔突 7 个;腹节腹面呈大鳞状,前方呈小鳞状,后方呈小结节状;沿第 8 腹节边缘的突起两侧的毛不分支(图 167)。

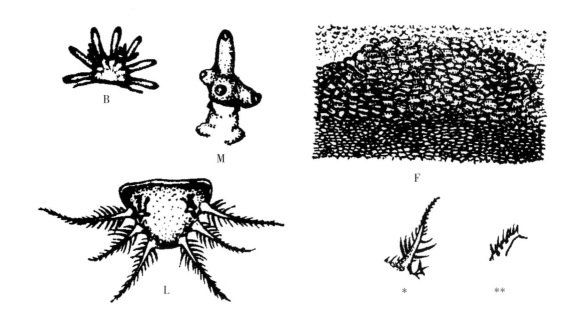

图 167　白纹厕蝇 *Fannia leucosticte* 三龄幼虫特征(参考范滋德等,1992)

图中字母分别代表:B 为前气门;M 为后气门;F 为第 6 腹节腹面;L 为第 7、第 8 腹节背面正中部分;

* 为腹节背面侧突;** 为腹节背面近侧突。

分布　我国目前已知分布在黑龙江,辽宁,内蒙古,新疆,河北,北京,山西,河南,江苏,上海,浙江,广东,台湾;国外目前已知分布除新热带区外,各大区均有分布。模式产地:德国。

生态　幼虫孳生在兽毛、兽角、人禽粪便及垃圾中。

第五章

蚤蝇科 Phoridae

成虫 体长 1～6 mm,呈黑色、褐色或黄色等。胸背板隆起,侧面观呈驼背状。头小,平坦或隆起,额通常较宽,中部常有一条中沟;前部中央有时明显前伸,表面具位置和数目比较固定的鬃。颜短,凹陷,下部有时与唇基一起扩大。无中室;两性均为离眼。翅端圆形,径脉粗状,近翅的中部与前缘脉愈合,中脉细弱,斜伸过翅面,无横脉,无基室;触角芒位于触角第 3 节的背端部;腿节侧扁。

分布 世界各地。

生态 幼虫食性分三大类:一是腐食性、粪食性和尸食性;二是植食性;三是捕食性和寄生性。

蚤蝇科总共 28 属。目前与法医学有关的仅有 2 属,即真蚤蝇属 *Puliciphora* 和异蚤蝇属 *Megaselia*。

第一节 蚤蝇科 Phoridae 成虫分属检索表

1. 无翅(仅为雌性);腹部第 5 背板分为前后两部分,前部为半圆形盖状构造;单眼存在 ……………………………………
………………………………………………………………………………………… 真蚤蝇属 *Puliciphora*
—具翅 ……………………………………………………………………………………………………… 2

2. 中侧片具 1 栉毛列;背中鬃 5 对;翅 r_{2+3} 小;中足胫节具鬃;后足胫节栉毛列 5 列 …………………………………
………………………………………………………………………………………… 栉胸蚤蝇属 *Ctenopleuriphora*
—中侧片缺栉毛列;背中鬃不超过 3 对 ………………………………………………………………………… 3

3. 后足胫节具许多横向排列的梳状毛;中侧片具毛和 1 根长鬃 …………………………………………………… 4
—后足胫节被毛简单、具栅状毛列或具大鬃;中侧片常缺毛及长鬃 …………………… 弧蚤蝇属 *Stichillus*

4. r_{2+3} 存在;r_s 基部具小毛 1 根 ………………………………………………… 毛蚤蝇属 *Chaetopleurophora*
—r_{2+3} 缺;沿 r_s 背面具 3～10 根短毛 …………………………………………… 栉蚤蝇属 *Hypocera*

5. 后足胫节具前背纤毛列和后背纤毛列 …………………………………………………………………………… 6
—后足胫节只具后背纤毛列,且常不发达 ………………………………… 异蚤蝇属 *Megaselia*(部分)

6. 下额须鬃刚好相当于头顶缘鬃长度;雌性腹部只第 1～4 节具背板;第 5 节有腺体开口;第 3 背板具一对角状突起;雄虫肛管端毛明显粗大 …………………………… 伐蚤蝇属 *Phalacrophora*
—下额须鬃明显长于头顶缘鬃;雌性腹部第 1～6 节具背板;第 3 背板缺角状突起;雄虫肛管端毛不明显粗大 …………………………………………………………………… 异蚤蝇属 *Megaselia*(部分)

7. cua_1 脉中部急剧上弯,与 m_2 脉的下弯相对 ……………………………………… 裂蚤蝇属 *Metopina*
—cua_1 脉不急剧上弯;雄有翅,雌无翅 …………………………………………… 真蚤蝇属 *Puliciphora*

第二节　真蚤蝇属 *Puliciphora* Dahl

Zool. Anz. ,20:410.1897.

模式种 *Puliciphora lucifera* Dahl,1897.

成虫　雌体小;触角上鬃4根,鬃式为2—2—4、2—0—4或0—0—4;缺中沟;具单眼,复眼小;触角第3节球形,芒端生。胸小;小盾片、翅和平衡棒均缺。腹第5背板基部具圆弧形裂口,即腺孔。雄额宽大于长,具中沟;触角上鬃4根,直立或平伸,鬃式为2—4—6;触角第3节卵圆形,芒端生。翅前缘脉第1段短于第2段,r_{2+3}缺。后足胫节缺栉毛列和纤毛列。生殖器小,缺鬃。

分布　东洋区,新北区,新热带区,非洲区。

生态　幼虫取食腐肉、软体动物及昆虫尸体和腐烂水果。

真蚤蝇属共有2种,即柯氏真蚤蝇 *Puliciphora kerteszii* 和盔腹真蚤蝇 *Puliciphora togata*。

96.柯氏真蚤蝇 *Puliciphora kerteszii* Brues

Ann. Mus. Nat. Hung. ,9:557.1911.

成虫　雌体长0.7～0.8 mm。头、胸背部和腹部背板(第5背板除外)暗褐色,其余部分黄褐色;足和胸侧板黄褐色。触角上鬃2对,平伸;鬃式为4—2—4;具单眼;复眼小,下后缘角状;触角小,圆形,浅黄色。下颚须中度大小,鬃较弱;喙短。中胸背板宽为长的3倍;每侧后角之前具长鬃1根,平伸;背板后缘具等距后倾的鬃6根。后胸具梯形黑斑。胸侧板光裸。腹第1背板狭窄,几乎线状;第2背板最大;第5背板骨化弱,基部具1条新月形裂缝。尾器小,灰白色。足短细;中、后足各具端距1根(图168)。

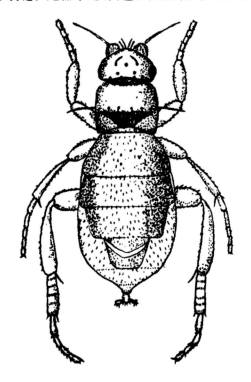

图168　柯氏真蚤蝇 *Puliciphora kerteszii* 成虫全形背面观

分布　我国目前已知分布在台湾(模式产地)。

生态　幼虫取食腐肉及其他腐败动物质。

97. 盔腹真蚤蝇 *Puliciphora togata* Schmitz

Ent. Mitt. 14(1):61.1925.

成虫　雄体长 1～1.1 mm。头与胸同宽。额暗褐,宽大于长;前额间鬃和后额间鬃各 2 根,内倾;头顶具鬃 6 根;单眼存在;触角和下颚须黄或黄褐。胸褐,宽为长的 2 倍;肩鬃发达,与翅鬃近等长,翅鬃不着于乳头状突上;胸后缘鬃 4 根,其中部两根较弱。胸部背板第 2～5 黑色,背板第 1～6 褐色;其长度比为 7：47：36：38：30：30：10;第 5 背板腺体盖黑,极短,其长宽比为 1：(5～7);第 6 背板长于腺体盖,具两长前侧突。腹部腹面及足黄褐色。

雌体长 1.25 mm。额暗褐,触角上鬃 4 根,鬃式为 2—4—6;触角第 3 节浅褐色。胸暗褐,小盾片具 2 根鬃和 2 根细毛。翅长 1.05 mm,宽 0.5 mm。前缘脉指数 0.5,前缘脉比 4：5;平衡棒黄;足黄色。前足分别在股节腹缘、胫节背端部和第 1 跗节前腹缘具 3 个褐色斑。腹暗褐,尾器黄,不对称,左生殖背板下部阔,具毛;生殖腹板长,左侧呈匙形突起。

分布　我国目前已知分布在广东(鼎湖),广西(南宁),海南(尖峰),陕西(杨陵);国外目前已知分布在菲律宾,马来西亚,印度尼西亚。

生态　幼虫从动物尸体培养出(Disney,1988)。

第三节　异蚤蝇属 *Megaselia* Rondani

Dipt. Ital. Prodromus,1:137.1856.

模式种　*Megaselia crassineura* Rondani,1856. *Megaselia costalis* v. Roser,1840.

Aphiochaeta Brues,1904;*Megaselida* Backer & Alii,1907.

成虫　体小,黑色、褐色或黄色。额宽大于高,有时方形或高大于宽,中沟明显;触角上鬃 2 对,前倾;额前鬃常位于触角上鬃和额前侧鬃之间,有时位于额前侧鬃正下方;单眼前鬃低于额中侧鬃或两者位于同一水平线上;复眼具毛。触角第 3 节球状,触角芒背生。胸背中鬃 2 根;小盾片鬃 2～4 根,少数 6 根;中侧片光裸(*Megaselia* 亚属)或具毛(*Aphiochaeta* 亚属)。前足第 1 跗节或所有跗节常加厚;后足股节中度宽,腹缘基部常具 1 列毛,胫节栅状毛 1 列,其后侧具后背纤毛 1 列,有时具前背纤毛列。翅前缘脉指数 0.28～0.74,第 1、第 2 段比例变化大,r_{2+3} 存在或缺。雄尾器小至大,生殖背板左右对称,生殖腹板左右不对称。

分布　世界各地。

生态　幼虫有腐食性、尸食性、植食性和肉食性。

异蚤蝇属共有 16 种。目前与法医学有关的仅有蛆症异蚤蝇 Megaselia scalaris 一种。

分 种 检 索 表

1. 前缘脉短,指数 0.3～0.47 ……………………………………………………… 2
— 前缘脉长,指数 0.5～0.55 ……………………………………………………… 3
3. 前缘脉指数 0.33,第 1 段等于第 2、第 3 段之和 ………… 短脉异蚤蝇 Megaselia curtineura
— 前缘脉指数 0.46,第 1 段大于第 2、第 3 段之和 ………… 多刺异蚤蝇 Megaselia plurispinulosa
4. 雌腹背板后缘变狭;雄生殖背板两侧不延伸,每侧具鬃 1 根 ………… 蛆症异蚤蝇 Megaselia scalaris
— 雌腹背板后缘不变狭;雄生殖背板两侧延伸,端部具细毛;额高大于宽;触角上鬃等长;前缘脉各段长度
　　比为 25：21：9 …………………………………………………… 暗翅异蚤蝇 Megaselia picta

98. 蛆症异蚤蝇 *Megaselia*（*s. str.*） *scalaris*（Loew）

Berl. Ent. Zs. :53(*Phora*). 1866.

成虫 雄体长 2～2.2 mm。额几乎呈方形,黄竭,单眼区附近褐;表面具褐色短毛,中沟明显。触角上鬃 2 对,近等长,上对间距大于单眼前鬃间距;前额鬃(又称内倾下眶鬃)几乎在前侧额鬃(又称前倾上眶鬃)的垂直下方,并与触角上鬃上对同高。触角第 3 节球形,浅黄褐色;芒长 0.65 mm,被微毛。下颚须黄色,宽,呈半月形,近基部具短鬃 3 根,端部 3 根鬃较强;腹面具短毛约 25 根。胸褐黄色,肩区和侧板黄色;被细毛;小盾片鬃 2 根,短毛 2 根。侧板光裸。翅长 1.8 mm,略呈黄色。脉褐,前缘脉指数 0.55,段比4.2：3.6：1.0,纤毛长 0.08 mm,叉室短而宽。腋区鬃 6 根。平衡棒黄色。足黄色。后足股节末端具褐色斑,前足胫节具前背刺约 12 根;中足胫节前、后背纤毛相似。后足胫节具前背纤毛列不明显,后背毛列发达,后足股节腹缘具长毛数根。腹部背板黑色;前缘中部具黄色斑,尤以第 4、第 5 背板黄斑最大;第 6 背板为单一黑色;背板后缘具黄色带。第 2 背板两侧各具毛 6 根,其中 3 根鬃状,第 6 背板被稀疏短毛;其余背板几乎光裸。腹部腹面黄色,第 4、第 5、第 6 节后缘各具 1 排毛;其余部分几乎光裸。尾部亮黑色,肛管黄。生殖背板对称,每侧稀被短毛及长鬃 1 根;生殖腹板不对称,左叶大,舌状;右叶短小,圆形;肛管长大,端毛长(图 169,彩图 38)。

雌体长 2.5～3 mm,其他与雄虫相似。区别:额黄色,触角毛更浅。胸黄色,小盾片鬃前对为后对的2/3。背板向后渐狭,第 5 背板为第 4 背板的 2 倍长。末端圆弧形;第 6 背板伸达两侧,前缘具 3 个浅色褐斑,后缘具一排短毛,第 7、第 8 背板为小的中片。尾须小。翅前缘脉指数 0.57,段比为(19～25)：5：1。

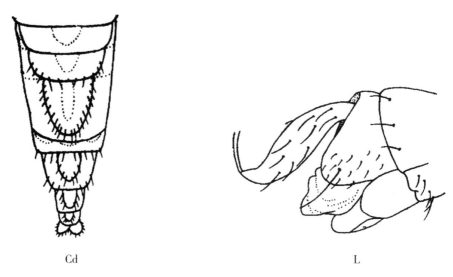

Cd   L

图 169 蛆症异蚤蝇 *Megaselia scalaris* 成虫特征(参考薛万琦、赵建铭,1996)

图中字母分别代表:Cd 为腹部背面观;L 为♂尾器。

分布 我国目前已知仅分布在台湾和海南。世界各地,以热带、亚热带为主。

生态 成虫产卵于腐烂物质上,每只产卵 200～350 粒,卵期 26～36 小时,幼虫期 10～14 天,蛹前期4～6 天,蛹期 7～9 天,一个世代 21～29 天。幼虫孳生于各种腐败动物质、残体及排泄物上,如洋葱、牛奶、腐肉、哺乳动物粪及尸体等。

第六章

果蝇科 Drosophilidae

　　成虫　体长 2～4 mm。头具 1 对前曲眶鬃和 1 对或 2 对后曲眶鬃,后顶鬃(如存在)平行且相向,外顶鬃与内顶鬃一般存在,具髭;触角基部靠近,紧贴颜部,第 3 节椭圆形或圆形,触角芒一般为羽状,除背侧及腹侧分叉外,沿轴另具几根短毛。中胸背板很少裸,正中刚毛常为 2～10 列规则的纵列,具 1、2、3 或 4 对背中鬃,一般为 2 对;一般具 1 对肩鬃,2 对背侧鬃(notopluerols),1 对沟前鬃(prusutural),2 对翅上鬃(supraalars),2 对翅后鬃(postalars);中胸侧板裸;下前侧片上部常具 2 或 3 根大鬃,下部具几根小鬃;上前侧片鬃消失;小盾片常裸,盾缘 2 对鬃,即小盾基鬃、小盾端鬃,某些属小盾基鬃退化。翅前缘脉具 2 缺列,前缘脉达 r_{2+3}(果蝇的有关文献中,纵脉代号常为大写)或 r_{4+5} 端;亚前缘脉退化,仅达端缺列,不达前缘脉缘;具前横脉、后横脉,盘室与第 2 基室某些属由 1 条横脉(基横脉)分离。足胫节具端前鬃(preapicals)。雄腹部第 6+7 气门位于第 6 背板的腹缘附近,第 7 背板骨化,第 6 腹板消失。

　　果蝇科共有 2 个亚科 31 属,即冠果蝇亚科与果蝇亚科。目前仅发现果蝇亚科中果蝇属与法医学有关。

第一节　果蝇科 Drosophilidae 检索表

一、分亚科检索表

1. 后曲眶鬃与前曲眶鬃相比更靠近内顶鬃。前、后曲眶鬃发达;小盾前鬃发达;中、后足胫节与跗节具密集的短鬃列;盘室与第 2 基室分离;前缘脉第 3 段腹侧具似棘状的疣;下前侧片具 2 根几乎等大的刚毛;后头的背侧幕骨的叉骨臂至少在基部 2/3 平行;前食窦感觉毛组呈一列;非方形或三角形排列。雄性腹部第 7 对气门消失 ·· **冠果蝇亚科 Steganinae**
— 后曲眶鬃与内顶鬃相比更靠近前曲眶鬃;前后曲眶鬃短;小盾前鬃缺;中后足胫节与跗节无密集的短鬃列;盘室与第 2 基室融合;前缘脉第 3 段腹侧无似棘状的疣 ······················· **果蝇亚科 Drosophilinae**

二、分属检索表

1. 复眼小眼面间刚毛披针形,具肋,一般绕每一小眼面的六角具 3 根刚毛,内颚叶背腹臂细长,下前侧片鬃间或下面具呈组或列的细小刚毛,颜脊发达 ···················· **果蝇属 *Drosophila***
— 不具上述特征 ··· **其他果蝇属**

第二节　果蝇属 *Drosophila* Fallén

Geomyzides Sveciae,2:4.1823.

　　模式种　*Musca funebris* Fabricius,1787.

成虫 触角芒羽状，前和后曲眶鬃小、后顶鬃发达，中胸背板正中刚毛呈典型 6 列或更多，2 对背中鬃。

分布 世界各地。

果蝇属共有 176 种。目前与法医学有关的仅有 1 种，即黑腹果蝇 *Drosophila melanogaster*。

分 种 检 索 表

1. 体一般为黑色；阳基侧突细，其感觉毛散布在全长，精巢稍螺旋或非螺旋状；管状受精囊短，稍折叠（暗果蝇种团 *obscura* species group）·· 2

—体一般为浅黄棕色；阳基侧突不太细，若细则感觉毛也不占全长；精巢具几圈螺旋；管状受精囊一般为长，折叠几次（黑腹果蝇种团 *melanogaster* species group）······················· 6

2. 雄性前足第 1 跗节大约与第 2 跗节等长，性梳齿长，C3F 为 0.4～0.6 ························ 3

—雄性前足第 1 跗节大约是第 2 跗节长的 1.5 倍，性梳齿小到中等大，3～10 枚齿不等，C3F 小于 0.5 ·· 4

3. 中胸侧板及腹部前两节背板浅黄色，性梳齿非常长 ·········· 阿尔卑斯果蝇 *Drosophila alpina*

—中胸侧板及腹部前两节背板棕色至黑色，性梳齿短 ·········· 亚暗果蝇 *Drosophila subobscura*

4. 雄性第 1 跗节性梳齿 4～7，第 2 跗节性梳齿 2～3，齿端部稍分歧 ··························· 亚树果蝇 *Drosophila subsilvestris*

—雄性第 1 跗节性梳齿 6～11，第 2 跗节性梳齿 6～11，齿端部不分歧 ························· 5

5. 雄性第 10 腹板呈三角形；胫节和跗节浅色，导卵器前腹桥（anteroventrol bridge）非常短 ······ 筑波果蝇 *Drosophila tsukubaensis*

—雄性第 10 腹板为长椭圆形；胫节和跗节黑色，导卵器前腹桥长 ······ 双条果蝇 *Drosophila bifasciata*

6. 额长比中央长为宽，下颚须具几根明显的腹侧刚毛（黑腹果蝇亚种团 *melanogaster* species subgroup）·· 7

—额比宽更长，下颚须腹侧仅具一根明显的刚毛 ·· 其他果蝇

7. C3F 约为 0.4 ··························· 拟果蝇 *Drosophila simulans*，中国新纪录

—C3F 约为 0.25 ··························· 黑腹果蝇 *Drosophila melanogaster*

99. 黑腹果蝇（黄猩猩果蝇）*Drosophila（Sophophora）melanogaster* Meigen
Syst. Beschr. bek. Europ. zweifl. Ins.，6：85. 1830.

成虫 属黑腹果蝇种团，黑腹果蝇亚种团（彩图 39）。

卵、幼虫和蛹特征见图 170。

分布 我国目前已知分布在黑龙江，吉林，辽宁，北京，新疆，陕西，山东，江苏，安徽，上海，浙江，江西，湖南，福建，台湾，广东，海南，广西，贵州，四川，云南；国外目前已知分布在世界各地。模式产地：奥地利。

生态 Smith(1975)在一只死狐狸上发现。一次产卵 400～900 粒。在不同的气温下，幼虫至成虫的发育时间分别为：15℃ 30 天；20℃ 14 天；25℃ 10 天；30℃ 7.5 天(Smith,1986)。

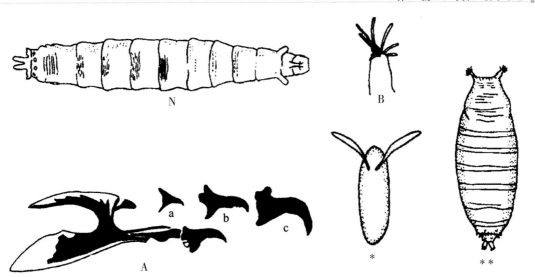

图 170　黑腹果蝇 *Drosophila melanogaster* 特征(参考 Smith,1986)

图中字母分别代表:A 为口咽器(a 为一龄幼虫口钩,b 为二龄幼虫口钩,c 为三龄幼虫口钩);

B 为三龄幼虫前气门;N 为果蝇幼虫全形腹面观;* 为卵;** 为蛹背面观。

第七章

酪蝇科 Piophilidae

酪蝇科 Piophilidae 到目前为止还没有系统的资料,均分散在不同的文献中。

第一节　概　述

成虫　c 脉无刺,r_1 脉无毛,臀脉缩短;腹侧片鬃 2 根,侧额鬃 1 根或无(薛万琦、赵建铭,1996)。额上很少有发达的向内倾斜的额鬃(又称下眶鬃),如果有,则为 1～2 对(*Actenoptera* 属),与 2 对眶鬃(注:又称前倾上眶鬃)相距很远且倾斜方向相反(薛万琦等,2009)。

幼虫　据胡萃和王江峰(2000)介绍,体苍白色;有肉质肛门突起 2 个,其上无气门板。

分布　全世界。

生态　幼虫腐食性。

在酪蝇科中,目前仅发现酪蝇属 *Piophila* 1 种有尸食性。

酪蝇科 Piophilidae 三龄幼虫属检索表

1. 第 8 腹节无发达的小刺,后气门裂呈扇形,会跳 ⋯⋯⋯⋯⋯⋯⋯⋯⋯⋯⋯ 酪蝇属 *Piophila* spp.

— 第 8 腹节密生小刺,后气门裂呈三分叉放射状⋯⋯⋯⋯⋯⋯⋯⋯⋯⋯⋯⋯ 蚁翅蝇科 Sepsidae

第二节　酪蝇属 *Piophila*

幼虫　第 8 腹节无发达的小刺,后气门裂呈扇形排列;会跳(高景铭等,1965)。

生态　幼虫腐食性。Megnin(1894)指出,酪蝇属 *Piophila* 于人死后 3～6 个月脂肪酸和酪蛋白存在时出现。Johnston 和 Villeneuve(1897)不赞成 Mégnin 的意见,根据他们在加拿大对暴露人尸(1 例在 5 月份,1 例在 8 月份)的研究,发现只在脂肪皂化很明显后酪蝇属 *Piophila* 才出现。一般地说,酪蝇属 *Piophila* 在尸体上发生较迟。Leclemq(1969)指出,当丽蝇属 *Calliphora*、绿蝇属 *Lucilia*、麻蝇属 *Sarcophaga* 等体型较大、尸体上更常见的早期蝇类因故被排除时,酪蝇属 *Piophila* 可排他在尸体上大量发生。Megnin(1894)记录说,1 人因中风或动脉瘤死于安乐椅上,10 个月后发现时,无数酪蝇属 *Piophila* 幼虫在其周围跳跃(胡萃、王江峰,2000)。

在酪蝇属中,目前资料中记述有 4 种,即酪蝇 *Piophila casei*、*Piophila varipes*、*Piophila vulgaris*、*Piophila foveolata*。

100. 酪蝇 *Piophila casei*（L.）

成虫　复眼呈红色。雄体长 3～4.5 mm,腹部呈圆筒形。雌体长 4～6 mm,腹部椭圆形,可常见产卵管伸出(张荣强等,1992)。据介绍:成虫体长 2.5～5 mm;一般体黑色或略呈蓝色,有光泽;喙肥大,头顶鬃 2 对,口鬃大,下颚须大,触角横卧,第 3 节长,芒无毛;翅发达,前缘脉在翅顶处中断,亚前缘脉完全;腹部具粉;雄第 6、第 7 腹节气门消失(胡萃、王江峰,2000)(图 171,彩图 40)。

卵　一端钝圆,一端略尖,呈香蕉形。长约 0.8 mm,中部直径约 0.15 mm(张荣强等,1992)(图 171)。

幼虫　各龄幼虫体长依次为一龄 0.7～1.5 mm,二龄 2～5 mm,三龄 6～9 mm。后气门裂呈扇形排列,其延伸线的会合点向内;会跳(张荣强等,1992)(图 171)。

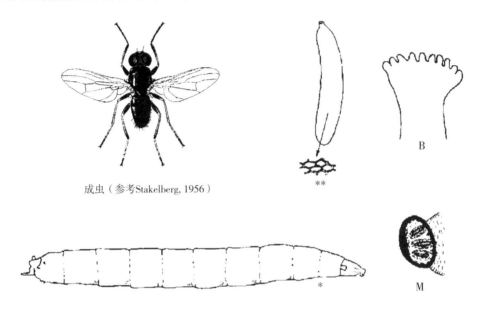

成虫（参考 Stakelberg, 1956）

图 171　酪蝇 *Piophila casei* 特征(幼虫参考 Smith,1986)

图中字母及符号分别代表:＊为幼虫全形;＊＊为卵;B 为前气门;M 为后气门。

蛹　长 4～5 mm,宽 1.3 mm。体呈圆柱形,初蛹为淡黄色,随后逐渐变为黄褐色(张荣强等,1992)。

分布　我国目前已知分布在浙江,四川,云南,山西,上海,福建,河北;广泛分布于世界各地。

生态　据上海昆虫研究所(1978)介绍,成虫在制动物油脂作坊的腐肉和骨堆、屠宰坊、渔产加工坊和尸坑等处密度很高;幼虫既在上述坊所孳生,也在猪脂油、乳酪、鱼子和其他蛋白质食物中发现。在最适条件下一只成虫可产卵 480 粒,23 小时后孵化出幼虫,幼虫期至少 5 天,蛹期 5 天,一个生活历期至少要11～12 天。成虫喜半液状臭肉。

据张荣强等(1992)报道:成虫在腌腊肉上产卵,初产卵为透明状,随后变为乳白色。卵散产或成堆分布于肉制品表面及缝隙中。孵化时,幼虫自卵的略尖一端爬出,历时 10 多分钟,留下乳白色空瘪的卵壳。卵发育需要较高湿度,干燥将导致脱水死亡。卵期与温度相关,在 25～35℃时卵能全部孵化,温度越高历期越短。食物种类和环境温度对幼虫历期有较大影响,在 30℃下,孳生在火腿精肉、鲜猪精肉和含较多精肉的川味香肠上的幼虫期均短于 7 天;而鲜猪肝、含肥肉和添加剂较多的广味香肠,幼虫期则延长到 7～8天。在相同饲料,温度越高则历期越短。

Rondani(1874)在巴黎人尸上首次记录了酪蝇 *Piophila casei*;Motter(1898)在坟墓中发现酪蝇 *Piophila casei* 遗体,墓深 91.4～182.9 cm,这说明在黑暗中产卵是可能的。

据李·戈夫(2001)介绍:在人尸体上也发现该蝇幼虫。

Colyer 和 Hammond(1968)在狐狸遗弃于洞外的鸡腿上发现 *Piophila varipes* Meigen 幼虫(胡萃、王江峰,2000)。

Colyer 和 Hammond(1968)在狩猎场猎获的狐狸尸体上发现 *Piophila vulgaris* Fallén 幼虫;Smith(1975)在一只狐狸死了 4 天或 5 天后发现有 *Piohila varipes* 和 *Piophila vulgaris* 成虫,若干周后只发现后者的幼虫(胡萃、王江峰,2000)。

Oldroyd(1964)从一暴露人尸的大腿中获得 *Piophila foveolata* Meigen(＝*nigriceps* Meigen);M. W. Shaw 和 W. J. Hendry 博士在(1982 年 2 月 15 日发现的)人尸上获得同种标本,也取自大腿,该尸体自 1980 年 6 月开始就一直存在(Smith,1986)。Nuorteva(1977)在芬兰南部雪中人尸体的颅内发现 *Piophila foveolata* 幼虫,后来查明此人死于大约 9 个月前(胡萃、王江峰,2000)。

在美国夏威夷瓦胡岛发现幼虫孳生于男尸上。

酪蝇 *Piophila casei* 通常于死后 3～6 个月的尸体上出现,处于尸体上 8 个昆虫区系演替的第 3 个(Benecke,1998)。

第八章

花蝇科 Anthomyiidae

中小型蝇类,体灰黑色,少有浅色者。雄额狭,雌额宽,罕见两性额都狭或都宽。间额鬃常存在。上眶鬃有或无,如有则往往与下眶鬃排成 1 列。背中鬃常呈 2+3。前胸基腹片和下侧片通常裸。前胸侧板中央凹陷具毛仅见于个别属。背侧片有时具毛。小盾端腹面除个别类群外均具立纤毛。cu_1+an_1 合脉除个别属外均达翅缘。腹部第 1、2 两节的背板愈合为第 1、2 合背板,接合缝消失。雄第 6 背板常隐匿于第 5 背板之下,通常无鬃。肛尾叶一般不分成左右两叶,常短于侧尾叶。第 5 腹板侧叶除极个别类群退化外明显发达。雌第 6 背板通常在两侧具第 6、第 7 两对气门。

花蝇科中有 4 个亚科 14 族 50 属。其中只有 2 个亚科 2 族 2 属中的 2 种有法医学意义,即花蝇亚科 Anthomyiinae 的花蝇属 *Anthomyia* 和种蝇亚科 Hylemylnae 的次种蝇属 *Subhylemyia*。

第一节　花蝇科 Anthomyiidae 检索表

一、花蝇科 Anthomyiidae 分亚科检索表

1. 侧阳体分化或阳茎骨化,但端支不显或已特化 ······················· 2
— 侧阳体不分化,阳茎单纯,端部仅见成对的、末端尖细的端支和单一的端片(部分种类的端支尚有微小分支) ······················· 花蝇亚科 Anthomyiinae

2. 侧阳体直而骨化,一般自近端部分出,末端常尖;或阳茎高度骨化(外观分辨不出末端尖细的成对端支),或端支特化 ······················· 种蝇亚科 Hylemylnae
— 侧阳体扁薄,自阳茎基部分出,有时合并或退化,端片宽短且略转向阳茎前方;前阳基侧突发达;间额鬃大多缺如 ······················· 泉蝇亚科 Pegomyinae

3. 前阳基侧突绝大多数退化很小(仅拟蕨蝇属 *Chirosiomima* 尚发达,但具 2 个等大的端位刚毛);阳茎一般短小,骨化弱,侧阳体不发达,间额鬃常存在 ······················· 海花蝇亚科 Fucelliinae
— 前阳基侧突发达,阳体趋向长形,如略短,侧阳体发达,间额鬃基本上存在 ······ 花蝇亚科 Anthomyiinae

二、花蝇亚科 Anthomyiinae 分族检索表

1. 下腋瓣通常至多与上腋瓣等大;侧尾叶分叉或不分叉 ······················· 2
— 下腋瓣突出上腋瓣,如不突出,则口前缘显著突出于额前缘;有时侧尾叶末端具小分叉;前阳基侧突内面有具毛小突,端片末端开口常同端支分离 ······················· 隰蝇族 Hydrophoriini

2. 下颚须无 ······················· 蝗蝇族 Acridomyiini
— 下颚须有 ······················· 3

3. 阳体无茎基后突;前胸侧板中央凹陷裸 ······················· 柳花蝇族 Eglini
— 阳体有茎基后突,如无则前胸侧板中央凹陷有毛;胸、腹背面具黑色斑 ······················· 花蝇族 Anthomyiini

三、种蝇亚科 Hylemylnae 分族检索表

1. 侧阳体不明显或缺如，如属后一种情况，则端阳体端支骨化较强；c脉腹面至少基部有毛 ……………… …………………………………………………………………………………… 种蝇族 Hylemyini

— 侧阳体分化，明显可见，不如是，则阳茎后面多微棘；c脉腹面通常裸 ………………………… 2

2. 喙齿发达 ……………………………………………………………………… 山花蝇族 Hyporitini

— 喙齿不发达 ……………………………………………………………………… 地种蝇族 Deliini

四、海花蝇亚科 Fucelliinae 分族检索表

1. 雄性眶鬃发达，额很宽 ……………………………………………………… 海花蝇族 Fucelliini

— 雄性眶鬃微小或缺如，额常狭 ……………………………………… 植种蝇族 Botanophilini

五、花蝇族 Anthomyiini 分属检索表

（♂）

1. 前胸侧板中央凹陷有毛，有时尽管仅有1根 ……………………………………………………… 2

— 前胸侧板中央凹陷裸 ……………………………………………………………………………… 4

2. 口前缘不突出于额前缘；喙不瘦长；体覆灰白色粉被，胸背具绒黑色的斑或带；腹背具倒"山"字形黑色斑；腹侧片鬃常呈2：2；c脉腹面有毛；后胫无端位后腹鬃 ……………… 花蝇属 Anthomyia

— 不完全如上述 …………………………………………………………………………………… 3

3. 颜在新月片下触角基部之间有隆起；腹侧片鬃1：2；c脉腹面裸；后胫无端位后腹鬃；侧尾叶分叉 …… ……………………………………………………………………… 原泉蝇（部分）Nupedia(in. pt.)

— 颜在新月片下方无隆起；c脉腹面有毛，腹侧片鬃2：2；后胫具端位后腹鬃；侧尾叶不分叉 ………… ……………………………………………………………………………… 毛闪花蝇属 Crinurina

4. 有间额鬃，尽管较短细；后胫前腹鬃2～4根，后背鬃3～6根，后腹鬃1～2根，甚或7～13根；如后背鬃2根，若后腹鬃无，则第5腹板具密毛 ……………………… 地种蝇属（部分）Delia(in. pt.)

— 无间额鬃；后胫前腹鬃1根，后背鬃常为2根，无后腹鬃 ………………………… 粪种蝇属 Adia

（♀）

1. 前胸侧板中央凹陷具毛；腹侧片鬃2：2 …………………………………………………………… 2

— 前胸侧板中央凹陷裸 …………………………………………………………………………… 其他蝇属

2. 口前缘突出于额前缘；后胫具端位后腹鬃 ………………………………… 毛闪花蝇属 Crinurina

— 口前缘不突出于额前缘；后胫无端位后腹鬃 …………………………………… 花蝇属 Anthomyia

3. 触角短，第3节略等于第2节长，或等于自身宽，第3节末端短圆并常略扩大；颜短 …… 柳花蝇属 Egle

— 不如上述 ………………………………………………………………………………………… 4

4. 后胫前腹鬃1根 ……………………………………………………………………… 粪种蝇属 Adia

— 后胫前腹鬃3根 ……………………………………………… 植种蝇属（部分）Botanophila(in. pt.)

六、地种蝇族 Deliini 分属检索表

（♂）

1. 腹带圆柱形而不扁平；阳茎宽短；如瘦长则端部钩曲，且端片端位角化强，呈镰刀状 ………………… ……………………………………………………………………………… 次种蝇属 Subhylemyia

— 腹往往除末端外相当扁平；阳茎虽瘦长，但无上述特征 ……………………………………………… 2

2. 前中侧片鬃长大；后头背区有毛；足黑色，后胫前背鬃5～10根，后腹鬃多，常呈双行 ………………… ……………………………………………………………………… 纤目花蝇属（部分）Lasiomma (in. pt.)

—前中侧片鬃常无;后头背区裸或有毛;足有时胫节黄色,后胫前背鬃3~4根,后腹鬃常无缺 ……
………………………………………………………………………………… 地种蝇属(部分)*Delia*(in. pt.)

七、海花蝇族 Fucelliini 分属检索表

(♂)

1. c脉腹面具疏的前缘棘列;间额鬃强大;中鬃发达;后胫无后腹鬃;股节有时在基部腹面有1个突起;翅
有时有斑 ……………………………………………………………………… 海花蝇属 *Fucellia*
—c脉腹面无上述的前缘棘列 …………………………………………………………………… 2
2. 侧颜上部无圆形斑;上眶鬃2根;c脉腹面几乎裸;足黑色,中胫具前鬃和前腹鬃;阳体特别长而
弯曲 ………………………………………………………………………… 华蕨蝇属 *Sinochirosia*
—侧颜上部有圆形斑;上眶鬃1根;c脉腹面具毛;足黄色,中胫无前鬃和前腹鬃;第5腹板侧叶基部有抓
耙状的扁鬃列;阳体宽 ………………………………………………… 拟蕨蝇属 *Chirosiomima*

(♀)

1. c脉腹面具疏的前缘棘列;间额鬃强大;中鬃发达;腹侧片鬃2:2;侧额狭;上眶鬃3根,下眶鬃2~3根;
眼圆而略小 …………………………………………………………………… 海花蝇属 *Fucellia*
—不完全如上述 …………………………………………………………………………………… 4
2. 口前缘突出于额前缘;后胫具端位后腹鬃 ………………………………… 毛闪花蝇属 *Crinurina*
—口前缘不突出于额前缘;后胫无端位后腹鬃 ……………………………………… 花蝇属 *Anthomyia*

八、花蝇科 *Anthomyiidae* 三龄幼虫属检索表

1. 腹突间距微小于副腹突、亚腹突的间距,后气门间距为1个后气门横径的8倍多;腹垫中间较大型的棘
很稀疏,并且棘很少 …………………………… 雨兆花蝇 *Anthomyia gluvialis*(Linnaeus,1758)
—腹突间距明显大于副腹突、亚腹突的间距,后气门间距为1个后气门横径的2倍多,腹垫中间区较大型
的棘不很稀疏,并且棘较大 ………………………… 横带花蝇 *Anthomyia illocata*(Walk,1856)
2. 肛板不超过亚肛疣基部,前气门短宽 ………………………… 粪种蝇 *Adia cinerella*(Fallén,1825)
—肛板向两侧延伸远超过亚肛疣基部,前气门小室呈长扇形 ………………………………………
………………………………………………… 横带花蝇 *Anthomyia illocata*(Walk,1856)
3. 第6腹节背面前缘棘5~6排,背中处不间断,腹突和副腹突基部明显分开 …………………………
……………………………………………………………… 黑斑海花蝇 *F. apicalis* Kertesz
—第6腹节背面前缘棘3~4排,背中处间断,腹突和副腹突基部接近或融为一体 …………………
………………………………………………………… 中华海花蝇 *F. chinensis* Kertesz

第二节　花蝇属 *Anthomyia* Meigen

Mag. Insektkuncle(Illiger),2:281,1803.

模式种　*Musca pluuialis*,Linnaeus,1758.

Cerochetus Duméri'1,1806;*Anthomya* Rafinesque,1815;*Anthomyza* Zetterstedt,1838;*Ceratochaetus* Bezzoi,1907.

成虫　眼裸,雄额狭,雌额宽。两性均有间额鬃;触角黑,芒具毳毛直至羽状。胸背粉被淡灰,具绒黑色纹饰,常呈圆形,条形或带状。腹侧片鬃2:2。c脉腹面有毛,下腋瓣不突出。足通常黑,后胫后背鬃2根。腹第3~5各背板前缘具倒"山"字形黑色斑。雄肛尾叶宽大,呈三角形,侧尾叶通常有浅分叉,前、后阳基侧突发达。

分布　除新热带区外各动物地理区均有分布,但主要见于古北区;新北区和澳洲区仅有个别种类。

生态 成虫常活动于阴湿场所,也常见于植物上或林中空地;有些种类的幼虫孳生于粪便中。

花蝇属共 11 种。目前与法医学有关的仅有 1 种,即横带花蝇 *Anthomyia illocata*。

分 种 检 索 表

(♂)

1. 前盾上的黑色斑不显,如有也十分淡;小盾基部具狭的黑色横带,前气门鬃附近常无小毛,腹基部带
黄色 ·· 横带花蝇 *Anthomyia illocata*
—前盾上的黑色斑深而明显,近梯形;小盾黑,仅末端有小的淡色粉被斑及狭如线的前缘带,或在两侧有大的
黑色斑,正中有狭的淡色粉被条;前气门鬃附近有毛,腹基部不带黄色 ···········
·· 朝鲜花蝇 *Anthomyia koreana*

101. **横带花蝇** *Anthomyia illocata* Walker

J. Proc. Linn. Soc. Lond. ,Z001. 1;129(*Anthomyia*). 1857.

bisetosa Thomson,1868(*Anthomyia*);*uicarians* Schiner,1868(*Anthomyia*);*vlcarlans* Stein,1900
(*Spilogaster*).

成虫 特征见图 172。

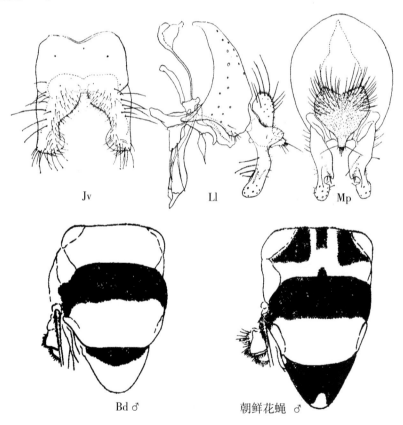

图 172 横带花蝇 *Anthomyia illocata* **成虫特征(参考范滋德等,1992)**

图中字母分别代表:Jv 为♂第 5 腹板腹面观;Ll 为♂尾器侧面观;Mp 为♂尾叶后面观;Bd 为胸部背面观。

幼虫

三龄幼虫:小型幼虫,污白色,表皮透明,可见暗色肠区;后端钝,具环形雏突。在所有体节的前缘都
有排列成间断小弯排的环形刺,占节长 1/4~1/3。第 2~7 腹节腹面前缘有隆突的腹垫,覆波纹状的小刺

排,中部为不成排的稍大单个刺,腹垫前缘缝前有 2~3 排弧形排列小刺。第 8 腹节短,表面几全覆小刺,后表面中央有不深的凹陷,在周围有 14 个锥突,其中下侧突和亚腹突较长,腹突和副腹突很小,排成很近的 1 对。后气门间距为其横径的 2~3 倍,气门板呈黄棕色,有 3 个长卵圆形的气缝。前气门半圆形,指状突 11 个。肛板很大,中央有横沟,两侧突出成大的卵圆形突,紧靠肛孔后方有 1 个小的后肛疣。

　　口咽骨:口钩稍弯,基部呈横向直角;齿骨三角形;下口骨的长约与口钩相等,在腹面有隆突;咽骨很大,腹角与背角略等长,但腹角较宽,皆有狭长弱区;咽膜很长;侧口骨具尖端部,不到达下口骨前缘;与侧口骨平行发出一个骨化缝;背堤大,呈棚状(图 173)。

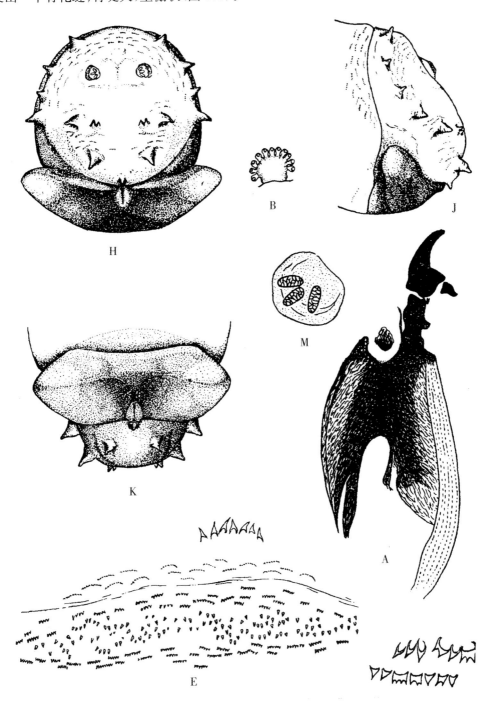

图 173　横带花蝇 *Anthomyia illocata* 三龄幼虫特征(参考高景铭等,1965)
图中字母分别代表:A 为口咽器;B 为前气门;E 为第 5、第 6 腹节间腹面(示腹垫);
H 为第 8 腹节后面观;J 为第 8 腹节侧面观;M 为后气门;K 为第 8 腹节腹面观。

幼虫体长 7 mm;平均宽 1 mm。

与雨兆花蝇 *Anthomyia pluvialis* L. 三龄幼虫很类似,主要区别在于雨兆花蝇的后气门极小,红棕色,间距为其横径的 4～5 倍,后气门下方的后表面有横皱纹;侧口骨端部钝,弯曲度不大;而横带花蝇的后气门则不很小,黄棕色,间距为其横径的 2～3 倍,下方无横皱纹。另外,雨兆花蝇腹垫中间区大刺很稀疏,而横带花蝇则不很稀疏。

蛹　小型,色褐,长 5 mm,宽 1.5 mm。体后有浅凹,后突起群下侧突与亚腹突最长,前气门指状突 11 个,后气门间距为 1 个气门直径的 2 倍,气门裂卵圆形;肛板发达,向两侧突出;口咽骨发达、宽大,背、腹角略等,背堤明显(图 173A)(薛瑞德,1985)。

分布　我国目前除黑龙江、宁夏、青海、新疆、江西、西藏不详外,已知其余省份均有分布;国外目前已知分布在朝鲜,日本,菲律宾,泰国,尼泊尔,印度,斯里兰卡,印度尼西亚(模式产地),澳洲区。

生态　在我国东北部,成蝇出现季节为 3 月初至 10 月初,为半住区或真住区种类;幼虫孳生于人粪、猪粪堆及零星牛粪中(冯炎,1990)。

据范滋德、席德基(1959)报道:主要在腐败动物的骨、毛中采获,垃圾和禽粪中也有。

据陈禄仕(2013.7)发现在海拔 1 122 m 的实验场内的横带花蝇产卵在腐败的猪肺底边,幼虫即孳生在该肺的底面。

第三节　粪种蝇属 *Adia* Robineau-Desvoidy

Essai Myod. ;558.1830.

模式种　*Adia oralis* Robineau-Desvoidy,1830(=*Musca cinerella* Fallén,1825).

Nerina Roineau-Desvoidy,1830;*Paregle*;auctt. (pro parte);*Scategle* Fan,1982.

成虫　眼裸;雄额狭,雌额宽;间额鬃雄性中缺如;触角黑,芒至多具中等长毳毛;上倾口缘鬃 1 行;口缘多少突出于额前缘;喙不特别细长或粗短;前颜具粉被。胸黑,粉被灰色至灰黄色,斑、条常不显;翅前鬃短于后背侧片鬃。腹侧片鬃 1:2 或 2:2,有时在雌中呈 1:1;背侧片裸。c 脉下面无毛。足黑色,中胫前、前背、后背及后腹等各鬃为 1 根、1 根、1 根、2 根;后胫前腹鬃 1 根,后背鬃常为 2 根,后腹鬃 0 根。尾叶瘦长,肛尾叶长三角形,末端具 1 对鬃。

分布　古北区,新北区,东洋区北缘。

生态　本属中某些种类幼虫发生于人及其他哺乳动物的粪便中。

本属共有 4 种,与尸体有关的仅有 1 种,即粪种蝇 *Adia cinerella*(Fallén)。

分 种 检 索 表

(♂)

1.肛尾叶特别瘦长,末端尖细,后面观长是基部宽的 4 倍;侧尾叶后面观直,向端部去均匀变细,端部具一些短刺;第 5 腹板侧叶侧面观端部弯向腹方,毛簇浓密 ·················· 单叶粪种蝇 *Adia danieli*

—肛尾叶稍短些,末端也较钝圆,后面观长是基部宽的 3 倍;侧尾叶后面观略向外撇,近端部外缘陡然向内转折,端部突然变细,端部无刺;第 5 腹板侧叶末端不弯向腹方,内缘成簇的毛少,仅约 5 个··············

·················· 粪种蝇 *Adia cinerella*

102. 粪种蝇 *Adia cinerella* (Fallén)

Monogr. Musc. ,Suec. ,8;77(*Musca*). 1825.

成虫　雄额宽约为触角后梗节的 1/2,呈黑色,间额存在或消失(雌间额完全黑色,或有时前方略带红色,间额鬃存在),间额鬃缺如,侧颜显较触角后梗节为狭,约为其宽的 1/2,额、侧颜均黑色,有银灰色粉被,上倾口缘鬃 1 行;中鬃 2 行,排列规则,前中鬃列间距与前背中鬃列间距相等,翅前鬃较后背侧片鬃短,背侧片无小毛。下前侧片鬃 2∶2。足:前胫各鬃为 0 根,1 根,0 根,1～2 根;中胫各鬃为 1 根,1 根,1 根,2 根;后股仅端部具长大前腹鬃 3～4 根,后腹鬃缺如,后胫各鬃为 1 根,2～3 根(个别标本多至 4～5 根),2 根,0 根。腹:雄略呈圆锥形(雌略呈卵形),密覆灰黄色粉被,各背板具狭的三角形黑色正中条,但不达各背板后缘。雄第 5 腹板侧叶内缘末端具短鬃簇;前阳基侧突 2 根短鬃位于小突起上,阳茎宽大,末端略呈钩状(图 174)。体长 3.5～5.5 mm。

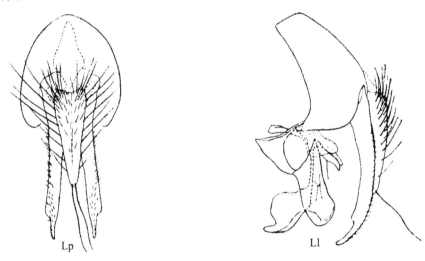

Lp　　　　　Ll

图 174　粪种蝇 *Adia cinerella* 成虫特征(参考范滋德等,1992)

图中字母分别代表:Lp 为♂尾器后面观;Ll 为♂尾器侧面观。

幼虫　第 8 腹节后表面有棘刺;亚腹突不分 2 个叉,有副腹突。后突起有棘刺,腹突、副腹突位于亚腹突的上内侧;后肛疣和亚肛疣全具微棘;前气门孔突为 7～8 个(图 175)。

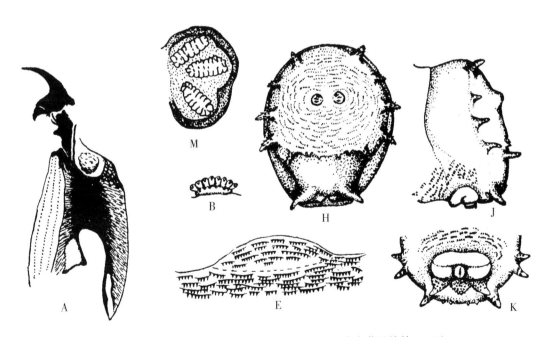

图 175　粪种蝇 *Adia cinerella* 三龄幼虫特征(参考范滋德等,1992)

图中字母分别代表:A 为口咽器;B 为前气门;E 为第 5、第 6 腹节间腹面(示腹垫);H 为第 8 腹节后面观;

J 为第 8 腹节侧面观;K 为第 8 腹节腹面观。

蛹 小型,色褐,长 4 mm,宽 1.5 mm。后突起明显,其中下侧突较大,肛区突起均被小刺,肛板小而不超过亚肛疣,前气门指状突 8 个;后气门很小,位于稍高的隆起上,间距与 1 个气门直径略等,气门裂卵圆形;口咽骨发达、宽大,腹角为背角长的 1/2,背角呈带形(图 175A)(薛瑞德,1985)。

分布 我国目前已知分布在黑龙江,吉林,辽宁,内蒙古,河北,北京,天津,山西,河南,陕西,宁夏,甘肃,青海,新疆,上海,山东,江苏,浙江,安徽,湖南,湖北,四川,贵州,台湾,福建,广东,云南,西藏;国外目前已知分布在朝鲜,日本,俄罗斯,欧洲(瑞典,模式产地),北非,中亚,阿拉伯半岛,印度,尼泊尔,亚洲北、东、西南部,北美地区。

生态 幼虫孳生于人和动物粪便中,也见于腐败动物质上。牟广思等(1981)报道在辽宁西部地区 4 月下旬至 11 月中旬出现,6 月上旬为高峰,盛夏几乎绝迹,到 10 月下旬又出现第 2 次高峰。又据高景铭等(1965)报道,在河北地区主要发生在 4～5 月,到 10 月中旬至 12 月上旬又出现。据范滋德(1978)记述,在河北幼虫孳生于屠宰场杂物储存处。

第四节 次种蝇属 *Subhylemyia* Ringdahl

Ent. Tidskr. ,54;30.1933.

模式种 *Musca longula* Fallfin,1824.

成虫 雄额狭,至多为前单眼宽的 1.5 倍;上眶鬃毛状;下眶鬃 4～6 根,间额鬃存在;触角黑色,芒具毳毛。胸背纵条有或缺如;前中鬃 3 对,第 2 对稍长大;翅前鬃小于后背侧片鬃。翅前缘棘列明显,前缘刺发达;有时横脉具暗晕。足黑,中胫前腹鬃和前背鬃各 1 根。腹背具正中条,第 5 腹板常形;侧尾叶不分叉。

分布 古北区,新北区。

生态 有幼虫孳生于蛇尸内的报道。

次种蝇属 *Subhylemyia* 共 2 种。尸食性的仅 1 种,即拢合次种蝇 *Subhylemyia* (*s. str.*)*longula*。

分 种 检 索 表

(♂)

1. 额至多如前单眼宽;肩后鬃 1:1;r-m 横脉及 m-m 横脉有轻度暗晕;腹背具倒三角形的或两侧平行的暗色正中条;侧尾叶后面观内缘中部明显凹陷;阳体宽短,端部分叉 ……………………………
………………………………………… 拢合次种蝇 *Subhylemyia* (*s. str.*) *longula*
—额约如前单眼宽的 1.5 倍;肩后鬃 1:0;翅横脉无晕;腹背板后缘有中断的暗色正中条;尾叶后面观内缘中部有透明部分;阳体瘦长,骨化,呈钩 ………… 钩阳次种蝇 *Subhylemyia* (*Deliomyia*) *lineola*

103. 拢合次种蝇 *Subhylemyia* (*s. str.*) *longula* (Fallén)

Mon. Musc. Suec. ,7;72(*Musca*). 1824.

Paruula Fallén,1825 (*Musca*);*Punctiventris* Zetterstedt,1 860(*Aricia*).

成虫 特征见图 176。

分布 我国目前已知分布在青海,哈尔滨,杭州;国外目前已知分布在俄罗斯(西伯利亚),印度,欧洲(模式产地:瑞典),非洲北部,北美洲。

生态 幼虫孳生于蛇尸内。

第五节 海花蝇属 *Fucellia* Robineau-Desvoidy

Ann. Soc. Ent. France,10;269. 1841.

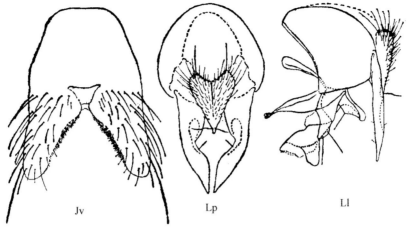

Jv　　　　　　　　Lp　　　　　　　　Ll

图176　拢合次种蝇 *Subhylemyia longula* 成虫特征(参考范滋德等,1992)

图中字母分别代表:Jv 为♂第5腹板腹面观;Lp 为♂尾器后面观;Ll 为♂尾器侧面观。

模式种 *Fucellia arenaria* Robineau-Desvoidy,1841.

Halithea Haliday,1838;*Parachortophila* Bigot,1885;*Fucellina* Schnabl *et* Dziedzicki,1911;*Protofucellia* Séguy,1936.

成虫　眼裸,椭圆形,内、外顶鬃均发达;上眶鬃3根;下眶鬃2～3根,间额鬃存在。触角芒裸,芒基呈纺锤形变粗。喙粗短,唇瓣大,喙齿强大。胸背具淡棕色的3条纵条,前中侧片鬃无,小盾下面裸,腹侧片鬃2：2。c脉有疏的前缘棘列,雄有时具翅斑或晕;下腋瓣狭如带。后胫无后腹鬃。腹基扁薄,第5腹板基部后方正中常有1个小三角突;前阳基侧突不发达。

幼虫

一龄幼虫:构造简单,各节前缘棘环完整,体表的棘密而细长,口钩梳状。

二龄幼虫:口咽器的口钩端部由7个小骨组成,小骨鸡爪状,中间的1个最粗大。腹角窗和背角窗都不闭合,腹角窗的内缘细线状。2个后气门裂直,气门环完整,但骨化弱。

三龄幼虫:成熟幼虫体长7.5～9.5 mm,虫体活时白色,体棘单尖型,前缘棘环自第1胸节至第5腹节各节完整;后缘棘环仅第6、第7腹节完整,1～3排;第2胸节背面前缘棘10～11排,占全节长的1/4。第8腹节后表面上几乎满布小棘,后突起群有突7对,各突均具小棘,肛板宽略大于长,末端不超过亚肛疣的基部。有肛庞和亚肛疣各1对和1个后肛疣,亚肛疣和后肛疣上都有小棘。口咽器的下口骨长大于口钩的长,下口骨的前背处有1个三角形的上口片,下口骨旁还有1支细长的附侧口骨与之并行,咽骨背堤栅状,腹角和背角都具窗。前气门孔突7～10个。后气门明显突出于第8腹节后表面,气门环完整,色素不很深,具气门钮,3个气门裂直,呈扇形排列。

分布　古北区和新北区(不少种类分布在北极地区)为主,少见于东洋区、澳洲区、热带区和新热带区。

生态　成蝇嗜海水和海螺,食肉或捕食小形无脊椎动物,也取食腐败植物质,但极少食粪;幼虫取食动物质,也曾发现自麻包包装的新鲜梅干菜中羽化出成蝇。我国沿海地区成蝇于初夏至秋季出现。雌蝇产卵,产卵量一般为50～80个,最多可产卵130余个。在20～26℃室温下培养,卵期12～24小时,一龄期约24小时,二龄期24～36小时,三龄期5～6天,蛹期8～10天,完成一个世代发育约需20天。

海花蝇属 *Fucellia* 共4种。与尸体有关的仅有1种,即中华海花蝇 *Fucellia chinensis*。

分 种 检 索 表

(♂♀)

1.下颚须及足全黑色;下眶鬃2根,少数3根,其外方通常无前倾的毛;第1腹板两侧有多数短壮小毛;雄第6背板发达,有缘鬃和毛;第7、第8合腹节有鬃无毛;肛尾叶端部呈倒置的"凹"字形 ……………

··· 堪察加海花蝇 *Fucellia kamtchatic*
一下颚须及足至少部分黄色；下眶鬃3根，其外方常有数个前倾的小毛；第6背板裸 ······································· 2
2. 前胫后鬃2根；雄第5腹板侧叶颇短，不及基部长的1/3，肛尾叶后面观端缘弧形；侧尾叶无小分支；第1
　腹板两侧大多有少数细毛；第7、第8合腹节仅有细毛而无鬃；第9背板正中仅微凹，两侧仅有细毛；翅
　端部1/3有明显的灰色暗晕。雌产卵管肛下板圆；第6、第7腹板近似等腰三角形 ·······································
··· 中华海花蝇 *Fucellia chinensis*
一前胫后鬃1根；雄第5腹板侧叶较长，至少长如基部长之半；肛尾叶后面观端缘平，至多两侧角稍突出；侧
　尾叶中部具细小分支。雌产卵管肛下板不圆（至多前缘尖圆）；第6、第7腹板亦不呈等腰三角形 ········ 3
3. 下颚须黄色，仅末端黑；雄翅无晕或斑；中胫后鬃2根；第9背板后方正中有1条缢痕，沿骨片后缘全被
　毛列。雌第8背板呈很深的三叉裂 ····································· 小笠原海花蝇 *Fucellia boninensis*
一下颚须黑，仅基部带黄色；雄翅端有黑色大圆斑；中胫后鬃1根；第9背板正中凹入深，有成对弯刚毛簇。
　雌产卵管第8背板两片；第6腹板近多边的钻石形；第7腹板呈"Y"字形，叉端各具2根小鬃 ················
··· 黑斑海花蝇 *Fucellia apicalis*

104. 中华海花蝇 *Fucellia chinensis* Kertész
Wien. Ent. Zeitg. 27：71（*Fucellia*）. 1908.
Alutia Séguy，1948（*Chirosia*）.
　成虫　特征见图177。

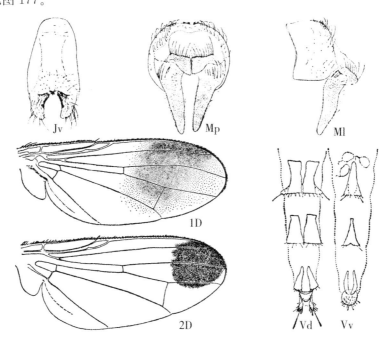

图177　中华海花蝇 *Fucellia chinensis* 成虫特征（参考范滋德等，1992）
图中字母分别代表：Jv为♂第5腹板；Mp为♂尾叶后面观；Ml为♂尾叶侧面观；1D为中华海花蝇翅；
2D为黑斑海花蝇翅；Vd为♀中华海花蝇产卵器背面观；Vv为♀中华海花蝇产卵器腹面观。

　卵　乳白色，卵壳表面具较规则的六边形纹饰，卵脊纵贯全长，但前端不突出（图178）。
　幼虫
　　一龄幼虫：腹各节前缘棘环都完整，后缘棘环仅第4～7腹节完整，各胸节背面前缘棘6～8排，占胸节
长的1/4（图178），各腹节背面除前、后缘具棘外，其他部位平滑。
　　二龄幼虫：缘棘环仅第5腹节以前各节完整，第7腹节背面仅前、后缘具小棘（图178），其余特征同黑

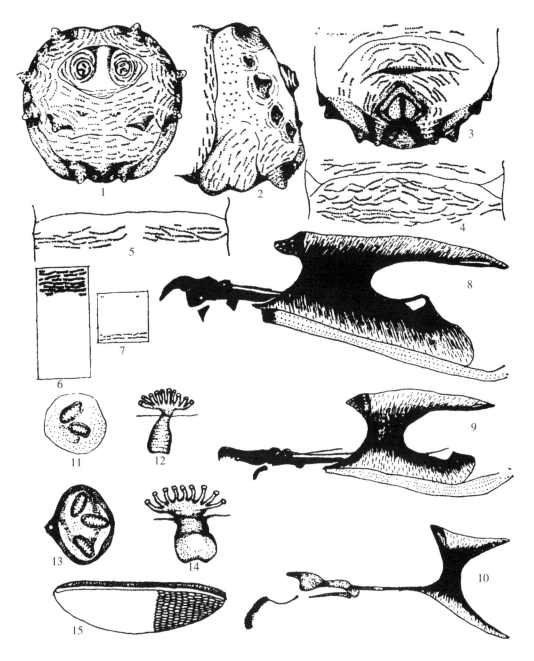

图 178　中华海花蝇 *Fucellia chinensis* 卵及幼虫特征(参考刘德邦,1988)

图中序号分别代表:1 为三龄幼虫尾端后面观;2 为三龄幼虫尾端侧面观;3 为三龄幼虫尾端腹面观;
4 为三龄幼虫第 5、第 6 腹节间腹垫;5 为三龄幼虫第 6 腹节背面前缘棘;6 为三龄幼虫第 2 胸节背面中央部分小棘;
7 为三龄幼虫第 7 腹节背面中央部分小棘;8 为三龄幼虫口咽器侧面观;9 为二龄幼虫口咽器侧面观;
10 为一龄幼虫口咽器侧面观;11 为二龄幼虫后气门;12 为二龄幼虫前气门;13 为三龄幼虫后气门;
14 为三龄幼虫前气门;15 为卵、卵脊及部分卵表面上的纹饰。

斑海花蝇。

　　三龄幼虫:第 1～5 腹节前缘棘环完整,第 6 腹节背面前缘棘 3～4 排,背中处间断,第 7 腹节背面中部
仅有 1～2 排前缘棘。腹突和副腹突基部近接或融为一个(图 178)。其余特征基本同黑斑海花蝇。

　　分布　我国目前已知分布在上海,山东,江苏,安徽,浙江,四川,福建,广东(模式产地:汕头);国外目
前已知分布在日本。

第九章

实蝇科 Tephritidae

第一节 概 述

成虫 亚前缘脉(sc)端部以直角前折,雌具尖长产卵器。本科昆虫通称实蝇。实蝇体中小形,头部圆球形,中胸发达,翅具花斑。腹部卵形,但有些类群圆筒形、纺锤形或棒形。额部相当宽阔,复眼甚大,触角由 3 节组成,第 2 节背面端部凹裂,无完整的纵裂缝;触角芒着生于触角第 3 节背面基部,足着生于胸部腹面的中部两侧,两基节极为接近,爪间突毛状。腹部气孔位于腹膜的边缘,雌蝇第 5 腹节(可见节)形成圆锥形、圆筒形或扁形产卵器,有些种类极长。实蝇科的重要特征为:亚前缘脉(sc)末端以直角折向前方,此部分细弱,与第 1 径脉(r_1)组成翅痣,第 4、5 合径脉(r_{4+5})与中脉(m_{1+2})大致平行,中基室与臀室等长,臀室的后端角有时延伸为狭长的锐角;前缘脉具有 2 个切口。

生态 实蝇是植食性昆虫,幼虫均为潜食性,为害植物各部,从根、茎、叶、花乃至果实,许多种类为作物害虫,其中为害果实的种类尤为重要,诸如地中海实蝇、苹果实蝇、樱桃实蝇都是举世闻名的。

实蝇科 Tephritidae 分为狭腹实蝇亚科 Adraminae、寡鬃实蝇亚科 Dacinae、实蝇亚科 Trypetinae、花翅实蝇亚科 Tephritinae 等 4 个亚科。

寡鬃实蝇亚科 Dacinae 与其他科的主要区别在于头、胸部鬃序简化,无单眼鬃、单眼后鬃、沟前鬃、背中鬃及腹侧鬃,肩鬃常缺如;后头鬃列不发达;翅上 3 条径脉(r_1、r_{2+3}、r_{4+5})于翅的前部彼此极为接近,r_{4+5} 脉至前缘脉之间的距离一般等于或小于 r-m 横脉的长度;M 室阔大,其宽度通常为 Cu 室的 2 倍,后者的下角延伸为一狭长之端角;翅斑较简,以前缘和肘域褐色条纹型为常见。

寡鬃实蝇亚科 Dacinae 分两个族,即寡鬃实蝇族 Dacini 和菲特实蝇族 Phytolmiini。

一、寡鬃实蝇亚科分族检索表

1. Cu 室下端角狭长,等于或大于 Cu 室本身的长度;cu_2 脉明显曲折;径脉结节至 r_1 脉之间的距离明显短于 r-m 横脉 ························ **寡鬃实蝇族 Dacini**

—Cu 室下端角宽短,远不足 Cu 室本身的长度的 1/2;cu_2 脉直而不曲;径脉结节至 r_1 脉之间的距离等于或长于 r-m 横脉 ························ **菲特实蝇族 Phytolmiini**

二、寡鬃实蝇族 Dacini 分属检索表

1. 触角较长,约等于额颜两者的长度之和;第 2 节与第 1 节的长度相等,至少是颜长的 1/2。腹部第 1 节端部的宽度小于基部。产卵管基节呈圆筒状;雄性侧尾叶的后叶较短,末端一般平截 ························ **棍腹实蝇属 *Callantra* Walker**

—触角较短,约与额长相等;第 2 节约为第 1 节长度的 2 倍,远不及颜长的 1/2。腹部第 1 节端部的宽度等于或略大于基部。产卵管基节近于扁平;雄性侧尾叶的后叶较长 ·········· **华实蝇属 *Sinodacus* Zia**

2. M室较狭窄，其长约为宽的3倍；径脉结节至前缘脉之间的距离超过 r-m 横脉的长度。产卵管基节瓶状；雄性侧尾叶末端钝，1对端叶几乎退化　……………………………………　大实蝇属 *Tetradacus* Miyake

—M室较宽阔，其长约为宽的2倍；径脉结节至前缘脉之间的距离小于或接近 r-m 横脉的长度。产卵管基节扁平；雄性侧尾叶的1对端叶较发达　…………………………　寡鬃实蝇属 *Dacus* Fabricius(*sens.lat*)

第二节　寡鬃实蝇属 *Dacus* Fabricius (*sens.lat.*)

寡鬃实蝇属 *Dacus* Fabricius (*sens.lat*)共有46种，其中只发现南亚寡鬃实蝇 *Dacus*(*Zeugodacus*)*tau* (Walker)1种与尸体有关。

分 种 检 索 表

1. 雌性产卵管的长度约等于第4、第5背板的长度之和，末端呈3叶状　……………………………… ……………………………………………………………　纤小寡鬃实蝇 D.(Z.)*nubilus* Hendel

—雌性产卵管基节短于腹部第4、第5背板的长度之和，末端尖锐　………………………………… …………………………………………………　南亚寡鬃实蝇 *Dacus*(*Zeugodacus*) *tau* (Walker)

105. 南亚寡鬃实蝇 *Dacus* (*Zeugodacus*) *tau* (Walker)

成虫　雌性体长10～11 mm，翅展12～13 mm；雄性体长8～9 mm，翅展10～11 mm。头部黄色，单眼三角区黑色，颜面近口器两侧各具1个黑色斑。无单眼鬃，后头鬃不发达；胸部淡棕黄色，盾片沟后有3条黄纵纹带，其间有2个黑色大斑纹，沟前两侧肩胛各有1个黑色斑点，小盾片除基部1条黑色狭带外，其余均为黄色；腹部黄色，背面1～5节前缘各有1条小黑色横线，第3节横线尤为明显完整，第4、第5节在中间中断与第3节直达尾端中间的黑纹形成"T"字形；翅透明，翅前缘区的1条褐色条纹于翅前端明显加阔成1个褐色大斑点(称翅痣)，其最宽点达 R$_3$ 室上半部；翅痣、径脉 r$_1$、r$_{2+3}$、r$_{4+5}$ 脉端部及臀脉处生暗黑色纵纹；中后足基节、转节、后足胫节深褐色，其余为黄色(彩图41)。

卵　乳白色，长0.8～1.2 mm，一头钝圆，一头尖并略向内弯曲，有1个黑色点。

幼虫　初龄幼虫乳白色。老熟幼虫发黄，体长11～13 mm，前端尖，后端圆，除头部共11节。头部和体前2节内有1对黑色咽骨，其前端口钩部粗大。腹部7节，在腹部末端有1对颗粒状突起，背面由1对半月形组成小圈。刮吸式口器，呼吸系统属两端气门式。

蛹　黄褐色至深褐色，长4～7 mm，圆筒形，有较浅的分节，尾端有两个小突起，中间有1个黑色点。

分布　目前国内已知分布在四川、湖北、福建、江西、贵州、浙江、广东、广西、云南、西藏、山西、海南、台湾等地；国外已知分布在缅甸、泰国、越南、老挝、马来西亚、印度尼西亚、印度、菲律宾等。

生态　在重庆年生3～4代，以蛹在土中越冬，翌年4～5月为害早南瓜，第2代在6～7月，为害冬瓜、南瓜，第3代8～9月为害秋南瓜和冬瓜。成虫多在表皮尚未硬化的幼瓜基部或其他部位产卵，幼虫在果实中成长，通过人为传播，把含有卵或幼虫的果实传播到其他地方。南瓜实蝇以蛹在土壤中越冬，少数个体来不及脱离寄主在被害瓜内越冬。越冬代成虫全天均能羽化，上午9～10时最多，初羽化成虫活泼，越冬代成虫寿命约25天，成虫晴天喜飞翔在瓜田，阴雨天躲藏在瓜叶及杂草下面，交配后，产卵管刺入瓜内4 mm，把卵产在幼瓜或带有伤口或裂缝的寄主上。产卵数粒至数十粒，最多可达200粒，35℃时卵期3.5天，初孵幼虫在瓜内蛀食为害，有时1个南瓜上有几个产卵孔，多达百余只，幼虫老熟后，从腐烂瓜内弹跳入土化蛹。6、7月蛹期2～3天，羽化后成虫未获食料的寿命2～7天，取食蜂蜜后长达25天以上。主要危害南瓜、冬瓜、苦瓜、黄瓜、西葫芦、丝瓜、番茄、西瓜、甜瓜、木瓜、芒果、番石榴等。

在陇东1年只发生1代，以蛹在土壤中越冬，翌年5月下旬开始羽化，6月底成虫开始产卵，卵期约10天，幼虫期30～40天，幼虫弹跳高度5～30 mm，8月中旬开始化蛹，蛹期长达10个月。

陈禄仕(2000)在贵阳发现该幼虫孳生在死后163天(9月份的模拟坟墓内)的猪尸上。

第三篇 尸食性蝇类研究与应用

第一章

尸食性蝇类在犯罪调查中的作用

尸食性蝇类是发现死者最早的昆虫,它们在尸体上繁殖后代的生活中,不断留下相关信息,如卵、幼虫、蛹和蛹壳等。这些相关信息在犯罪调查中主要有推测死亡时间或死后经过时间、推测死亡季节、分析死亡原因、推测尸源区域、发现死亡场所和抛尸场所等作用。

第一节 推测死亡时间

死亡时间的推测,一直是法医学研究的重要课题之一。利用尸食性蝇类推测死亡时间一直被法医学所关注,最早引入我国法医学的文献是利用蝇蛆生长长度推测死亡时间(陈康颐,1950)。随着后人研究的不断深入,利用尸食性蝇类推测死亡时间的内容得到不断完善,如利用蝇卵胚发育推测死亡时间、利用各种蝇幼虫发育形态推测死亡时间、利用各种蝇蛹发育推测死亡时间、利用各蝇种蛹壳形态特征推测死亡时间、利用各蝇种虫态变化阶段所需的积温推测死亡时间等。

一、利用蝇卵胚发育推测死亡时间

以家蝇卵为例,卵乳白色,呈香蕉形或椭圆形,长约 1 mm。卵壳背面有两条嵴,嵴间的膜最薄,孵化时幼虫即从此处钻出。据 Keiding(1976)对家蝇的研究,卵期的发育时间为 7.92~40.8 小时,与环境温度、湿度有关,卵在 13℃以下不发育,低于 8℃或高于 42℃则死亡。在下列范围内,卵的孵化时间随着温度的升高而缩短:16℃需 40.8 小时;20℃需 26.4 小时;25℃需 15.84 小时;30℃需 10.08 小时;35℃仅需 7.92 小时。生长基质的湿度也对卵的孵化率有影响:相对湿度为 75%~80%时,孵化率最高;低于 65%或高于 85%时,孵化率明显降低。

据贵州(陈禄仕,1999~2010)研究,在 12 月份[平均气温(8.103±0.191)℃]和 1 月份[平均气温(9.373±0.733)℃],在自然环境中卵期发育时间为 116~184 小时;在 7 月份[平均气温(25.07±256)℃],卵期发育时间为 14.54 小时。

据于学谦等(1996)报道:

案例一:某年 9 月 21 日 23 时 30 分,在梧桐至松海铁路区段 213 铁轨 75 米路肩下北侧丛林里发现一具女性尸体,颅骨粉碎性骨折,坠落方向是从西向东运行的列车坠下,此处在 24 小时内下行车辆有 8 趟客车车次,有关部门提出首先要明确此人的坠车时间,经尸检发现在眼角、口角有大量白色蝇卵,提取送昆虫实验室饲养和鉴定,系大头金蝇 *Chrysomya megacephala* 和丝光绿蝇 *Lucilia sericata*,根据当地气温(13~26℃)蝇卵胚胎发育需要 20~24 小时,据此推断坠车时间在 9 月 20 日 23 时 30 分至 9 月 21 日 3 时,哈尔滨至乌伊岭的 301 次客车正是在 9 月 21 日 2 时通过此处,与调查部门调查相一致。

案例二:某年 8 月 22 日下午 5 时 10 分(气温 18~29℃),在黑龙江带岭林业地区某村东河沿的一片黄豆地里发现一具男尸,口、眼、鼻孔有大片蝇卵,有死亡的苍蝇、甲虫之类的。提取部分蝇卵饲养鉴定,是双翅目丽蝇科的大头金蝇 *Chrysomya megacephala*、丝光绿蝇 *Lucilia sericata*,蝇卵属于初期发育的虫卵胚胎。根据现场气温推断,卵胚已发育了 24 小时左右,即 8 月 21 日下午 5 时(即死亡时间开始发育)。调查证实,8 月 21 日下午 3 时有人见他出走,即出走不久死亡。对呕吐物和死苍蝇进行毒理学分析,均含有大量敌敌畏,死因是口服敌敌畏自杀。

二、利用蝇幼虫发育推测死亡时间

1. 利用蝇幼虫发育形态推测死亡时间

王江峰等(2000,2002)分别对丝光绿蝇 *Lucilia sericata* 幼虫、大头金蝇 *Chrysomya megacephala* 幼虫各发育阶段的形态与死亡时间推测进行研究,将幼虫期各生长阶段较详细地划分 7～9 个阶段,较精确地推测蝇幼虫龄与死后经过时间。

(1)丝光绿蝇 *Lucilia sericata* 幼虫各发育阶段的形态与死亡时间(表 54)

表 54 丝光绿蝇 *Lucilia sericata* 幼虫期各生长阶段形态与时间表

时间(h)	温度(℃)				
	16	20	24	28	32
12	Ⅰ	Ⅰ	Ⅰ	Ⅳ	Ⅳ
24	Ⅰ	Ⅱ	Ⅲ、Ⅳ	Ⅵ	Ⅷ
36	Ⅰ	Ⅲ	Ⅴ	Ⅷ	Ⅷ
48	Ⅱ	Ⅳ、Ⅴ	Ⅵ、Ⅶ	Ⅷ	Ⅷ
60	Ⅲ	Ⅴ	Ⅷ	Ⅷ	Ⅷ
72	Ⅳ	Ⅵ	Ⅷ	Ⅷ	Ⅷ
84	Ⅴ	Ⅶ	Ⅷ	Ⅷ	Ⅸ
96	Ⅵ	Ⅷ	Ⅷ	Ⅸ	Ⅸ
108	Ⅵ	Ⅷ	Ⅷ	Ⅸ	Ⅸ
120	Ⅶ	Ⅷ	Ⅷ	Ⅸ	Ⅸ
132	Ⅶ	Ⅷ	Ⅷ	Ⅸ	Ⅸ
144	Ⅶ	Ⅷ	Ⅸ	Ⅸ	—
156	Ⅷ	Ⅷ	Ⅸ	—	—
168	Ⅷ	Ⅸ	—	—	—
192	Ⅷ	Ⅸ	—	—	—
216	Ⅷ	—	—	—	—
240	Ⅷ	—	—	—	—
264	Ⅸ	—	—	—	—
288	Ⅸ	—	—	—	—

注:

"Ⅰ"虫体细长透明,体内各器官清晰可见,口咽器呈"人"字形或倾斜的"H"形,咽骨腹角等于或短于背角。无前气门指状突,后气门只 1 裂,无气门环,体棘着色很浅。

"Ⅱ"后气门同时具 1 裂和 2 裂,1 裂的气门颜色深,2 裂的气门颜色浅,均无气门环。

"Ⅲ"虫体细长透明,体棘具色。口咽器呈不规则的"H"形,咽骨腹角明显短于背角。前气门具 8 个指状突,后气门 2

裂,气门环色很浅,腹缘开口,开口占整个气门环周长的1/3左右。

"Ⅳ"虫体细长透明,体棘具色。口咽器呈不规则的"H"形,咽骨腹角明显短于背角。前气门具8个指状突,后气门2裂,气门环色深,腹缘开口,开口占整个气门环周长的1/6左右。

"Ⅴ"前气门具8个指状突,后气门同时具2裂和3裂,2裂气门有不完整的气门环,3裂气门无气门环。

"Ⅵ"虫体半透明状,气门具8个指状突,后气门同时具3裂,气门环不完整,腹缘开口,无气门钮。

"Ⅶ"虫体表皮呈奶酪色,可透过表皮看到消化道及消化道内的食物,占据体腔大部分空间。后气门3裂,具气门钮,气门环完整,色浅,呈浅棕色,线条很窄。口钩明显突出在头部锥突下方,节间沟很浅,各体节腹面中间一般无横向的沟。

"Ⅷ"虫体长而粗壮,表皮进一步加厚呈米黄色,消化道内充满食物,占据体腔的大部分空间。后气门3裂,具气门钮,气门环完整,呈黑色,线条较粗。各体节间沟深,腹面各体节中间具较浅的横向的沟。头端和尾端套叠现象不明显。

"Ⅸ"虫体粗短,呈明显的圆锥状,表皮很厚,体表皱褶较多,虫体头、尾两端出现套叠现象。消化道中食物主要集中于后端或者没有食物,消化道不再占据体腔的大部分空间。口钩一般回缩,只能看到微露的尖端,节间沟很深,各体节腹面中段具较深的沟。

丝光绿蝇 Lucilia sericata 幼虫期各生长阶段形态检索表

1.后气门1裂 ·· Ⅰ
—后气门1裂以上 ·· 2
2.后表面同时具1裂和2裂气门 ·· Ⅱ
—后表面不同时具1裂和2裂气门 ·· 3
3.后气门2裂 ·· 4
—后气门2裂以上 ·· 5
4.后气门环开口占气门环1/3左右 ·· Ⅲ
—后气门环开口占气门环1/6左右 ·· Ⅳ
5.后表面同时具2裂和3裂气门 ·· Ⅴ
—只有3裂气门 ··· 6
6.后气门环不完整,无气门钮 ··· Ⅵ
—后气门环完整,有气门钮 ·· 7
7.虫体较细长,后气门环呈浅棕色,线条较窄,各体节节间沟很浅 ···················· Ⅶ
—虫体较粗,后气门环呈黑色,线条较宽,各体节节间沟较深 ·························· 8
8.虫体粗而长,各体节腹面中间的横向沟较浅,消化道占据体腔的大部分空间,消化道充满食物 ······ Ⅷ
—虫体粗而短,呈圆锥状,各体节腹面中间的横向沟较深,消化道不再占据体腔的大部分空间,消化道中无食物,如有,则分布在后部 ··· Ⅸ

(2)大头金蝇 <i>Chrysomya megacephala</i> 幼虫各发育阶段的形态与死亡时间(表55)

表55 大头金蝇 Chrysomya megacephala 幼虫期各生长阶段形态与时间表

时间(h)	温度(℃)				
	16	20	24	28	32
12	Ⅰ	Ⅰ	Ⅰ	Ⅰ	Ⅱ
24	Ⅰ	Ⅰ	Ⅱ、Ⅳ	Ⅳ	Ⅳ
36	Ⅰ	Ⅱ	Ⅳ	Ⅵ	Ⅵ、Ⅶ
48	Ⅰ	Ⅱ	Ⅴ、Ⅵ	Ⅶ	Ⅶ
60	Ⅱ	Ⅳ	Ⅵ	Ⅶ	Ⅶ、Ⅷ
72	Ⅱ、Ⅳ	Ⅳ、Ⅴ	Ⅶ	Ⅶ	Ⅷ

（续表）

时间(h)	温度(℃)				
	16	20	24	28	32
84	IV	VI	VII	VII、VIII	—
96	IV	VI	VII	VIII	—
108	IV	VII	VII、VIII	—	—
120	IV	VII	VIII	—	—
132	IV	VII	—	—	—
144	V	VII	—	—	—
156	VI	VIII	—	—	—
168	VI	VIII	—	—	—
180	VI	—	—	—	—
8～11 d	VII	—	—	—	—
11～14 d	VIII	—	—	—	—

注：

"I"虫体透明,呈短细线状。后气门1裂,无气门环,无前气门。

"II"后气门具1裂和2裂,均无气门环。

"III"虫体细长透明。后气门具2裂,多无气门环,若有则只有外缘和内缘的部分可以看见。有前气门。

"IV"虫体细长透明。后气门具2裂,具气门环,气门环在腹缘开口。有前气门。

"V"后气门具2裂和3裂,2裂气门颜色比3裂气门深,2裂气的气门环不完整,3裂气门无气门环。

"VI"虫体细长半透明。后气门具3裂,气门环开口很宽,约占气门环周长的16%。节间沟很浅,虫体腹面各体节中间无横向凹陷,口钩一般很突出。

"VII"虫体粗而长,表皮较厚,呈浅黄色。后气门具3裂,气门环黑色,开口较窄。开口处和3个裂所夹的区域呈圆孔状。解剖时可见表皮下脂肪组织较少,消化道充满食物,占据体腔的大部分。

"VIII"虫体粗而短,呈圆锥状,稍扭曲,虫体表皮很厚。后气门环黑色,线条很粗,开口较窄,开口处和3个裂下端所夹的区域呈圆孔状。虫体较多皱褶,虫体各体节腹面中间具横向沟。解剖时可见表皮下脂肪组织较多。消化道无食物或仅在后端具食物。

大头金蝇Chrysomya megacephala 幼虫期各生长阶段形态检索表

1. 后气门1裂 ·· I

— 后气门1裂以上 ·· 2

2. 后气门同时具1裂和2裂气门 ·· II

— 后气门不同时具1裂和2裂气门 ··· 3

3. 后气门2裂 ·· 4

— 后气门2裂以上 ··· 5

4. 后气门无气门环,若有则只见外缘和内缘部分1/3左右 ······························ III

— 后气门具气门环,气门环只在腹缘开口 ··· IV

5. 后气门同时具2裂和3裂气门 ·· V

— 后气门3裂 ·· 6

6. 后气门开口宽,约占气门环周长的16% ·· VI

— 后气门环开口窄,开口处和3个裂下端所夹的区域呈圆孔状 ························· 7

7. 虫体粗而长,各体节腹面中间的横向沟较浅,消化道占据体腔的大部分空间,消化道充满食物 ...... Ⅶ

——虫体粗而短,呈圆锥状,各体节腹面中间的横向沟较深,消化道不再占据体腔的大部分空间,消化道中

无食物或只在后端有食物,如有,则分布在后部 .... Ⅷ

2. 利用蝇蛆体长度推测死亡时间

利用蝇蛆长度推测死亡时间,最早引入我国法医学的时间是 1950 年(陈康颐),其内容见表 56。

表 56　岸上繁次郎氏肉食蝇蛆发育表(单位:mm)

月	3	4	5	6	7	8	9	10	11
最高气温(℃)	16.1	22.1	25.7	28.5	33.6	33.8	31.6	25.1	20.1
最低气温(℃)	0.8	4.7	10.5	15.0	22.0	22.0	15.6	9.3	3.7
平均相对湿度(%)	69	67	68	74	76	73	75	74	75
半日	蛆	卵	卵	卵	2.0	2.0	卵	卵	卵
1 日	卵	2.0	2.5	3.0	4.0	4.0	3.0	2.0	卵
2 日	2.0	2.5	3.0	4.0	6.0	6.0	4.0	3.0	2.0
3 日	2.5	3.0	4.0	5.0	9.0	9.0	6.0	4.0	3.0
4 日	3.0	4.0	5.0	7.0	11.0	11.0	8.0	5.0	4.0
5 日	4.0	5.0	7.0	9.0	12.0	12.0	10.0	6.0	5.0
6 日	5.0	6.0	8.0	10.0			11.0	7.0	6.0
7 日	6.0	7.8	9.0	11.0			12.0	8.0	7.0
8 日	7.0	8.0	11.0	12.0				9.0	8.0
9 日	8.0	9.0	11.0					10.0	9.0
10 日	9.0	10.0	12.0					11.0	10.0
11 日	9.5	11.0						12.0	10.5
12 日	10.0	12.0							11.0
13 日	10.5								11.5
14 日	11.0								12.0
15 日	11.5								
16 日	12.0								

在盛夏蛆虫每日增长 0.24~0.30 cm,4~5 日长至 1.2 cm 时便潜入干燥环境中变成蛹,约经 1 周羽化出蝇。春秋季每日增长 0.1 cm,约经 12 天化蛹,再过 2 周羽化出蝇。因此,在尸体附近见到蛹壳,表明死者已死 2 周;春秋季则死亡约 4 周。所以,根据尸体上蝇卵、蛆虫、蛹的发育情况,可以推断死后经过时间。

据鲍炎生等(2004)报道:2001 年 1 月 12 日,在江西省某市高速公路边山坡草丛里发现一具无名尸体,尸体周围有芭茅草遮掩,尸检发现无头,颈部断面皮肤创面较整齐,断面组织内有大量蛆虫,长度为 1~1.2 cm,颈部下的土壤中也有大量蛆虫,长度为 1~1.2 cm,未发现蛹及蛹壳。他们参照我国引进最早的不同月份蝇蛆长度资料比对,长度为 1~1.2 cm 蝇蛆与表中 3 月份相接近,据此将死亡时间确定为 16 天前。抓获犯罪嫌疑人涂某交代在 2000 年 12 月 26 日 18 时 30 分作案,并带侦查人员到埋尸首现场挖出人头,通过 DNA 认定尸首和躯干属于同一人。所推测的死亡时间与被害人死亡时间仅相差 1 天。

据徐长苗等(1999)报道:1998 年 4 月 26 日,在杭州古荡湾半山腰发现 1 具女尸,尸面、头、颈、阴部均有大小不等的蝇幼,长约 0.5 cm。送检虫样为二龄幼虫,饲养在 17 天后羽化出丝光绿蝇 *Lucilia sericata* 和红头丽蝇 *Calliphora vicina*,结合当地气象资料综合分析,该二龄幼虫在尸体上的发育时间为 2～3 天(卵 1 天,幼虫 2 天),从而确定该死者的死亡经过时间在 3～4 天。案件侦破后证实死者是某大学学生,于 4 月 22 日上午 10 时左右出走,当天被害。

3. 利用在不同温度下各虫态发育历期推测死亡时间

据王江峰等(2012)报道:

案例一:2007 年 2 月 13 日,在广州某高速公路旁的泥沟里发现 2 个大小一致的夹板木箱,2 箱内各有 1 具高度腐败的尸体(1 男 1 女),两死者头部有同一类致伤物所致的损伤。尸体上共发现大头金蝇 *Chrysomya megacephala*、绯颜裸金蝇 *Achoetandrus rfifacies* 和丝光绿蝇 *Lucilia sericata* 等 3 种蝇类幼虫。尸体上最大的幼虫是大头金蝇,已发育到蛹期,但蛹体颜色浅淡。尸体上蛆堆的平均温度为 19.9℃,与表 28 大头金蝇 *Chrysomya megacephala* 各虫态在不同恒温下的发育历期数据表中 20℃接近,根据 20℃下的虫态数据计算出尸体上大头金蝇 *Chrysomya megacephala* 蛹的时间为 10 天,即死者死亡时间应在 2007 年 2 月 3 日左右。破案证实了这个死亡时间的推测是正确的。警方还根据监控视频及指纹等物证,证实犯罪嫌疑人杀人抛尸的事实。

案例二:2007 年 3 月 7 日广州某公路边一烂尾楼内发现 2 具男性尸体,其中一具已处于腐败后期,尸体上共发现大头金蝇 *Chrysomya megacephala*、绯颜裸金蝇 *Achoetandrus rfifacies* 丝光绿蝇 *Lucilia sericata* 和厚环齿股蝇 *Hydrotaea spinigera* 等 4 种蝇类幼虫。勘查时现场实测温度为 13.5℃,室外温度为 12℃,现场已出现大量大头金蝇 *Chrysomya megacephala* 蛹壳,说明已完成了一个历期。气象站气温在 2 月份及 3 月上旬平均为 18.3℃。推测本案的死亡经过时间,首先要找到与实验研究的温度。现场室内外相差 1.5℃,用 18.3℃＋1.5℃＝19.8℃,19.8℃与表 28 中的 20℃接近。大头金蝇 *Chrysomya megacephala* 在 20℃条件下从产卵至羽化出蝇需要 405 小时(16.88 天)。而厚环齿股蝇 *Hydrotaea spinigera* 仍处在幼虫阶段,在 20℃条件下从产卵至离食三龄幼虫需要 17.71 小时(0.74 天)。所以该死者的死亡经过时间 17 天左右。破案证实了这个死亡时间的推测是正确的,死者于 2007 年 2 月 18 日外出后失踪,被一名精神病患者杀害于烂尾楼内。

案例三:2009 年 6 月 14 日,在广州某地居民楼 2 楼一房间内发现一具高度腐败的女性尸体,头颈部见大量蛆虫蠕动,未发现蛹及蛹壳。颈部见他人施加的暴力特征。尸体上的蛆虫是大头金蝇幼虫,最大的离食幼虫为三龄,体长为 14 mm。采集的部分幼虫第 2 天就化蛹了。现场内平均温度为 26℃,发案前两周内的气象站平均气温为 27.34℃。在现有资料(表 28)中,大头金蝇 *Chrysomya megacephala* 在 24℃条件下从产卵至离食的三龄幼虫需要 167 小时(6.96 天),在 28℃条件下从产卵至离食的三龄幼虫需要 126.2 小时,因无 26℃条件下的发育数据,故取 24～28℃的平均数据 26℃,推测 26℃条件下从产卵至离食的三龄幼虫需要 146.5 小时,死者的死后经过时间为 6.1 天。即死者的死亡时间应在 2009 年 6 月 8 日左右。破案证实了这个死亡时间的推测是正确的。警方还根据监控视频,证实犯罪嫌疑人的杀人事实。

案例四:2011 年 5 月 28 日 18 时许,在广州某出租楼 305 房散发出阵阵臭味而且已有 1 周左右未见租房人黄某出入,怀疑此人死在房内。勘查现场发现该屋内有一具女性尸体正是黄某,已经高度腐败,要求确定死因及死亡时间。经理化检验发现黄某胃内容物、肝脏内、心血管内、胸腔内液体均检出氯氮平成分,胸腔内液体中的氯氮平含量为 29.6 μg/ml,胸腔内液体中检出乙醇(含量为 94.8～98.9 mg/100 ml)。死因确定为氯氮平及乙醇中毒。在尸体头部及面部发现少量的大头金蝇 *Chrysomya megacephala* 幼虫,最大体长为 12 mm,现场平均气温为 24℃,发现尸体前两周内的气象站平均气温为 24.81℃。根据现有资料(表 28),大头金蝇 *Chrysomya megacephala* 在 24℃条件下从产卵到三龄幼虫所需时间为 167 小时

(6.96天)。黄某的死亡经过时间应在7天左右,即黄某死亡的具体时间应在2011年5月21日左右。警方通过监控视频发现死者在5月21日14时45分进入房内,之后未见出门。此监控视频证实了用蛆虫在不同温度下发育期来推测死亡时间是准确的。

4. 利用DNA技术确定种类,再用幼虫不同生长发育历期推测死亡时间

据北京市公安局法医鉴定中心陈庆(2012)报道:

案例一: 2006年8月22日晚7时许,在宣武区广外街小红庙小区某号楼东侧路边出租房内群众发现贾某(女,26岁)死亡。现场勘查见尸体呈俯卧位,身上覆盖着一床被子(彩图42),床头周围有大量血迹,尸体高度腐败,呈"巨人观"改变(彩图42),躯干部有十多处刺创,头部有多处头皮裂创,创口周围附着大量蝇蛆。由于案发现场处于小区人流密集地区,能够进入现场的可疑人员数量极大,因此,只有准确地推断出案发时间,也就是死亡时间,才能将侦查范围进一步缩小。应用《北京地区法医昆虫学研究及其在法医鉴定中的应用》的研究方法,对现场尸体周围的蝇蛆进行抽样采集,当晚立即将5个现场样本进行mtDNA COI的1 120 bp片段检测,并将其测序结果放入该课题已有的7种蝇类同样片段数据库中进行系统发育树重建,发现有丝光绿蝇(X1、X3)和家蝇(X2、X4、X5)两种(图179)。最后,分别依据其不同的生长发育历期进行推导得出死亡时间为2.5~3天,对该案的迅速侦破起到了关键性作用。

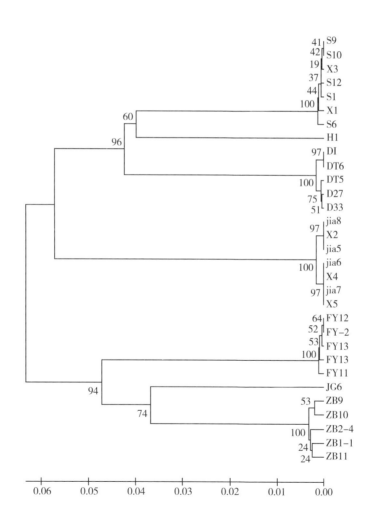

图179　加入5个现场样本mtDNA COI的1 120 bp片段
重新构建的UPGMA系统发育树

案例二：2007 年 7 月 30 日，在朝阳区费家村东苗圃内发现一具无名女尸（彩图 43）。对于无名尸体案件而言，最重要的就是先找到尸源，然而死者尸体高度腐败，颜面部又被蛆虫广泛侵蚀而无法辨认。因此，死亡时间成为寻找尸源和案件调查的关键。提取死者尸体上的蝇蛆，应用《北京地区法医昆虫学研究及其在法医鉴定中的应用》的研究方法进行检测，发现优势蝇蛆为大头金蝇（图 180），由此推断死亡时间在 3 天左右。据此侦查人员很快找到 7 月 27 日 13 时即与家人失去联系的宋某（女，24 岁）。

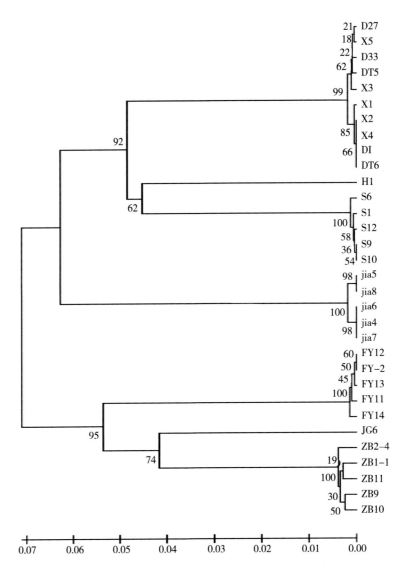

图 180　加入 5 个现场样本 mtDNA COI 的 1 120 bp 片段重新构建的 UPGMA 系统发育树

三、利用蝇蛹发育推测死亡时间

王江峰等（2000，2001，2002）、王贺（2007）分别对丝光绿蝇 *Lucilia sericata* 蛹、大头金蝇 *Chrysomya megacephala* 蛹、巨尾阿丽蝇 *Aldrichina grahami* 蛹和铜绿蝇 *Lucilia cuprina* 蛹各发育阶段的形态与死亡时间推测进行研究。其观察方法：将提取的蝇蛹用醋酸醇（醋酸：乙醇＝1：3）固定，然后保存在 75％酒精中待检；检验的第一步是确定蝇种，第二步在体视显微镜下用拨针仔细挑开蛹壳，观察蛹期形态，分别与各蝇蛹各个发育阶段的形态与时间表进行比对而确定时间。

1. 丝光绿蝇 *Lucilia sericata* 蛹各发育阶段的形态与死亡时间(表57)

表 57　不同恒温下丝光绿蝇 *Lucilia sericata* 蛹各发育阶段的形态与时间表

时间(h)	温度(℃)				
	16	20	24	28	32
12	Ⅰ	Ⅰ	Ⅰ	Ⅱ	Ⅲ
24	Ⅰ	Ⅱ	Ⅱ	Ⅲ	Ⅲ
36	Ⅱ	Ⅱ	Ⅲ	Ⅲ	Ⅲ
48	Ⅱ	Ⅲ	Ⅲ	Ⅲ	Ⅲ
60	Ⅲ	Ⅲ	Ⅲ	Ⅲ	Ⅲ
72	Ⅲ	Ⅲ	Ⅲ	Ⅲ	Ⅲ
84	Ⅲ	Ⅲ	Ⅲ	Ⅲ	Ⅳ
96	Ⅲ	Ⅲ	Ⅲ	Ⅲ	Ⅶ
108	Ⅲ	Ⅲ	Ⅲ	Ⅲ	Ⅶ、Ⅷ
120	Ⅲ	Ⅲ	Ⅳ	Ⅴ	Ⅷ
132	Ⅲ	Ⅲ	Ⅳ、Ⅴ	Ⅵ、Ⅶ	—
144	Ⅲ	Ⅲ	Ⅴ	Ⅷ	—
156	Ⅲ	Ⅲ	Ⅵ	—	—
168	Ⅲ	Ⅲ	Ⅷ	—	—
180	Ⅲ	Ⅲ	—	—	—
192	Ⅲ	Ⅳ	—	—	—
204	Ⅲ	Ⅴ	—	—	—
216	Ⅲ	Ⅵ	—	—	—
228	Ⅲ	Ⅶ	—	—	—
240	Ⅳ	Ⅷ	—	—	—
264	Ⅳ	Ⅷ	—	—	—
288	Ⅴ	—	—	—	—
312	Ⅵ	—	—	—	—
336	Ⅵ	—	—	—	—
360	Ⅶ	—	—	—	—
384	Ⅷ	—	—	—	—
408	Ⅷ	—	—	—	—

注:

"Ⅰ"蛹壳内组织持缩短幼虫的形态,与蛹外形相似,前部尚未凹陷,未见呼吸角,蛹壳内组织开始分解,具黏液,蛹壳很难剥离。

"Ⅱ"由于组织大量分解,蛹壳内有大量黏液,蛹壳很难剥离,蛹体组织前部凹陷,正前方出现一呈双小球状的原头,其外侧有一对呈肉色的呼吸角。

"Ⅲ"原头长大而显著,隐成虫的头、胸、腹部已很明显,呼吸角细长,胸部和呼吸角被推向后方,呼吸角位于蛹壳第4体节背侧方的小球状膜的下方。

"Ⅳ"复眼呈黄色,在复眼下方靠胸部处出现许多乳白色不规则的颗粒,颗粒与复眼的小眼大小一致,呼吸角颜色加深呈黑色。

"Ⅴ"复眼后半部呈红色,胸部出现浅色的鬃,其他无显著变化。

"Ⅵ"复眼全部呈鲜红色,胸部背面及头部出现稀疏的黑色鬃。

"Ⅶ"复眼全部呈红色,头、胸部出现较浓密的黑色鬃,腹部稀疏地分布很浅的黑色绒毛。

"Ⅷ"头、胸、腹部均出现较浓密的黑色鬃及绒毛。

丝光绿蝇 *Lucilia sericata* 蛹各发育阶段检索表

1. 蛹体组织未分头、胸、腹 3 部分,蛹壳内有较多黏液 ·· 2

—蛹体分为头、胸、腹 3 部分,蛹壳内无较多黏液 ·· 3

2. 蛹壳内蛹体组织前部尚未凹陷,无呈双小球状的原头,未见呼吸角 ···························· Ⅰ

—蛹壳内蛹体组织前部凹陷,并出现呈双小球状的原头,原头两侧具 1 个呼吸角 ·········· Ⅱ

3. 翅及足颜色与蛹组织颜色一致,均为白色 ··· Ⅲ

—翅及足颜色比蛹组织颜色深 ·· 4

4. 复眼呈黄色 ·· Ⅳ

—复眼至少部分呈红色 ·· 5

5. 复眼部分呈红色 ·· Ⅴ

—复眼全部呈红色 ·· 6

6. 只有头部及胸部具有稀疏的鬃 ··· Ⅵ

—头部、胸部及腹部均有鬃及绒毛 ·· 7

7. 头部、胸部均具有较浓密的黑色鬃,腹部稀疏地分布着很浅的黑色绒毛 ························ Ⅶ

—头部、胸部及腹部均有较浓密的黑色鬃及绒毛 ·· Ⅷ

2. 大头金蝇 *Chrysomya megacephala* 蛹各发育阶段的形态与死亡时间(表 58)

表 58　大头金蝇 *Chrysomya megacephala* 蛹各发育阶段的形态与时间表

时间(h)	温度(℃)				
	16	20	24	28	32
12	Ⅰ	Ⅰ	Ⅰ	Ⅱ	Ⅱ
24	Ⅰ	Ⅱ	Ⅱ	Ⅲ	Ⅲ
36	Ⅱ	Ⅱ	Ⅲ	Ⅲ	Ⅲ
48	Ⅱ	Ⅲ	Ⅲ	Ⅲ	Ⅲ
60	Ⅱ	Ⅲ	Ⅲ	Ⅲ	Ⅳ、Ⅴ
72	Ⅲ	Ⅲ	Ⅲ	Ⅳ、Ⅴ	Ⅵ
84	Ⅲ	Ⅲ	Ⅲ	Ⅵ	Ⅶ
96	Ⅲ	Ⅲ	Ⅲ、Ⅳ	Ⅶ	—
108	Ⅲ	Ⅲ	Ⅴ	—	—
120	Ⅲ	Ⅲ	Ⅵ	—	—
132	Ⅲ	Ⅳ	Ⅶ	—	—
144	Ⅲ	Ⅴ	—	—	—
156	Ⅲ	Ⅵ	—	—	—
168	Ⅲ	Ⅵ	—	—	—
180	Ⅲ	Ⅶ	—	—	—

（续表）

时间(h)	温度(℃)				
	16	20	24	28	32
192	Ⅳ	Ⅶ	—	—	—
204	Ⅳ	—	—	—	—
216	Ⅴ	—	—	—	—
228	Ⅴ	—	—	—	—
240	Ⅵ	—	—	—	—
252	Ⅵ	—	—	—	—
264	Ⅵ	—	—	—	—
276	Ⅶ	—	—	—	—
288	Ⅶ	—	—	—	—
324	Ⅶ	—	—	—	—

注：

"Ⅰ"蛹壳内组织持缩短幼虫的形态，与蛹外形相似，前部尚未凹陷，未见呼吸角，蛹壳内组织开始分解，具黏液，蛹壳很难剥离。

"Ⅱ"蛹体组织前部凹陷，正前方出现呈双小球状的原头，原头两侧为1对呼吸角，幼体组织大量分解，蛹壳内有大量黏液，蛹壳很难剥离。

"Ⅲ"原头长大而显著，隐成虫的头、胸、腹部已很明显，复眼外形已很完整，呼吸角位于复眼的后方，蛹体呈白色。

"Ⅳ"复眼部分红色，蛹体呈白色。

"Ⅴ"复眼全部红色，头、胸部背面具黑色鬃。

"Ⅵ"复眼全部为深红色，头、胸部背面具黑色鬃，腹部沿各腹节的节间沟分布着稀疏的浅黑色鬃。

"Ⅶ"复眼全部呈深红色，头、胸部、腹部均具黑色鬃。

<h2 style="text-align:center">大头金蝇 Chrysomya megacephala 蛹各发育阶段检索表</h2>

1.蛹体组织未分头、胸、腹3部分 ……………………………………………………… 2

—蛹体组织分头、胸、腹3部分 ………………………………………………………… 3

2.蛹体组织前部无凹陷及原头，未见呼吸角 ………………………………………… Ⅰ

—蛹体组织前部凹陷，正前方出现呈双小球状的原头，原头两侧为1对呼吸角 …… Ⅱ

3.复眼无色 …………………………………………………………………………… Ⅲ

—复眼着色 …………………………………………………………………………… 4

4.复眼部分为红色 …………………………………………………………………… Ⅳ

—复眼全部为红色 …………………………………………………………………… 5

5.仅胸部具鬃 ………………………………………………………………………… Ⅴ

—胸部、腹部均具鬃 ………………………………………………………………… 6

6.腹部具稀疏的浅黑色鬃 …………………………………………………………… Ⅵ

—腹部具浓密的深黑色鬃 …………………………………………………………… Ⅶ

3. 巨尾阿丽蝇 *Aldrichina grahami* 蛹各发育阶段的形态与死亡时间（表59）

表59 巨尾阿丽蝇 *Aldrichina grahami* 蛹各发育阶段的形态与时间表

时间(h)	温度(℃)				
	16	20	24	28	32
12	A	A	A	A	A
24	A	A	B	B	B
36	A、B	B	B	C	C
48	B	B	C	C	C
60	B	B	C	C	C
72	B	C	C	C	C
84	B	C	C	C	C
96	C	C	C	D	D
108	C	C	C	D	D
120	C	C	C	D	D
132	C	C	C	E	E
144	C	C	C	E	E
156	C	C	D	H	E、F
168	C	C	D	H	H
180	C	D	D	—	—
192	C	D	E	—	—
204	C	D	F、G	—	—
216	C	E	G	—	—
228	C	E	H	—	—
240	C	F	H	—	—
252	C	F、G	H	—	—
264	C	G	—	—	—
288	D	H	—	—	—
312	D	H	—	—	—
336	D	—	—	—	—
350	D	—	—	—	—
384	E	—	—	—	—
408	F	—	—	—	—
432	F	—	—	—	—
456	G	—	—	—	—
20～23 d	H	—	—	—	—

注：
"A"预蛹期：保持缩短幼虫的形态，与蛹壳外形相似，前部未凹陷，未见呼吸角，组织开始分解，具黏液，蛹壳难剥离，口咽器仍与蛹紧密结合。

"B"隐头期:蛹前端出现凹陷,正前方出现呈双小球状的原头,原头外侧有1对呼吸角,蛹体有大量黏液,蛹壳很难剥离。

"C"显头期:原头长大,头、胸、腹部很明显,复眼外形已完整,呼吸角粗短略向前弯,位于复眼后面。

"D"白色鬃胸期:胸部背面出现鬃,呈须状、白色、分散,在胸后部聚成一束,呈"V"形,鬃束末端达腹部中段。

"E"黑色鬃胸期:胸部出现稀疏而粗大的黑色鬃,腹部沿各腹节处出现浅灰色毛,复眼呈黄色。

"F"半红眼期:复眼后半部呈鲜红色,体鬃比黑鬃胸期稍密。

"G"红眼期:复眼全部呈鲜红色,胸腹部颜色进一步加深,均有较多鬃。

"H"黑色鬃腹期:复眼呈深红色,胸腹部均有浓厚的鬃和毛,毛均贴在虫体上。

巨尾阿丽蝇 *Aldrichina grahami* 蛹各发育阶段的形态见图181。

巨尾阿丽蝇 Aldrichina grahami 蛹各发育阶段检索表

1.蛹未分头、胸、腹3部分,具有较多黏液 ·· 2

—蛹分头、胸、腹3部分,无黏液 ·· 3

2.蛹前部无凹陷和呈双小球状的原头,未见呼吸角 ····································· 预蛹期

—蛹前部凹陷,并有呈双小球状的原头,原头两侧有1对呼吸角 ················· 隐头期

3.蛹无鬃 ··· 显头期

—蛹具鬃 ··· 4

4.胸部背面具白色须状鬃 ··· 白鬃胸期

—体鬃黑色 ··· 5

5.复眼呈黄色 ··· 黑鬃胸期

—复眼至少部分为红色 ··· 6

6.复眼部分为红色 ·· 半红眼期

—复眼全部为红色 ··· 7

7.复眼为鲜红色,胸腹部具稀疏的黑色鬃 ·· 红眼期

—复眼为鲜红色,胸腹部均具浓厚的鬃和毛 ·· 黑鬃腹期

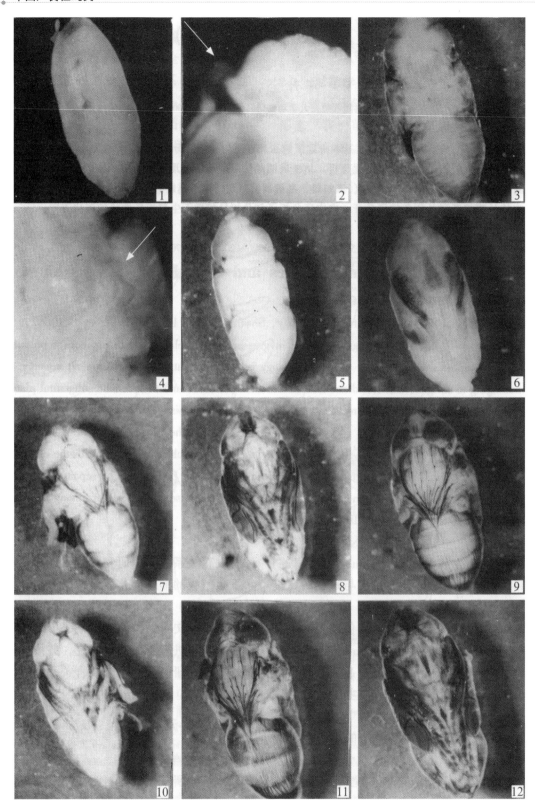

图 181　巨尾阿丽蝇 *Aldrichina grahami* 蛹各发育阶段的形态

1.预蛹期,7.5×;2.隐头期,前部背面观,箭头示呼吸角,30×;3.显头期,背面观,7.5×;4.白色鬃胸期,背面观,
箭头示白色鬃,25×;5.白鬃胸期,背面观,7.5×;6.白鬃胸期,腹面观,7.5×;7.黑色鬃胸期,背面观,7.5×;
8.黑鬃胸期,腹面观,7.5×;9.红眼期,背面观,7.5×;10.红眼期,腹面观,7.5×;11.黑色鬃腹期,背面观,7.5×;
12.黑鬃腹期,腹面观,7.5×。

4. 铜绿蝇 *Lucilia cuprina* 蛹各发育阶段的形态与死亡时间（表 60）

表 60　铜绿蝇 *Lucilia cuprina* 蛹各发育阶段的形态与时间表

时间(h)	温度(℃)				
	16	20	24	28	32
12	A	A	A	B	C
24	A	B	B	C	C
36	B	B	C	C	C
48	B	C	C	C	C
60	C	C	C	C	C
72	C	C	C	C	E
84	C	C	C	C	F
96	C	C	C	E	G、H、I
108	C	C	C	F	—
120	C	C	D	G	—
132	C	C	F	H、I	—
144	C	C	G	—	—
156	C	D	H、I	—	—
168	C	E、F	—	—	—
180	C	G	—	—	—
192	C	H	—	—	—
204	D	I	—	—	—
216	D	—	—	—	—
228	E	—	—	—	—
240	F	—	—	—	—
252	G	—	—	—	—
264	G	—	—	—	—
276	H	—	—	—	—
288	I	—	—	—	—

注：

"A"前蛹期：保持缩短幼虫的形态，与蛹壳外形相似，前部未凹陷，未见呼吸角，组织开始分解，具黏液，蛹壳难剥离，口咽器仍与蛹紧密结合，从蛹壳外不可见。

"B"隐头期：蛹前端出现凹陷，正前方出现呈双小球状的原头，原头外侧有 1 对呼吸角。口咽骨紧贴蛹壳内壁，从蛹壳外清晰可见。

"C"显头期：原头长大，头、胸、腹部很明显，呼吸角变细长，棕色，呈牛角状，位于蛹壳第 1 腹节背侧后缘两侧。此时蛹体全身无鬃，呈白色或浅黄色。腹面出现对称分布的 3 对足及 1 对翅，白色、斜下向内紧贴蛹体。复眼轮廓形成。

"D"棕翅期：足根部呈浅棕色，翅出现浅棕色翅脉。胸部背面出现鬃，呈须状、浅棕色、分散，在胸后部聚成 1 束，呈"V"形，鬃束末端达腹中段；头部复眼周围开始出现浅棕色纤毛；复眼黄色。

"E"黑鬃胸期：胸部背面及头部出现稀疏的黑色鬃，腹部沿各腹节处出现浅棕色毛；足根部变黑色，末端可见褐色的跗节，翅脉呈黑色。

"F"黑鬃腹期:腹部稀疏分布黑色鬃毛;胸部鬃毛变浓密;足全部呈黑色,翅大部分呈黑色。

"G"半红眼期:复眼后半部呈鲜红色,腹部鬃毛变浓密。

"H"红眼期:复眼全部呈鲜红色,体鬃进一步浓密。

"I"预成虫期:复眼呈深红色,胸腹部均有浓厚的鬃和毛,整个蛹已具成虫雏形,但膜的包被,足、翅及鬃毛均贴在虫体上。

铜绿蝇 *Lucilia cuprina* 蛹各发育阶段的形态(彩图 44)。

铜绿蝇 *Lucilia cuprina* 蛹各发育阶段检索表

1. 蛹体未分头、胸、腹 3 部分,壳内具有较多黏液 ………………………………………………… 2

— 蛹体分头、胸、腹 3 部分,壳内无黏液 …………………………………………………………… 4

2. 蛹前部无凹陷及原头,未见呼吸角 ……………………………………………………………… 3

— 蛹前部凹陷,正前方具呈小球状的原头,原头两侧有 1 对呼吸角 ……………………………… 3

3. 口咽骨未贴壁,蛹壳外不可见 ……………………………………………………………… 前蛹期

— 口咽骨贴壁,蛹壳外清晰可见 ……………………………………………………………… 隐头期

4. 翅、足颜色与蛹体一致,均为白色 ………………………………………………………… 显头期

— 翅与足根部着棕色,蛹体出现浅色鬃毛 …………………………………………………… 6

5. 仅头、胸部具稀疏的黑色鬃毛 …………………………………………………………… 黑鬃胸期

— 头、胸部鬃毛变浓密,腹部出现稀疏的黑色鬃毛 ………………………………………… 6

6. 复眼呈黄色,翅出现浅棕色翅脉 ………………………………………………………… 棕翅期

— 复眼后半部呈红色 ………………………………………………………………………… 半红眼期

7. 复眼全部为鲜红色 ………………………………………………………………………… 红眼期

— 复眼全部为深红色 ………………………………………………………………………… 黑鬃腹期

5. 利用蛹壳推测死亡时间

蛹壳保留了三龄幼虫的一些特征,如后气门、前气门、蛹呼吸角、各节前后缘棘环及口咽器等,根据这些特征判断蝇的种类,再根据蝇种的季节分布特性,即可推测出死亡时间。

据陈禄仕(2010)报道:2009 年 7 月 24 日,贵州省某市某镇罗某被发现死在住室内。墙角见成堆蝇类蛹壳。尸体仰卧在卧室地面上,从尸体前面观(彩图 45):头面部已部分白骨化,其余附有黑色腐败组织及少量散在白色霉斑,见蛹壳等附着。颈项部皮肤呈黄褐色皮革样化,皮下组织呈蜡状,见大量皮蠹幼虫排泄物及蛹壳附着。胸、腹部皮肤及皮下组织部分缺失,见大量皮蠹幼虫排泄物及蛹壳附着;腹部凹陷,皮肤呈黄褐色皮革样化,皮下组织呈蜡状,右腹部皮肤上见少量散在白色霉斑。四肢皮肤呈黄褐色皮革样化,皮下组织呈蜡状,见大量皮蠹幼虫排泄物及蛹壳附着。两上肢部分皮肤及皮下组织缺失,见右肱骨及双手掌骨及指骨外露。右大、小腿外侧及右足部见少量散在白色霉斑。从尸体背面观(彩图 45):尸体背面皮肤及皮下组织完好,附着有蛹壳及死蛹。这类室内特殊的尸体现象,用常规方法难以解决该案死者的死亡时间问题。只有利用尸食性蝇类遗留在现场及尸体上的蛹壳及死蛹,提取现场及尸体上的若干蛹壳及死蛹进行鉴定分类,共发现有 3 科 8 种。应用已研究的成果,查找尸食性蝇类群落组成季节变动的重叠点,重叠点的蝇种有巨尾阿丽蝇 *Aldrichina grahami*、紫绿蝇 *Lucilia porphyrina* 和棕尾别麻蝇 *Boettcherisca peregrina*。巨尾阿丽蝇 *Aldrichina grahami* 繁殖后代的时间是 12 月份至次年的 6 月份;紫绿蝇 *Lucilia porphyrina* 繁殖后代的时间是 2～10 月份;棕尾别麻蝇 *Boettcherisca peregrina* 繁殖后代的时间是 4～10 月份。由此找出了这 3 种蝇生活史的重叠时间是 3～4 月份,这一重叠时间应是死者的死亡时间。所以,推测罗某死亡时间应在 2009 年 3 月 15 日～4 月 10 日之间。破案证实,犯罪嫌疑人交代的作案时间是 2009 年 3 月 23 日 17 点左右杀害罗某,这个时间正是在推测的时段内。死亡经过时间整整 4 个月。

四、利用积温推测死亡时间

积温是指在规定时间内，符合特定条件的各日平均温度或有效温度的总和，如活动积温和有效积温。活动积温是指植物某一生长发育期或全部生长期中活动温度的总和。活动温度是指高于植物生物学最低温度时的日平均气温，如某植物生物学最低温度为10℃，而某一天的平均气温为15℃，15℃即为该日的活动温度。

有效积温是指某一生长发育期或全部生长期中有效温度的总和。

有效温度是指实际温度中对植物生长发育起积极作用的那部分温度，即活动温度与生物学最低温度之差，如某植物生物学最低温度为10℃，而某天的平均气温为15℃，则15℃－10℃＝5℃，5℃即为有效温度。

昆虫的发育速率在一定温度范围内，随温度的升高而加快。昆虫和其他变温生物一样，都是符合于积温法则的。它们的发育不是从0℃开始，而是从某一特定温度开始的，这一温度称为"发育起点温度"（即最低有效温度或生物学零度）。

1. 利用有效积温推测死亡时间

有效积温公式为：$K＝N(T－C)$。式中 K 为热常数（有效积温），即某种昆虫完成某一发育阶段所需的热量，用"日度"表示；N 为发育历期，即完成某一发育阶段所需的天数；T 为发育期的平均温度；C 为发育起点温度，即生物学零度；$(T－C)$ 为有效温度，以"℃"表示。该公式的生物学含义是：热常数是发育历期中每日的有效积温的积累数。蝇类发育，当温度处于生物学零度之上时，随温度的升高，蝇类完成生活史需要时间缩短。牛青山等（2000）在自然环境中研究确定了丝光绿蝇 *Lucilia sericata* 发育所需的有效积温（K），将蝇类幼虫的生长速度与死亡时间推断相联系，获得了丝光绿蝇 *Lucilia sericata* 在自然环境中的发育速度及有效积温见表61。

表61　丝光绿蝇 *Lucilia sericata* 在自然环境中的发育速度及有效积温

日期（日/月.时:分）	生长时间（h）	气温（℃）平均	最高	最低	长度（mm）	重量（mg）	有效积温（生长时间×平均气温）
15/5.12:45	0.00	25.30			卵		0
16/5.08:30	19.13	16.30	27.70	10.70	1.08±0.082 1		311.819
16/5.16:00	27.25	17.40	27.70	10.70	2.49±0.027 1		474.150
17/5.10:30	45.75	15.30	27.70	6.30	6.11±0.011 3		699.975
18/5.08:30	67.75	15.50	27.70	6.30	10.37±0.221 8		1 050.130
19/5.08:30	91.75	13.70	27.70	6.30	14.79±0.643 0		1 256.980
20/5.09:30	116.75	12.30	27.70	6.30	13.98±0.471 9		1 436.030
21/5.08:00	140.75	11.90	27.70	5.80	12.93±0.654 5		1 674.925
22/5.10:30	165.75	12.20	27.80	6.00	11.50±0.362 8		2 022.150
23/5.09:30	188.75	12.90	27.10	5.80	化蛹	44.00	2 434.875
23/5.16:00	195.25	13.20	27.80	5.80	蛹	39.96	2 577.300
24/5.08:00	211.25	13.20	27.70	5.80	蛹	38.50	2 788.500
25/5.08:00	235.25	12.90	27.70	5.80	蛹	37.44	3 034.725
26/5.08:00	295.25	12.80	27.70	5.80	蛹	36.74	3 318.400
28/5.08:00	307.25	13.20	27.70	5.80	蛹	35.02	4 055.700

（续表）

日期 （日/月.时:分）	生长时间 （h）	气温（℃）			长度（mm）	重量（mg）	有效积温 （生长时间×平均气温）
		平均	最高	最低			
29/5.08:00	331.25	12.80	27.70	5.80	蛹	34.85	4 240.000
30/5.08:00	355.25	12.70	27.70	4.70	蛹	34.40	4 511.675
31/5.08:00	379.25	12.20	27.70	4.70	蛹	33.74	4 626.850
1/6.08:00	403.25	12.30	27.70	4.70	蛹	32.58	4 959.975
2/6.08:00	427.25	12.43	27.78	4.70	蛹	31.44	5 310.717
3/6.08:00	451.25	11.90	27.90	4.70	蛹	30.29	5 369.875
4/6.08:00	475.25	12.50	27.70	4.70	羽化出蝇		5 940.625
14/6.13:00	0.00	28.80			卵		0.000
15/6.09:00	20.00	20.90	29.30	13.90	2.99±0.009 2		418.000
15/6.18:00	29.00	20.30	29.30	13.90	4.77±0.193 3		588.700
16/6.11:00	46.00	21.80	29.30	13.90	9.16±0.537 9		1 002.800
16/6.17:00	52.00	23.40	30.40	13.90	13.00±0.194 4		1 216.800
17/6.09:15	68.25	22.70	30.40	13.90	13.98±0.311 3		1 549.275
17/6.17:30	76.55	22.80	30.40	13.90	12.22±0.178 6		1 745.340
18/6.09:45	92.76	22.30	30.40	13.90	12.02±0.235 2		2 068.540
18/6.18:45	101.85	22.20	30.40	13.90	10.71±0.614 2		2 261.070
19/6.16:50	123.75	21.70	30.40	13.90	10.03±0.447 3		2 685.375
20/6.08:30	139.50	21.50	30.4	13.90	化蛹	37.81	2 999.250
21/6.14:30	169.50	21.50	31.90	13.90	蛹	35.90	3 644.250
22/6.16:30	195.50	21.20	31.90	13.90	蛹	34.90	4 144.600
23/6.16:00	219.00	21.00	31.90	13.90	蛹	33.90	4 599.000
24/6.16:30	243.50	20.80	31.90	13.90	蛹	32.20	5 064.800
25/6.16:00	267.00	20.80	31.90	13.90	蛹	30.50	5 553.600
26/6.16:30	291.50	21.00	31.90	13.90	蛹	28.81	6 121.500
27/6.16:30	315.50	21.20	31.90	13.90	蛹	27.80	6 688.600
28/6.11:30	334.50	21.30	31.90	13.90	羽化出蝇		7 124.850

注：长度和重量均为平均值。

丝光绿蝇 *Lucilia sericata* 幼虫不同发育阶段的线性回归方程，见表62。

表62 丝光绿蝇 *Lucilia sericata* 发育速度与有效积温线性回归方程

发育阶段	回归方程	95%置信区间	相关系数	P
一至三龄幼虫 （尸体上）	(1) $K_1 = 2.088\ 0 + 0.801\ 4X_1$	$K = K_1 \pm 1.96 \times 1.066\ 9$	0.961 1	<0.01
土中三龄幼虫	(2) $K_2 = 54.091\ 7 - 2.881\ 4X_2$	$K = K_2 \pm 1.96 \times 1.731\ 1$	−0.924 2	<0.01
刚化蛹至羽化出蝇	(3) $K_3 = 133.218\ 0 - 2.631\ 2X_3$	$K = K_3 \pm 1.96 \times 3.360\ 0$	−0.948 9	<0.01

注：K_1 和 K_2 为蛆的平均长度（mm），K_3 为蛹的重量（mg）。为了便于统计，原始有效积温 K 值缩小100倍，所以经方程计算所得 K 值要乘以100后即得到实际有效积温。

据牛青山等(2000)报道:1998年7月28日19时,在某居民楼内发现李某(女,63岁)被害。经现场勘查发现被害人尸体已经腐败,口腔中有蛆生长,提取蛆虫鉴定为丝光绿蝇 Lucilia sericata 幼虫。现场提取30条左右最长的蛆虫,加热处死后测量长度,其平均长度为 $X_1 = (14.68 \pm 0.161\,2)$mm,代入回归方程 $K_1 = 2.088\,0 + 0.801\,4X_1$ 中进行死亡时间推测,丝光绿蝇 Lucilia sericata 发育的有效积温为 $K = K_1 \times 100 = 1\,385.25$ h/度。经查阅7月28日以前一周的平均气温为29.2℃,该案被害人的死亡时间 $N = K/T = 1\,385.25/29.2 = 47.44$ h,其死亡时间范围为40.28～54.60 h,即发案时间在7月26日12时～7月27日3时之间。破案后得知李某于7月26日21时左右被害。

2. 利用倒计积温法推测死亡时间

倒计积温法推测死亡时间,是从羽化出蝇日往后倒计每日活动积温相加到某蝇一个生活史所需积温数的一种方法,该积温数的日期即推测出的死亡时间。具体方法是制作一张倒计积温表,将羽化出蝇日往后的每日活动积温填入表内,同时查询该蝇种在某一温度下一个生活史所需积温数据,然后从倒计积温表中找到与该蝇类似的积温数据,该积温数据的日期即推测出的死亡时间。

据陈禄仕(2007)报道:2003年4月5日,在贵州省某市某路某号屋居住的李某(女,39岁)被人发现死在屋内。现场位于5楼1室1厅的卧室内,尸体俯卧在卧室的床底下,双手腕被花皮电线反捆在身后,双脚踝部也被黄色胶电线捆绑。尸体腐败,尸体及周围布满蝇蛆,有的蝇蛆已化蛹。为了查明李某的死亡时间,将现场提取的蝇蛆和蝇蛹放入实验场置自然环境中进行饲养,于4月17日羽化(表63),鉴定为巨尾阿丽蝇 Aldrichina grahami。根据饲养结果及之前对该蝇的发育历期和积温的研究资料,用倒计积温的方法对李某的死亡时间作出推测:本案中巨尾阿丽蝇 Aldrichina grahami 发育处于平均气温14.83℃的条件下,与表64中的14.44℃接近,故选用484.30日度的积温进行推测。查表63可知在3月15日达到此值,即在成虫羽化前33天,也就是说3月15日巨尾阿丽蝇 Aldrichina grahami 开始在尸体上发育。根据现场位于5楼室内,加上3月15日前一段时间室外气温均在10℃以下,所以考虑到该蝇产卵所需的时间因素,故推测李某的死亡时间为发现尸体前的28天左右。后经破案证实,犯罪嫌疑人供认于3月8日上午9时左右杀害李某。

表63　蝇蛆蝇蛹饲养结果及倒计积温表

日期	气温(℃)	倒计积温(日度) 巨尾阿丽蝇 A. grahami	备注
4.17	24.35		羽化出蝇
4.16	21.90	21.90	
4.15	16.65	38.55	
4.14	13.20	51.75	
4.13	16.70	68.45	
4.12	17.60	86.05	
4.11	18.75	104.80	
4.10	17.80	122.60	
4.09	15.35	137.95	
4.08	15.60	153.55	
4.07	16.70	170.25	
4.06	13.55	183.80	收集蝇蛆蝇蛹

(续表)

日期	气温(℃)	倒计积温(日度)	备注
		巨尾阿丽蝇 A. grahami	
4.05	14.90	198.70	发现尸体
4.04	11.20	209.90	
4.03	12.00	221.90	
4.02	20.45	242.35	
4.01	24.50	266.85	
3.31	22.50	289.35	
3.30	22.70	312.05	
3.29	15.35	327.40	
3.28	16.90	344.30	
3.27	13.55	357.85	
3.26	15.00	372.85	
3.25	11.60	384.45	
3.24	16.60	401.05	
3.23	12.05	413.10	
3.22	9.25	422.35	
3.21	9.05	431.40	
3.20	8.10	439.50	
3.19	4.65	444.15	
3.18	3.20	447.35	
3.17	8.00	455.35	
3.16	18.35	473.70	
3.15	15.75	489.45	蝇产卵
3.14	17.20	506.65	
3.13	5.65	512.30	
3.12	6.60	518.90	
3.11	8.00	526.90	
3.10	7.40	534.30	
3.09	7.30	541.60	
3.08	6.90	548.50	

表 64　巨尾阿丽蝇 Aldrichina grahami 的发育历期和积温

虫态	发育历期(d)	
	11.85℃	14.44℃
卵期	0.66	1.54
一至三龄幼虫期	13.96	14.00
蛹前期	3.58	2.00
蛹期	17.46	16.00
合计	35.66	33.54
积温(日度)	422.45	484.30

第二节　推测死亡原因

死亡原因的推测,一直是法医病理学的主要任务之一。在一般情况下,经法医对尸体进行宏观、微观以及其他辅助检查、现场勘验、物证检查等加以综合分析均可判定。但有时尸体被发现时,所有通常可以进行分析帮助确定死因的组织都消失殆尽,特别是当人们怀疑药物或毒物是致死原因时,就可以按照分析脾脏或其他组织的方法来分析从尸体上收集的死亡的成虫、活着的蛆虫和蛹或蛹壳。由于蛆虫取食含有药物或毒物的尸体组织,这些药物或毒物能在蛆虫及蛹壳内保存很长时间,尤其是蛹壳,即使多年过去,它们仍然处在犯罪现场,相对来说也不会被自然环境所改变。

最早利用蛆虫代替尸体组织的检测来进行案例研究的是 Beyer 等(1980),案例中的死者是一名 22 岁的女性,尸体是在一条小河的河床上被人发现的,尸体几乎变成骷髅,软组织全部消失,但尸体周围有大量的蛆虫,尸体旁发现一个 100 片装苯巴比妥空瓶。在尸体被发现前的 14 天,有人最后一次看到这名女子。法医收集尸体上的次生锥蝇(*Cochliomyia macellaria*)蛆虫代替尸体组织进行药物分析,用薄层色谱仪和气相色谱仪进行检测,尸体上的蛆虫体内含有极高的苯巴比妥。该女子的死因,就是苯巴比妥中毒死亡。

随后很多从事研究的人员对蛆虫与药物或毒物的关系进行了若干研究,也应用到很多的案例中。只要有蛆虫或蛹及蛹壳存在,药物或毒物分析就能进行,为药物或毒物分析提供了广阔的前景。

第三节　推测尸源区域

据 Nuorteva(1977)报道,在芬兰某城郊区发现一具高度腐败的女性尸体,该地汞污染较严重,但从尸体上采集的幼虫样本体内汞的含量很低,从而确定死者不是本地人。破案后证实,死者是来自芬兰汞污染相对较轻的另一个城市的学生。利用法医毒理学警方局限了需要调查的地理区域,从而为成功破获此案和鉴定受害人的身份增加了可能性。

第四节　推测尸体现场及致伤部位

蝇类的嗅觉特别灵敏,只要有尸体,不管尸体藏在何处,第一个发现尸体的就是尸食性蝇类。在气温适宜的情况下,人死亡数分钟后就有尸食性蝇类飞临尸体,它们飞临尸体的目的就是产卵繁衍后代。所以,一旦有尸体或有损伤出血的部位就会出现尸食性蝇类的聚集,发现有尸食性蝇类或蝇幼聚集的地方及部位,便有尸体或有创口。

早在我国五代后晋高祖时期(947~950),和凝(898~955,五代时文学家、法医学家)与他的儿子和蒙(951)合编了最早的一本带有法医学性质的《疑狱集》共 4 卷,其中记载"严遵疑哭"的案例:扬州刺史严遵路遇某妇人因丈夫被火烧死而哭泣,但发现哭声不悲伤,令人去查看,发现死者头部有苍蝇飞集,拨开头发,发现有铁钉子钉入头部,苍蝇停在头部出血部位,于是问罪该妇人。

2006 年 11 月 6 日上午,在贵州某市郊区,一位农民到桥边割草,突然发现有许多苍蝇聚集在一乱石堆上,他出于好奇探身上前查看,猛地被眼前景象惊呆了:一具腐烂的尸体埋在乱石堆下,只露出一只脚,阵阵恶臭扑面而来。该农民与路过的市民立即向警方报案,警方迅速赶赴现场勘查,确定是一起杀人抛尸案(彩图 46),30 小时后该案顺利告破。

第五节　其　他

一、为蒙冤者洗冤

据 Nuorteva（1977）报道：在 1950 年 9 月某日傍晚，在匈牙利某渡船上发现某邮递员尸体，该渡船驾驶员涉嫌谋杀而被拘留。驾驶员说他是傍晚 6 时来上班的，尸体是几小时后发现的。次日下午 4 时进行尸体解剖，当时发现有淡黄色蝇卵块和许多孵化出来的幼虫，有 1～2 mm 长，均记录在解剖报告中。在审判过程中，对此未加注意，判该渡船驾驶员终生监禁，该渡船驾驶员发誓他是清白无罪的。

8 年后，此案重新开庭，Mihalyi（米哈尼）博士指出：在匈牙利 9 月间下午 6 时无尸食性蝇类活动。他回忆若干试验后指出，在 26℃下，叉叶绿蝇 *Lucilia caesar* 淡黄色卵于产后 13 小时后孵化；丝光绿蝇 *Lucilia sericata* 是 10～11 小时后孵化；新陆原伏蝇 *Protophormia terraenovae* 是 14～16 小时后孵化。从这些数据看出，本案蝇卵若产在解剖这一天是不可能孵化出幼虫的，它们一定产在解剖前一天下午 6 时以前。Mihalyi（米哈尼）博士关于卵历期方面的数据经核实无误，以此为基础，加上其他证据，该渡船驾驶员被宣布无罪释放。

二、为澄清事实真相提供依据

案例一：1977 年，芬兰佩卡·诺尔泰瓦利用蝇类生活规律解决了一桩劳动纠纷案。说的是一位官员发现办公室门边的地毯下面有许多大蛆虫，他叫来清洁女工问多久清洗一次地毯，她说每日清洗，昨晚刚洗过，这位官员认为女工撒谎和失职而炒了她鱿鱼。调查发现，地毯下面的大蛆虫不是以地毯为食的蝇蛆，是从其他食物源转移到地毯下的准备化蛹的绿瓶藻丽蝇 *Phaenicia sericata* 幼虫。鉴于这一结果，政府办公室重新雇用了那名清洁女工。

案例二：几个患严重尿布疹、营养不良和没有得到应有照顾的孩子被送到医院急诊室，在体检中，医生在他们的肛门和生殖器附近发现蛆虫，将蛆虫送给法医昆虫学家检查，检查结果表明这些蛆虫已经生长了 4～5 天。因此，可以预测孩子们最后一次换尿布是在 4～5 天以前。在这个案例中，蝇蛆是孩子们在多长时间内得不到照料的唯一证据。

案例三：一位患中风的老人死在家里，死者与两个成人的儿女及孙辈生活在一起。她女儿称，自己大约在下午 1 时去看过，母亲当时还活着，但大约 5 时半再去看时母亲就死了。当医学检查的调查人员赶到时，尸体穿一条裙子，带一块尿布，坐在轮椅上。他们马上看出，尸体上都是尘土和粪便。当检查尿布时发现上面满是蛆虫，背部有一个坏死区域，坏死区域内有数不清的蛆虫。他们请求估算蛆虫发育到这个阶段所需的时间。蛆虫是长 9～10 mm 的三龄幼虫（将其培育为成虫，确认为绿瓶藻丽蝇 *Phaenicia sericata*），大多数幼虫都处于三龄中期，蛆虫发育到这个阶段所需的时间是 50 小时，这个时间与本案中其他证据吻合。这时她的儿女们在她死后才发现对她照顾不周。

案例四：1990 年 4 月，一名男子散步时在湖边树丛中发现一名 16 个月大的女婴，女婴脱水，身上有伤，还有许多蚊虫叮咬的痕迹。她穿粉色裤子，夹一块尿布，肛门和外阴周围都有蛆虫。蛆虫是处于一龄和二龄的丽蝇幼虫，二龄幼虫处于二龄早期，只有 5 mm，蛆虫发育到这个阶段所需的时间为 23 小时。调查得知，该女婴叫希瑟，是母亲将她抛在湖边树丛中的。希瑟经治疗恢复健康，后来被她的姨妈收养。

第二章

尸食性蝇类研究

尸食性蝇类研究在我国才刚起步不久,而系统研究的人数也并不多。我国地域辽阔,地理复杂,到目前为止有文献报道的分布在我国的蝇种仅有 105 种与尸体有关,这些资料来自于部分卫生防疫部门和昆虫研究部门对常见蝇类及生态学研究的报告。但在法医学中需要尸食性蝇类生活史的相关资料却很少,加之蝇类生活分布有区域性的特性,多数区域还没有系统的尸食性蝇类调查资料,这个问题就需要对没有尸食性蝇类调查资料的区域进行调查和各种尸食性蝇类生活史的观察,就需要众多的人员参与这项艰苦的调查研究工作,只有把每一个区域的每一种尸食性蝇生活史及其相关资料收集齐全了,在有蝇蛆孳生的尸体案件需要推测相关问题时方可自如应对。

对尸食性蝇类研究的内容和方向,有如下几个方面:一是区域性逐月或季度性的种类调查;二是逐种、逐月或季度性的生活史观察;三是对逐种卵龄、幼龄、蛹龄的逐月或季度性的研究;四是对蛹壳物质衰减规律的研究;五是对卵、幼虫、蛹及蛹壳分类的研究;六是对幼虫、蛹及蛹壳与药物或毒物关系的研究等。

第一节 尸食性蝇类的区域性调查

区域性调查是尸食性蝇类研究的基础,调查区域的大小由主持者来定,如课题组成员都在一个县,那调查题目就是某县尸食性蝇类调查;如课题组成员分散在全州或全市,那调查题目就是某州(市)尸食性蝇类调查;如课题组成员分散在全省(区、市),那调查题目就是某省(区、市)尸食性蝇类调查。其具体方法如下。

一、调查类型(选调查点)

调查类型,常根据本地区地形地貌,在东、西、南、北、中各方位来选择水平分布调查点或垂直分布调查点。

1. 水平分布调查

水平分布调查,主要指的是在城市或水陆交通线附近选点,这类调查少则每季度进行 1 次,多则每月进行 1 次。

2. 垂直分布调查

垂直分布调查,主要是对海拔落差较大的地区,按本地区内不同生态地理区选 2～3 个代表性的点,采集时记录不同海拔,海拔按每 500 m 归类整理。这类调查每季度进行 1 次。

二、采集尸食性蝇类样本方法

在上述选的点上放置动物尸体或动物组织(也称为孳生物),让自然环境中的尸食性蝇类在孳生物上产卵并孵化出幼虫。放置的动物尸体要有防护装置,防止大动物的破坏和雨水的冲刷。放置动物尸体的时间,如一个季度一次的话,就选该季度中间一个月的 10 日投放,20 日取回;如 1 月 1 次的话,投放时间也是每月的 10 日投放,20 日取回。将动物尸体及尸体上的卵和幼虫全部取回,放入专用的室外饲养场地饲养。

如果有案件中的尸体,而尸体及现场均有各种昆虫的卵、幼虫,均全部提取,送专用的室外饲养场地用动物组织继续饲养。如果是蛹,就直接放入羽化缸内(即饲养缸)。

三、饲养尸食性蝇类方法

将采回的蝇类卵和幼虫连同动物尸体放入饲养缸或饲养盆内,再将饲养缸放入一个比饲养缸大的盆内,事先在大盆内放入厚 5 cm 左右的一层细砂,给予成熟幼虫化蛹的环境。随时观察,如幼虫食物不足时要随时增加,如幼虫停止进食而爬离养饲缸的就是成熟的幼虫,成熟幼虫爬入砂内化蛹,待全部化蛹后将蛹砂分离,将蛹放入透明的养饲缸内,蛹上覆盖细砂,然后将喷塑纱网(纱窗材料)盖住养饲缸口,防止羽化出来的成虫飞走。待羽化出来的成虫体色正常后,用乙醚或三氯甲烷(氯仿)麻醉提取,然后放入毒罐中毒死(称为毒杀)。

毒罐是用广口瓶配上严密的软木塞或橡皮塞,既要密闭又要便于开启,在瓶底部放置适量的氰化钾或氰化钠,盖上一层锯木屑并压紧,然后再加上一层生石膏粉,滴上适量清水使石膏湿透并摊平,放置在安全处 10 小时后,在硬化的石膏面放一层吸水纸,加盖备用。

经过多年的实践发现,无论用乙醚或氯仿麻醉或毒罐杀死的蝇类,其肢体都发生痉挛,针插时无法将 3 对足摆到需要的位置。要想将 3 对足摆到需要的位置,用缺氧禁食致死的方法最好,但需要时间长一些。经毒杀而死的蝇类也有一个优点,就是雌性的尾器会因肢体痉挛而伸出,便于鉴定时观察。

四、鉴定尸食性蝇类样本的制作

鉴定样本的制作是尸食性蝇类研究的基本功,鉴定样本制作不当会影响鉴定效果。

1. 器具与试剂

常用的器具:体视显微镜(解剖镜)、标本盒、樟脑丸、昆虫针、标签纸、尖嘴镊子、剪刀、载玻片、培养皿、梯形木垫、尾器拉钩、解剖针、塑料泡沫板、脱水棉花、吸水纸、电炉等。

常用的试剂:乙酸、氢氧化钾、70%或 75%酒精、石炭酸、蒸馏水等。

2. 具体操作

将毒杀死亡或自然死亡的成虫大体分类,把选好的样本一一针插。针插是对未干硬的蝇样本插上昆虫针,根据蝇标本的大小,分别选用不同型号的昆虫针(有 00 号、0 号、1 号、2 号、3 号之分,00 号最细,3 号最粗),用昆虫针从蝇样本背部一侧的中部插入穿出腹面,然后插在塑料泡沫板上,放入标本盒内待鉴定(彩图 47)。

如雄性则要用尾器拉钩将尾器拉出,也可将尾器拉下放在棉层上待鉴定。拉尾器必须在体视显微镜(解剖镜)下操作。尾器拉钩是用不同型号的昆虫针制成的,将针尖折成 45°角的弧形,另一端插入固定杆里固定即可使用。大的蝇标本用大号尾器拉钩,小的蝇标本用小号尾器拉钩。拉尾器要极为细心,先用左手拇指和食指指腹捧住蝇腹,蝇腹朝上,持定在镜下,右手拇、食、中三指近于伸直持尾器拉钩柄前端,尾器拉钩尖端放在雄第 5 腹板侧叶端部处探入,勾破或勾住第 7、8 合腹节节间膜处,贴着这一节的体节内面将后腹面最末两节拉出,左右两侧轮流试拉,渐渐拉出至阳体外露,然后再勾住第 9 背板等处使阳体充分外露,使两个体节不致再缩回为止(图 182)。注意针尖切勿伸到有阳体的中部,阳体在鉴定上极为重要,不可损伤。尾器拉钩易锈,用后可蘸一点蜡液,用时拭净。

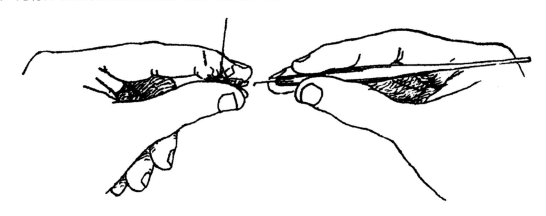

图 182　拉♂性尾器操作示意图(参考范滋德等,1992)

对干硬的标本不管是否针插,都是不能动、不能碰的,否则轻则落毛,重则落去头、足。这是保护标本的原则。要动时必须先回软。采回的标本当天插不了针而留待明天插的,为了勿使标本过干,或者已干硬的标本准备插针或者要拉尾器都要放在回软缸里先回软。回软缸一般用玻璃硫酸干燥器做成(彩图48)。先用肥皂水洗清,用自来水冲洗后再用蒸馏水洗净,然后在底部放筛过和高温炒过的细砂,用蒸馏水浸透,在液面上滴 10 余滴石炭酸液防腐。缸口涂少许甘油密封。为防缸盖滑掉,要做一铁钩扣住缸盖。回软缸对需要拉尾器的回软时间较长,难以等待时可用快速软化的方法。

快速软化的方法:将回软缸中已半软化的标本后腹段剪下,放在 10%氢氧化钾液中煮 10 分钟,煮时要掌握刚沸而不起大泡为好,煮时见液面渐干,可加水到原液面高度,并防尾节贴着在器壁上。过小的尾器可在 10%氢氧化钾液中浸一夜以上,以见较透明为度。然后取出水洗或者用 1%的乙酸中和后,移到用70%酒精浸透的少许棉花垫上,在体视显微镜(解剖镜)下解剖,拉♂尾器或♀产卵器,同时进行种属的鉴定。鉴定后的尾器可放入 70%酒精中保存。

五、尸食性蝇类种的鉴定

将针插的成虫——进行鉴定。鉴定出所采集的尸食性蝇类有多少科、多少属、多少种。鉴定方法有形态学的鉴定和分子进化遗传学的鉴定。

1. 形态学的鉴定

形态学的鉴定仍是目前昆虫分类最主要的手段。这是昆虫学研究者的基本功。形态学的鉴定工具是体视显微镜(或解剖镜)和相关工具书(如《中国蝇类》)。鉴定人必须具有昆虫学的解剖知识和绘画技术。

2.DNA 分析技术对尸食性蝇类的鉴定

DNA 分析技术对尸食性蝇类的鉴定,是一种新的方法技术对昆虫形态学以外的其他特征进行分析,是对昆虫形态学观察的一种补充与完善。

第二节　尸食性蝇类生活史观察

尸食性蝇类生活史观察，是在调查清楚本地区尸食性蝇类的种类及分布的基础上进行的，也是最艰苦的一项研究工作。根据种类及分布逐种进行不同季节不同海拔定时定点的饲养观察，观察什么时间产卵，什么时间孵化出幼虫，幼虫什么时间发育成熟，什么时间爬离孳生物，什么时间化蛹，什么时间羽化出成虫。这项研究所需时间是根据种类的多少而定，一般一次只能观察2～3种，一个季节1种不能少于3组。其具体方法和步骤如下。

一、备饲养尸食性蝇类不同虫态的器具和试剂

根据不同的蝇类虫态，备不同的饲养器具。

1. 器具

（1）成虫饲养笼

如饲养尸食性蝇类，选用超市里卖的圆柱形单层晒衣架（又称封闭式晾晒篮）即可。它是用尼龙纱网做成的圆桶状笼，展开的空间直径为40 cm×23 cm，一端缝有拉锁，便于放入和取出饲养蝇和饲养材料，便于清洗，一端有挂钩，便于悬挂，该晾晒篮是一个价廉物美的饲养笼。每一个饲养笼内备3个培养皿：一个盛水，一个盛饲料，一个盛产卵料。

如果没有晾晒篮，可自制类似的木框架笼或金属框架笼。

（2）幼虫饲养皿及蛹羽化皿

采用500 ml圆形或方形的广口杯或广口缸，选透明材料，便于观察和操作。

（3）喷塑纱网

喷塑纱网是用来做纱窗的材料，我们用它来盖幼虫饲养缸及蛹羽化缸口，将喷塑纱网剪成比缸口大一些的若干片备用。

（4）捆绑纱网用的带子

用来将喷塑纱网片固定在缸口上的材料，可反复使用，易于捆绑，易于拆出。可采用废掉的电缆线，一根电缆线内有若干根细金属丝，每一根细金属丝外均有绝缘塑胶。

（5）细沙

网球场地上的砂即可。用于成熟幼虫化蛹的环境，易于砂幼分离和砂蛹分离，也便于观察化蛹情况。

（6）金属漏勺

用于砂幼分离和蛹砂分离的工具。

2. 试剂

（1）乙醚或三氯甲烷（氯仿）

用于麻醉羽化缸内的成虫，以便于提取。

（2）毒罐

用于装盛毒杀提取的成虫。

二、尸食性蝇类种的采集方法

1. 采集工具

（1）玻璃大试管1个

管口直径为20～30 mm,管长15～20 cm,用于扣捕法。扣捕法对扣捕的蝇种无损伤,不易惊动其他取食的蝇类,这是常用的方法。

（2）昆虫捕网

昆虫捕网是捕抓昆虫的专用工具,网口直径为20 cm×20 cm。用它来捕抓昆虫,就称网捕法。网捕法又根据不同的用法分为扣捕和挥捕:扣捕是用捕网从上往下扣的方法;挥捕是用捕网从一个方向向另一个方向挥动的方法。

2. 尸食性蝇类种的采集

种的采集有两个来源:一是来源于预先饲养的种;二是用诱捕(包括扣捕和挥捕)的方法取得。诱捕就是用动物尸体或动物组织作诱饵(也称为孳生物或产卵料),将诱饵放置在一个托盘内,然后将托盘放在便于观察和捕抓的地方,当需要饲养的蝇种到达诱饵后,即可用扣捕或挥捕的方法捕抓。挥捕时使用专用的昆虫捕网,挥捕时动作较大,容易惊动未捕的蝇种,也易损伤被捕的蝇种,所以最好选用扣捕。扣捕动作小,因为扣捕工具的首选是玻璃大试管,因为玻璃试管透明,不易被蝇发现,看准哪只就扣哪只,很少惊动未捕的蝇种,也不会损伤被捕的蝇种。采集时要选健壮的蝇,数量以每一种在10对左右为宜。

三、尸食性蝇类饲养方法

饲养分为成虫饲养和卵、幼虫、蛹的饲养。详细记录产卵时间、卵孵化出幼虫的时间、幼虫爬离孳生物的时间、化蛹的时间、蛹羽化出成虫的时间等。

1. 成虫的饲养

将采集到的成虫种放入饲养笼内,在饲养笼上贴上饲养蝇种的名签,同时放入水、饲料及产卵料(适量的孳生物),2小时观察1次,如发现产卵有一定数量(100粒左右)后,连同产的卵和孳生物一起取出,再放入新的孳生物(产卵料)。

2. 卵、幼虫的饲养

将上述从成虫饲养笼中取出的卵和产卵料一起放入饲养缸内,用喷塑纱网盖上饲养缸口并用细金属丝捆绑固定,盖上纱网的目的是防止别的蝇种再进入产卵。当孵化出幼后,将饲养缸放入一个比饲养缸大的盆内,事先在大盆内放入5 cm厚的细砂,给予成熟幼虫化蛹的环境。随时观察,如食物不足时要随时增加,如幼虫停止进食而爬离养饲缸,则其就是成熟的幼虫。待其爬入砂内化蛹,随时观察化蛹情况,待全部化蛹后将蛹砂分离。

3. 蛹的饲养

将上述蛹放入饲养缸内,蛹上覆盖一层细砂,然后将喷塑纱网盖住饲养缸口并用细金属丝捆绑固定,防止羽化出来的成虫飞走。待羽化出来的成虫体色正常后用乙醚或氯仿麻醉提取,然后放入毒罐中毒死(称为毒杀)。

四、尸食性蝇类样本的制作与保存

如需要对上述各虫态进一步研究的话,必须提取样本保存。

成虫采取针插、加标签、放入标本盒、自然干化保存。为防标本昆虫的破坏,可在标本盒内放置樟脑丸或用小玻璃瓶(用过的青霉素瓶)装蘸有敌敌畏的棉球,标本盒放置在干燥通风处。

卵采用液浸保存。放入保存液之前,将卵放入沸水中几秒钟,然后取出放入保存液中保存。

幼虫采用液浸保存。将提取的幼虫放入沸水中几秒钟,见幼虫体自然伸直为宜,然后取出放入保存液中保存。用该法保存的幼虫不会变色。

蛹采用液浸保存。将提取的蛹放入沸水中几秒钟,然后取出放入保存液中保存。

简单而常用的保存液是 75% 乙醇 95 ml 加甘油 5 ml。

第三节　对尸食性蝇类各虫态的发育及形态学研究

尸食性蝇类各虫态的发育及形态学研究,即对卵、各龄期幼虫和蛹的发育以及蛹壳和成虫的形态学研究。其中对卵、幼虫、蛹及蛹壳的研究最有法医学意义。

一、对尸食性蝇类卵的研究

对尸食性蝇类卵的研究有两个意义:一是研究卵的形态学特征,可供分类研究参考;二是研究卵胚的发育过程,各发育阶段的形态与时间关系,可细化死亡时间的推测。

在较长一段时期内,对卵的记述是在光镜下观察到卵外观的一般形态。蝇卵的形态因蝇种的不同而出现各种形态,卵长也各不相同,多呈椭圆形或纺锤形或香蕉状等(范滋德,1957),体色一般为乳白色,也有的为灰色,也有的为褐色或黑褐色。

1984 年,研究人员用扫描电镜观察蝇卵,进一步详细记述蝇卵外表结构特征(张文忠,1984),以常见的丽蝇卵为例进行描述:卵的一端较圆钝(为卵的尾端)一端稍尖(为卵的前端),前端有卵孔,靠近卵孔端表面具菱形网状纹饰,卵孔圆形,卵孔周边突起形成卵孔领片;卵背面有两条突起伸展远离卵孔端形成"V"或"U"字形,位于"V"或"U"字形内的区域称中区,中区两边的突起称孵出线,孵出线在卵孔领片前方平缓分开,半包围卵孔领片,其水平面要高出卵孔领片水平面;中区内有气盾,呈筛状,筛孔较密,呈椭圆形。研究蝇卵外表结构特征有利于分类。

蝇卵在自然环境中,平均气温在(8.103 ± 0.191)℃和(9.373 ± 0.7331)℃的月份中,卵期发育时间长达 $116\sim184$ 小时(12 月份和次年 1 月份);平均气温在(25.07 ± 10.256)℃的月份,卵期发育时间最短仅要 14.54 小时(7 月份)。12 月份和次年 1 月份以巨尾阿丽蝇卵和宽丽蝇卵为例;7 月份以大头金蝇卵为例(陈禄仕,2010)。

卵期是指雌蝇产出卵至孵化出幼虫的时间段。当我们发现尸体上只是蝇卵时,这蝇卵产了多少时间呢?这就是我们要进一步研究的问题。目前尚未见到卵胚发育形态与时间的资料,这类资料可细化推测处于卵期的死亡时间。

二、对尸食性蝇类幼虫的研究

对尸食性蝇类幼虫的研究有两个意义:一是研究幼虫的形态学特征,可供分类学研究及种类鉴别之用;二是研究幼虫各龄期发育特征与时间关系,可细化死亡时间的推测。

从研究蝇类的角度,Зимин(1948)、范滋德(1957)、高景铭(1965)、孟宪钦(1966)、甘运兴(1980)、张孟余(1982)、张文忠等(1986)等对常见蝇类幼虫进行过分类学的研究,尸食性蝇类中有瘦突巨尾蝇 *Hypopygiopsis infumata*、瘦叶带绿蝇 *Hemipyrella ligurriens*、丝光绿蝇 *Lucilia sericata*、铜绿蝇 *Lucilia cuprina*、亮绿蝇 *Lucilia illustris*、叉叶绿蝇 *Lucilia caesar*、紫绿蝇 *Lucilia porphyrina*、崂山壶绿蝇 *Lucilia ampullacea laoshanensis*、巴浦绿蝇 *Lucilia papuensis*、宽丽蝇 *Calliphora nigribarbis*、反吐丽蝇 *Calliphora vomitoria*、巨尾阿丽蝇 *Aldrichina grahami*、叉丽蝇 *Triceratopyga calliphoroides*、红头丽蝇 *Calliphora vicina*、肥躯金蝇 *Chrysomya pinguis*、大头金蝇 *Chrysomya megacephala*、广额金蝇 *Chrysomya phaonis*、星岛金蝇 *Chrysomya chain*、乌足锡蝇 *Ceylonomyia nigripes*、绯颜裸金蝇 *Achoetandrus rufifacies*、粗足裸金蝇 *Achoetandrus villeneuvii*、新陆原伏蝇 *Protophormia terraenovae*、伏蝇 *Phormia regina*、红尾拉麻蝇 *Ravinia siriata*、巨耳亚麻蝇 *Parasarcophaga macroauriculata*、上海细麻蝇 *Pierretia ugamskii*、棕尾别麻蝇 *Boettcherisca peregrina*、黄须亚麻蝇 *Pnrasarcophaga misera*、白头亚麻蝇 *Parasarcophaga albiceps*、野亚麻蝇 *Parasarcophaga similis*、红尾粪麻蝇 *Bercaea cruentata*、黑尾黑麻蝇 *Helicophagella melanura*、肥须亚麻蝇 *Parasarcophaga crassipalpls*、灰斑白麻蝇 *Leucomyia cinerea*、急钩亚麻蝇 *Parasar cophaga portschinskyi*、蝗尸亚麻蝇 *Parasarcophaga jacobsoni*、结节亚麻蝇 *Parasarcophaga* tuberosa、酱亚麻蝇 *Parasarcophaga dux*、陈氏污蝇 *Wohlfahrtia cheni*、厩腐蝇 *Muscina stabulans*、狭额腐蝇 *Muscina angustifrons*、肖腐蝇 *Muscina assimilis*、斑蹠齿股蝇 *Hydrotaea chalcogaste*、厚环齿股蝇 *Hydrotaea spinigera*、银眉齿股蝇 *Hydrotaea leucostoma*、开普齿股蝇 *Hydrotaea capensis*、常齿股蝇 *Hydrotaea dentipes*、隐齿股蝇 *Hydrotaea occulta*、秋家蝇 *Musca autumnalis*、市蝇 *Musca sorbens*、家蝇 *Mhsca domestlca*、白纹厕蝇 *Fannia leucosticta*、瘤胫厕蝇 *Fannia scalaris*、夏厕蝇 *Fannia canicularis*、元厕蝇 *Fannia prisca* 等 55 种。

随着法医学对尸食性蝇类的关注,王江峰等(1999,2000,2002)对棕尾别麻蝇 *Boettcherisca peregrina*、丝光绿蝇 *Lucilia sericata* 和大头金蝇 *Chrysomya megacephala* 幼虫发育形态学及其在死亡时间推断中的应用进行研究,他们将幼虫期各生长阶段形态分为 7 个阶段,在不同的温度下各发育阶段都需要不同的时间;陈禄仕等(2010,2011)对宽丽蝇 *Calliphora nigribarbis*、巨尾阿丽蝇 *Aldrichina grahami*、丝光绿蝇 *Lucilia sericata*、铜绿蝇 *Lucilia cuprina*、紫绿蝇 *Lucilia porphyrina*、肥躯金蝇 *Chrysomya pinguis*、大头金蝇 *Chrysomya megacephala*、广额金蝇 *Chrysomya phaonis*、绯颜裸金蝇 *Achoetandrus rufifacies*、棕尾别麻蝇 *Boettcherisca peregrina*、肥须亚麻蝇 *Parasarcophaga crassipalpls* 等 11 种幼虫在不同月份中的体长与时间关系进行研究;马玉堃等(2001)用透射电镜观察巨尾阿丽蝇 *Aldrichina grahani* 幼虫表皮几丁质片层数变化,发现在不同温度下不同日龄幼虫表皮几丁质片层数有明显的变化。这些研究均为进一步细化死亡时间的推测提供了依据。

三、对尸食性蝇类蛹的研究

对尸食性蝇类蛹的研究有两个意义。一是研究蛹体表的形态学及体色变化特征,可供分类学研究及种类鉴别之用;二是研究蛹期蛹胚的发育特征与时间关系,可细化死亡时间的推测。

从研究蝇类的角度,薛瑞德(1985)对 38 种蝇蛹进行了分类学研究;王江峰等(1999,2000,2001,2002)分别对棕尾别麻蝇 *Boettcherisca peregrina*、巨尾阿丽蝇 *Aldrichina grahami*、丝光绿蝇 *Lucilia sericata*、大头金蝇 *Chrysomya megacephala* 蛹期发育形态进行研究,将蛹期发育形态分为 7～8 个阶段,在不同的温度下各发育阶段都需要不同的时间;王贺(2007)对铜绿蝇蛹期发育形态进行研究,将蛹期发育形态分为 9 个阶段,在不同的温度下各发育阶段都需要不同的时间。这些研究均为进一步细化死亡时间的推测提供了依据。

四、对尸食性蝇类蛹壳的研究

对尸食性蝇类蛹壳的研究有两个意义：一是研究蛹壳体表的形态学特征，可供分类学研究及种类鉴别之用；二是研究蛹壳成分降解规律，可为死亡时间的推测提供参考。

不少案件发现死者时，尸体仅剩下骨骼和干化的残留皮毛或蜡化的部分组织，现场留下大量蛹壳。这类案件在死亡时间的推测上，用法医学的常规方法来进行是非常困难的。朱光辉等(2007)对模拟室内尸食性蝇类蛹壳存在的情况下对3种温度下大头金蝇 Chrysomya megacephala 蛹壳表皮碳氢化合物风化规律进行了初步的研究，结果表明，蛹壳表皮碳氢化合物(碳链长度为21～35的直链烷烃、单甲基烷和二甲基烷)的组成随着风化时间的延长有着显著的规律性变化，在死亡时间的推断中有着很大的应用潜力。但也发现有影响蛹壳表皮碳氢化合物风化的诸多因素，其中主要有风化前蛹壳表皮碳氢化合物组成的因素和影响蛹壳表皮碳氢化合物风化过程的因素。影响蛹壳表皮碳氢化合物风化过程的因素主要包括理化因素和生物因素两大类(理化因素包括环境温度、湿度、光照、风速、降水等；生物因素主要为土壤微生物等)。由于影响因素较多，各因素之间又可能存在交互作用，因此还有待进一步深入研究，方能在死亡时间的推断中显示出它特有的潜力。陈禄仕等(2010)应用多年研究的成果，将现场(2009)提取的尸食性蝇蛹壳运用形态学的方法鉴定出蝇种，找到各蝇种的季节分布，成功推出该案死者的死亡时段，破案后证实这种推测方法推出该案死者的死亡时段是正确的。

第四节　对尸食性蝇类进行药物或毒物分析的研究

对尸食性蝇类进行药物或毒物分析的研究有三个意义。一是研究药物或毒物在尸食性蝇类各虫态体内组织中的代谢机理；二是为推测中毒死亡或排除中毒提供依据；三是为推测死者的生活区域提供指向。

对毒理学的研究，是从芬兰赫尔辛基大学 Nuorteva(1977)报道以后开始研究的。在芬兰某城郊区发现一具高度腐败的女性尸体，该地汞污染较严重，但从尸体上采集的幼虫样本体内汞的含量很低，从而确定死者不是本地人。破案后证实，死者来自芬兰汞污染相对较轻的另一个城市的学生。

Beyer 等(1980)报道了利用蛆虫替代尸体组织检测药物的案例，死者是一名22岁的女性，尸体是在一条小河的河床上被人发现的，尸体几乎变成骷髅，软组织全部消失，但尸体周围有大量的蛆虫，法医收集尸体上的次生锥蝇(Cochliomyia macellaria)蛆虫代替尸体组织进行药物分析，用薄层色谱仪和气相色谱仪进行检测，发现尸体上的蛆虫体内含有极高的苯巴比妥。

Nuorteva(1982)又进行了深入研究，他用已知汞浓度的鱼组织饲养丽蝇幼虫，结果发现它们对汞有明显的生物富集作用，并证实这种富集与汞的甲基化有关，用含有94％甲基化汞的组织饲养蝇幼，其体内检测到汞浓度高达常4.3倍；而用甲基化汞含量较低的组织饲养的蝇幼，体内仅检测到汞浓度1.5倍，随着幼虫的发育，在蛹期和羽化的成虫中均可检测到汞。

随后有不少法医昆虫毒理学的研究者进行了实验性研究，发现取食有药物或毒物组织的幼虫体内富集有相应的药物或毒物，由于幼虫的表皮和蛹壳能保存溶入它们内部结构的药物或毒物成分很长时间，即使过去多年，它们仍然可以作为犯罪调查的依据。在一些案件中，常用的标准药物或毒物分析标本已经缺失，即可用尸体上的幼虫、蛹或蛹壳作为药物或毒物分析标本，这是当前法医昆虫毒理学研究的主要内容。

第五节　对尸食性蝇类 DNA 分析技术的研究

DNA 分析技术对尸食性蝇类的研究，是从加拿大 Sperling 等（1994）研究报道开始的。这是一种对昆虫形态学以外的其他特征进行分析的新的方法技术，是对昆虫形态学观察的一种补充与完善。

目前全世界用 DNA 分析技术可鉴定的尸食性蝇类已达 69 种：即巨尾阿丽蝇 *Aldrichina grahami*，宽丽蝇 *Calliphora nigribarbis*，黑丽蝇 *Calliphora pattoni*，红头丽蝇 *Calliphora vicina*，反吐丽蝇 *Calliphora vomitoria*，叉丽蝇 *Triceratopyga calliphoroides*，尸蓝蝇 *Cynomya mortuorum*，丝光绿蝇 *Lucilia sericata*，铜绿蝇 *Lucilia cuprina*，亮绿蝇 *Lucilia illustris*，叉叶绿蝇 *Lucilia caesar*，壶绿蝇 *Lucilia ampullacea*，紫绿蝇 *Lucilia porphyrina*，巴浦绿蝇 *Lucilia papuensis*，南岭绿蝇 *Lucilia bazini*，太原绿蝇 *Lucilia（Phaenicia）taiyanensis*，海南绿蝇 *Lucilia hainanensis*，瘦叶带绿蝇 *Hemipyrellia ligurriens*，瘦突巨尾蝇 *Hypopygiopsis infumata*，绯颜裸金蝇 *Achoetandrus rfifacies*，粗足裸金蝇 *Achoetandrus villeneuvii*，大头金蝇 *Chrysomya megacephala*，肥躯金蝇 *Chrysomya pinguis*，泰金蝇 *Chrysomya thanomthini*，广额金蝇 *Chrysomya phaonis*，伏蝇 *Phormia regina*，新陆原伏蝇 *Protophormia terraenovae*，棕尾别麻蝇 *Boettcherisca peregrine*，台湾别麻蝇 *Boettcherisca formosensis*，白头亚麻蝇 *Parasarcophaga albiceps*，野亚麻蝇 *Parasarcophaga similis*，肥须亚麻蝇 *Parasarcophaga crassipalpis*，黄须亚麻蝇 *Parasarcophaga misera*，褐须亚麻蝇 *Parasarcophaga sericea*，急钩亚麻蝇 *Parasarcophaga portschinskyi*，埃及亚麻蝇 *Parasarcophaga aegyptica*，银口亚麻蝇 *Parasarcophaga argyrostoma*，酱亚麻蝇 *Parasarcophaga dux*，绯角亚麻蝇 *Parasarcophaga ruficornis*，蝗尸亚麻蝇 *Parasarcophaga jacobsoni*，红尾粪麻蝇 *Bercaea cruentata*，盘突缅麻蝇 *Lioproctia pattoni*，黑尾黑麻蝇 *Helicophagella melanura*，舞毒蛾克麻蝇 *Kramerea schuetzei*，常麻蝇 *Sarcophaga carnaria*，透明海麻蝇 *Alisarcophaga gressitti*，曲突钩麻蝇 *Harpagophalla kempi*，本州沼野蝇 *Goniophyto honshuensis*，厩腐蝇 *Muscina stabulans*，家蝇 *Musca domestica*，秋家蝇 *Musca autumnalis*，亚洲家蝇 *Musca asiatica*，黄腹家蝇 *Musca ventrosa*，中亚家蝇 *Musca vitripennis*，肖腐蝇 *Muscina levida*，拟常齿股蝇 *Hydrotaea similis*，厚环齿股蝇 *Hydrotaea spinigera*，开普齿股蝇 *Hydrotaea capensis*，斑蹠齿股蝇 *Hydrotaea chalcogastr*，银眉齿股蝇 *Hydrotaea ignava*，常齿股蝇 *Hydrotaea dentipes*，东方溜蝇 *Lispe orientalis*，蓝翠蝇 *Neomyia timorensis*，裸芒综蝇 *Synthesiomyia nudiseta*，夏厕蝇 *Fannia canicularis*，毛踝厕蝇 *Fannia manicata*，蛆症异蚤蝇 *Megaselia scalaris*，黑腹果蝇 *Drosophila melanogaster*，南亚寡鬃实蝇 *Dacus tau*。

其中我国仅有 20 种：即巨尾阿丽蝇 *Aldrichina grahami*，红头丽蝇 *Calliphora vicina*，丝光绿蝇 *Lucilia sericata*，铜绿蝇 *Lucilia cuprina*，亮绿蝇 *Lucilia illustris*，叉叶绿蝇 *Lucilia caesar*，紫绿蝇 *Lucilia porphyrina*，瘦叶带绿蝇 *Hemipyrellia ligurriens*，绯颜裸金蝇 *Achoetandrus rfifacies*，大头金蝇 *Chrysomya megacephala*，肥躯金蝇 *Chrysomya pinguis*，广额金蝇 *Chrysomya phaonis*，棕尾别麻蝇 *Boettcherisca peregrine*，肥须亚麻蝇 *Parasarcophaga crassipalpis*，急钩亚麻蝇 *Parasarcophaga portschinskyi*，黑尾黑麻蝇 *Helicophagella melanura*，家蝇 *Musca domestica*，厚环齿股蝇 *Hydrotaea spinigera*，开普齿股蝇 *Hydrotaea capensis*，斑跖齿股蝇 *Hydrotaea chalcogastr*。

第三章

尸食性蝇类在现场信息的提取

只要有尸体的地方,尸食性蝇类都会迅速赶往尸体所在处。它们到尸体上的目的是在尸体上繁衍后代,即产卵,卵孵化出幼虫,幼虫以尸体为食,从一龄发育至三龄幼虫,随后发育成熟,停止取食而爬离尸体,进入尸体周围土壤或其他物体下化蛹,最后羽化出成虫而留下蛹壳在尸体现场。尸食性蝇类的这一生活史过程,均会在尸体上或现场留下它们发育各阶段的信息,只要我们紧紧抓住它们留在尸体上或现场的各阶段的信息并正确地发现它们,然后加以提取和保存,就能发挥出它们在尸体上或现场留下来的信息在犯罪调查中的作用。它们能帮你找到杀人现场、抛尸现场和杀人凶器,它们能帮你推测死亡时间和死亡原因,它们能为你解决某些纠纷案件提供依据。就是利用它们嗜尸的习性,利用蝇卵孵化历期,利用蛆虫发育规律,利用吸食中毒死亡者呕吐物死亡的成虫或取食中毒死亡者组织的蛆虫,因为药物或毒物留在它们体内的组织中,通过提取尸体上死亡的成虫、幼虫、蛹或蛹壳代替尸体软组织进行药物或毒物分析,分析出是何种药物、毒品或毒物以及浓度高低等,利用蝇发育历期及所需积温等信息为犯罪调查服务。我们在提取尸食性蝇类信息时,要同时收集记录尸体现场的相关信息,如尸体现场处在室内或室外,海拔,气温,相对湿度,是森林或草原、荒地或农田、水上或岸边,如在洞穴里则要记录深度,等。

第一节　尸食性蝇类在尸体上的信息提取

尸食性蝇类在尸体(包括尸块)上遗留的信息一般是只有卵,或者是有卵也有幼虫,或者全是幼虫,或者只有少数幼虫,或者无幼虫,或者只有蛹,或者有蛹也有蛹壳,或者全是蛹壳。我们常根据出勘现场时所发现遗留信息状况来决定提取的方法。

一、卵的提取与保存

蝇卵常在口腔、鼻腔、口角、眼角、胡子及头发间、阴部或有创伤的部位被发现(彩图49、彩图50)。提取前先照相(包括细目照)固定,记录所在部位。

提取的具体方法:如果卵少,可全部提取;如果是成堆的卵,要提取卵堆最底层的,因为最底层的是最先产的;如果卵是在毛发中的,用剪刀从毛发根部剪断,剪去多余的毛发,用平口镊轻轻夹取卵块(不少于100粒)放入70%～75%酒精中保存,也可保存部分活卵,及时送检。

提取卵有两个作用:一是根据卵胚发育阶段确定产卵时间,从而推测死亡时间;二是根据卵的形态特征确定蝇种。

二、幼虫的提取与保存

蝇幼虫常在产卵部位首先发现,从一龄幼虫发育到三龄幼虫,从出幼的部位逐渐向周围扩展,从体表向体腔深入扩展(彩图51、彩图52)。常根据发现时的情况而提取。提取前先照相(包括细目照)固定,记录所在部位。

提取的具体方法:如发现成堆蝇卵,应将卵堆翻开看底部是否有幼虫,如果无幼虫,按卵的提取方法提取与保存;如果发现有幼虫且很细小,就用平口镊轻轻夹取不少于50条的幼虫放入70%~75%酒精中保存;如果尸体上有成堆的大大小小的幼虫,就用大号镊子夹取最大的幼虫(因为最大的就是最先孵出的幼虫,或者是最先产出的幼虫),不少于50条,放入沸水中几秒钟见幼虫体伸直为宜,然后移出放入70%~75%酒精中保存。如果没有入沸水,也可直接放入70%~75%酒精中杀死并保存,也可保存不少于50条活幼虫;在装活幼虫的盆内必须放入足量的肉,并保持通气,随后及时送检。

提取幼虫有3个作用:一是根据幼虫发育阶段的形态特征确定幼虫发育到此阶段的时间,从而推测死亡时间,也可根据幼虫体长推测死亡时间;二是根据幼虫的形态特征确定蝇种;三是可以利用幼虫代替软组织进行药物或毒物分析,从而确定是否中毒死亡。

三、蛹的提取与保存

大部分成熟幼虫均要爬离尸体,另找化蛹地点,但少部分就在尸体及尸体衣服上化蛹(彩图53、彩图54)。提取前先照相(包括细目照)固定,记录所在部位。

提取的具体方法:如果在尸体头发间、皮肤褶皱处、体腔中、残余的干化组织间、衣物褶皱处发现,可直接用大号镊子夹取,尽量提取蛹体色素最深的(蛹体色素最深的是最先化蛹的),提取不少于50个,放入沸水中10秒钟左右,然后移出放入70%~75%酒精中保存。如果没有入沸水,也可直接放入70%~75%酒精中杀死并保存。也可保存不少于50个活蛹,及时送检。

提取蛹有3个作用:一是根据蛹体发育阶段的形态特征确定蛹体发育到此阶段的时间,从而推测死亡时间;二是根据蛹体外表的形态特征确定蝇种;三是利用蛹体代替软组织进行药物或毒物分析,从而确定是否中毒死。

四、蛹壳的提取与保存

提取前先照相(包括细目照)固定,记录所在部位。

提取的具体方法:当发现尸体上有蛹和蛹壳共存的情况,应提取蛹壳(蛹壳是最早蝇种到达尸体的证明)。用镊子轻轻夹取,提取不少于50个,放入标本瓶内自然干燥保存,也可放入70%~75%酒精中保存。及时送检。

提取蛹壳有3个作用:一是根据蛹壳外表的形态特征确定蝇种;二是根据蛹壳碳氢化合物的变化推测死亡时间;三是利用蛹壳代替软组织进行药物或毒物分析,从而确定是否中毒死亡。

第二节　尸食性蝇类在尸体以外的信息提取

尸食性蝇类在尸体以外的信息,只有停止取食而爬离尸体的幼虫,或者已经化蛹,或者已经羽化出蝇的蛹壳。常在尸体周围的物体下(如在室外的树叶下、砖石下、杂草丛中、垃圾物中或土壤中,或在室内的床上用品中、床下地面、墙角处、地板缝、墙缝或杂物下)发现,我们常根据出勘现场时所发现的遗留信息状况来决定提取的方法。

一、爬离尸体的幼虫提取与保存

尸食性蝇类幼虫在尸体上取食并发育成熟后,即停止取食,大多数蝇幼均会成群结队地爬离尸体寻找化蛹地点(彩图55)。从爬离尸体到找到适合化蛹的地点和虫体开始缩短固定进入蛹期,一般需要

0.71~18.97 天,这段时间称为蛹前期。蛹前期的长短与季节有关,最短的时间在 7 月份,最长的时间在 12 月份。它们爬离尸体的距离一般在 1~6 m。

提取前先照相(包括细目照)固定,记录所在位置。

提取和保存的方法:同尸体上的幼虫提取与保存一样。

提取幼虫的作用:同尸体上的幼虫作用一样。

二、尸体以外蛹的提取与保存

爬离尸体的幼虫,找到适当的位置就开始化蛹,如在可移动物体下,只要移动物体就可发现蛹(彩图 56)。其提取与保存同尸体上蛹的提取与保存一样。提取前同样要照相(包括细目照)固定,记录所在位置。

如在室外或野外的土壤中的蛹,要用铲或锄头翻开泥土才能发现。其提取与保存同尸体上蛹的提取与保存一样。提取前同样要照相(包括细目照)固定,记录所在位置。提取蛹的作用也同尸体上的蛹作用一样。

三、尸体以外蛹壳的提取与保存

尸体以外蛹壳的提取、保存方法和作用,同尸体上蛹的提取、保存方法和作用基本一样。不同点就是提取蛹壳的量,尽量将发现的蛹壳全部提取。当发现尸体已全部白骨化或残留组织早已干化时,在推测这类尸体死亡时间时,可以用尸食性蝇类有季节性分布的特性来推测死亡在哪一个季节或哪一时段内。只要把所有蛹壳都确定了蝇种,死亡时间即可推出。

第三节　棺内尸食性蝇类信息的提取

入棺被埋葬的尸体,常因死因问题而开棺。当尸体软组织已分解消失的情况下,尤其疑因中毒而死亡者,棺内尸食性蝇类信息尤为重要(彩图 57)。

提取、保存方法和作用,同尸体上的尸食性蝇类一样。

第四节　洞穴内尸食性蝇类信息的提取

洞穴内发现已全部白骨化的尸体(彩图 58),在推测死亡时间及推测死因的问题上,现场蛹壳可以提供帮助。

提取、保存方法和作用,同尸体上的尸食性蝇类一样。不同点就是提取蛹壳的量,尽量将发现的蛹壳全部提取。蛹壳也可自然晾干后干燥保存。在推测这类尸体死亡时间时,可以用尸食性蝇类有季节性分布的特性来推测死亡在哪一个季节或哪一时段内。只要把所有蛹壳都确定了蝇种,死亡时间即可推出。

第四章

特种技术在尸食性蝇类研究中的应用

第一节　显微摄像和数码相机的应用

在计算机技术迅速发展的今天,它改变了人类生活的各个方面。计算机在昆虫分类工作中也体现出诸多的优越性:一是用显微摄像和数码相机获取物种特征图像,将物种特征真实呈现在读者面前,生动直观,配上简单文字说明,就可达到事半功倍的效果,无需复杂的描述。种间各种形态在接近真实的情况下比较,可以极大地减少错误的鉴定。二是对一些外生殖器结构复杂的特征,可以通过立体多方位拍摄获得的视频信息进行物种间的差异比较,从而避免仅凭单一平面特征图进行鉴定造成的误定。

第二节　数学形态学的应用

数学形态学(mathematical morphology)是一门新兴的图像处理与分析学科,是一门建立在集合论基础上的学科,涉及几何学、拓扑学、概率论、图论等学科。数学形态学用集合描述二值图像或灰度图像中显示出的不同几何形态,并说明目标的结构特征。随着计算机技术的迅速发展和广泛应用,计算机视觉技术已在医学等行业广泛应用。赵汗青等(2002,2003)将计算机视觉技术引入对半翅目、鳞翅目、鞘翅目等 8 目 25 科 40 种昆虫进行图像研究及自动识别的研究,自动识别的准确率达 97.5%。因此,数学形态学在尸食性蝇类研究中有推广应用的前景。

第三节　互联网的应用

在互联网(internet)迅速发展的今天,它不仅改变了人们的生活方式,也在昆虫分类工作中体现出诸多的优越性:一是在昆虫分类中常常会碰到一些种类的分类地位很难确定,或者有些种类极为相似,难以判定,此时就可以通过互联网请求同行共同鉴定;二是可以通过互联网查阅任何加入互联网的世界著名的自然博物馆、高等院校及科研机构,甚至个人馆收藏的模式标本,实现模式标本的远距离核对,将提高昆虫分类的准确度,从而减少误定;三是可以通过互联网与同行探讨遇到的问题。

第四节　DNA 分析技术的应用

自从 1985 年英国莱斯特大学遗传学家杰费里斯(Jeffrys)建立了 DNA 指纹图并鉴定了英国一宗移

民纠纷案以后,不断被相关学科所应用。DNA分析技术对尸食性蝇类的研究,是从1994年加拿大 Sperling 等研究报道开始的,是一种新的方法技术对昆虫形态学以外的其他特征进行分析,是对昆虫形态学观察的一种补充与完善。目前采用 DNA 分析技术对尸食性蝇类的鉴定方法有以下7种:①限制性片段长度多态性(restriction fragment length polymorphism,RFLP);②随机扩增多态性 DNA(random amplified polymorphic DNA,RAPD);③微卫星 DNA 标记技术(simple sequence repeats,SSR);④简单重复序列多态性(Inter-simple sequence repeat,ISSR);⑤序列特异扩增区域(sequence characterized amplified region,SCAR);⑥单链构象多态性(single-strand conformation polymorphism,SSCP);⑦DNA 序列分析。

第五节　蝇蛆活体测量技术

蝇蛆体长是判断死后间隔时间最常用的指标,通常是将测体长幼虫致死后用游标卡尺测量,幼虫多的情况可采用本法。当需测幼虫少的时候,处死测量无法实现对同一蝇蛆发育历期的连续观察,无法最大程度地接近实际情况,并且还可造成同一批次的虫源逐渐减少,导致最后无材可取的问题。为了准确测量幼虫的体长,冯典兴和刘广纯(2012)将 Olympus 三维重构图像处理系统技术应用到蝇幼虫活体测量,避免了处死蝇蛆的扭动而无法实现精确测量及耗时缺点。用此技术测量所得数据比传统测量数据准确,且方法简便易行。

所需仪器:Olympus 三维重构图像处理系统;BX41 实体显微镜;DP71 显微数码摄相机。

具体步骤:将幼虫放入培养皿中,置于实体显微镜下,通过 DPController 软件控制 Olympus DP71 显微数码摄相机录制 30 s 的视频,通过拖拽视频放映进度,搜索幼虫充分伸展的体长图像,然后输出为 GIF 格式图片,利用 Image-Pro Pius6.0 软件的测量工具测量幼虫体长。

模型的建立:幼虫体长变化的数学模拟用 SPSS18.0 统计软件统计处理。

所以获得的结果比肉眼测量的结果更精确,数据更接近幼虫实际体长,且本方法可获得大量的视频和图片,这为幼虫种类的鉴定奠定了基础。在法医实践中,由于现在的数码相机都具有拍摄高清视频的功能,开展活体测量是很方便的,法医人员只要在命案现场收集样本,并附一参照物(如格尺、火柴棍、小树枝等),拍摄视频,然后输出图片,再测量体长,利用已建立的数学模型即可推断死后间隔时间,收集的样本还可以带回实验室饲养观察,不必对部分样本作处死测量的处理。可见,本方法简便易行,有推广使用的价值。

第四篇　彩图、索引及参考文献

第一章

尸食性蝇类彩图

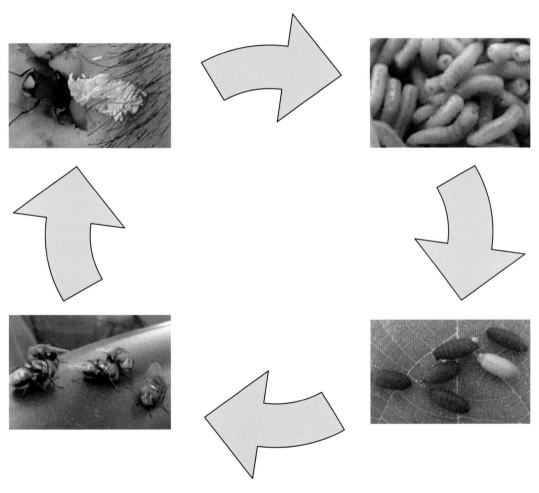

彩图 1　蝇类生活史过程(正文见 021 页)

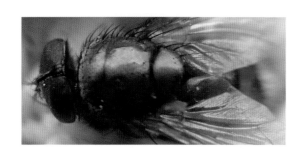

♂背面观

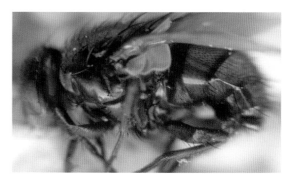

♂侧面观

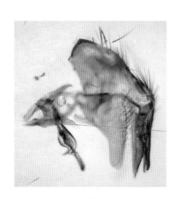

♂尾器侧面观

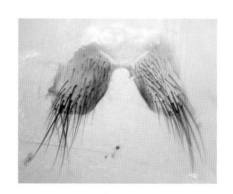

♂第5腹板

彩图2　瘦叶带绿蝇 *Hemipyrellia ligurriens* 成虫特征(正文见 063 页)

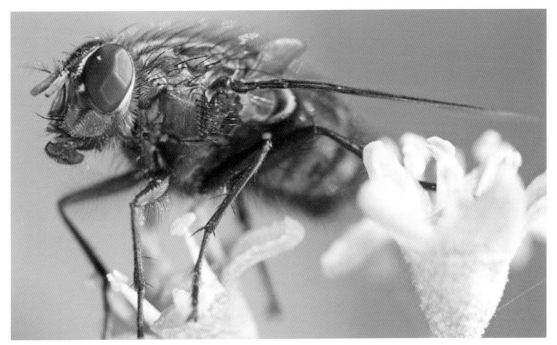

成虫前侧面观

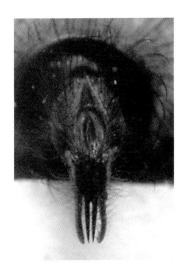 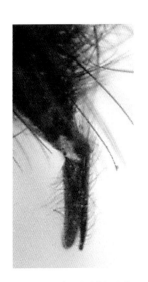 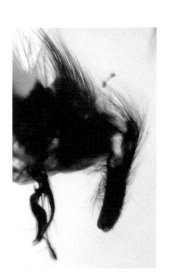

♂尾叶和侧尾叶后面观　　　　♂尾叶和侧尾叶侧面观　　　　♂尾器侧面观(软化标本)

彩图 3　红头丽蝇 *Calliphora vicina* 成虫特征(正文见 051 页)

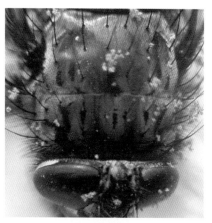 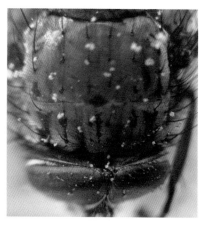

♀中胸前盾片特征　　　　　　　　　　♂中胸前盾片特征

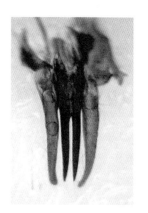 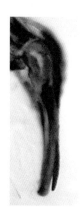

♂后面观尾叶及侧尾叶　　　　　　　　♂侧面观尾叶及侧尾叶

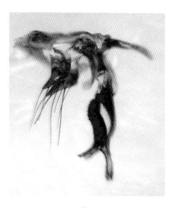 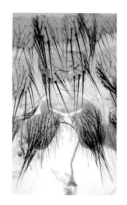

♂阳体　　　　　　　　　　　　　　♂第5腹板

彩图 4　反吐丽蝇 *Calliphora vomitoria* 成虫特征(正文见 055 页)

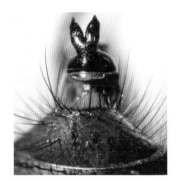

♂第7、8合腹节背面观叉状尾节

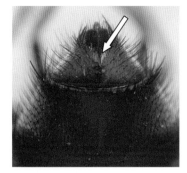

箭头指处是♀第5背板正中纵缝

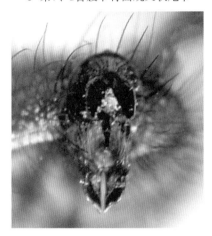

♂尾端后面观

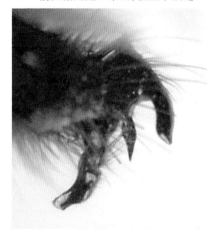

♂尾端侧面观

彩图5 叉丽蝇 *Triceratopyga calliphoroides* 特征(正文见 057 页)

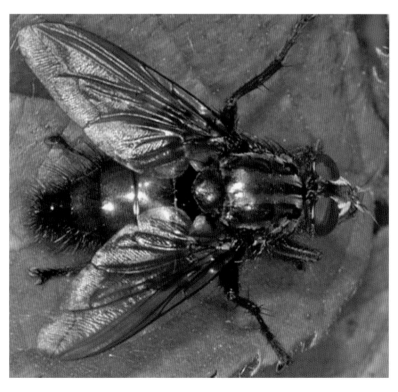

彩图6 尸蓝蝇 *Cynomya mortuorum* 成虫背面观(正文见 059 页)

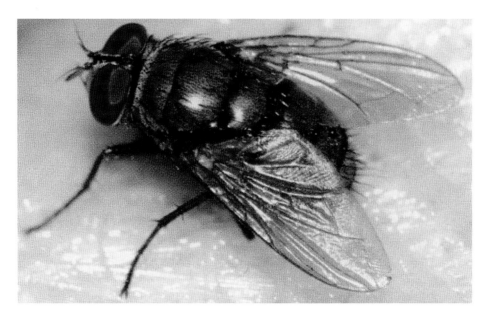

彩图 7　丝光绿蝇 *Lucilia sericata* 成虫侧背面观(正文见 067 页)

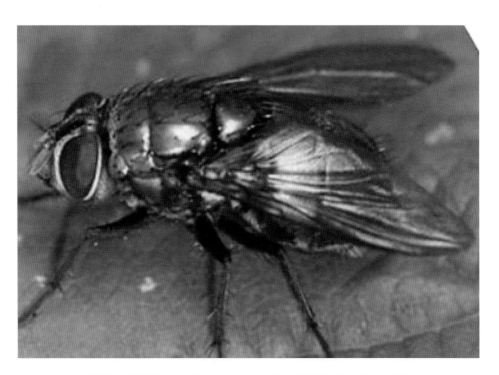

彩图 8　壶绿蝇 *Lucilia ampullacea* 成虫侧面观(正文见 082 页)

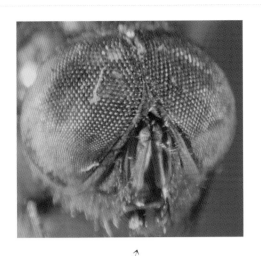
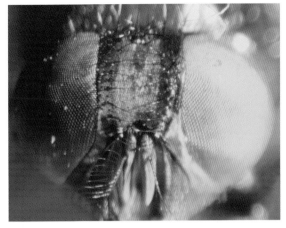

♂　　　　　　　　　　　　　　　　　　♀

彩图 9　星岛金蝇 *Chrysomya chain* 成虫头部前面特征(正文见 105 页)

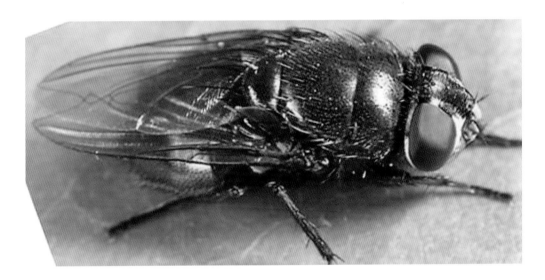

彩图 10　伏蝇 *Phormia regina* 成虫侧背面观(正文见 107 页)

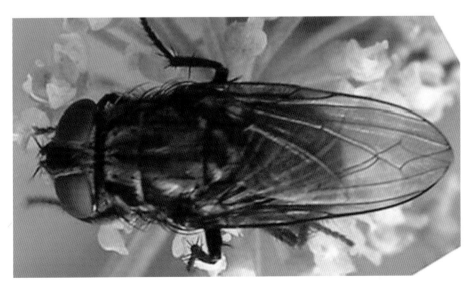

彩图 11　新陆原伏蝇 *Protophormia terraenovae* 成虫背面观(正文见 111 页)

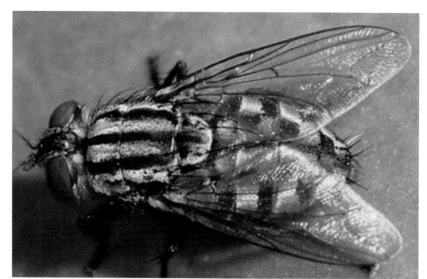

成虫整体背面观

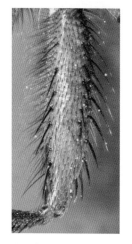

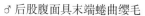

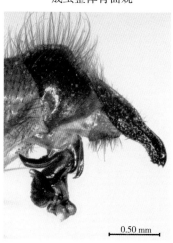

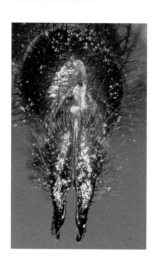

♂后股腹面具末端蜷曲缨毛　　　♂尾器侧面观　　　♂尾叶后面观

彩图 12　棕尾别麻蝇 *Boettcherisca peregrine* 成虫各部特征(正文见 118 页)

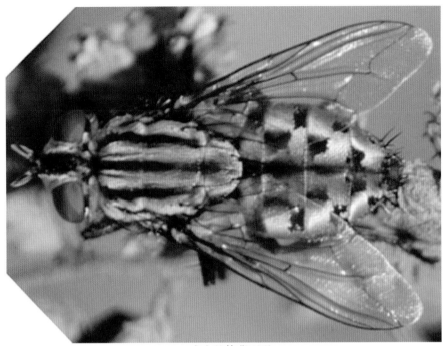

成虫整体背面观

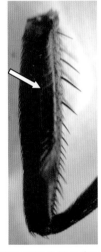

箭头所指处是♀中股器

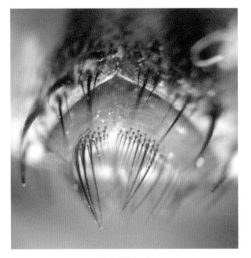

♀尾端红色

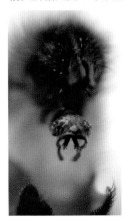

♂侧阳体端部腹面观

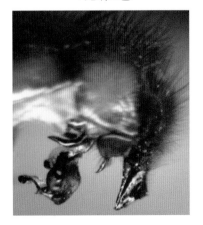

♂尾器侧面观

彩图 13 肥须亚麻蝇 *Parasarcophaga crassipalpis* 成虫各部特征(正文见 126 页)

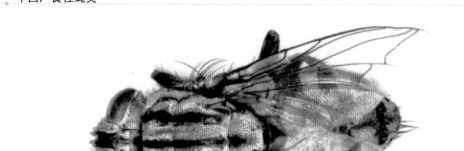

♀成虫整体背面观

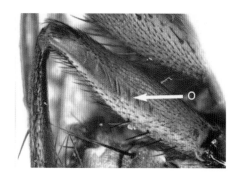

箭头所指处是♀中股器

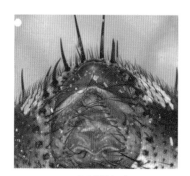

♀尾器红色

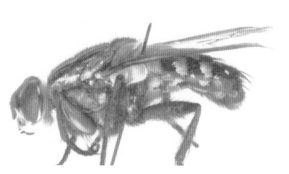

♂成虫侧面观

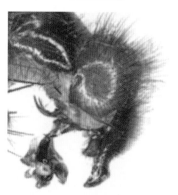

♂尾器侧面观

彩图 14　银口亚麻蝇 *Parasarcophaga argyrostoma* 成虫各部特征(正文见 129 页,130 页)

幼虫全观

幼虫前气门指突

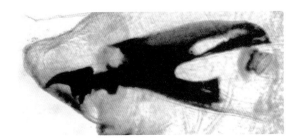

口咽骨

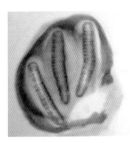

后气门

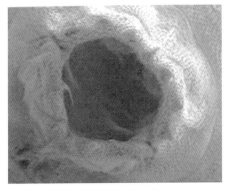

蛹尾端后气门窝

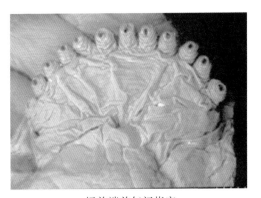

蛹前端前气门指突

彩图 15 银口亚麻蝇 *Parasarcophaga argyrostoma* 幼虫、蛹各部特征(扫描电镜图片,正文见 131 页)

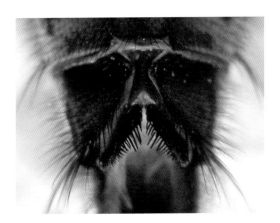

♂第5腹板腹面观

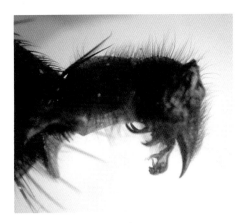

♂尾器侧面观

彩图 16 野亚麻蝇 *Parasarcophaga similis* 成虫特征(正文见 139 页)

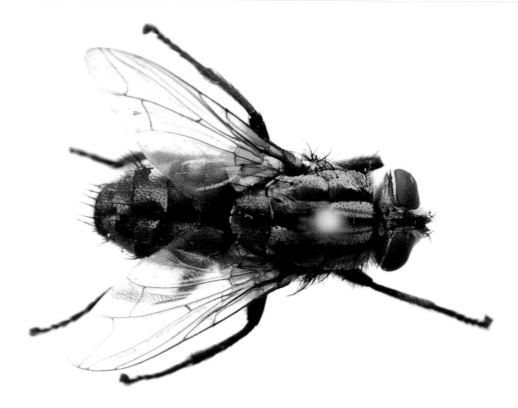

彩图 17　舞毒蛾克麻蝇 *Kramerea schuetzei* 成虫背面观(正文见 152 页)

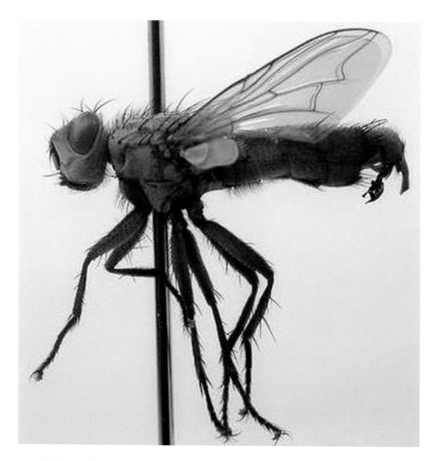

彩图 18　灰斑白麻蝇 *Leucomyia cinerea* 成虫侧背面观(正文见 153 页)

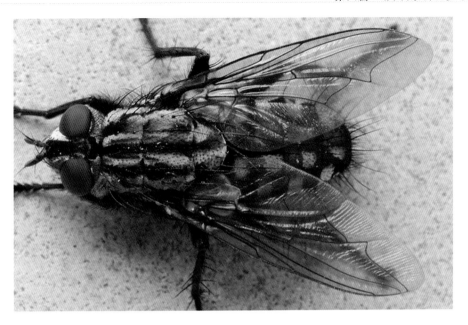

彩图 19　常麻蝇 *Sarcophaga carnaria* 成虫背面观(正文见 154 页)

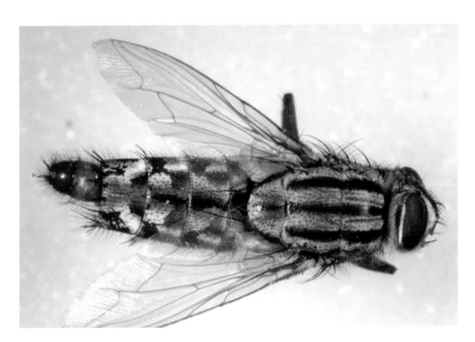

彩图 20　拟东方辛麻蝇 *Seniorwhitea reciproca* 背面观(正文见 156 页)

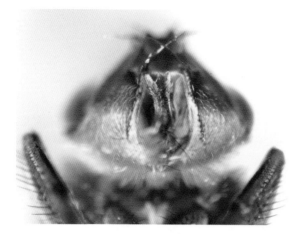

腹面观下腭须

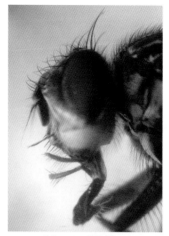

侧面观下腭须

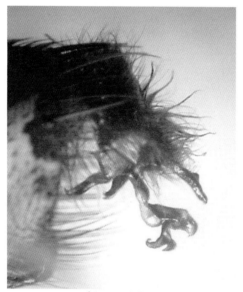

侧面观尾器

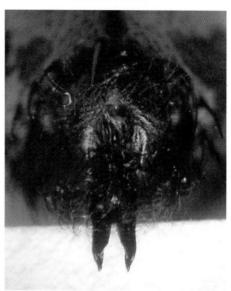

后面观尾叶

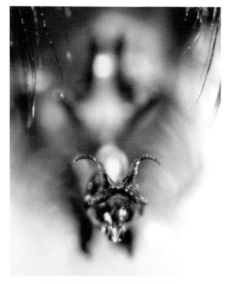

腹面观膜状突上都呈羊角状

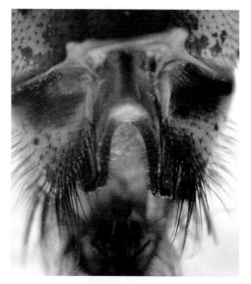

腹面观第5腹板

彩图 21　♂ 黄须亚麻蝇 *Parasarcophaga misera* 成虫特征（正文见 134 页）

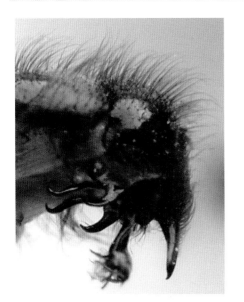

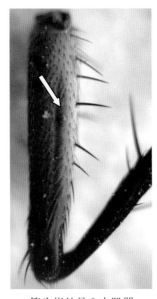

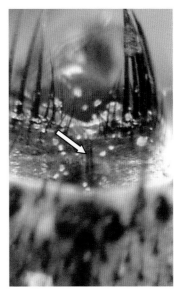

♂尾器特征侧面观 　　　　箭头指处是♀中股器 　　　　箭头指处是♀第6背板正中窄缝

彩图 22　急钩亚麻蝇 *Parasarcophaga portschinskyi* 成虫特征(正文见 135 页)

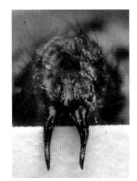

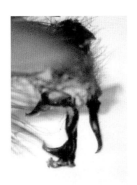

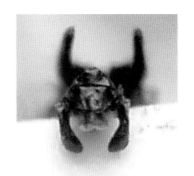

♂尾叶后面观 　　　　　♂尾器侧面观 　　　　　♂侧阳体端部腹面观

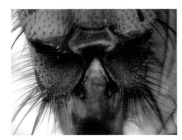

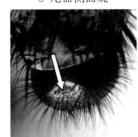

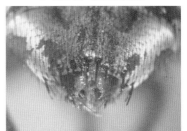

♂第5腹板腹面观 　　箭头指处是♂第9背板背面正中微凹 　　　♀第6背扳

彩图 23　红尾粪麻蝇 *Bercaea cruentata* 成虫特征(正文见 146 页)

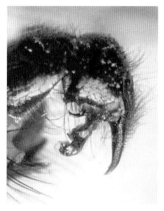
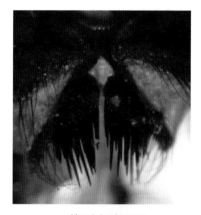
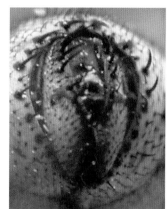

♂尾器侧面观　　　　　　♂第5腹板腹面观　　　　　　♀第6背扳后面观

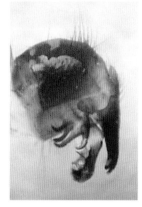
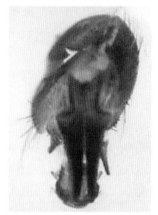
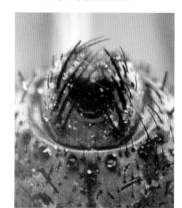

♂尾器侧面观(软化标本)　　♂尾叶后面观(软化标本)　　♀第6背扳背面观

彩图 24　黑尾黑麻蝇 *Helicophagella melanura* ♀成虫尾端后面观(正文见 149 页)

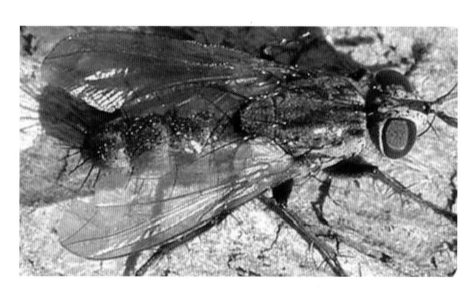

彩图 25　本州沼野蝇 *Goniophyto honshuensis* 成虫后侧背面观(正文见 165 页)

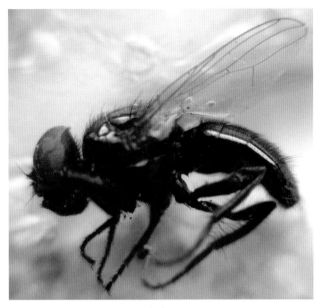

♂ 成虫侧面观

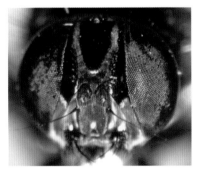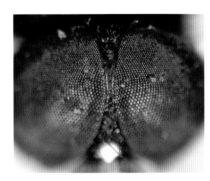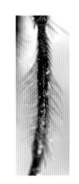

♀ 头部前面观　　　　　　　　♂ 头部前面观　　　　　♂ 后胫前后腹面长毛列

彩图 26　开普齿股蝇 *Hydrotaea capensis* 成虫特征(正文见 172 页)

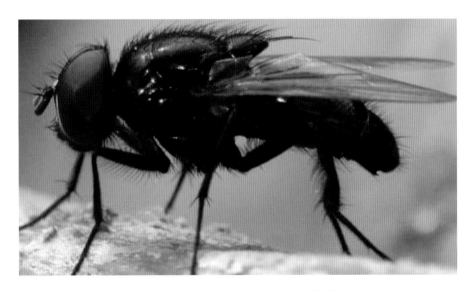

彩图 27　银眉齿股蝇 *Hydrotaea ignava* 成虫侧面观(正文见 175 页)

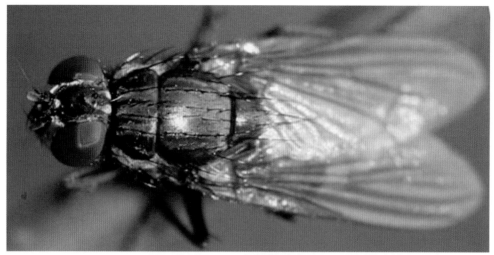

成虫背面观

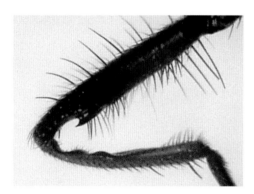

前足前面观

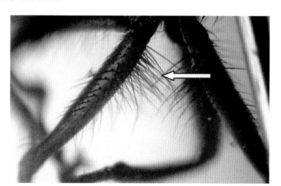

箭头所指处是前面观中股基段腹面长毛

彩图 28　常齿股蝇 *Hydrotaea dentipes* 成虫特征(正文见 174 页)

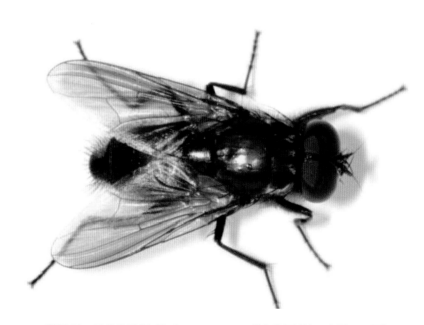

彩图 29　拟常齿股蝇 *Hydrotaea similis* 成虫背面观(正文见 177 页)

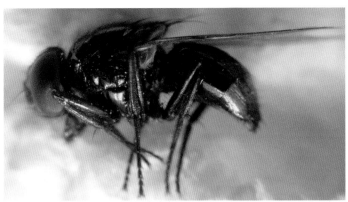

♀成虫侧面观

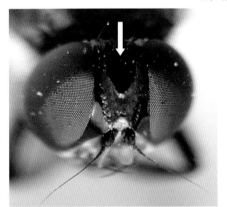

♀头部前面观(箭头指处为额三角)

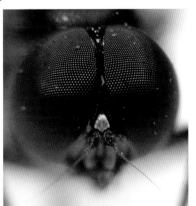

♂头部前面观

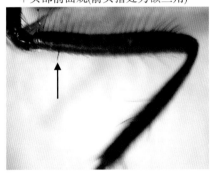

♂后股腹面近基段有钝头鬃1根

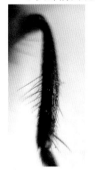

♂后胫前后腹面有几根毛

彩图 30　厚环齿股蝇 *Hydrotaea spinigera* 成虫背面观(正文见 179 页)

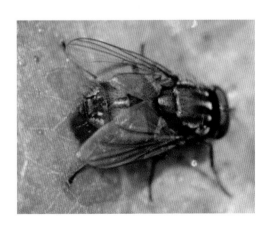

彩图 31　秋家蝇 *Musca autumnalis* 成虫侧背面观(正文见 184 页)

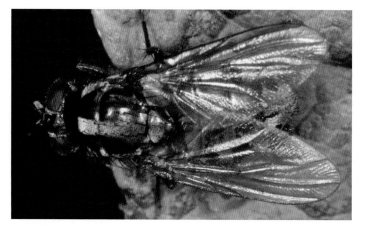

彩图 32　白线直脉蝇 *Polietes domitor* 成虫背面观(正文见 191 页)

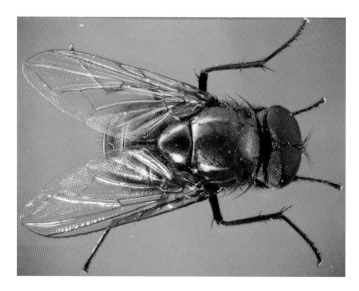

彩图 33　蓝翠蝇 *Neomyia timorensis* 成虫背面观(正文见 191 页)

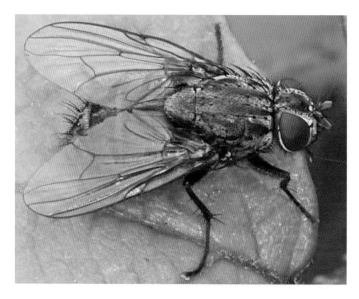

彩图 34　肖腐蝇 *Muscina levida* 成虫背面观(正文见 194 页)

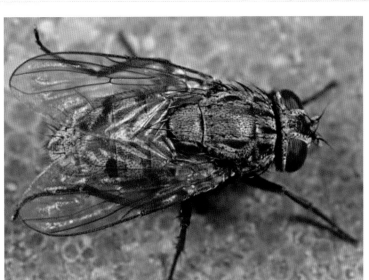

彩图 35 厩腐蝇 *Muscina stabulans* 成虫背面观(正文见 195 页)

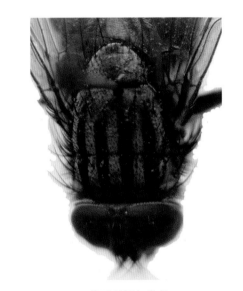

背面观黑色纵条

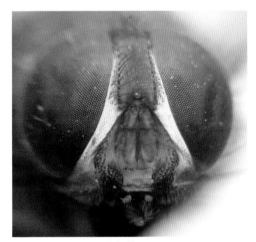

头部前面观

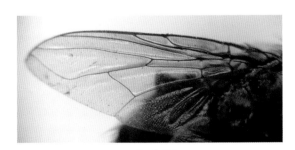

翅脉特征

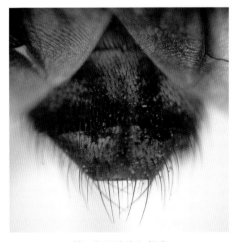

第5背板端缘红棕色

彩图 36 裸芒综蝇 *Synthesiomyia nudiseta* 成虫特征 (正文在 197 页)

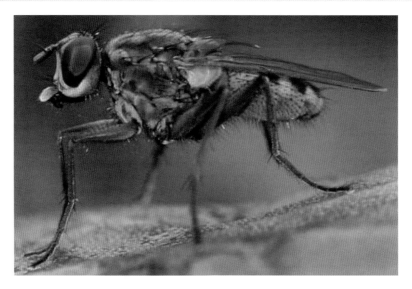

彩图 37　东方溜蝇 *Lispe orientalis* 成虫侧面观(正文见 198 页)

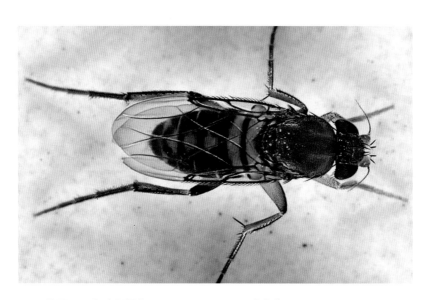

彩图 38　蛆症异蚤蝇 *Megaselia scalaris* 成虫背面观(正文见 212 页)

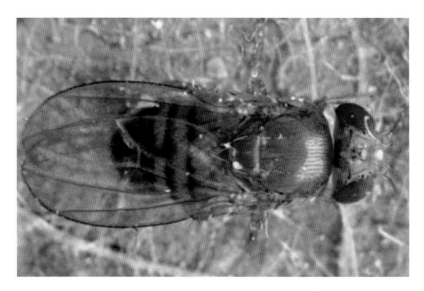

彩图 39　黑腹果蝇 *Drosophila melanogaster* 成虫背面观(正文见 214 页)

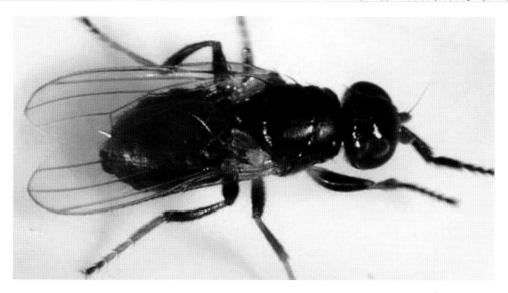

彩图 40 酪蝇 *Piophila casei* 成虫背面观(正文见 217 页)

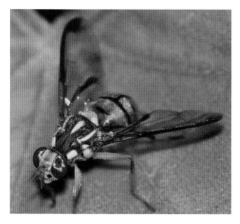

成虫

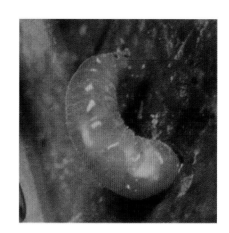

幼虫

彩图 41 南亚寡鬃实蝇 *Dacus*(*Zeugodacus*)*tau*(Walker)(正文见 231 页)

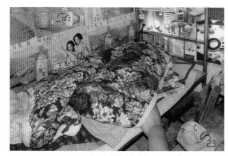

现场原始情况

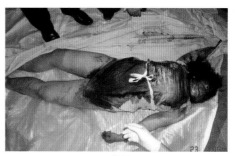

尸体情况

彩图 42 案例一照片(正文见 241 页)

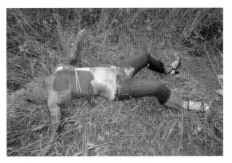

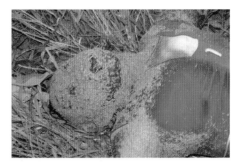

现场尸体情况　　　　　　　　　　　尸体头面部情况

彩图 43　案例二照片(正文见 242 页)

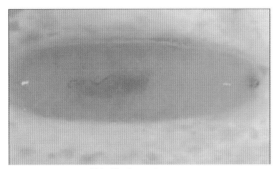

A前蛹期腹面观，25×

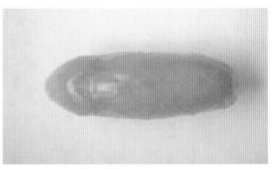

B隐头期背面观，16×

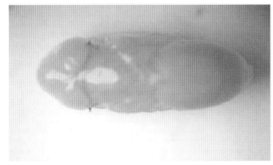

C显头期背面观，16×

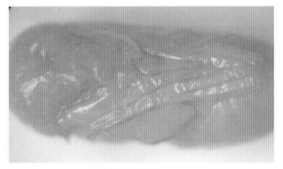

C显头期腹面观，25×

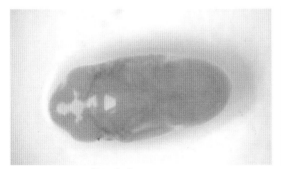

D棕翅期背面观，16×

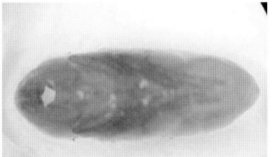

D棕翅期腹面观，16×

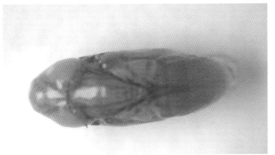

E黑鬃胸期背面观，16×

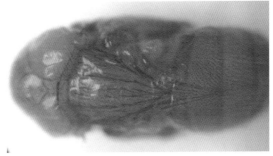

F黑鬃腹期背面观，25×

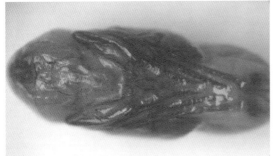

F黑鬃腹期腹面观，25×

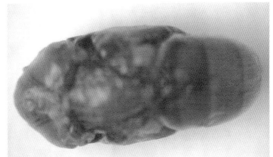

G半红眼期背面观，25×

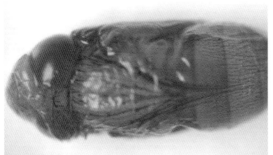

H红眼期背面观，25×

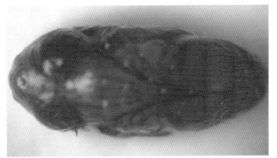

I预成虫期背面观，25×

彩图 44　铜绿蝇 *Lucilia cuprina* 蛹各发育阶段的形态(正文见 250 页)

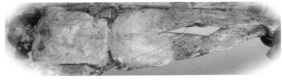

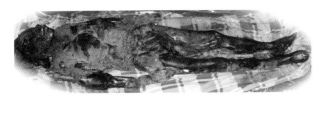

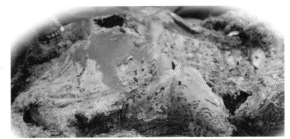

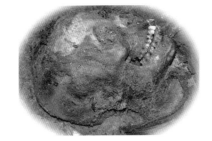

头面部　　　　　　　　　　　　　胸腹部

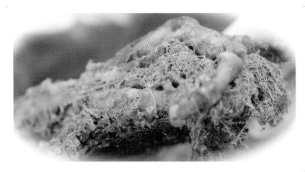 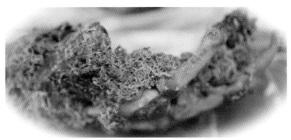

左手　　　　　　　　　　　　　右手

彩图 45　室内特殊尸体现象(正文见 250 页)

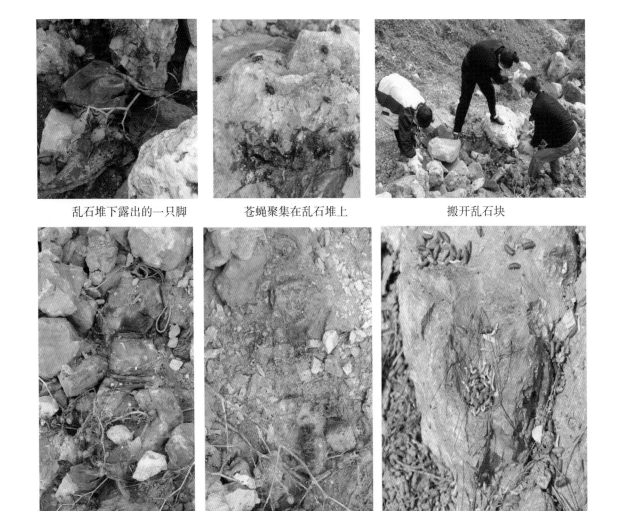

乱石堆下露出的一只脚　　　苍蝇聚集在乱石堆上　　　搬开乱石块

乱石堆下的尸体　　　腐尸留在乱石中的影印　　　尸体下的蝇幼及蝇蛹

彩图 46　抛尸埋尸现场(正文见 255 页)

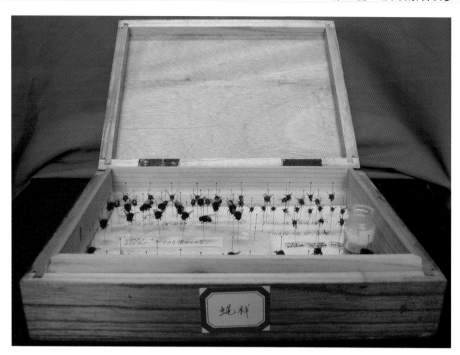

彩图 47　标本盒(正文见 258 页)

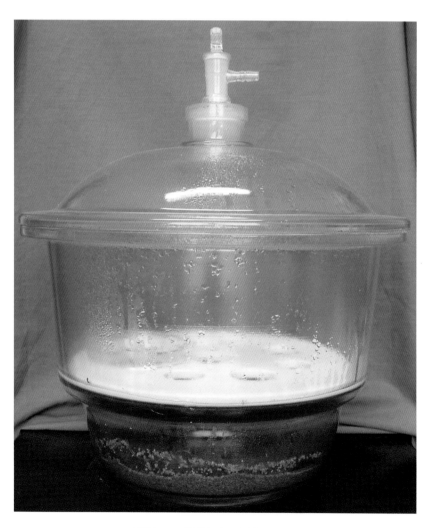

彩图 48　回软缸(正文见 259 页)

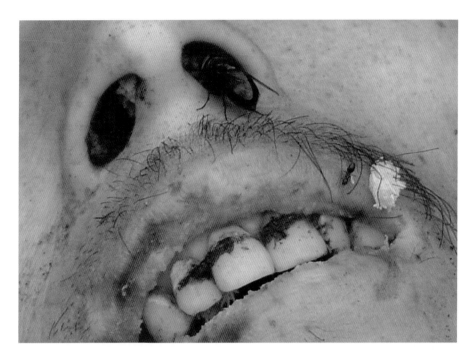

彩图 49　尸体鼻腔、口腔及胡子中的蝇卵(正文见 266 页)

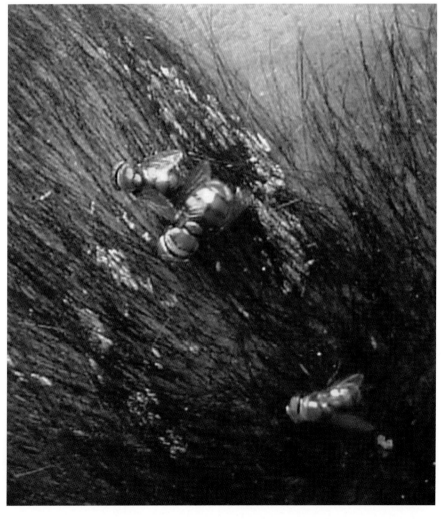

彩图 50　尸体头发中的蝇卵(正文见 266 页)

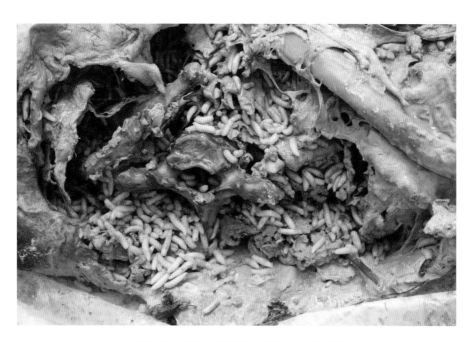

彩图 51　尸体上的蝇幼虫(正文见 266 页)

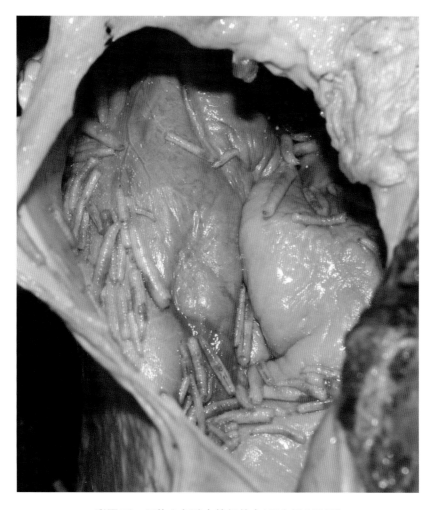

彩图 52　尸体心包腔内的蝇幼虫(正文见 266 页)

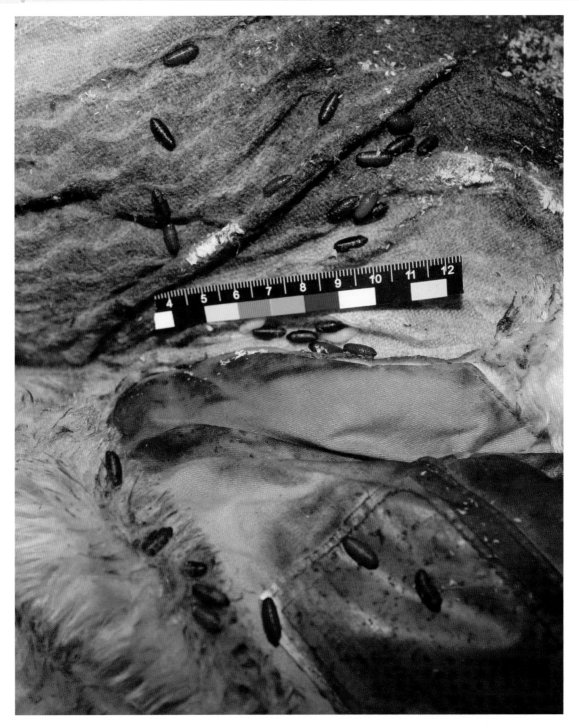

彩图 53　死者衣服上的蝇蛹(正文见 267 页)

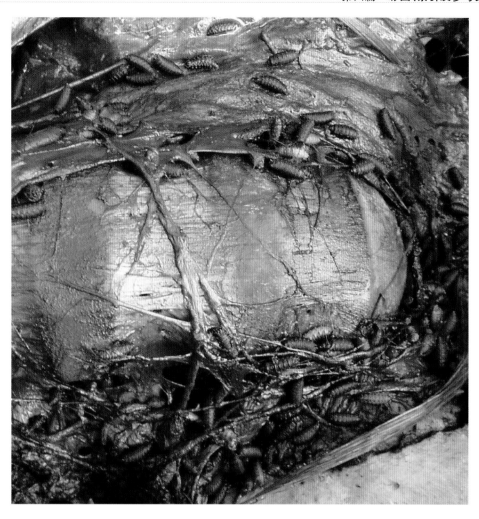

彩图 54　尸体上腹腔内蝇蛹(正文见 267 页)

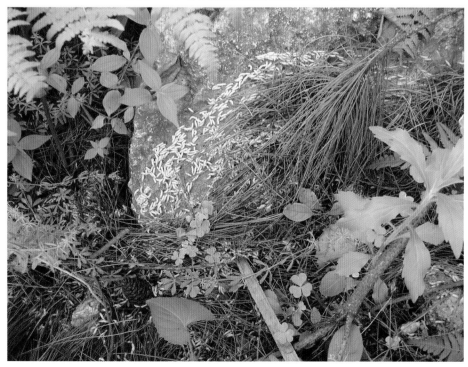

彩图 55　爬离尸体的蝇幼虫(正文见 267 页)

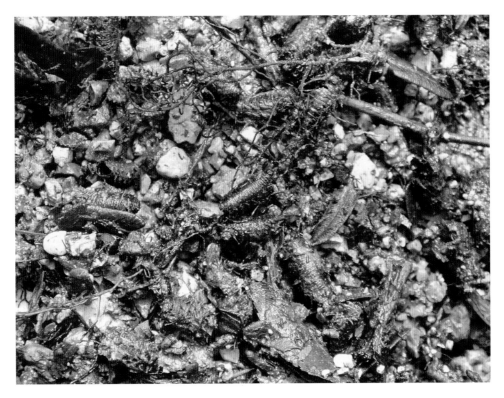

彩图 56　尸体周围杂草及树叶下的蝇蛹及蛹壳(正文见 268 页)

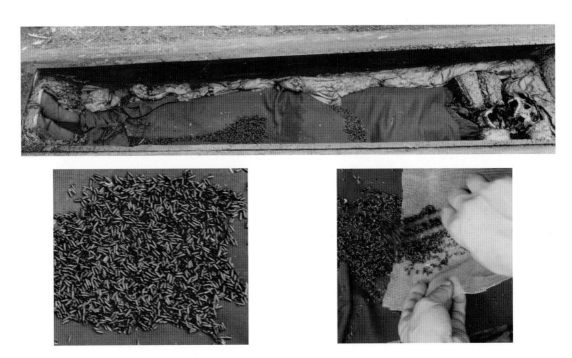

彩图 57　棺内成堆蝇蛹及蛹壳(正文见 268 页)

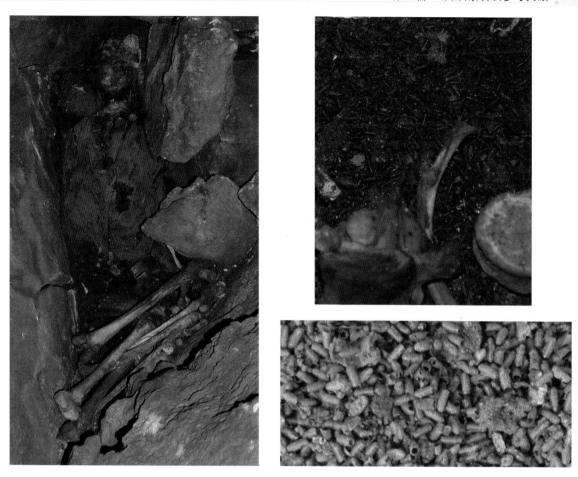

彩图 58　洞穴内尸体现场的蛹壳(正文见 268 页)

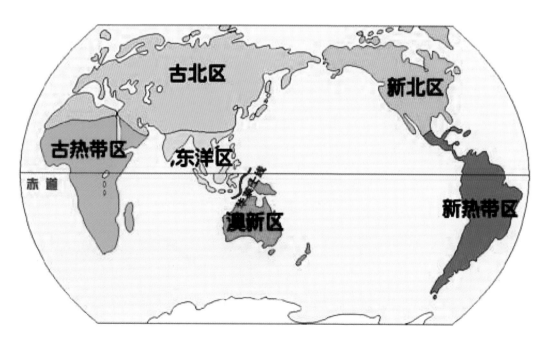

彩图 59　动物地理区分布示意图(正文见 319 页)

第二章

尸食性蝇类索引

第一节 中文名索引一

（按拼音顺序排列）

A

阿丽蝇属/039

AI

埃及亚麻蝇/129

BA

巴浦绿蝇/084

BAI

白头亚麻蝇/125

白线直脉蝇/191

白麻蝇属/152

白纹厕蝇/208

BAN

斑蹠齿股蝇/173

BEN

本州沼野蝇/165

BIE

别麻蝇属/118

CE

厕蝇科/200

厕蝇亚科/027

厕蝇属/200

CHA

叉丽蝇属/057

叉丽蝇/057

叉叶绿蝇/080

CHANG

常麻蝇/154

常齿股蝇/176

CHEN

陈氏污蝇/162

CNI

齿股蝇属/170

CI

次种蝇属/226

CU

粗足裸金蝇/090

CUI

翠蝇属/191

DA

大头金蝇/095

DAI

带绿蝇属/062

DIAN

点蝇亚科/168

DONG

东方溜蝇/198

DU

渡口白麻蝇/154

FAN

反吐丽蝇/055

FEI

绯颜裸金蝇/088

绯角亚麻蝇/137

肥躯金蝇/102

肥须亚麻蝇/126

FEN

粪麻蝇属/144

粪种蝇属/224

粪种蝇/224

FU

伏蝇亚科/039

伏蝇属/107

伏蝇/107

腐蝇属/193

GOU

钩麻蝇属/158

GUA

寡鬃实蝇属/231

GUANG

广额金蝇/099

GUO

果蝇科/213

果蝇亚科/027
果蝇属/213

HAI

海南绿蝇/083
海麻蝇属/156
海花蝇亚科/220
海花蝇属/226

HE

褐须亚麻蝇/138

HEI

黑丽蝇/049
黑麻蝇属/148
黑尾黑麻蝇/149
黑腹果蝇/214

HENG

横带花蝇/222

HONG

红头丽蝇/050
红尾粪麻蝇/144
红尾拉麻蝇/159

HOU

厚环齿股蝇/179

HU

壶绿蝇/082

HUA

花蝇科/219
花蝇亚科/219
花蝇属/221

HUANG

黄须亚麻蝇/134
黄腹家蝇/186
黄足裸变丽蝇/062
黄褐绛蝇/087
蝗尸亚麻蝇/142

HUI

灰斑白麻蝇/153

JI

急钩亚麻蝇/135

JIA

家蝇亚科/168
家蝇属/180

家蝇/182

JIANG

酱亚麻蝇/131
绛蝇属/086

JIE

结节亚麻蝇/140

JIN

金蝇亚科/038
金蝇属/094

JIU

厩腐蝇/195

JU

巨尾阿丽蝇/039
巨尾蝇属/065
巨亚麻蝇/133
巨耳亚麻蝇/142

KA

卡西亚麻蝇/134

KAI

开普齿股蝇/172

KE

克麻蝇属/152
柯氏真蚤蝇/210

KUAN

宽丽蝇/046

KUI

盔腹真蚤蝇/211

LA

拉麻蝇属/159

LAN

蓝蝇属/059
蓝翠蝇/191

LAO

崂山壶绿蝇/081
酪蝇科/216
酪蝇属/216
酪蝇/217

LI

丽蝇亚科/037
丽蝇科/035
丽蝇属/045

LIANG

亮绿蝇/076

LIN

邻家蝇亚科/168

LIU

瘤胫厕蝇/206
溜蝇属/197

LONG

拢合次种蝇/226

LÜ

绿蝇属/066

LUO

裸变丽蝇属/061
裸金蝇属/087
裸芒综蝇/197

MA

麻蝇科/114
麻蝇亚科/116
麻蝇属/154

MAO

毛踝厕蝇/205

MENG

蒙古拟蓝蝇/060
蒙古拟污蝇/164

MIAN

缅麻蝇属/147

NAN

南岭绿蝇/085
南亚寡鬃实蝇/231

NI

拟东方辛麻蝇/156
拟蓝蝇属/060
拟常齿股蝇/177
拟污蝇属/164

PAN

盘突缅麻蝇/148

QIU

秋家蝇/184

QU

蛆症异蚤蝇/212
曲突钩麻蝇/158

SHAN

山伏蝇属/110

山伏蝇/110

SHANG

上海细麻蝇/158

SHI

尸蓝蝇/059

实蝇科/230

市蝇/188

SHOU

瘦叶带绿蝇/063

瘦突巨尾蝇/065

SI

丝光绿蝇/067

TAI

台湾别麻蝇/122

泰金蝇/104

太原绿蝇/086

TIAN

天山丽蝇/049

TONG

铜绿蝇/074

TOU

透明海麻蝇/156

WU

乌足锡蝇/092

乌拉尔丽蝇/050

污蝇属/162

舞毒蛾克麻蝇/152

XI

锡蝇属/092

细麻蝇属/157

XIA

夏厕蝇/202

狭额腐蝇/193

XIAO

肖腐蝇/194

XIN

辛麻蝇属/155

新陆原伏蝇/111

XING

星岛金蝇/104

YA

亚洲家蝇/186

亚麻蝇属/123

YE

野蝇亚科/116

野亚麻蝇/139

YI

宜宾厕蝇/205

异蚤蝇属/211

YIN

银口亚麻蝇/129

银眉齿股蝇/174

隐齿股蝇/177

YING

蝇科/167

YU

鱼尸家蝇/185

YUAN

元厕蝇/204

原伏蝇属/111

ZAO

蚤蝇科/209

ZHAO

沼野蝇属/165

ZHEN

真蚤蝇属/210

ZHI

直脉蝇属/190

ZHONG

中亚家蝇/187

中华海花蝇/228

种蝇亚科/220

ZI

紫绿蝇/071

ZONG

棕尾别麻蝇/118

综蝇属/196

第二节　中文名索引二

（按笔画顺序排列）

三画

尸蓝蝇/059

叉丽蝇/057

叉丽蝇属/057

叉叶绿蝇/080

山伏蝇/110

山伏蝇属/110

大头金蝇/095

广额金蝇/099

上海细麻蝇/158

四画

元厕蝇/204

毛踝厕蝇/205

太原绿蝇/086

天山丽蝇/049

反吐丽蝇/055

巴浦绿蝇/084

巨尾蝇属/065

巨亚麻蝇/133

巨尾阿丽蝇/039

巨耳亚麻蝇/142

乌足锡蝇/092

乌拉尔丽蝇/050

中亚家蝇/187

中华海花蝇/228

开普齿股蝇/172

卡西亚麻蝇/134

五画

市蝇/188

东方溜蝇/198

丝光绿蝇/067

白麻蝇属/152

白纹厕蝇/208

白头亚麻蝇/125

白线直脉蝇/191

本州沼野蝇/165

台湾别麻蝇/122

六画

伏蝇/107

伏蝇属/107

伏蝇亚科/039

亚洲家蝇/186

亚麻蝇属/123

污蝇属/162

异蚤蝇属/211

次种蝇属/226

红头丽蝇/050

红尾粪麻蝇/144

红尾拉麻蝇/159

灰斑白麻蝇/153

曲突钩麻蝇/158

七画

肖腐蝇/194

花蝇科/219

花蝇属/211

花蝇亚科/219

丽蝇科/035

丽蝇属/045

丽蝇亚科/037

辛麻蝇属/155

陈氏污蝇/162

阿丽蝇属/039

别麻蝇属/118

克麻蝇属/152

拟污蝇属/164

拟蓝蝇属/060

拟常齿股蝇/177

拟东方辛麻蝇/156

邻家蝇亚科/168

八画

实蝇科/230

厕蝇属/200

厕蝇科/200

厕蝇亚科/027

金蝇亚科/038

金蝇属/094

果蝇科/213

果蝇属/213

果蝇亚科/027

直脉蝇属/190

齿股蝇属/170

拉麻蝇属/159

细麻蝇属/157

宜宾厕蝇/205

鱼尸家蝇/185

沼野蝇属/165

肥躯金蝇/102

肥须亚麻蝇/126

拢合次种蝇/226

九画

绛蝇属/086

亮绿蝇/076

蚤蝇科/209

秋家蝇/184

点蝇亚科/168

带绿蝇属/062

钩麻蝇属/158

狭额腐蝇/193

星岛金蝇/104

种蝇亚科/220

南岭绿蝇/085

南亚寡鬃实蝇/231

厚环齿股蝇/179

急钩亚麻蝇/135

结节亚麻蝇/140

柯氏真蚤蝇/210

十画

真蚤蝇属/210

家蝇/182

家蝇属/180

家蝇亚科/168

宽丽蝇/046

泰金蝇/104

夏厕蝇/202

壶绿蝇/082

原伏蝇属/111

海南绿蝇/083

海麻蝇属/156

海花蝇属/226

海花蝇亚科/220

崂山壶绿蝇/081

埃及亚麻蝇/129

十一画

铜绿蝇/074

绿蝇属/066

常麻蝇/154

常齿股蝇/176

黄腹家蝇/186

黄褐绛蝇/087

黄须亚麻蝇/134

黄足裸变丽蝇/062

粗足裸金蝇/090

绯颜裸金蝇/088

绯角亚麻蝇/137

麻蝇属/154

麻蝇科/114

麻蝇亚科/116

野蝇亚科/116

野亚麻蝇/139

隐齿股蝇/177

银口亚麻蝇/129

银眉齿股蝇/174

盘突缅麻蝇/148

蛆症异蚤蝇/212

盔腹真蚤蝇/211

综蝇属/196

厩腐蝇/195

十二画

粪种蝇/224

粪麻蝇属/144

粪种蝇属/224

黑丽蝇/049

黑麻蝇属/148

黑腹果蝇/214

黑尾黑麻蝇/149

紫绿蝇/071

缅麻蝇属/147

棕尾别麻蝇/118

渡口白麻蝇/154

斑蹠齿股蝇/173

十三画

酪蝇/217

酪蝇科/216

酪蝇属/216

溜蝇属/197

锡蝇属/092

蓝蝇属/059

蓝翠蝇/191

酱亚麻蝇/131

裸金蝇属/087

裸芒综蝇/197

裸变丽蝇属/061

蒙古拟蓝蝇/060

蒙古拟污蝇/164

新陆原伏蝇/111

十四画

瘦叶带绿蝇/063

瘦突巨尾蝇/065

蝇科/167

翠蝇属/191

腐蝇属/193

寡鬃实蝇属/231

褐须亚麻蝇/138

舞毒蛾克麻蝇/152

十五画

横带花蝇/222

瘤胫厕蝇/206

蝗尸亚麻蝇/142

第三节 拉丁文学名索引

（按字母顺序排列）

A

Achoetandrus rfifacies（Macquart）/088

Achoetandrus villeneuvii（Patton）/090

Achoetandrus Bezzi/087

Adia Robineau-Desvoidy/224

Adia cinerella（Fallén）/224

Aldrichina Townsend /039

Aldrichina grahami（Aldrich）/039

Alisarcophaga Fan *et* Chen/156

Alisarcophaga gressitti（Hall *et* Bahart）/156

Anthomyiidae/219

Anthomyiinae/219

Anthomyia Meigen/221

Anthomyia illocata Walker/222

Azeliinae/167

B

Bercaea Rodineau-Desvoidy/114

Bercaea cruentata（Meigen）/114

Boettcherisca Rohdendorf/118

Boettcherisca peregrine（Robineau-Desvoidy）/118

Boettcherisca formosensis Kirner *et* Lopes/122

C

Calliphoridae/035

Calliphorinae/037

Calliphora Robineau-Desvoidy /045

Calliphora nigribarbis Vollenhoven/046

Calliphora pattoni Aubertin /049

Calliphora tianshanica Rohdendorf /049

Calliphora uralensis Villeneuve /050

Calliphora vicina Robineau-Desvoidy/050

Calliphora（*s. str.*）*vomitoria*（Linnaeus）/055

Caiusa Surcouf/086

Caiusa testacea Senior-White/087

Ceylonomyia Fan/092

Ceylonomyia nigripes Aubertin/092

Chrysomyinae/038

Chrysomya Robineau-Desvoidy/094

Chrysomya megacephala（Fabricius）/095

Chrysomya phaonis（Seguy）/099

Chrysomya pinguis（Walker）/102

Chrysomya thanomthini Kurahashi *et* Tumrasvin/104

Chrysomya chain Kurahashi/104

Cynomya Robineau-Desvoidy/059

Cynomya mortuorum（Linnaeus）/059

Cynomyiomima Rohdendorf/060

Cynomyiomima stackelbergi Rohdendorf/060

D

Drosophilidae/213

Drosophilinae/213

Drosophila Fallén/213

Drosophila（*Sophophora*）*melanogaster* Meigen/214

Dacus Fabricius（sens. lat.）/231

Dacus（*Zeugodacus*）*tau*（Walker）/231

F

Fanniidae/200

Fanniinae/029

Fannia Robineau-Desvoidy/200

Fannia canicularis（Linnaeus）/202

Fannia prisca Stein/204

Fannia ipinensis Chillcott/205

Fannia manicata（Meigen）/205

Fannia scalaris（Fabricius）/206

Fannia leucosticte（Meigen）/208

Fucelliinae/219

Fucellia Robineau-Desvoidy/226

Fucellia chinensis Kertész/228

G

Goniophyto Townsend/165

Goniophyto honshuensis Rohdendorf/165

Gymnadichosia Villeneuve/061

Gymnadichosia pusilla Villeneuve/062

H

Harpagophalla Rohdendorf/158

Harpagophalla kempi（Senior-White）/158

Hemipyrellia Townsend/062

Hemipyrellia ligurriens（Wiedemann）/063

Helicophagella Enderlein/148

Helicophagella melanura（Meigen）/149

Hypopygiopsis Townsend/065

Hypopygiopsis infumata（Bigot）/065

Hydrotaea Robinea-Desvoidy/170

Hydrotaea（*Ophyra*）*capensis*（Wiedemann）/172

Hydrotaea（*Ophyra*）*chalcogastr*（Wiedemann）/173

Hydrotaea（*Ophyra*）*ignava*（Harris）/174

Hydrotaea（*s. str.*）*dentipes*（Fabricius）/176

Hydrotaea（*s. str.*）*similis* Meade/177

Hydrotaea（*s. str*）*floccose* Macquart/177

Hydrotaea（*Ophyra*）*spinigera*（Stein）/179

Hylemylnae/220

K

Kramerea Rohdendorf/152

Kramerea schuetzei（Kramer）/152

L

Leucomyia cinerea（Fabricius）/153

Leucomyia Brauer *et* Bergenstamm/152

Leucomyia cinerea dukoica Zhang *et* Chao/154

Lioproctia Enderlein/147

Lioproctia pattoni（Senior-White）/148

Lispe Latreille/197

Lispe orientalis Wiedemann/198

Lucilia Robineau-Desvoidy/066

Lucilia（*Phaenicina*）*sericata*（Meigen）/067

Lucilia（*Caesariceps*）*porphyrina*（Walker）/071

Lucilia（*Phaenicia*）*cuprina*（Wiedmann）/074

Lucilia（*s. str.*）*illustris*（Meigen）/076

Lucilia（*s. str*）*caesar*（Linnaeus）/080

Lucilia（*Caesariceps*）*ampullacea laoshanensis* Quo/081

Lucilia（*Caesariceps*）*ampullacea* Villeneuve/082

Lucilia（*Lucilielia*）*hainanensis* Fan/083

Lucilia（*Lucilielia*）*papuensis* Macquart/084

Lucilia（*Luciliella*）*bazini* Séguy/085

Lucilia（*Phaenicia*）*taiyanensis* Chu/086

M

Megaselia Rondani/211

Megaselia（*s. str.*）*scalaris*（Loew）/212

Muscidae/167

Muscinae/168

Musca Linnaeus/180

Musca（*s. str.*）*domestica* Linnaeus/182

Musca（*Eumusca*）*autumnalis* De Geer/184

Musca (*Lissosterna*) *pattoni* Austen/185

Musca (*Lissosterna*) *asiatica* Shinonaga *et* Kano/186

Musca (*Lissosterna*) *sorbens* Wiedemann/188

Musca (*Plaxemya*) *ventrosa* Wiedemann/186

Musca (*Plaxemya*) *vitripennis* Meigen/187

Muscina Robineau-Desvoidy/193

Muscina angustifrons (Loew)/193

Muscina levida (Harris)/194

Muscina stabulans (Fallén)/195

H

Neomyia Walket/191

Neomyia timorensis (Robineau-Desvoidy)/191

P

Parasarcophaga Johnston *et* Tiegs/123

Parasarcophaga (*s. str.*) *albiceps* (Meigen)/125

Parasarcophaga (*Jantia*) *crassipalpis* (Macquart)/126

Parasarcophaga (*Liosarcophaga*) *aegyptica* (Salem)/129

Parasarcophaga argyrostoma Robineau-Desvoidy/129

Parasarcophaga (*Liosarcophaga*) *dux* (Thomson)/131

Parasarcophaga (*Rosellea*) *gigas* (Thomas)/133

Parasarcophaga (*s. str.*) *misera* (Walker)/134

Parasarcophaga (*Rosellea*)*khasiensis* (Senior-White)/134

Parasarcophaga (*Liopygia*) *ruficornis* (Fabricius)/137

Parasarcophaga (*s. str.*) *sericea* (Walker)/138

Parasarcophaga (*Pandelleisca*) *similis* (Meade)/139

Parasarcophaga (*Liosarcophaga*) *tuberosa* (Pandellé)/140

Parasarcophaga (*s. str.*) *macroauriculata* (Ho)/142

Parasarcophaga (*Liosarcophaga*) *jacobsoni*

Rohdendorf /142

Pierretia (Robineau-Desvoidy)/157

Phormia Robineau-Desvoidy/107

Phormiaregina (Meigen)/107

Phormiata Grunin/110

Phormiata phormiata Grunin/110

Phortdae/209

Pierretia (*Asiopierretia*) *ugamskii* (Rohdendorf)/158

Piophilidae/216

Piophila/216

Piophila casei (L.)/217

Protophormia Townsend/111

Protophormia terraenovae (Robineau-Desvoidy)/111

portschinskyi Rohdendorf/135

Polietes Rondani/190

Polietes domitor Robineau-Desvoidy/191

Puliciphora Dahl/210

Puliciphora kerteszii Brues/210

Puliciphora togata Schmitz/211

R

Ravinia Robineau-Desvoidy/159

Ravinia striata (Fabricius)/159

Reinwardtiinae/167

S

Sarcophagjdae/027

Sarcophaginae/116

Sarcophaga Meigen/154

Sarcophaga carnaria Linnaeus/154

Seniorwhitea Rohdendorf/155

Seniorwhitea reciproca (Walker)/156

Synthesiomyia Brauer *et* Bergenstamm/196

Synthesiomyia nudiseta (van det Wulp)/197

Subhylemyia Ringdahl/226

Subhylemyia（*s. str.*）*longula*（Fallén）/226

T

Tephritidae/230

Triceratopyga Rohdendorf/057

Triceratopyga calliphoroides Rohdendorf/057

W

Wohlfahrtia Brauer *et* Bergenstamm/162

Wohlfahrtia cheni Rohdendorf/162

Wohlfahrtiodes Villeneuve/164

Wohlfahrtiodes mongolicus Chao *et* Zhang/164

第三章

参考文献

[1]鲍炎生,张力,朱伟健,等.冬季利用蝇蛆推断死亡时间1例分析[J].刑事技术,2004,165(1):57—58.

[2]蔡继峰.现代法医昆虫学[M].北京:人民卫生出版社,2011.

[3]陈康颐.死体现象[J].内科学报,1951,3(3):267—268.

[4]陈禄仕.嗜尸昆虫侵袭不同环境中尸体与死后经过时间的实验研究[J].中国法医学杂志,2000,15(3):157—160.

[5]陈禄仕.贵州地区嗜尸蝇类调查[J].中国法医学杂志,2003,18(5):269—272.

[6]陈禄仕.贵州省尸食性蝇类的种类和分布[J].昆虫学报,2004,47(6):849—853.

[7]陈禄仕.利用积温和昆虫发育历期推测死亡时间的研究[J].中国法医学杂志,2007,22(4):236—237.

[8]陈禄仕,邱林川,郭金昌,等.四季尸食性蝇类参与尸体软组织分解过程初探[J].中国法医学杂志,2009,24(3):188—190.

[9]陈禄仕.利用嗜尸性蝇类生活史推测死亡时间[J].法医学杂志,2010,26(5):332—335.

[10]陈禄仕.贵阳市郊嗜尸蝇类群落组成及生长观察[J].中国法医学杂志,2011,26(3):204—206.

[11]陈禄仕.尸食性蝇类的调查与研究内容[J].中国法医学杂志,2012,27(2):89—90.

[12]丁勇,孙大宏.利用嗜尸性蝇蛆生长发育规律推断死亡时间[M]//侯一平.法医学进展与实践.成都:成都科技大学出版社,2005.

[13]范滋德.中国的丽蝇属[J].昆虫学报,1957,7(3):321—346.

[14]范滋德.上海常见蝇类幼虫小志[J].昆虫学报,1957,7(4):405—420.

[15]范滋德,席德基.上海地区常见蝇类的孳生习性[J].昆虫学报,1959,9(4):342—362.

[16]范滋德.中国常见蝇类检索表[M].北京:科学出版社,1992.

[17]冯炎,刘桂兰,杨世斌,等.四川省雅安地区有瓣蝇类孳生场所的调查[J].昆虫学报,1990,33(1):55—62.

[18]甘运兴.中国绿蝇族幼虫研究[J].动物学研究,1980,1(1):27—46.

[19]甘运兴.中国金蝇族幼虫研究[J].动物学研究,1980,1(2):179—196.

[20]高景铭,郭念恭,孟宪钦,等.河北省常见蝇类幼虫小志[J].动物分类学报,1965,2(2):89—99.

[21]韩志学.呼和浩特市蝇类生态调查[J].昆虫学报,1974,17(1):124.

[22]蒿自睿,王江峰,万香波,等.我国嗜尸性蝇类分布的相关文献综述[J].寄生虫与医学昆虫学报,2006,13(4):251—256.

[23]胡萃.法医昆虫学[M].重庆:重庆出版社,2000.

[24]景涛.丽蝇科七种早期幼虫的形态研究[J].动物世界,1985,2(1):39—47.

[25]冷培恩,徐劲秋,陈之梓.本州沼野蝇生态习性及其成、幼虫观察[J].寄生虫与医学昆虫学报,2005,12(2):99—101.

[26]李·戈夫.案发现场的苍蝇(昆虫证据怎样帮助犯罪的调查)[M].洪漫,曹丽君,赵菲菲,译.北京:新华出版社,2001.

[27]刘德邦.中国海花蝇属幼虫研究[J].昆虫分类学报,1988,10(1):150－156.

[28]马玉堃,胡萃,闵建雄.温度对4种常见尸食性蝇类生长发育的影响及其法医学意义[J].中国法医学杂志,1998,13(2):81－84.

[29]马玉堃,胡萃,闵建雄.杭州地区猪尸体上昆虫群落的组成与演替的初步观察[J].昆虫学报,2004,43(4):388－392.

[30]孟宪钦,郭念恭,魏炳星,等.大头金蝇与广额金蝇三龄幼虫的形态描述[J].昆虫学报,1966,15(4):333－336.

[31]牛青山,潘永峰,温志成,等.丝光绿蝇的发育速度和有效积温的实验观察及其法医学应用[J].中国法医学杂志,2000,15(4):214－216.

[32]王存友.利用法医昆虫学破案1例[J].刑事技术,2003,164(5):60－61.

[33]王贺.铜绿蝇蛹期发育形态学用于死后间隔时间推断的研究[D].石家庄:河北医科大学,2007.

[34]王江峰.若干尸食性蝇类形态学及生长发育规律用于死后间隔时间判断的基础研究[D].杭州:浙江大学,1999.

[35]王江峰,胡萃,闵建雄.不同尸体材料上蝇类孳生及丝光绿蝇生长发育比较[J].寄生虫与医学昆虫学报,1999,6(1):52－57.

[36]王江峰,陈玉川,胡萃,等.丝光绿蝇蛹发育形态学用于死亡时间判断的研究[J].中山大学学报(自然科学版),2000,36(6):250－254.

[37]王江峰,陈玉川,胡萃,等.丝光绿蝇幼虫发育形态学及其在死亡时间推断中的应用探讨[J].中山大学学报(自然科学版),2000,39(6A):208－213.

[38]王江峰,胡萃,陈玉川,等.大头金蝇蛹发育形态学用于死亡时间判断的基础研究[J].寄生虫与医学昆虫学报,2001,8(4):232－237.

[39]王江峰,胡萃,陈玉川,等.大头金蝇幼虫发育形态学及其在死亡时间推断中的应用探讨[J].寄生虫与医学昆虫学报,2002,9(1):33－38.

[40]王江峰,胡萃,陈玉川,等.用巨尾阿丽蝇蛹期发育形态来推断死者死亡时间[J].昆虫学报,2002,45(5):696－699.

[41]王江峰,常鹏,廖明庆,等.广东省室内、室外及中毒死亡案件中法医昆虫学的应用报道[J].政法学刊,2012,29(1):116－121.

[42]汪兴鉴.中国寡鬃实蝇亚科分类纪要[J].植物检疫,1989,3(1):42－53.

[43]吴佳教,梁帆,梁广勤.实蝇类重要害虫鉴定图册[M].广州:广东科技出版社,2009.

[44]伍新尧.高级法医学[M].郑州:郑州大学出版社,2002.

[45]徐长苗,程建波,封国兴,等.法医昆虫学在死亡时间推断中应用3例[J].中国法医学杂志,1999,14(3):172－173.

[46]薛瑞德,张文忠.太原市常见麻蝇的生态学研究[J].昆虫学报,1983,26(3):298.

[47]薛瑞德.山西常见蝇类及其生态学研究[J],生态学杂志,1984,(6):6.

[48]薛瑞德.常见38种蝇蛹的分类学研究[J].动物世界,1985,2(1):29－38.

[49]薛万琦,赵建铭.中国蝇类[M].沈阳:辽宁科学技术出版社,1996.

[50]薛万琦,杜晶,佟艳丰.蝇类概论[M].北京:科学出版社,2009.

[51]杨玉璞,任嘉诚,刘力,等.北京地区尸生性蝇类研究及其在法医鉴定中的应用[J].中国法医学杂志,1998,13(3):159－162.

[52]杨玉璞,李海燕.昆虫的指控[M].南京:江苏人民出版社,2002.

[53]于学谦.昆虫学在法医工作中几个案例[C]//中国法医学会.第五次全国法医学术交流会论文集.北京:[出版者不详],1996.

[54]张孟余.我国常见麻蝇幼虫的研究[J].昆虫分类学报,1982,4(1－2):93－106.

[55]张孟余,吴新生.陈氏污蝇幼虫形态描述(双翅目:麻蝇科)[J].中国媒介生物学及控制杂志,1990,1(4):209－210.

［56］张荣强,程惊秋,李洪军.酪蝇 Piophila casei (L.)的生物学特征研究[J].西南农业大学学报,1992,14(3):266—270.

［57］张文忠,薛瑞德.四种麻蝇早期幼虫形态的扫描电镜观察[J].四川动物,1986,5(2):11—14.

［58］赵汗青,沈佐锐,于新文.数学形态学在昆虫分类学上的应用研究.Ⅰ.在目级阶元上的应用研究[J].昆虫学报,2003,46(1):45—50.

［59］赵明珠.中国寡鬃实蝇属 34 个种的初步研究[J].植物检疫,1988,2(3):185—192.

［60］赵汗青,沈佐锐,于新文.数学形态特征应用于昆虫自动鉴别的研究[J].中国农业大学学报,2002,7(3):38—42.

［61］周锁奎,李广学,邱仲华,等.南亚寡鬃实蝇生物学特性观察及防治研究[J].植物保护,1993,19(5):11—12.

［62］Зимин Л С. Определителичинок синанропных мух таджикистана по Ⅲ—й стадии, Определителъ по фауне СССР, изд. Зоолог. инст[J]. АНСССР, 1948, 28: 1—116, 61.

［63］Agnieszka D-M, Tadeusz M, Jan P, et al. On The morphology and mitochondrial DNA barcoding of the flesh fly Parasarcophaga (Liopygla) argyrostoma (Robineau-Desvoidy, 1830) (Diptera:sarcophagidae)—an important species in forensic entomology[J]. Annales Zoologici (Warszawa), 2009, 59(4): 465—493.

［64］Benecke M. Six forensic entomology cases:Description and commentary[J]. Journal of Forensic Sciences , 1998, 43(4): 797—805.

［65］Beyer J C, Enos W F, Stajic M. Drug identification through analysis of maggots[J]. Journal of Forensic Sciences, 1980, 25: 411—412.

［66］Kamal A S. Comparative study of thirteen species of sarcosaprophagous Calliphofidae and Sarcophagidae (Diptera):I Bionomics[J]. Ann Entomol Soc Amer, 1958, 51: 261—271.

［67］Nuorteva P, Schumann H, Isokoski M, et al. Studies on the possibilities of using blowflies (Dipt. Calliphoridae) as medicolegal indicators in Finland:2. four cases where species identification were performed from larvae[J]. Ann Entomol Fenn, 1974, 40: 70—74.

［68］Sperling F A H, Anderson G S, Hickey D A. A DNA—based approach to the identification of insect species used for post-morten interval estimation[J]. Journal of Forensic Sciences, 1994, 39 (2): 418—427.

［69］Zhu G H, Xu X H, Yu X J, et al. Puparial case hydrocarbons of Chrysomya megacephala as an indicator of the post-mortem interval[J]. Forensic Sci Int, 2007, 169: 1—5.

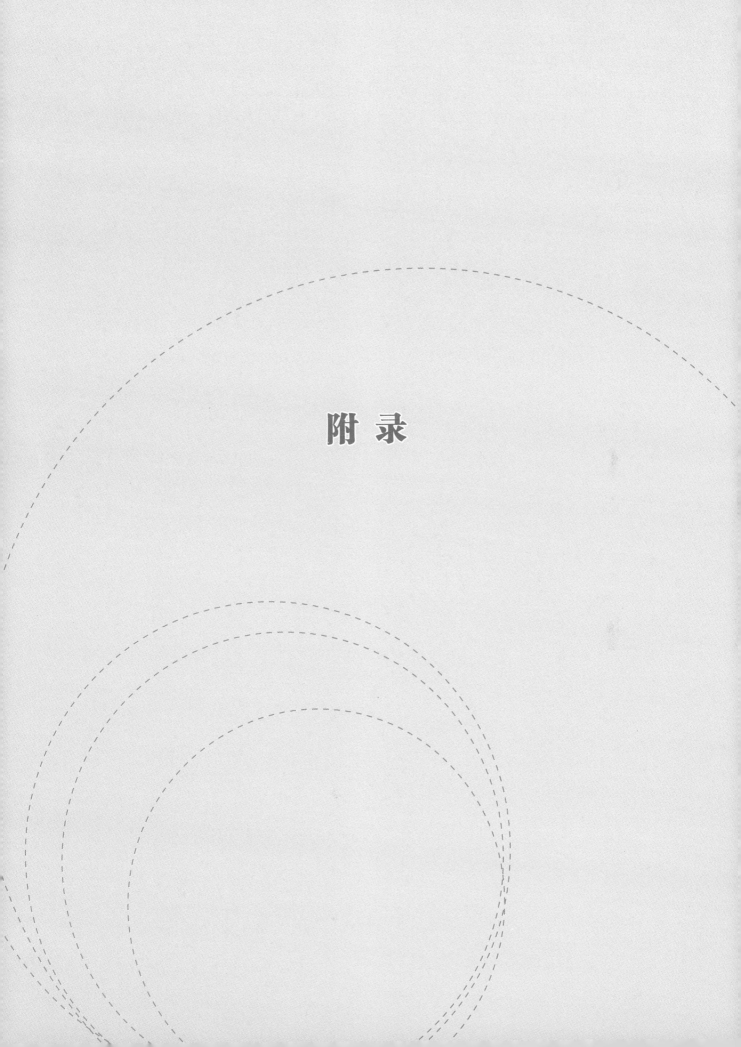

附 录

附录 1

动物地理区名称

　　动物区系(fauna)是指在历史发展过程中形成而在现代生态条件下存在的许多动物类型的总体,是在历史因素和生态因素共同作用下形成的。1857 年,斯克莱特根据各地鸟类的差别,将全球分为六大鸟区。1876 年,英国著名的博物学家、进化论的泰斗华莱士和达尔文都肯定了六大区划分的正确性,并提出了一些修改,形成六大动物地理区。这六大动物地理区为:古北区,新北区,东洋区,旧热带区,新热带区和澳洲区。

　　古北区:丹麦,瑞典,挪威,芬兰,冰岛,阿尔及利亚,埃及,利比亚,突尼斯,摩洛哥,乌克兰,哈萨克斯坦,俄罗斯,蒙古,日本,中国(除云南、广西、广东、海南、台湾以外)的大部分省(区、市)。

　　新北区:加拿大,美国,百慕大群岛,圣皮埃尔岛和密克隆岛,墨西哥北部高原以北陆地。

　　东洋区:印度,马来西亚,越南,老挝,柬埔寨,缅甸,泰国,菲律宾和中国云南、广西、广东、海南、台湾。

　　古热带区:撒哈拉沙漠以南的整个非洲及阿拉伯半岛的南部。

　　新热带区:南美次大陆与中美洲,西印度群岛和墨西哥南部。

　　澳洲区:澳洲和新几内亚、巴布亚等区域。

　　各区的地理位置见彩图 59。

尸食性蝇类丽蝇科在中国分布表

序号	种名	黑龙江	吉林	辽宁	北京	天津	河北	山西	陕西	内蒙古	宁夏	甘肃	青海	新疆	西藏	四川	重庆	贵州	湖南	湖北	河南	山东	安徽	江苏	上海	浙江	福建	江西	云南	广西	广东	海南	台湾
1	巨尾阿丽蝇 *Aldrichina grahami*	+	+	+	+	+	+	+	+	+	+	+	+	+	+	+	+	+	+	+	+	+	+	+	+	+	+	+	+	+	+	+	+
2	宽丽蝇 *Calliphora nigribarbis*	+	+	-	-	-	+	+	+	+	+	+	+	-	+	+	-	-	-	-	-	+	-	-	-	-	-	-	+	-	-	-	+
3	黑丽蝇 *Calliphora pattoni*	-	-	-	-	-	-	-	-	-	-	-	-	-	+	-	-	-	-	-	-	-	-	-	-	-	-	-	+	-	-	-	+
4	天山丽蝇 *Calliphora tianshanica*	-	+	+	+	+	+	+	+	+	+	+	+	+	+	+	+	+	+	+	+	-	-	-	-	-	-	+	+	-	-	-	+
5	乌拉尔丽蝇 *Calliphora uralensis*	+	+	+	+	+	+	+	+	+	+	+	+	+	+	+	+	+	+	+	+	+	+	+	+	+	+	-	+	+	+	-	+
6	红头丽蝇 *Calliphora vicina*	+	+	+	+	+	+	+	+	+	+	+	+	+	+	+	-	-	-	-	-	+	-	-	-	-	-	-	+	-	-	-	-
7	反吐丽蝇 *Calliphora vomitoria*	+	+	+	+	+	+	+	+	+	+	+	-	-	+	+	+	+	+	+	+	+	+	+	+	+	+	+	+	+	-	-	+
8	叉丽蝇 *Triceratopyga calliphoroides*	+	+	+	+	-	+	+	+	+	-	+	+	-	+	+	+	+	+	+	+	+	+	+	+	+	+	+	+	+	+	-	-
9	尸蓝蝇 *Cynomya mortuorum*	+	+	+	-	-	-	-	+	+	-	+	+	+	+	+	-	-	-	-	-	-	-	-	-	-	-	-	-	-	-	-	-
10	蒙古拟蓝蝇 *Cynomyiomima stacrelbergi*	-	-	-	-	-	-	-	+	+	-	-	-	-	-	+	-	-	-	-	-	-	-	-	-	-	-	-	-	-	-	-	-
11	黄足裸变丽蝇 *Cynmadichosia pusilla*	-	-	-	-	-	-	-	+	-	-	-	-	-	-	+	-	-	-	-	-	-	-	-	-	-	-	-	+	-	-	-	-
12	瘦叶带绿蝇 *Hemipyrellia ligurriens*	-	-	-	+	-	-	-	+	-	-	+	-	-	-	+	+	+	+	+	+	+	+	+	+	+	+	+	+	+	+	+	+
13	瘦笑巨尾蝇 *Hypopygiopsis infumata*	-	-	-	-	-	-	-	-	-	-	-	-	-	-	-	-	-	+	-	-	-	-	-	-	-	-	-	+	-	-	-	-
14	丝光绿蝇 *Lucilia sericata*	+	+	+	+	+	+	+	+	+	+	+	+	+	+	+	+	+	+	+	+	+	+	+	+	+	+	+	+	+	+	+	+
15	紫绿蝇 *Lucilia porphyrina*	-	-	-	-	-	-	-	+	-	-	-	-	-	-	+	+	+	+	+	+	-	+	+	+	+	+	+	+	+	+	+	+
16	铜绿蝇 *Lucilia cuprina*	-	-	-	-	-	-	-	-	-	-	-	-	-	-	+	+	-	+	+	+	+	+	+	+	+	+	+	+	+	+	+	+
17	亮绿蝇 *Lucilia illustris*	+	+	+	+	-	+	+	+	+	+	+	+	+	+	+	+	+	+	+	+	-	+	-	-	-	-	-	+	-	-	-	-
18	叉叶绿蝇 *Lucilia caesar*	+	+	+	+	+	+	+	+	+	-	+	+	+	+	+	+	+	+	+	+	+	+	+	+	+	+	+	+	-	-	-	-

（续表）

序号	种名	黑龙江	吉林	辽宁	北京	天津	河北	山西	陕西	内蒙古	宁夏	甘肃	青海	新疆	西藏	四川	重庆	贵州	湖南	湖北	河南	山东	安徽	江苏	上海	浙江	福建	江西	云南	广西	广东	海南	台湾
19	崂山壶绿蝇 *Lucilia ampullaceal laoshanensis*	+	+	+	−	−	+	+	−	+	−	+	−	−	−	−	−	−	−	−	−	+	−	−	−	−	−	−	−	−	−	−	−
20	壶绿蝇 *Lucilia ampullaceal*	−	−	−	−	−	−	−	−	−	−	−	−	+	−	−	−	−	−	−	−	−	−	−	−	−	−	−	−	−	−	−	−
21	海南绿蝇 *Lucilia hainanensis*	−	−	−	−	−	−	−	+	−	−	−	−	−	−	+	−	+	+	−	−	−	−	−	−	−	+	−	+	+	+	+	+
22	巴浦绿蝇 *Lucilia papuensis*	−	−	−	−	−	+	−	+	−	+	+	−	+	−	+	−	−	−	+	+	+	+	+	+	+	+	+	+	+	+	+	+
23	南岭绿蝇 *Lucilia bazini*	−	−	−	−	−	+	+	+	+	+	+	−	−	−	+	−	+	+	+	−	+	+	+	+	+	+	+	+	+	+	+	+
24	太原绿蝇 *Lucilia taiyanensis*	−	+	+	−	−	−	+	+	−	−	−	−	−	−	−	−	+	+	−	−	−	−	−	−	−	−	−	−	−	−	−	−
25	黄褐绦蝇 *Caiusa testacea*	−	−	−	−	−	−	−	−	−	−	−	−	−	−	−	−	−	−	−	−	−	−	−	−	−	−	−	+	−	−	−	+
26	绯颜裸金蝇 *Achoetandrus rfifacies*	−	−	−	+	−	−	−	−	−	−	−	−	−	−	+	−	+	+	+	+	−	+	+	+	+	+	+	+	+	+	+	+
27	粗足裸金蝇 *Achoetandrus villeneuvii*	−	−	−	−	−	−	−	−	−	−	−	−	−	−	−	−	+	−	−	−	−	−	−	−	−	−	−	+	+	+	+	−
28	乌足锡蝇 *Ceylonomyia nigripes*	−	−	−	−	−	−	−	−	−	−	−	−	−	−	−	−	+	−	−	−	−	−	−	−	−	−	−	+	+	+	+	+
29	大头金蝇 *Chrysomya megacephala*	+	+	+	+	+	+	+	+	+	+	+	−	−	−	+	−	+	+	+	+	+	+	+	+	+	+	+	+	+	+	+	+
30	广额金蝇 *Chrysomya phaonis*	−	+	+	+	−	+	+	+	+	+	+	+	+	+	+	−	+	+	+	+	+	+	+	+	+	+	+	+	+	+	+	+
31	肥躯金蝇 *Chrysomya pinguis*	−	+	+	+	−	+	+	+	+	+	+	+	+	+	+	−	+	+	+	+	+	+	+	+	+	+	+	+	+	+	+	+
32	秦金蝇 *Chrysomya thanomthini*	−	−	−	−	−	−	−	−	−	−	−	−	−	+	−	−	−	−	−	−	−	−	−	−	−	−	−	+	+	−	+	−
33	星岛金蝇 *Chrysomya chain*	−	+	−	−	−	−	−	−	−	−	−	−	−	−	−	−	−	+	−	−	−	−	−	−	−	−	+	+	+	+	+	+
34	伏蝇 *Phormia regina*	−	−	+	−	−	+	+	+	+	+	+	+	+	+	+	−	−	−	+	+	+	−	−	−	−	+	+	+	−	−	−	−
35	山伏蝇 *Phormia phormiata*	−	−	−	−	−	−	+	+	−	−	−	+	+	+	+	−	−	−	−	−	+	−	−	+	−	−	−	−	−	−	−	−
36	新陆原伏蝇 *Protophormia terraenovae*	+	−	+	−	+	+	+	−	+	+	+	+	+	+	+	−	−	−	+	+	+	+	+	+	+	−	−	−	−	−	−	−
	合计	14	15	17	10	10	21	15	18	18	17	18	14	15	17	24	14	19	15	15	17	20	11	18	12	13	14	15	25	11	17	13	16

注：表格中"−"代表无；"+"代表有。

附录 3

尸食性蝇类麻蝇科在中国分布表

序号	种名	黑龙江	吉林	辽宁	北京	天津	河北	山西	陕西	内蒙古	宁夏	甘肃	青海	新疆	西藏	四川	重庆	贵州	湖南	湖北	河南	山东	安徽	江苏	上海	浙江	福建	江西	云南	广西	广东	海南	台湾
1	棕尾别麻蝇 *Boettcherisa peregrine*	+	+	+	+	+	+	+	+	+	+	+	+	+	+	+	+	+	+	+	+	+	+	+	+	+	+	+	+	+	+	+	−
2	台湾别麻蝇 *Boettcherisca formosensis*	−	−	+	+	−	−	−	−	−	−	−	−	−	−	+	−	+	+	+	−	−	+	−	−	−	+	−	−	+	+	+	+
3	白头亚麻蝇 *Parasarcophaga albiceps*	+	+	+	+	+	+	+	+	+	+	+	+	+	+	+	+	+	+	+	+	+	+	+	+	+	+	+	+	+	+	+	+
4	肥须亚麻蝇 *Parasarcophaga crassipalpis*	+	+	+	+	+	+	+	+	+	+	+	+	+	+	+	+	−	+	+	+	+	+	+	+	+	+	+	+	+	+	+	+
5	埃及亚麻蝇 *Parasarcophaga aegyptica*	−	−	−	+	−	−	−	−	−	−	−	−	−	−	−	−	−	+	+	+	−	−	−	−	−	−	−	+	−	−	−	+
6	银口亚麻蝇 *Parasarcophaga argyrostoma*	+	+	+	+	+	+	+	+	+	+	+	+	+	+	+	+	+	+	+	+	+	+	+	+	+	+	+	+	+	+	+	+
7	酱亚麻蝇 *Parasarcophaga dux*	+	−	−	+	+	+	+	+	+	−	−	−	−	−	+	+	+	+	+	+	+	+	+	+	+	+	+	+	+	+	+	+
8	巨亚麻蝇 *Parasarcophaga gigas*	−	+	+	−	−	−	−	−	−	−	+	−	+	−	+	+	+	+	+	+	+	+	+	−	+	+	+	−	+	+	+	+
9	黄须亚麻蝇 *Parasarcophaga misera*	−	−	+	−	+	+	−	−	−	−	−	−	−	−	−	−	−	−	+	+	−	−	−	+	−	+	−	+	+	+	+	+
10	卡西亚麻蝇 *Parasarcophaga khasiensis*	−	−	+	−	−	+	+	−	−	−	−	−	−	−	+	−	+	−	+	+	+	−	−	−	−	+	+	+	+	+	+	+
11	急钩亚麻蝇 *Parasarcophaga portschinskyi*	−	−	−	+	−	−	−	−	+	+	−	−	−	−	−	+	−	+	+	+	+	+	+	−	+	+	+	+	+	+	+	+
12	绯角亚麻蝇 *Parasarcophaga ruficornis*	−	−	+	−	−	−	−	−	−	−	+	−	+	−	−	+	−	−	+	+	+	+	+	+	+	+	+	+	+	+	+	+
13	褐须亚麻蝇 *Parasarcophaga sericea*	+	+	+	+	+	+	+	+	+	+	+	+	+	+	+	+	+	+	+	+	+	+	+	+	+	+	+	+	+	+	+	+
14	野亚麻蝇 *Parasarcophaga similis*	+	+	+	+	+	+	+	+	+	+	−	−	−	−	+	+	+	+	+	+	+	+	+	+	+	+	+	+	+	+	+	+
15	结节亚麻蝇 *Parasarcophaga tuberose*	+	+	+	+	+	+	+	+	+	−	−	−	−	−	+	+	+	+	+	+	+	+	+	+	+	+	+	+	+	+	+	+
16	巨耳亚麻蝇 *Parasarcophaga macroauriculata*	+	+	−	−	−	−	−	−	−	−	−	−	+	−	+	+	+	−	+	+	+	+	+	−	+	+	−	+	+	+	+	−
17	蝗尸亚麻蝇 *Parasarcophaga jacobsoni*	+	+	−	−	+	+	+	+	+	−	−	−	−	−	+	+	+	+	+	+	+	+	+	+	+	+	+	+	+	+	+	−
18	红尾粪麻蝇 *Bercaea cruentata*	+	−	−	−	−	−	−	−	−	−	−	−	−	−	−	−	−	+	+	−	−	+	−	−	−	−	−	−	−	−	−	−
19	盘突蛔麻蝇 *Lioproctia pattoni*	−	−	−	−	−	−	−	−	−	−	−	−	−	−	−	−	−	−	−	−	−	−	−	−	−	−	−	+	−	−	−	+

324

（续表）

序号	种名	黑龙江	吉林	辽宁	北京	天津	河北	山西	陕西	内蒙古	宁夏	甘肃	青海	新疆	西藏	四川	重庆	贵州	湖南	湖北	河南	山东	安徽	江苏	上海	浙江	福建	江西	云南	广西	广东	海南	台湾
20	黑尾黑麻蝇 *Helicophagella melanura*	+	+	+	+	+	+	+	+	+	+	+	+	+	+	+	−	+	+	+	+	+	+	+	+	+	+	+	+	+	+	+	+
21	舞毒蛾克麻蝇 *Kramerea schuetzei*	+	+	+	+	+	−	+	−	−	+	+	−	−	−	−	−	−	−	−	+	+	−	−	−	−	−	−	−	−	−	−	−
22	灰斑白麻蝇 *Leucomyia cinerea*	−	−	+	−	−	+	−	−	−	−	−	−	−	−	−	−	−	−	−	−	−	−	−	−	−	−	−	−	−	−	−	−
23	渡口白麻蝇 *Leucomyia cinerea dukoica*	−	−	−	−	−	−	−	−	−	−	−	−	−	−	+	−	−	−	−	−	−	−	−	−	−	−	−	−	−	−	−	−
24	常麻蝇 *Sarcophaga carnaria*	+	−	−	−	−	−	−	−	+	−	−	−	+	−	−	−	−	−	−	−	−	−	−	−	−	−	−	−	−	−	−	−
25	拟东方辛麻蝇 *Seniorwhitea reciproca*	−	−	−	−	−	−	+	+	−	−	−	−	−	+	+	−	−	−	+	+	+	+	+	−	+	+	+	+	−	+	−	+
26	透明海麻蝇 *Alisarcophaga gressitti*	−	−	−	−	−	−	−	+	−	−	−	+	−	−	−	−	−	−	−	−	−	−	−	−	−	−	−	−	−	−	+	−
27	上海细麻蝇 *Pierretia ugamskii*	+	+	+	−	−	+	−	−	−	−	−	−	−	−	+	−	−	−	+	+	+	−	+	+	−	−	−	−	−	−	−	−
28	曲突钩麻蝇 *Harpagophalla kempi*	−	−	−	+	+	−	+	+	−	+	+	−	+	−	+	−	+	−	−	−	−	−	−	−	−	+	+	+	−	+	+	−
29	红尾拉麻蝇 *Ravinia striata*	+	+	+	−	−	−	−	−	−	−	+	−	+	−	−	−	−	−	+	+	+	−	+	−	−	−	−	+	−	−	−	−
30	陈氏污蝇 *Wohlfahrtia cheni*	−	−	−	−	−	−	−	−	+	−	−	−	−	−	−	−	−	−	−	−	−	−	−	−	−	−	−	−	−	−	−	−
31	蒙古拟污蝇 *Wohlfahrtiodes mongolicus*	−	−	−	−	−	−	−	−	+	−	−	−	−	−	−	−	−	−	−	−	−	−	−	−	−	−	−	−	−	−	−	−
32	本州沼野蝇 *Goniophyto honshuensis*	−	−	−	−	−	−	−	−	−	−	−	−	−	−	−	−	−	−	−	−	−	−	−	+	−	−	−	−	−	−	−	−
	合计	16	16	19	13	6	17	9	14	16	15	17	10	12	10	20	7	10	5	15	19	16	9	14	7	11	11	9	14	8	10	8	11

注：表格中"−"代表无；"+"代表有。

其他尸食性蝇类在中国分布表

序号	种名	台湾	海南	广东	广西	云南	江西	福建	浙江	上海	江苏	安徽	山东	河南	湖北	湖南	贵州	重庆	四川	西藏	新疆	青海	甘肃	宁夏	内蒙古	陕西	山西	河北	天津	北京	辽宁	吉林	黑龙江
1	开普齿股蝇 *Hydrotaea capensis*	−	−	−	−	+	−	−	−	−	−	+	+	+	−	−	+	−	−	−	+	−	−	−	+	+	−	+	−	+	+	−	−
2	斑蹠齿股蝇 *Hydrotaea chalcogastr*	+	+	+	+	+	+	+	+	+	+	+	+	+	+	+	+	+	+	+	+	+	+	+	+	+	+	+	+	+	+	+	+
3	银眉齿股蝇 *Hydrotaea ignava*	−	+	+	+	+	−	−	+	+	+	+	+	+	+	−	−	−	+	+	+	+	+	−	+	+	−	+	−	+	+	+	+
4	常齿股蝇 *Hydrotaea dentipes*	−	−	−	−	+	−	−	+	−	−	−	+	−	−	−	−	−	+	+	+	+	+	−	+	−	+	+	−	+	+	+	+
5	拟常齿股蝇 *Hydrotaea similis*	−	−	−	+	+	−	−	−	−	−	+	+	−	−	−	−	−	−	−	+	+	+	−	−	−	−	−	−	+	+	−	−
6	隐齿股蝇 *Hydrotaea floccose*	+	+	+	+	+	−	+	+	−	−	−	+	+	+	+	−	−	+	−	−	−	+	−	−	+	+	+	−	+	+	+	−
7	厚环齿股蝇 *Hydrotaea spinigera*	+	+	+	+	+	+	+	+	−	+	+	+	+	+	−	−	−	−	−	−	+	+	−	+	+	−	+	+	−	+	+	−
8	家蝇 *Musca domestica*	+	+	+	+	+	+	+	+	+	+	+	+	+	+	+	+	+	+	+	+	+	+	+	+	+	+	+	+	+	+	+	+
9	秋家蝇 *Musca autumnalis*	−	−	−	+	−	−	−	−	−	−	−	−	−	−	−	−	−	−	+	+	+	+	−	+	+	+	−	−	−	−	−	−
10	鱼尸家蝇 *Musca pattoni*	+	+	+	+	+	−	+	−	−	+	+	+	−	+	+	−	−	+	−	−	−	−	−	−	−	−	−	−	+	−	−	−
11	亚洲家蝇 *Musca asiatica*	−	−	−	+	+	−	−	−	−	+	+	−	−	−	−	−	−	−	+	+	+	+	−	+	+	−	+	+	+	+	−	−
12	黄腹家蝇 *Musca ventrosa*	+	+	+	+	+	+	+	+	+	+	+	+	+	+	+	−	−	+	−	−	+	+	−	+	+	−	+	+	+	+	+	+
13	中亚家蝇 *Musca vitripennis*	−	−	−	−	−	−	−	−	−	−	−	+	−	+	−	−	−	−	+	+	+	+	+	+	−	−	+	−	+	+	+	+
14	市蝇 *Musca sorbens*	+	−	+	+	+	+	+	+	+	+	+	+	+	+	+	−	+	+	−	−	−	−	−	−	+	+	+	+	−	+	−	−
15	白纹直脉蝇 *Polietes domitor*	−	−	−	+	−	−	−	−	−	−	−	−	−	−	−	−	−	−	+	+	+	+	−	+	−	−	−	−	−	+	+	+
16	蓝翠蝇 *Neomyia timorensis*	+	+	+	+	+	+	+	+	+	+	+	+	+	+	+	−	+	+	−	−	−	−	−	−	+	+	+	+	+	+	−	−
17	狭额腐蝇 *Muscina angustifrons*	−	−	−	+	−	+	−	−	−	−	−	+	−	−	−	−	−	−	−	−	−	−	−	−	−	−	−	−	+	−	+	+
18	肖腐蝇 *Muscina levida*	−	−	+	−	−	+	+	+	+	−	+	+	+	+	+	−	−	+	−	−	+	−	+	+	+	+	+	+	+	+	+	−
19	厩腐蝇 *Muscina stabulans*	−	+	+	−	−	−	−	+	−	−	+	+	+	+	+	+	−	−	−	+	+	+	+	+	−	+	+	+	+	+	+	+

(续表)

序号	种名	黑龙江	吉林	辽宁	北京	天津	河北	山西	陕西	内蒙古	宁夏	甘肃	青海	新疆	西藏	四川	重庆	贵州	湖南	湖北	河南	山东	安徽	江苏	上海	浙江	福建	江西	云南	广西	广东	海南	台湾
20	裸芒综蝇 *Synthesiomyia nudiseta*	−	−	−	−	−	−	−	−	−	−	−	−	−	−	−	+	−	−	−	−	−	−	+	+	−	−	−	−	−	+	+	+
21	东方溜蝇 *Lispe orientalis*	+	+	+	+	−	+	−	−	−	+	+	+	+	−	+	−	−	+	+	+	+	+	+	+	+	+	−	+	+	+	+	+
22	夏厕蝇 *Fannia canicularis*	+	+	+	+	+	+	+	+	+	+	+	+	+	+	+	+	+	+	−	+	+	+	+	+	+	+	−	+	+	+	+	+
23	元厕蝇 *Fannia prisca*	+	+	+	+	+	+	+	+	+	+	+	+	+	+	+	+	+	+	+	+	+	+	+	+	+	+	+	+	+	+	−	+
24	宜宾厕蝇 *Fannia ipinensis*	−	−	−	−	−	−	+	−	+	−	−	−	−	−	+	−	−	−	−	−	−	−	−	−	−	−	−	−	−	−	−	−
25	毛踝厕蝇 *Fannia manicata*	−	−	−	+	−	+	+	−	−	−	−	−	+	+	+	−	−	−	−	−	−	−	−	−	−	−	−	−	−	−	−	+
26	瘤胫厕蝇 *Fannia scalaris*	+	+	+	+	−	+	+	+	+	+	+	−	+	−	+	−	+	+	+	+	+	+	+	+	+	+	−	+	+	+	−	−
27	白纹厕蝇 *Fannia leucosticte*	+	−	−	+	−	+	+	+	+	−	+	−	−	−	+	−	−	−	−	+	−	−	+	+	+	−	−	−	−	−	−	+
28	柯氏真蚤蝇 *Puliciphora kerteszii*	−	−	−	−	−	−	−	−	−	−	−	−	−	−	−	−	−	+	−	−	−	−	−	−	−	−	−	+	+	+	−	+
29	盂腹真蚤蝇 *Puliciphora togata*	−	−	−	−	−	−	−	+	−	−	−	+	+	−	−	−	−	−	−	−	−	−	−	−	−	−	−	+	−	−	−	+
30	蛆症异蚤蝇 *Megaselia scalaris*	−	−	−	−	−	−	−	−	−	−	−	−	−	−	−	−	−	−	−	−	−	−	+	−	+	+	−	+	+	+	+	+
31	黑腹果蝇 *Drosophila melanogaster*	+	+	+	−	−	+	−	+	+	+	+	+	+	+	+	+	+	+	+	+	+	+	+	+	+	+	+	+	+	+	+	+
32	酪蝇 *Piophila casei*	−	−	−	+	−	+	+	+	+	−	−	−	+	−	+	−	+	−	−	−	−	−	+	+	+	+	−	−	−	+	−	−
33	横带花蝇 *Anthomyia illocata*	+	+	+	+	−	+	+	+	+	+	+	+	+	−	+	−	+	+	+	+	+	+	+	+	+	+	+	+	+	+	+	+
34	粪种蝇 *Adia cinerella*	+	+	+	+	−	+	+	+	+	−	+	−	−	−	−	−	+	+	+	+	+	+	+	+	+	+	−	+	−	+	+	+
35	拢合欢种蝇 *Subhylemyia longula*	+	−	−	−	−	−	+	−	−	−	−	+	+	−	−	−	−	−	−	−	−	−	−	+	+	−	−	−	−	+	−	−
36	中华海花蝇 *Fucellia chinensis*	−	−	−	−	−	−	+	−	−	−	−	−	−	−	+	−	−	−	+	−	+	−	+	−	+	+	−	−	−	+	+	+
37	南亚寡鬃实蝇 *Dacus tau*	−	−	−	−	−	−	−	−	−	−	−	−	−	−	−	−	−	−	−	−	−	−	−	−	−	−	−	+	+	+	+	+
	合计	18	18	23	14	8	24	24	20	19	10	15	10	19	9	19	8	14	10	12	16	20	14	20	15	18	15	10	15	14	18	13	17

注：表格中"−"代表无；"+"代表有。